看護学テキスト NiCE

成人看護学

急性期看護Ⅰ
概論・周手術期看護

改訂第4版

編集　林　直子　佐藤まゆみ

南江堂

執筆者一覧

◆ 編 集

林　　直子	はやし　なおこ	聖路加国際大学大学院看護学研究科
佐藤まゆみ	さとう　まゆみ	順天堂大学大学院医療看護学研究科

◆ 執 筆 （執筆順）

林　　直子	はやし　なおこ	聖路加国際大学大学院看護学研究科
田中　裕二	たなか　ゆうじ	令和健康科学大学看護学部
水野　道代	みずの　みちよ	筑波大学医学医療系
佐藤　正美	さとう　まさみ	東京慈恵会医科大学医学部看護学科
奥　　裕美	おく　ひろみ	聖路加国際大学大学院看護学研究科
佐藤まゆみ	さとう　まゆみ	順天堂大学大学院医療看護学研究科
後藤　紀久	ごとう　きく	岐阜大学医学部附属病院看護部
手島　朋子	てしま　ともこ	前岐阜大学医学部附属病院看護部
藤野　秀美	ふじの　ひでみ	東邦大学看護学部
佐藤　理佳	さとう　りか	聖路加国際大学大学院看護学研究科
牧野　晃子	まきの　あきこ	聖路加国際大学大学院看護学研究科
田口智恵美	たぐち　ちえみ	千葉県立保健医療大学健康科学部看護学科
渡邊亜津子	わたなべ　あつこ	岡山大学病院看護部
髙井今日子	たかい　きょうこ	町田市民病院看護部
山田　　緑	やまだ　みどり	共立女子大学看護学部
樺澤三奈子	かばさわ　みなこ	新潟県立看護大学看護学部
神津　三佳	こうづ　みか	千葉大学医学部附属病院看護部
網島ひづる	あみじま　ひづる	兵庫医科大学看護学部
小元まき子	おもと　まきこ	順天堂大学保健看護学部
井関　千裕	いせき　ちひろ	兵庫県立西宮病院看護部
奥　　朋子	おく　ともこ	合同会社ウェルネスアトリウム訪問看護ステーションフレンド
松本　文奈	まつもと　あやな	聖路加国際大学大学院看護学研究科
塩原由美子	しおばら　ゆみこ	前千葉県立保健医療大学健康科学部看護学科
谷　　宏子	たに　ひろこ	千葉県がんセンター看護局
髙田　幸江	たかだ　ゆきえ	武蔵野大学看護学部

はじめに

　近年，医療の複雑化，高度化が益々進み，1人の患者に対して数多の療法を組み合わせて治療を施す，'集学的治療'が一般的になりつつあります．2010年に本書『NiCE 成人看護学 急性期看護Ⅰ―概論・周手術期看護』の初版が刊行されて以降，目まぐるしいスピードで変化する医療現場や臨床看護の状況，さらに看護基礎教育の教授内容・形態に対応するべく，これまで改訂を重ねてまいりました．一方で，本書の核となる部分，すなわち看護を学ぶ学生が理解しやすく，実践に即したテキストであることを一貫した方針として，編集してきました．「事例で考える周手術期看護」（第2部Ⅶ章）において各事例について関連図を詳細に示すなど，個々の病態，症状発症の機序，治療内容，さらに心理社会的側面を含む患者の全体像を具体的にイメージできるよう工夫しているところに，その特徴が現れています．改訂第2版（2015年）では最新の診療ガイドラインに準じて内容を改めた他，ロボット支援手術に関する内容を強化しました．また改訂第3版（2019年）では，鏡視下手術に代表される低侵襲手術の適用の拡大と，入院加療から外来診療・看護への役割のシフト，さらに平成30（2018）年の「看護師国家試験出題基準」の改定にも対応するよう3事例を新たに含め内容を強化しました．お陰様で本書はこれまで多くの方にご活用いただき，講義・実習で活用しやすいテキストとして，沢山のご支持をいただいております．

　今回の改訂第4版では，第1部「急性期看護概論」，第2部「周手術期看護」の枠組みや周手術期看護を手術前期・手術期・手術後期・退院（第2部第Ⅱ～Ⅴ章）の流れで学ぶ基本構成は継続したうえで，近年特に看護職の専門的技能として重要視されている臨床判断に関する項目のほか，周手術期の栄養状態のアセスメントについて，新規に項目を設定しました．また，低侵襲手術の割合が増加している現状に鑑み，内視鏡治療・鏡視下手術の術前後の看護について，新たに章を追加しました．

　本書がこれまでと同様に，あるいはそれ以上に皆様の学習や指導でご活用いただけますことを心より願っております．

2023年1月

林　　直子
佐藤まゆみ

初版の序

　現在わが国は急速な人口構造の変化に伴い，これまでに経験したことのない少子高齢化の問題に直面しています．この社会を支えているのは，経済的発展に寄与する"働き盛り"の世代であり，かつ将来を担う子どもたちを育成する"子育て世代"でもある成人期にある人々です．したがって成人期にある人の健康を守ることは，現代，そして未来の社会を守ることにつながるといっても過言ではありません．

　今回刊行される成人看護学（全5巻）では，さまざまな役割を担う成人期にある人の健康に焦点をあて，生涯発達の視座から対象を捉えるとともに，病態と治療の基礎知識を基盤に療養生活を支える看護を学ぶことをねらいとしています．その中で，『急性期看護I，II』の2巻では，看護基礎教育課程の学生が，急性疾患の発症，外傷・中毒，侵襲の大きい治療後の重篤な症状，慢性疾患の急性増悪などで健康状態が急激に変化し，生命の危機状態にある人とその家族の身体的，心理・社会的特徴について理解し，その特徴をふまえた看護実践を提供するための基礎知識を習得することを目的としています．

　急性期看護を「急性期看護概論」「周手術期看護」「救急看護」の3分野で構成し，本書『急性期看護I—概論・周手術期看護』は，そのうちの「急性期看護概論」と「周手術期看護」を内容としています．

　「急性期看護概論」では，急性期看護の対象となる人とその家族の身体的・心理的反応を，看護初学者である学生にわかりやすく解説することを目指しました．とくに侵襲に対する生体反応について，従前説明されてきた神経・内分泌系反応，代謝系反応のみならず，サイトカイン誘発反応に関する最新の知見を取り入れて，わかりやすく解説しています．

　「周手術期看護」では，個々の疾患・手術における看護について，再確立が必要となる機能，あるいは変化した身体への適応が必要となる手術内容ごとに，いかなる看護を実践するかを解説しています．具体的な事例を通じて解説する形をとることで，抽象的に臓器別周手術期看護を学習するのではなく，個別性を考慮した看護を行う視点を養うことを目指しています．

　保健師助産師看護師学校養成所指定規則の一部改正を受け，平成21年度入学生から新カリキュラムが導入されました．今回の改正は，とくに看護基礎教育課程における学生の実践能力の強化が重要な柱になっています．実践能力は基盤となる基礎知識に拠るものであり，本書がその基盤の一助となることを願っています．

　最後になりましたが，本書の主旨に賛同し快く原稿をご執筆くださいました諸先生方，また企画から刊行の全過程におきまして，たいへん辛抱強く支えてくださいました南江堂の皆様に深謝いたします．

　2010年7月

林　　直子

佐藤まゆみ

目　次

第 1 部　**急性期看護概論** ————————————————————— 1

1 **急性期看護とは**　　林　直子 ————————————————— 2

A．**急性期とは** ———————————————————————— 2
B．**急性期看護の概念** ————————————————————— 3
　　1 ● 急性期看護とは ———————————————————— 3
　　2 ● 急性の状態にある成人期の患者と家族の身体的・心理的・社会的特徴 —————— 3
C．**急性期看護とクリティカルケア** —————————————— 5

2 **急性の状態にある患者の身体的・心理的反応** ——————— 6

A．**急性の状態を生じる原因**　　林　直子 —————————— 6
B．**患者が体験する侵襲**　　田中裕二 ———————————— 7
　　1 ● 侵襲とは ——————————————————————— 7
　　2 ● 侵襲に対する生体反応：神経系・内分泌系反応 ————————— 8
　　3 ● サイトカインによる生体調節機構 ———————————— 11
　　4 ● 侵襲による病態 ———————————————————— 12
C．**ショック**　　田中裕二 —————————————————— 14
　　1 ● ショックとは ————————————————————— 14
　　2 ● ショックの分類：原因別分類 —————————————— 14
　　3 ● ショックのゴールデンアワー —————————————— 16
　　4 ● ショックの 5 徴候 ——————————————————— 16
　　5 ● ショックの診断基準 —————————————————— 17
D．**急性の状態にある患者と家族の心理的反応**　　水野道代 —————— 17
　　1 ● 不　安 ———————————————————————— 17
　　2 ● 抑うつ状態 —————————————————————— 18
　　3 ● 怒　り ———————————————————————— 18
　　4 ● パニック，せん妄などの精神状態 ———————————— 19
　　5 ● 家族が示す心理的反応 ————————————————— 19
E．**急性の状態にある患者と家族を理解するための概念**　　水野道代 —— 20
　　1 ● ストレス-コーピング ————————————————— 20
　　2 ● 危機理論 —————————————————————— 22
　　3 ● 自己概念，ボディイメージ ——————————————— 23
　　4 ● インフォームド・コンセントと意思決定 ————————— 26

3 急性の状態にある患者と家族に対する看護 ……………………………… 29

A．患者と家族のニーズ　　佐藤正美 ………………………………………… 29
B．患者と家族に対する看護　　佐藤正美 ………………………………… 29
C．急性期看護における臨床判断とは　　奥　裕美 …………………………… 31

第2部　周手術期看護 ———————————————————— 37

第Ⅰ章　周手術期看護とは　　林　直子 ………………………………… 39

1 周手術期にある患者の特徴 ………………………………………………… 40

A．身体的特徴 …………………………………………………………………… 40
B．心理的特徴 …………………………………………………………………… 40
C．手術における侵襲とそれに対する生体反応 …………………………… 41
D．心理的回復過程 …………………………………………………………… 42
E．術後の回復過程への影響要因 …………………………………………… 43

2 周手術期にある患者の家族の特徴 ……………………………………… 44

A．周手術期患者の家族の特徴 ……………………………………………… 44
B．術前，術中，術後の家族の心理 ………………………………………… 44

3 周手術期看護とは ……………………………………………………………… 45

A．周手術期とは ……………………………………………………………… 45
B．手術の種類と適応 ………………………………………………………… 45
C．周手術期看護とは ………………………………………………………… 48
D．周手術期医療における倫理 ……………………………………………… 48

第Ⅱ章　手術前期の看護　　佐藤まゆみ ……………………………………… 53

1 手術前期の看護とは …………………………………………………………… 54

A．手術前期の看護とは ……………………………………………………… 54
　コラム　セカンドオピニオン　54
B．看護目標と看護問題 ……………………………………………………… 55

2 手術前期の看護の実際 ………………………………………………………… 56

A．術前検査と看護援助 ……………………………………………………… 56
　1●身体状態を把握するための諸検査 …………………………………… 56

　　2●検査を受ける患者に対する看護 ……………………………………… 56

B．情報収集とアセスメント …………………………………………………… 57

　　1●情報収集 …………………………………………………………………… 57

　　2●心理状態のアセスメント ……………………………………………… 57

　　3●手術や麻酔に伴うリスクのアセスメント …………………………… 61

C．術前準備 ……………………………………………………………………… 62

　　1●術前オリエンテーション ……………………………………………… 62

　　2●手術や麻酔に伴うリスクの低減に向けたケア …………………… 63

　　3●術後回復と術後合併症予防のための術前練習 …………………… 67

　　4●手術前期の患者の家族への支援 …………………………………… 67

　　5●手術室看護師による術前訪問 ……………………………………… 68

D．手術前日の看護 ……………………………………………………………… 68

　　コラム　消毒薬を用いたシャワー浴/入浴　69

E．手術当日の看護 ……………………………………………………………… 70

第Ⅲ章　手術期の看護 ……………………………………………………………… 73

1　手術期の看護とは　　　　後藤紀久

A．手術期のプロセスと看護 …………………………………………………… 74

B．手術室看護師の役割 ………………………………………………………… 75

C．手術室看護師が行うアセスメントと看護 ……………………………… 76

D．手術室環境 …………………………………………………………………… 77

　　1●手術室の構造 …………………………………………………………… 77

　　2●室内環境 ………………………………………………………………… 78

　　3●清潔域・滅菌物を汚染しないための留意点 ……………………… 78

2　手術期の看護の実際

　　　　　　　　　　　　　　　　　　　　　　　　　　…………………… 81

A．麻酔導入時の看護　　手島朋子 …………………………………………… 81

　　1●麻酔とは ………………………………………………………………… 81

　　2●全身麻酔 ………………………………………………………………… 81

　　3●局所麻酔 ………………………………………………………………… 82

B．手術中の看護　　手島朋子 ………………………………………………… 85

　　1●入室時の留意点 ………………………………………………………… 85

　　2●モニターの装着 ………………………………………………………… 85

　　3●全身麻酔による手術を受ける患者への看護 ……………………… 88

　　　　コラム　タイムアウト　95

　　4●局所麻酔による手術を受ける患者への看護 ……………………… 95

C．手術中の家族への援助　　手島朋子 …………………………………… 96

D．手術終了時の看護　　後藤紀久 ………………………………………………… 97

　　1 ● 手術終了から回復室移送までの看護 ……………………………………… 97

　　2 ● 術後訪問 ………………………………………………………………………… 98

第Ⅳ章　手術後期の看護 ……………………………………………………………… 101

1 手術後期の看護とは ……………………………………………………………… 102

　A．看護目標と看護問題　　林　直子 ………………………………………… 102

　B．回復室で生じうる問題と観察のポイント　　後藤紀久 ……………… 103

　　1 ● 手術直後の合併症 …………………………………………………………… 103

　　2 ● 退室条件 ……………………………………………………………………… 104

　C．病棟看護師への報告　　後藤紀久 ……………………………………… 106

　D．帰室直後の患者の状態　　林　直子 …………………………………… 106

2 意識レベルのアセスメントと看護　　藤野秀美 ………………………… 107

　A．意識レベルのアセスメント ……………………………………………… 107

　B．意識障害の発症機序 ……………………………………………………… 108

　C．意識障害発症時の看護 …………………………………………………… 108

3 呼吸状態のアセスメントと看護　　藤野秀美 …………………………… 110

　A．呼吸状態のアセスメント ………………………………………………… 110

　B．主な呼吸器合併症の発症機序 …………………………………………… 112

　C．合併症予防，合併症発症時の看護 ……………………………………… 112

　　1 ● 合併症予防の看護 ………………………………………………………… 112

　　2 ● 合併症発症時の看護 ……………………………………………………… 113

4 循環動態のアセスメントと看護　　藤野秀美 …………………………… 114

　A．循環動態のアセスメント ………………………………………………… 114

　B．主な循環器合併症の発症機序 …………………………………………… 114

　C．合併症予防，合併症発症時の看護 ……………………………………… 116

　　1 ● 合併症予防の看護 ………………………………………………………… 116

　　2 ● 合併症発症時の看護 ……………………………………………………… 117

5 疼痛のアセスメントと看護　　林　直子 ………………………………… 119

　A．術後疼痛の原因 …………………………………………………………… 119

　B．術後疼痛のアセスメント ………………………………………………… 119

　C．術後疼痛の緩和 …………………………………………………………… 120

6　術後感染のアセスメントと看護　林　直子 ‥‥‥‥‥‥‥‥ 123

A．創傷治癒過程と手術部位感染 ‥‥‥‥‥‥‥‥‥‥‥‥‥‥ 123
1●創傷治癒過程 ‥‥‥‥‥‥‥‥‥‥‥‥‥‥‥‥‥‥‥‥ 123
2●手術部位感染（SSI）とは ‥‥‥‥‥‥‥‥‥‥‥‥‥‥ 124
3●手術部位感染の発症リスク ‥‥‥‥‥‥‥‥‥‥‥‥‥ 126
B．手術部位感染のアセスメントと看護 ‥‥‥‥‥‥‥‥‥‥ 126
C．遠隔部位感染のアセスメントと看護 ‥‥‥‥‥‥‥‥‥‥ 128
1●血管内留置カテーテル関連血流感染症（CRBSI） ‥‥‥ 128
2●尿路感染症 ‥‥‥‥‥‥‥‥‥‥‥‥‥‥‥‥‥‥‥‥ 129

7　栄養状態のアセスメントと看護　佐藤理佳 ‥‥‥‥‥‥‥ 132

A．栄養状態が生体に与える影響 ‥‥‥‥‥‥‥‥‥‥‥‥‥ 132
B．栄養状態のアセスメント ‥‥‥‥‥‥‥‥‥‥‥‥‥‥‥ 132
C．術後の栄養管理 ‥‥‥‥‥‥‥‥‥‥‥‥‥‥‥‥‥‥‥ 132
D．術後の栄養管理における看護 ‥‥‥‥‥‥‥‥‥‥‥‥‥ 134
ⓒⓞⓛⓜ　周手術期と悪液質（cachexia）　136

8　消化管機能のアセスメントと看護　林　直子 ‥‥‥‥‥‥ 137

A．術後イレウス・腸閉塞 ‥‥‥‥‥‥‥‥‥‥‥‥‥‥‥‥ 137
B．術後イレウスの分類と発症機序 ‥‥‥‥‥‥‥‥‥‥‥‥ 137
C．術後イレウス・腸閉塞のアセスメントと看護 ‥‥‥‥‥‥ 140
ⓒⓞⓛⓜ　ERAS（術後回復強化）　141

9　術後精神状態（術後せん妄）のアセスメントと看護　林　直子 ‥‥ 143

A．術後せん妄とは ‥‥‥‥‥‥‥‥‥‥‥‥‥‥‥‥‥‥‥ 143
B．術後せん妄のアセスメント ‥‥‥‥‥‥‥‥‥‥‥‥‥‥ 143
C．術後せん妄の予防と発症時の看護 ‥‥‥‥‥‥‥‥‥‥‥ 143

10　早期離床の促進　林　直子，牧野晃子 ‥‥‥‥‥‥‥‥‥ 146

A．早期離床による身体への影響 ‥‥‥‥‥‥‥‥‥‥‥‥‥ 146
B．早期離床の禁忌と離床の進め方 ‥‥‥‥‥‥‥‥‥‥‥‥ 147

11　日常生活の援助と心理的援助　林　直子 ‥‥‥‥‥‥‥‥ 149

A．日常生活の援助 ‥‥‥‥‥‥‥‥‥‥‥‥‥‥‥‥‥‥‥ 149
1●食事の援助 ‥‥‥‥‥‥‥‥‥‥‥‥‥‥‥‥‥‥‥‥ 149
2●排泄の援助 ‥‥‥‥‥‥‥‥‥‥‥‥‥‥‥‥‥‥‥‥ 149
3●清潔の援助 ‥‥‥‥‥‥‥‥‥‥‥‥‥‥‥‥‥‥‥‥ 149

　　Ｂ．心理的援助 ……………………………………………………………………………… 150

第Ⅴ章　退院に向けた指導・支援　　佐藤まゆみ …… 153

1 退院に向けた指導・支援とは …… 154

　　Ａ．退院に向けた指導・支援の目的 …… 154
　　Ｂ．退院に向けた指導・支援の流れ …… 154

2 退院に向けた指導・支援の実際 …… 156

　　Ａ．情報収集・アセスメント …… 156
　　Ｂ．退院指導・支援計画の立案 …… 157
　　Ｃ．退院指導・支援の実際 …… 157
　　Ｄ．退院指導・支援における重要点 …… 160
　　Ｅ．退院後の指導・支援 …… 160

第Ⅵ章　内視鏡治療・鏡視下手術の術前・術後の看護

　　田口智恵美 …… 163

1 内視鏡治療の術前・術後の看護 …… 164

　　Ａ．内視鏡治療とは …… 164
　　Ｂ．上部消化管内視鏡治療 …… 166
　　Ｃ．下部消化管内視鏡治療 …… 167

2 鏡視下手術の術前・術後の看護 …… 169

　　Ａ．鏡視下手術とは …… 169
　　Ｂ．腹腔鏡下手術 …… 169
　　Ｃ．胸腔鏡下手術 …… 172

第Ⅶ章　事例で考える周手術期看護 …… 175

　　バイタルサイン・各種検査　基準値一覧 …… 176

1 統制機能（脳神経機能）の再確立——開頭腫瘍摘出術

　　渡邊亜津子 …… 177

　　事例の概要❶ 入院〜術前 …… 177
　　Ａ．脳の位置・構造と機能 …… 178
　　Ｂ．手術適応となる脳疾患 …… 181

　　1 ● 脳腫瘍 ……………………………………………………………… 181
　C．術式の種類 …………………………………………………………… 182
　D．術前看護 ……………………………………………………………… 182
　　1 ● 診断から手術までの経過 …………………………………………… 182
　　2 ● 術前の看護方針，看護問題と看護活動 …………………………… 183
　　事例の概要❷ 術後（開頭腫瘍摘出術）…………………………… 189
　E．術後看護 ……………………………………………………………… 191
　　1 ● 術後の一般的経過と看護方針 ……………………………………… 191
　　2 ● 術直後の看護問題と看護活動 ……………………………………… 191
　　3 ● 術後回復期の看護問題と看護活動 ………………………………… 195
　　4 ● 術後の心理・社会的問題と看護活動 ……………………………… 196
　F．退院オリエンテーション …………………………………………… 198
　　1 ● 短期的経過と長期的経過 …………………………………………… 198
　　2 ● 退院オリエンテーションの実際 …………………………………… 199

2 呼吸機能の再確立──胸腔鏡下肺葉切除術　　高井今日子 ………… 202
　　事例の概要❶ 入院〜術前 …………………………………………… 202
　A．呼吸器の位置・構造と機能 ………………………………………… 203
　B．手術適応となる肺疾患 ……………………………………………… 205
　　1 ● 原発性肺がん ………………………………………………………… 205
　　2 ● 転移性肺腫瘍 ………………………………………………………… 207
　C．術式の種類 …………………………………………………………… 207
　D．術前看護 ……………………………………………………………… 208
　　1 ● 診断から手術までの経過 …………………………………………… 208
　　2 ● 術前の看護方針，看護問題と看護活動 …………………………… 208
　　事例の概要❷ 術後（胸腔鏡下肺葉切除術）……………………… 210
　E．術後看護 ……………………………………………………………… 212
　　1 ● 術後の一般的経過と看護方針 ……………………………………… 212
　　2 ● 術後早期の看護問題と看護活動 …………………………………… 213
　　3 ● 胸腔ドレーン抜去後の看護問題と看護活動 ……………………… 217
　　4 ● 術後の心理・社会的問題と看護活動 ……………………………… 217
　F．退院オリエンテーション …………………………………………… 219
　　1 ● 短期的経過と長期的経過 …………………………………………… 219
　　2 ● 退院オリエンテーションの実際 …………………………………… 219

3 循環機能の再確立──冠動脈バイパス術　　山田　緑 ……………… 221
　　事例の概要❶ 入院〜術前 …………………………………………… 221
　A．心臓の位置・構造と機能 …………………………………………… 222
　B．手術適応となる心疾患 ……………………………………………… 225

　　　1 ● 急性冠症候群（ACS） ･･･ 225
　C．術式の種類 ･･･ 227
　　　1 ● 冠動脈バイパス術 ･･･ 227
　D．術前看護 ･･ 228
　　　1 ● 診断から手術までの経過 ･････････････････････････････････････ 228
　　　2 ● 術前の看護方針，看護問題と看護活動 ･････････････････････････ 229
　　　事例の概要❷ 術後（冠動脈バイパス術） ･･････････････････････････ 231
　E．術後看護 ･･ 233
　　　1 ● 術後の一般的経過と看護方針 ･････････････････････････････････ 233
　　　2 ● 術直後（手術から ICU 退室まで）の看護問題と看護活動 ･･････････ 233
　　　3 ● 回復期（外科病棟帰室から退院まで）の看護問題と看護活動 ･･･････ 235
　　　4 ● 術後の心理・社会的問題と看護活動 ･･･････････････････････････ 235
　F．退院オリエンテーション ･･･ 236
　　　1 ● 短期的経過と長期的経過 ･････････････････････････････････････ 236
　　　2 ● 退院オリエンテーションの実際 ･･･････････････････････････････ 236

4 摂取機能の再確立①——食道切除術　　樺澤三奈子 ････････････ 240
　　　事例の概要❶ 入院〜術前 ･･ 240
　A．食道の位置・構造と機能 ･･･ 241
　B．手術適応となる食道疾患 ･･･ 243
　　　1 ● 食道アカラシア ･･･ 243
　　　2 ● 食道がん ･･･ 243
　C．術式の種類 ･･･ 245
　D．術前看護 ･･ 245
　　　1 ● 診断から手術までの経過 ･････････････････････････････････････ 245
　　　2 ● 術前の看護方針，看護問題と看護活動 ･････････････････････････ 245
　　　事例の概要❷ 術後（食道切除術） ･･････････････････････････････ 250
　E．術後看護 ･･ 252
　　　1 ● 術後の一般的経過と看護方針 ･････････････････････････････････ 252
　　　2 ● 術後早期の看護問題と看護活動 ･･･････････････････････････････ 253
　　　3 ● 食事摂取開始後の看護問題と看護活動 ･････････････････････････ 255
　　　4 ● 術後の心理・社会的問題と看護活動 ･･･････････････････････････ 256
　F．退院オリエンテーション ･･･ 258
　　　1 ● 短期的経過と長期的経過 ･････････････････････････････････････ 258
　　　2 ● 退院オリエンテーションの実際 ･･･････････････････････････････ 258

5 摂取機能の再確立②——胃切除術　　林　直子，牧野晃子 ･･････ 260
　　　事例の概要❶ 入院〜術前 ･･ 260
　A．胃の位置・構造と機能 ･･･ 261

　Ｂ．手術適応となる胃疾患 ·· 262
　　1 ● 胃潰瘍 ··· 262
　　2 ● 胃がん ··· 262
　Ｃ．術式の種類 ··· 263
　Ｄ．術前看護 ··· 266
　　1 ● 診断から手術までの経過 ·· 266
　　2 ● 術前の看護方針，看護問題と看護活動 ····································· 266
　　事例の概要❷ 術後（胃全摘術） ··· 269
　Ｅ．術後看護 ··· 271
　　1 ● 術後の一般的経過と看護方針 ·· 271
　　2 ● 術後早期の看護問題と看護活動 ··· 271
　　3 ● 食事開始以降の看護問題と看護活動 ······································· 272
　　4 ● 術後の心理・社会的問題と看護活動 ······································· 276
　Ｆ．退院オリエンテーション ·· 277
　　1 ● 短期的経過と長期的経過 ·· 277
　　2 ● 退院オリエンテーションの実際 ··· 277

6　消化機能の再確立①──肝切除術　　神津三佳 ···························· 279
　　事例の概要❶ 入院〜術前 ·· 279
　Ａ．肝臓の位置・構造と機能 ··· 280
　Ｂ．手術適応となる肝疾患 ·· 282
　　1 ● 肝細胞がん ·· 282
　　2 ● 肝内胆管がん ··· 283
　　3 ● 転移性肝がん ··· 283
　Ｃ．術式の種類 ··· 284
　Ｄ．術前看護 ··· 286
　　1 ● 診断から手術までの経過 ·· 286
　　2 ● 術前の看護方針，看護問題と看護活動 ····································· 286
　　事例の概要❷ 術後（肝前区域切除術） ·· 289
　Ｅ．術後看護 ··· 290
　　1 ● 術後の一般的経過と看護方針 ·· 290
　　2 ● 術後早期の看護問題と看護活動 ··· 292
　　3 ● 術後後期の看護問題と看護活動 ··· 293
　　4 ● 術後の心理・社会的問題と看護活動 ······································· 295
　Ｆ．退院オリエンテーション ·· 296
　　1 ● 短期的経過と長期的経過 ·· 296
　　2 ● 退院オリエンテーションの実際 ··· 296

7 消化機能の再確立②——腹腔鏡下胆嚢摘出術 網島ひづる ················ 298

　事例の概要❶ 入院～術前 ································· 298
A．胆道系の位置・構造と機能 ························· 299
B．手術適応となる胆道系疾患 ······················· 300
　1●胆石症 ································· 301
C．術式の種類 ································· 302
D．術前看護 ································· 303
　1●診断から手術までの経過 ······················· 303
　2●術前の看護方針，看護問題と看護活動 ··············· 304
　事例の概要❷ 術後（腹腔鏡下胆嚢摘出術） ··············· 306
E．術後看護 ································· 308
　1●術後の一般的経過と看護方針 ····················· 308
　2●術後早期の看護問題と看護活動 ··················· 309
　3●食事開始以降の看護問題と看護活動 ················· 312
　4●術後の心理・社会的問題と看護活動 ················· 313
F．退院オリエンテーション ························· 313
　1●短期的経過と長期的経過 ······················· 313
　2●退院オリエンテーションの実際 ··················· 314

8 運動機能の再確立——人工股関節全置換術 小元まき子 ··············· 316

　事例の概要❶ 入院～術前 ································· 316
A．股関節の位置・構造と機能 ······················· 317
B．手術適応となる股関節疾患 ······················· 317
　1●変形性股関節症 ································· 317
　2●関節リウマチ ································· 319
　3●大腿骨近位部骨折 ································· 320
　4●大腿骨頭壊死症 ································· 320
C．術式の種類 ································· 321
　1●関節温存手術 ································· 321
　2●人工股関節全置換術 ························· 322
　3●人工骨頭置換術 ································· 323
　4●股関節固定術 ································· 323
D．術前看護 ································· 323
　1●診断から手術までの経過 ······················· 323
　2●術前の看護方針，看護問題と看護活動 ··············· 324
　事例の概要❷ 術後（人工股関節全置換術） ··············· 326
E．術後看護 ································· 328
　1●術後の一般的経過と看護方針 ····················· 328

2 ● 術後早期の看護問題と看護活動 ·· 328

3 ● 離床以降の看護問題と看護活動 ·· 331

4 ● 術後の心理・社会的問題と看護活動 ·· 333

F．退院オリエンテーション ·· 334

9　生殖機能の再確立①──乳房部分切除術　　井関千裕，奥　朋子 ············ 336

事例の概要❶ 入院〜術前 ·· 336

A．乳房の位置・構造と機能 ·· 337

B．手術適応となる乳房疾患 ·· 338

1 ● 乳腺悪性腫瘍 ·· 338

C．術式の種類 ·· 340

1 ● 乳房に対する手術 ··· 340

2 ● 所属リンパ節の手術 ··· 341

D．術前看護 ··· 341

1 ● 診断から手術までの経過 ··· 341

2 ● 術前の看護方針，看護問題と看護活動 ·· 343

事例の概要❷ 術後（乳房部分切除術） ·· 345

E．術後看護 ··· 347

1 ● 術後の一般的経過と看護方針 ·· 347

2 ● 術後早期の看護問題と看護活動 ·· 347

3 ● 術後後期から退院までの看護問題と看護活動 ··· 348

4 ● 術後の心理・社会的問題と看護活動 ··· 350

F．退院オリエンテーション ·· 351

1 ● 短期的経過と長期的経過 ··· 351

2 ● 退院オリエンテーションの実際 ··· 351

コラム　リンパ浮腫と予防的セルフケア教育について　353

10　生殖機能の再確立②──子宮摘出術　　松本文奈，塩原由美子 ················· 355

事例の概要❶ 入院〜術前 ·· 355

A．子宮の位置・構造と機能 ·· 356

B．手術適応となる子宮疾患 ·· 357

1 ● 子宮筋腫 ··· 357

2 ● 子宮がん ··· 357

C．術式の種類 ·· 361

D．術前看護 ··· 362

1 ● 診断から治療までの経過 ··· 362

2 ● 術前の看護方針，看護問題と看護活動 ·· 362

事例の概要❷ 術後（広汎子宮全摘出術） ·· 366

E．術後看護 ··· 368

　　　　1●術後の一般的経過と看護方針 ……………………………………………… 368
　　　　2●術後早期の看護問題と看護活動 ……………………………………………… 369
　　　　3●術後後期から退院までの看護問題と看護活動 …………………………… 370
　　　　4●術後の心理・社会的問題と看護活動 ……………………………………… 373
　　F．退院オリエンテーション ……………………………………………………… 375
　　　　1●短期的経過と長期的経過 …………………………………………………… 375
　　　　2●退院オリエンテーションの実際 …………………………………………… 375

11 排泄機能の再確立①──低位前方切除術　佐藤正美 …………… 378
　　　　事例の概要❶ 入院～術前 ……………………………………………………… 378
　　A．直腸の位置・構造と機能 ……………………………………………………… 379
　　B．手術適応となる大腸疾患 ……………………………………………………… 381
　　　　1●大腸がん ……………………………………………………………………… 381
　　C．術式の種類 ……………………………………………………………………… 383
　　D．術前看護 ………………………………………………………………………… 384
　　　　1●診断から手術までの経過 …………………………………………………… 384
　　　　2●術前の看護方針，看護問題と看護活動 …………………………………… 384
　　　　事例の概要❷ 術後（低位前方切除術と回腸人工肛門造設術） …………… 388
　　E．術後看護 ………………………………………………………………………… 390
　　　　1●術後の一般的経過と看護方針 ……………………………………………… 390
　　　　2●術後早期の看護問題と看護活動 …………………………………………… 390
　　　　3●食事開始以降の看護問題と看護活動 ……………………………………… 393
　　　　4●術後の心理・社会的問題と看護活動 ……………………………………… 394
　　F．退院オリエンテーション ……………………………………………………… 396
　　　　1●短期的経過と長期的経過 …………………………………………………… 396
　　　　2●退院オリエンテーションの実際 …………………………………………… 396

12 排泄機能の再確立②──経尿道的前立腺切除術　谷　宏子 …………… 399
　　　　事例の概要❶ 入院～術前 ……………………………………………………… 399
　　A．前立腺の位置・構造と機能 …………………………………………………… 400
　　B．手術適応となる前立腺疾患 …………………………………………………… 401
　　　　1●前立腺肥大症 ………………………………………………………………… 401
　　C．術式の種類 ……………………………………………………………………… 404
　　D．術前看護 ………………………………………………………………………… 405
　　　　1●診断から手術までの経過 …………………………………………………… 405
　　　　2●術前の看護方針，看護問題と看護活動 …………………………………… 405
　　　　事例の概要❷ 術後（経尿道的前立腺切除術） …………………………… 408
　　E．術後看護 ………………………………………………………………………… 410
　　　　1●術後の一般的経過と看護方針 ……………………………………………… 410

　　2 ● 術後早期（当日）の看護問題と看護活動 ································· 410
　　3 ● 術後回復期（術後 1 日目〜）の看護問題と看護活動 ············· 414
　　4 ● 術後の心理・社会的問題と看護活動 ································· 416
　F．退院オリエンテーション ··· 417
　　1 ● 短期的経過と長期的経過 ··· 417
　　2 ● 退院オリエンテーションの実際 ····································· 417

13 排泄機能の再確立③——腎移植　　高田幸江 ··························· 419
　　事例の概要❶ （レシピエントの場合）：入院〜術前 ··················· 419
　A．腎臓の位置・構造と機能 ··· 420
　B．手術適応となる腎疾患（レシピエントの場合） ··················· 422
　　1 ● 末期腎不全 ··· 422
　C．術式の種類（レシピエント手術） ····································· 424
　D．レシピエントに対する術前看護 ··· 425
　　1 ● 診断から手術までの経過 ··· 425
　　　コラム　臓器移植コーディネーター　426
　　2 ● 術前の看護方針，看護問題と看護活動 ·························· 427
　　事例の概要❷ （レシピエントの場合）：術後（生体腎移植術） ······ 429
　E．レシピエントに対する術後看護 ··· 429
　　1 ● 術後の一般的経過と看護方針 ······································· 429
　　2 ● 術後早期（術直後〜術後 3 日目）の看護問題と看護活動 ····· 432
　　3 ● 術後回復期（術後 4〜5 日目以降）の看護問題と看護活動 ··· 434
　　4 ● 術後の心理・社会的問題と看護活動 ······························ 435
　F．レシピエントに対する退院オリエンテーション ··················· 435
　　1 ● 短期的経過と長期的経過 ··· 435
　　2 ● 退院オリエンテーションの実際 ···································· 436
　　事例の概要❶ （ドナーの場合）：入院〜術前 ························· 437
　G．生体腎移植ドナーの適応 ··· 438
　H．術式の種類（ドナー手術） ··· 438
　　1 ● 内視鏡下腎採取術 ··· 438
　　2 ● 開腹腎採取術 ·· 439
　I．ドナーに対する術前看護 ··· 439
　　1 ● 診断から手術までの経過 ··· 439
　　2 ● 術前の看護方針，看護問題と看護活動 ·························· 440
　　事例の概要❷ （ドナーの場合）：術後（用手補助下腹腔鏡下移植用腎採取術）······ 441
　J．ドナーに対する術後看護 ··· 442
　　1 ● 術後の一般的経過と看護方針 ······································· 442
　　2 ● 術後の看護問題と看護活動 ·· 443
　　3 ● 術後の心理・社会的問題と看護活動 ······························ 444

K. ドナーに対する退院オリエンテーション ……………………………………………… 445
　　1 ● 短期的経過と長期的経過 ……………………………………………………… 445
　　2 ● 退院オリエンテーションの実際 ……………………………………………… 445

練習問題　解答と解説 ………………………………………………………………… 447

索　引 ……………………………………………………………………………………… 451

『急性期看護Ⅱ—クリティカルケア（改訂第4版）』主要目次

第1部　クリティカルケアとは

第Ⅰ章　クリティカルケアとは何か

1. クリティカルケア/クリティカルケア看護の歴史
2. クリティカルケア看護とは

第Ⅱ章　集中治療の現状

1. 集中治療の歴史と動向
2. 集中治療の種類と場の特徴
3. 多職種連携によるチーム医療

第Ⅲ章　救急医療の現状

1. 救急医療の歴史と動向
2. 救急医療体制
3. プレホスピタルケア
4. 救急医療と関連法令

第Ⅳ章　集中治療・救急医療における倫理

1. 集中治療・救急医療における倫理

第2部　クリティカルケアの実際

第Ⅴ章　ICU・救急外来で治療を受ける患者と家族の特徴

1. ICU入室患者と家族の特徴
2. 救急外来受診患者と家族の特徴

第Ⅵ章　ICUにおける看護

1. ICU入室患者に対するアセスメント
2. ICU入室患者に対する看護の実際
3. ICU入室患者の家族に対する看護

第Ⅶ章　救急外来における看護

1. 救急患者に対するアセスメント
2. 救急患者に対する看護の実際
3. 救急患者の家族に対する看護

第Ⅷ章　急変した入院患者への看護

1. 急変した入院患者への看護

第Ⅸ章　救命救急処置—心肺蘇生と生命維持

1. 救命救急処置—心肺蘇生と生命維持

第Ⅹ章　クリティカルケアにおけるターミナルケア/エンドオブライフケア

1. クリティカルケアにおけるターミナルケア/エンドオブライフケア

第Ⅺ章　脳死状態に陥った患者と臓器移植

1. 脳死状態に陥った患者と臓器移植

第Ⅻ章　事例で考えるクリティカルケア

1. 激しい胸痛——急性心筋梗塞
2. 激しい頭痛——くも膜下出血
3. 呼吸困難——気管支喘息
4. 急性腹症①——急性大動脈解離
5. 急性腹症②——尿路結石
6. 意識障害——低血糖
7. ショック——アナフィラキシー
8. 体温異常——熱中症
9. 外傷——胸部外傷
10. 熱傷——広範囲熱傷
11. 中毒——睡眠薬中毒

第1部

急性期看護概論

1 急性期看護とは

A. 急性期とは

　「急性」という言葉から，人は何を連想するだろうか．急激な変化，救急処置を要する状況など，迅速な医療的介入を必要とする場面，ひいては致命的となりうる事態を想起するかもしれない．もっぱら医療の世界で使用されるこの言葉は，急性気管支炎，急性肝炎，急性白血病などの急性疾患，すなわち急激に発症し，かつ進行が速い疾患に用いられる．疾患の進行が緩徐で，経過が長期にわたる慢性疾患の対語と考えると，より理解しやすいだろう．一方，急性疾患発症時に準ずる身体の状態として，慢性疾患の急性増悪や外傷，手術など侵襲の大きな治療による急性状態がある．急性疾患の発症時と同様に，なんらかの侵襲により生体が大きな傷害を受けている状態で，早期に適切な治療・看護が行われなければ，死の転帰をとることもある．そのため，迅速な対応が必要となる．

　一般に急性期という表現は，感染症などの急性疾患を発症し，症状が著しい時期を連想させ，慢性疾患の長期療養期間にあたる慢性期，がんの末期状態で死が間近に迫った終末期という言葉と同様に，疾病経過における特定の時期を示す印象を与える．これに対し，健康状態の変動という視点で対象の経過を見たとき，急性期とは，健康状態に急激な変化を生じ，生体がその変化に適応するためにさまざまな反応を起こしている時期[1]であり，生命の安全を優先する看護を行う時期[2]と考えられる．生体には，侵襲に対して恒常性（ホメオスタシス homeostasis）を保つよう調整する機構が備わっている．そのため，侵襲に対する生体の反応は，侵襲を受けた部位，侵襲の程度，侵襲に対する処置の適切性，迅速性のほか，生体の恒常性維持力，生体防御機構因子により大きく異なる．健康な人がたとえばメチシリン耐性黄色ブドウ球菌（MRSA）に感染しても病原性を示さないが，同様のことが手術後の患者や免疫機能の低下した高齢者に生じると致命的な事態となりうるのはそのためである．疾患の種類あるいは原因のいかんを問わず，生体に対するなんらかの侵襲により通常の恒常性の保持が困難となり，健康状態が急激に変化（悪化）した状態を**急性状態**とよび，急性状態にある時期を**急性期**とよぶ．

B. 急性期看護の概念

1 ● 急性期看護とは

　医学教育では，臓器別，疾患別，さらに治療法別に専門分化した系統的教育が行われている．さらに各診療科において臨床実習を行い専門職としての知識と技術を習得する．

　成人看護学における**急性期看護**とは，対象の健康状態と必要とされる看護援助の特性に焦点を当てた考え方に基づき，なんらかの原因で健康状態が急激に変化（悪化）した状態にある人，もしくは，手術などによって今後，急性状態になることが予測される人に対する看護であり，健康レベルが著しく低下して生命の危機状態にある人への看護を包含する．そのため，疾病経過で示すところの「急性期」にある患者の看護のみならず，慢性疾患の急性増悪など，一般に慢性長期的な経過をたどるとされる患者の急変も含み，かつ事故などによる外傷，窒息，手術など侵襲の大きな治療を受けた患者への看護もこれに含まれる．

　したがって，その守備範囲は周手術期のみならず，集中治療室（intensive care unit：ICU），冠動脈疾患集中治療室（coronary care unit：CCU），救急外来・救命救急センターなど集中的治療を行う場，さらには生体への侵襲の大きい治療の場である外来治療センター，病棟での看護までを含むものとする．医学教育の領域でいうならば，全臓器を対象とし，急性状態をもたらしうるすべての疾患・治療法にかかわる領域でもある．

2 ● 急性の状態にある成人期の患者と家族の身体的・心理的・社会的特徴

　急性の状態にある患者の最大の特徴は，なんらかの身体侵襲を受けており，迅速かつ適切な医療的介入を必要とすることである．身体侵襲により，痛み，呼吸苦，発熱，倦怠感，悪心，嘔吐などの苦痛症状を呈すること，循環機能，呼吸機能，腎機能，神経系機能など生命維持にきわめて重要な身体機能に支障をきたしている，あるいはきたしうる状態であること，集中治療下にある場合は，日常生活とはかけ離れた無機的空間で，時に生命維持のために多くのカテーテルやチューブ類につながれ身動きもままならない状況におかれていることもある．また，突然の，急激な身体の変化による死への恐怖，あるいは身体の一部を喪失することに対する危機感など，急性の状態にある患者には，看護援助を必要とする要点がきわめて多く存在する．患者を支える家族もまた，健康状態の急激な変化を十分に受け止めきれず，理不尽な事態に説明や理由を見出せず罪悪感や後悔の念を抱く．井上は急性期にある患者と家族の特徴を，研究結果に基づき以下の7つにまとめている[3]．

①生命の危機に対する激しい不安
②苦痛症状とその恐怖
③見通しの立たない不確実さ
④医療者に委ねるしかない無力感
⑤起こった事態に対する罪悪感や後悔
⑥家族員は互いに気遣うがすれ違う
⑦支援を求めることに不慣れで抱えこむ

　また，対象が成人期にある場合，次のような成長発達の視点も必要となる．成人期初期の青年期は身体的能力，性的機能が最も高く，社会的自立に向け準備を始める時期である．壮年期は，身体機能を維持しながら，社会を支える働き手として自立した社会活動を行う一方で，家庭を築き次世代を養育する時期でもある．同時に自身の身体の衰えを徐々に自覚し，さらに老いていく親の介護へのかかわりも生じ始める時期である．成人期の中でも壮年期はとくに家庭的役割，社会的役割が大きく，人生の中で最も活動が多く充実した時期でもある．向老期は身体機能の衰えを自覚しながらも，これまで築いてきた社会的役割を一区切りさせ，老年期に向けて次なる自立の準備を始める時期である．

　このように成人期でも時期により身体的，心理・社会的状態が異なることから，成人期の患者が急性の状態におかれたとき，個々が有する社会的，家庭的役割までを視野に入れ，セルフケア能力の回復，獲得につながる看護援助を考えることが必要である．これらのことについて事例で考えてみよう．

事例❶

　Aさん，48歳，大手企業の営業管理職．パート勤めの妻と，高校生，中学生の娘の4人暮らし．都内に新築マンションを購入し，入居したばかりである．妻は週に2回，姑と舅の世話のため電車で1時間半ほど離れた夫の実家に通っている．

　Aさんは生来仕事人間で，仕事がらみの外食が多く，喫煙，飲酒の量も多い．最近は大きな商談をまとめるため，帰宅は連日午前0時を回っていた．検診で脂質異常症と高血圧を指摘されていたが放置していた．

　ある朝出勤時に駅の階段で，不意に焼け火箸を当てたような強い胸痛に襲われ，意識を失った．そのまま救急車で病院に搬送され，心臓カテーテル検査，12誘導心電図検査が行われた．朦朧とした意識の中で，予定の会議に遅れるわけにはいかない，大事な会議資料を届けなくてはという思いが強く残っていた．

　検査の結果，医師から急性心筋梗塞の診断を告げられ，1ヵ月後に冠動脈バイパス術を受けることとなった．

　Aさんは壮年期後期にあり，加齢現象を自ら知覚する時期にもあたる．検診で生活習慣病である脂質異常症，高血圧を指摘されており，動脈硬化が進行していたことがうかがわれる．働き盛りであるAさんは，一家の大黒柱として家族を養うため，また職場では管理職として社会的役割を果たすため，自らの健康をかえりみることなく仕事に没頭しており，この年代に特徴的な生活スタイルをとっていたと考えられる．家計の主たる収入源はAさんの給与であり，住居のローンや子どもたちの教育費など，当面出費もかさむ時期である．子どもが自立するまであと数年を要し，一方で親の介護に向けて徐々に体制を整える必要も出てきている．このような中で健康状態が急激に変化し，集中的な治療を余儀なくされることで，それまでAさんが担っていた役割が変化し，それに伴い家族をも含む生活が一変する．急激な変化だけに気持ちの準備もなく，状況に適応できずに危機的状態に陥る危険性もある．成人期にある患者とその家族に対して，身体的側面のみならず，心理・社会的，経済的側面まで含めた援助を行うことが必要である．

C. 急性期看護とクリティカルケア

　日本では2000年代以降，従来の経過別看護の考え方とは異なり，急性期，回復期，慢性期，終末期などあらゆる場面，状況においてきわめて死に近く重篤な状態にある患者へのケアを意味するもの[4]として，クリティカルケアの概念が浸透しつつある．クリティカルケアの歴史をみると，米国クリティカルケア看護師協会（American Association of Critical-Care Nurses：AACN）が1969年に設立され，クリティカルケアについて「生命を脅かす健康問題に対する人間の反応について取り扱う看護の専門分野」と定義している[5]．日本では，それまで治療の場，あるいは対象の重症度・病態に焦点を当てた救急看護，重症・集中ケア，また治療に焦点を当てた周手術期看護など，さまざまな概念が示されてきた．2004年に日本クリティカルケア看護学会が設立され，クリティカルケア看護について「あらゆる治療・療養の場，あらゆる病期・病態にある人々に生じた，急激な生命の危機状態に対して，専門性の高い看護ケアを提供することで，生命と生活の質（QOL）の向上を目指す」ものと定義し[6]，外科病棟，術後管理病棟，ICU，あるいは救命救急センターなどの治療の場や，疾病経過の概念によらないものとしてとらえている．前述のとおり，本書では急性の状態にある患者に対する看護を急性期看護としているため，健康状態がきわめて悪化し（あるいは悪化する危険性がきわめて高く），集中治療を要する，生命の危機状態にある患者への看護としてのクリティカルケアを内包する．

学習課題

1. 急性期，急性期看護とは何か説明してみよう
2. 急性期看護の特徴を説明してみよう

引用文献

1) 池松裕子：急性期にある患者の看護．臨床看護学叢書 2 経過別看護，第2版（川島みどり，菱沼典子監），p.38，メヂカルフレンド社，2011
2) 前掲1)，p.8，森田夏実：経過別看護でいう経過とは？
3) 井上智子：急性期看護の専門性と能力開発．看護54(4)：83-92，2002
4) 井上智子：21世紀，クリティカルケア看護の実践・研究がめざす方向．看護教育44(10)：874-879，2003
5) AACN: About Critical Care Nursing—Definition of Critical Care Nursing〔https://www.aacn.org/〕（最終確認：2023年1月15日）
6) 井上智子：蓄積から挑戦へ．日本クリティカルケア看護学会誌1(1)：15-19，2005

2 急性の状態にある患者の身体的・心理的反応

この節で学ぶこと

1. 急性の状態を生じる原因を理解する
2. 患者が体験する侵襲の種類と大きさについて理解する
3. 侵襲に対する生体反応（神経系・内分泌系反応，サイトカイン誘発反応）について理解する
4. ショックの病態と分類について理解する
5. 急性の状態にある人とその家族が示す心理的反応に関する理論や概念を理解する

A. 急性の状態を生じる原因

　侵襲により生体の恒常性の維持が困難となり，健康状態が急激に変化した状態を急性の状態ということは前節で述べたとおりである．人はさまざまな原因により，このような急性の状態に陥る．それまで健康上なんら問題がなかった人が，事故あるいは災害に遭遇し一瞬にして集中治療の対象となる場合や，致死率の高い急性感染症の罹患，あるいは疾患の治癒を目的とした侵襲の大きい治療，慢性長期的な経過をたどる疾患の急性増悪など，その原因はさまざまである．急性の状態にいたる要因は，およそ次のように大別される．

a. 急性疾患の発症

　細菌やウイルス感染による急性肺炎，腹部大動脈瘤，食道静脈瘤の破裂，急性心筋梗塞，脳梗塞，劇症肝炎などが含まれる．感染症は免疫機能が低下していると罹患しやすく，かつ重篤化しやすい．発症が急速で回復が早いものもあれば，動脈硬化や肝硬変，慢性閉塞性肺疾患（COPD）など身体機能の低下を背景に発症した場合，得てして重篤化し治癒が困難となる．

b. 外傷，熱傷，中毒，異物などの外的要因による損傷

　外傷には，交通外傷や転倒転落などによる頭部から四肢にいたるあらゆる部位の外傷（骨折，内臓破裂を含む），神経損傷，切傷，挫滅損傷，さらに刺傷，銃傷が含まれる．

　熱傷には，火，熱湯など温熱によるもののほか，薬品による化学熱傷，電気熱傷などが含まれる．

　中毒には睡眠薬や鎮痛薬などの医薬品による中毒のほか，パラコートなどの農薬，砒素などの工業用品，フグ，きのこ，毒蛇などの自然毒による中毒，さらには急性アルコール中毒，一酸化炭素中毒，覚醒剤中毒などが挙げられる．

　異物は，異物の性状と大きさ，異物が入った場所により重症度，緊急度が異なる．気道内異物，消化管内異物は，気道あるいは消化管の損傷と閉塞を生じうるため迅速な対処が

必要となる.

　そのほか，溺水，窒息，減圧症，放射線の大量被曝による急性放射線障害なども含まれる.

　いずれも原因が何かにより，行われるべき処置が異なる. そのため，原因を特定あるいは予測したうえで，迅速に救命処置を行うことが必要となる.

c. 侵襲の大きい治療とそれに伴う重篤な合併症

　疾患の治癒を目的として行われるさまざまな治療が，生体にとり大きな侵襲となり生命の危機状態をもたらすことがある. 手術療法のうち開腹・開胸術は，切開の範囲も広く，出血を含む体液喪失量が多いこと，臓器の切除や摘出による組織損傷，体腔を大気に曝すことによる体温低下，術操作に伴う神経反射，疼痛刺激すべてが生命をおびやかす侵襲となる. また開頭術，開心術は生命維持の要である脳，心臓の機能に直接影響を及ぼす手術であり，術後の出血は致命的事態につながるため，術後の集中管理は必須となる. 一方，術中体位，麻酔，術後の安静臥床による術後の呼吸器系合併症，循環器系合併症，さらには創部，カテーテル類の感染による敗血症などさまざまな術後合併症により急性の状態となりうる.

　また，化学療法はがんに対する有効な治療法の１つであるが，重篤な合併症として骨髄抑制やショックを生じうる.

d. 慢性疾患の急性増悪

　慢性呼吸不全，高血圧，糖尿病，慢性腎炎，慢性肝炎など，慢性長期的な経過をたどる疾患のコントロールが不良となり症状が急激に悪化すると，急性の状態を引き起こす. たとえば，慢性気管支喘息の重症発作や糖尿病患者の血糖コントロール不良による糖尿病性昏睡などが挙げられる. 背景に慢性疾患があることから，予備力が低下しているために治療が奏効しにくく重篤な状態となる.

B. 患者が体験する侵襲

1 ● 侵襲とは

　生体にはさまざまな環境の変化（気温，明るさ，音環境など）に適応して，生体の内部環境を一定に維持する機能が備わっている. この内部環境の恒常性をホメオスタシスという.

　ホメオスタシスを乱す外的な刺激を侵襲またはストレッサー（stressor）といい，それに対する生体反応をストレス（stress）という.

a. 侵襲の種類

　侵襲には，手術・外傷・熱傷・感染・疼痛など生体に直接影響を与える要因や出血・輸血・脱水・低血糖・血液 pH の変化などの体液変化によるものなどの身体的な要因，不安・緊張・恐怖などといった精神的な要因，身体の拘束・飢餓・寒冷などの環境的な要因など幅広い種類がある.

b. 侵襲の大きさ

　これらの侵襲のうち，ショック症状と組織の広範な壊死は，生体に対する最も重大な侵襲である（図2-1）. ショック症状と組織の広範な壊死は，重度の外傷や広範囲熱傷でしばしばみられる.

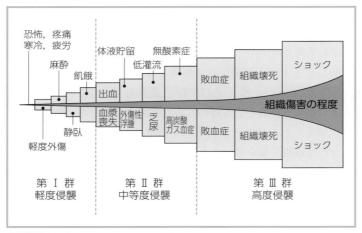

図2-1   各種侵襲の大きさ（Moore, 1959）

［池上敬一：侵襲と生体反応．標準救急医学，第4版（日本救急医学会監），p.27，医学書院，2009より引用］

2 ● 侵襲に対する生体反応：神経系・内分泌系反応

a. 生体反応のメカニズム

　刺激（侵襲）を受けた生体は，その内部環境を一定に維持するために，神経系・内分泌系を中心とした非特異的な反応を示す（**図2-2**）．これを**生体反応**（biological response）といい，生理的な生命防御反応である．

(1) 視床下部への刺激（**図2-2**中→で示した部分）

① **循環血液量の減少**：循環血液量の減少は大動脈弓と頸動脈にある高圧受容器（大動脈洞，頸動脈洞）と，心房と腎臓にある低圧受容器によって血圧の変化として感知され，その情報は視床下部に伝えられ，副腎皮質刺激ホルモン放出ホルモン（corticotropin releasing hormone：CRH）の分泌を促す．

② **損傷部からの求心性神経刺激**：損傷部の末梢感覚神経からの刺激は，脊髄後角を経て脊髄視床路を上行し，視床，大脳皮質を経て視床下部に達する．

③ **そのほかの刺激**：低血糖や体温の変化，細菌毒素などは直接，視床下部を刺激してホルモン分泌を促進させる．また，不安や緊張，恐怖などの精神的な要因は大脳辺縁系を介して視床下部を刺激する．

(2) 視床下部-下垂体前葉-副腎皮質系：副腎皮質刺激ホルモン（adrenocorticotropic hormone：ACTH）や糖質コルチコイドの分泌亢進（**図2-2**中→で示した部分）

　糖質コルチコイド（コルチゾール：cortisol）は，タンパク質からの糖の産生（糖新生）を促進し，血糖値を上昇させる．また，肝臓における糖質からの脂肪合成を抑制する．リン脂質からアラキドン酸の合成に関与するホスホリパーゼA_2（酵素）の作用を阻害することで抗炎症作用を示す．

(3) 視床下部-下垂体前葉系：成長ホルモンの分泌亢進（**図2-2**中→で示した部分）

　成長ホルモン（growth hormone：GH）は視床下部から分泌される成長ホルモン放出ホルモン（growth hormone releasing hormone：GHRH）によって，下垂体前葉から分泌

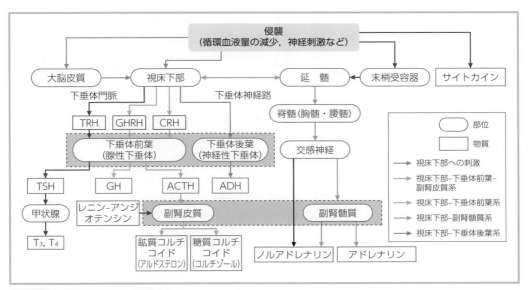

図2-2　侵襲に対する生体反応

ACTH：副腎皮質刺激ホルモン，ADH：抗利尿ホルモン，CRH：副腎皮質刺激ホルモン放出ホルモン，GH：成長ホルモン，GHRH：成長ホルモン放出ホルモン，T₃：トリヨードサイロニン，T₄：サイロキシン，TRH：甲状腺刺激ホルモン放出ホルモン，TSH：甲状腺刺激ホルモン

[フィプス WJ ほか（編），高橋シュン（監訳）：新臨床看護学大系　臨床看護学 I，p.183，医学書院，1983 を参考に作成]

される．低血糖，血中脂肪酸濃度の低下，高アミノ酸血症，精神的ストレス，運動などで分泌が亢進する．また，出血や外傷でも一般に分泌は亢進するといわれている．成長ホルモンは糖新生や脂肪分解を促進するとともに，肝臓や筋肉でのタンパク質の合成を促進する．この作用は一般にインスリン（insulin）の作用と拮抗的である．

(4) 視床下部-副腎髄質系（交感神経系）：アドレナリンやノルアドレナリンの分泌亢進（**図2-2** 中 → で示した部分）

　アドレナリン（adrenaline）は副腎髄質からのみ分泌されるのに対して，ノルアドレナリン（noradrenaline）は副腎髄質のほかに，すべての交感神経末端から分泌される．出血などによる循環血液量の減少や感覚神経（求心性神経）の興奮，不安や恐怖などの精神的な刺激や寒冷曝露などあらゆる刺激によって，アドレナリンやノルアドレナリンの分泌が亢進する．

　これらは主に，心拍出量を増加して血圧を上昇させたり，脂肪の分解を促進する．とくに，ノルアドレナリンはα受容体を刺激することで末梢血管を収縮し，血圧の維持を図る．それに対して，アドレナリンはβ受容体刺激作用による心機能亢進（心拍数・心収縮力の増加）と気管支拡張作用が強い．また，肝臓や骨格筋でのグリコーゲン分解促進による血糖上昇作用もみられる．

(5) 視床下部-下垂体後葉系：抗利尿ホルモンの分泌亢進（**図2-2** 中 → で示した部分）

　抗利尿ホルモン（antidiuretic hormone：ADH）はバソプレシン（vasopressin）ともいい，下垂体後葉から分泌され，腎臓の集合管に作用して水の再吸収を促進させる．循環血液量の減少や視床下部の浸透圧受容器（osmoreceptor）で感知される血漿浸透圧の上

昇によって分泌が促進される．また，外傷，疼痛，不安などのストレスは求心性神経を介して視床下部を刺激して抗利尿ホルモンの分泌を促進する．抗利尿ホルモンは水の再吸収による体液量の保持のほか，腹部内臓領域の血管収縮による昇圧作用や肝臓のグリコーゲン分解を促進して血糖上昇作用も有する．

(6) 腎-副腎皮質系：鉱質コルチコイド（アルドステロン）の分泌亢進

　アルドステロン（aldosterone）の分泌は副腎皮質刺激ホルモンによっても促進されるが，主としてレニン-アンジオテンシン系（renin-angiotensin system）によって調節されている．

　①**レニン-アンジオテンシン-アルドステロン系**：腎動脈の血圧低下や血流量の減少によって，糸球体近接装置（傍糸球体装置：juxtaglomerular apparatus）の細胞から分泌されるレニンは，肝臓で産生されるアンジオテンシノーゲンをアンジオテンシンⅠ（angiotensin Ⅰ）に変換する酵素として作用する．アンジオテンシンⅠはアンジオテンシン変換酵素によってアンジオテンシンⅡに変換される．アンジオテンシンⅡはきわめて強力な昇圧物質であると同時に，副腎皮質に作用してアルドステロンを分泌させる．

　②**アルドステロン**：副腎皮質の球状層（副腎皮質の最外層）から分泌され，主として腎尿細管細胞に作用してイオン交換の調節を行う．アルドステロンの分泌はアンジオテンシンⅡや副腎皮質刺激ホルモン，血中カリウム濃度によって刺激される．また，腎臓の集合管に作用してナトリウムの再吸収を促進し，カリウムの排泄を促す．腎臓でのナトリウム再吸収の促進は，ナトリウムとともに体内に水分を貯留することになり，循環血漿量の維持に役立っている．

(7) 膵臓ランゲルハンス島α細胞からのグルカゴンの分泌亢進

　グルカゴン（glucagon）はインスリンと拮抗的に作用するホルモンで，膵臓のランゲルハンス島のα細胞で合成され，低血糖状態によって分泌が亢進する．糖質代謝に対する影響の特徴は，糖の供給促進である．肝臓に貯蔵されているグリコーゲンはグルコース（ブドウ糖）に分解され，また，筋肉のタンパク質や体脂肪が分解されて糖新生が亢進する．

b. 汎適応症候群

　セリエ（Selye H, 1936）は，刺激（侵襲）に対するこの生体反応を汎適応症候群（general adaptation syndrome）と名づけ，次の3期で説明した．

▶**第1期：警告反応期**

体にストレッサーが加わった直後に示される反応．

　①**ショック相**：ショックによる血圧低下，体温低下，心拍減少が起こる．このとき一時的に副腎皮質機能が低下する．

　②**反ショック相**：副腎髄質よりアドレナリン，ノルアドレナリンが分泌され，血管が収縮し，血圧は上昇する．さらに，腎血流量減少によって生ずるレニン-アンジオテンシン-アルドステロン系による血圧の調節や細胞外液量の調節によって，ショックの軽快反応が生ずる．

▶**第2期：抵抗反応期**

ストレスやこれによって分泌されたアドレナリンが視床下部の神経分泌細胞に作用し，

副腎皮質刺激ホルモン放出ホルモン，次いで，副腎皮質刺激ホルモンを分泌させ，副腎皮質より糖質コルチコイド（コルチゾール）の分泌を促進させる．糖質コルチコイドによる糖新生，脂肪動員作用によってストレス反応が緩和される．このように，視床下部-下垂体門脈-下垂体前葉-副腎皮質系を中心とした反応が出現する．

▶**第 3 期：疲労消耗期，疲憊期（ひはい）**

ストレスの持続によって，副腎皮質ホルモンの分泌低下による適応能力の衰退時期で，生体疲憊にいたる．

3 ● サイトカインによる生体調節機構

a. サイトカインとは

侵襲に対する生体反応は，これまでは神経系および内分泌系の反応として体系化されてきた．最近では，とくに炎症や免疫系，造血系などの生体防御反応を調節するサイトカイン（cytokine）が，侵襲時における生体防御に中心的な役割を果たしていることが明らかになってきた．

サイトカインとは，侵襲に対して生体が産生する生理活性を有するポリペプチドの総称で，特定の産生臓器がなく，免疫担当細胞（マクロファージ・単球・感作リンパ球など）をはじめとして，線維芽細胞，血管内皮細胞，神経系細胞などから産生される．サイトカインの多くは常に産生されるのではなく，生体に侵襲が加わったときにのみ産生される．とくにリンパ球などの免疫担当細胞から放出されるものをインターロイキン（interleukin：IL）とよぶ．

b. サイトカインの種類および作用

サイトカインにはインターロイキン（IL-1～IL-18）のほかに，造血反応に重要なコロニー刺激因子（colony stimulating factor：CSF），ウイルス感染時に産生されるインターフェロン（interferon：IFN）がある．そのほかに腫瘍壊死因子（しゅようえし）（tumor necrotic factor：TNF），β-変換成長因子（transforming growth factor-β：TGF-β），血小板由来成長因子（platelet-derived growth factor：PDGF）などもサイトカインに含まれる．

(1) 腫瘍壊死因子（TNF）

マクロファージのほかに，好中球，リンパ球，肥満細胞，線維芽細胞，血管内皮細胞などから産生される．TNF は腫瘍細胞のみならず，マクロファージ，白血球，血管内皮細胞，肝細胞，脂肪細胞など多くの標的細胞に作用し，種々の生理活性を示すことが知られている．

(2) インターロイキン-1（IL-1）

インターロイキンは白血球間の情報伝達物質で，とくに IL-1 は炎症における中心的な化学伝達物質である．T 細胞，B 細胞，ナチュラルキラー細胞（natural killer cell：NK 細胞），血管内皮細胞，線維芽細胞などから産生され，中枢神経系，免疫系，血管内皮，肝臓，そのほかの組織に作用して，発熱，炎症反応の媒介，創傷治癒の促進，急性期のタンパク質産生などいろいろな作用を誘発する．中枢神経系に作用することで発熱や睡眠，食欲不振などを促進する．

(3) インターロイキン-6（IL-6），インターロイキン-8（IL-8）

腫瘍壊死因子（TNF）と IL-1 は手術などの侵襲が加わった直後から上昇するのに対し，

IL-6 と IL-8 はやや遅れて血中濃度が上昇する．IL-6 は肝細胞に作用して侵襲時に不可欠な各種タンパク質の合成を促進し，生体防御に重要な作用を担っている．IL-8 はエンドトキシンの刺激や TNF，IL-1 などによって誘発される物質で，強力な好中球の遊走作用と活性化作用を有し，損傷組織の局所において異物処理や組織の修復に重要な作用を果たしている．

c. 炎症性サイトカインと抗炎症性サイトカイン

侵襲を受けると IL-1，IL-6，IL-8，TNF などの炎症性サイトカインが産生・分泌され，種々の炎症反応が生ずるが，やや遅れて，IL-4，IL-10，IL-11，β-変換成長因子（TGF-β）などの抗炎症性サイトカインが産生され，炎症反応を抑制することで創傷治癒に向かう．

d. 生体反応におけるサイトカインの役割

外傷などの侵襲が加わると，ごく早期に種々の細胞からサイトカインが産生され，標的細胞に作用して発熱，白血球数の増加，フィブリノーゲンや C 反応性タンパク（C-reactive protein：CRP）などの急性期タンパク質の増加がみられる．侵襲によって誘発された TNF や IL-1 はプロスタグランジン（prostaglandin）を産生し，体温調節中枢である視床下部に作用して発熱を誘発させる．また，骨髄に作用してコロニー刺激因子（CSF）の産生を介して白血球を増加させる．IL-6 は主として急性期タンパク質の産生を調節し，TNF や IL-1 は IL-6 の強力な誘発因子である．サイトカインは侵襲に伴う炎症反応の促進や制御を行うほかに，侵襲後の損傷組織の修復にも重要な役割を担っている．このほかに，視床下部-下垂体系を介して，副腎皮質刺激ホルモン放出ホルモン（CRH）や抗利尿ホルモン（ADH），また，副腎皮質刺激ホルモン（ACTH）の分泌も促進させるなど，神経内分泌系との相互作用も有している．

IL-1，IL-6，TNF-α などは肝細胞に直接作用し，急性炎症タンパク質などの産生を誘導し，血液凝固，創傷治癒や免疫系の活性化（ヘルパー T 細胞の産生促進やサプレッサー T 細胞の動員など）を誘導する．また，脂肪細胞に作用し，中性脂肪（トリアシルグリセロール）を遊離脂肪酸（free fatty acid：FFA）とグリセロール（glycerol）に分解する．

4 ● 侵襲による病態

a. 全身性炎症反応症候群（SIRS）

全身性炎症反応症候群（systematic inflammatory response syndrome：SIRS）の概念は，1992 年に米国胸部疾患学会（American College of Chest Physicians）と米国集中治療医学会（Society of Critical Care Medicine）において定義されたもので，なんらかの全身的な侵襲によって，好中球をはじめとする免疫担当細胞が活性化して，サイトカインなどの液性因子が体内に産生され非特異的な全身性炎症状態を起こしている状態をいう．以下に示すように体温，心拍数，呼吸数，白血球数の 4 つの基準のうち，2 つ以上を満たす場合に SIRS と定義される．

炎症性サイトカイン（IL-1，TNF-α）はプロスタグランジン E_2 の産生を介して視床下部の発熱中枢に作用することで発熱に関与する．また，IL-8 などの二次性炎症性サイトカインは局所の炎症（血管透過性亢進による浮腫，発赤，熱感など）を誘発し，呼吸数や心拍増加などの全身的な反応にも関与する．

> **SIRS の定義**（下記のうち 2 項目以上を満たす場合）
> ① **体温**＞38℃あるいは＜36℃
> ② **心拍数**＞90回/分
> ③ **呼吸数**＞20回/分あるいは動脈血二酸化炭素分圧（$Paco_2$）＜32 mmHg
> ④ **白血球数**＞12,000/mm^3 あるいは＜4,000/mm^3 あるいは幼若球＞10%

　生体が SIRS の状態にあるときは，初期の侵襲に対して生体が防御反応を起こしている時期である．手術の術式や手術時間あるいは出血量などによっても異なるが，手術侵襲で過剰のサイトカインが誘導されると SIRS の状態になる[1]．

b. 代償性抗炎症反応症候群（CARS）

　侵襲によって炎症性サイトカインが過剰に産生されると，抗炎症性サイトカインや炎症性サイトカインに対する拮抗物質が全身で産生されるようになる．炎症性サイトカインの産生が多いほど，抗炎症性サイトカインの産生も増加する．炎症性サイトカインが優位な状態が SIRS であり，逆に抗炎症性サイトカインが優位な状態では代償性抗炎症反応症候群（compensatory anti-inflammatory response syndrome：CARS）を発症し，強度の免疫抑制状態に陥る．

　CARS では細胞性免疫能が低下し，単球系細胞の機能抑制などから，易感染性となる．SIRS が優位な場合では炎症反応を抑制するような治療，すなわち，ステロイド薬や抗炎症薬の投与，あるいは炎症の化学伝達物質の除去を目的とした血液浄化法が行われる．また，CARS が優位な場合は，免疫を賦活化（ふかっか）する治療，好中球の機能を増強させる顆粒（かりゅう）球コロニー刺激因子（G-CSF）などの投与が行われる．

c. 多臓器不全（MOF），多臓器機能不全症候群（MODS）

(1) 多臓器不全（MOF）

　ショックの最終病態で，心臓・肺・肝臓・腎臓・脳などの重要臓器や血液凝固系に機能不全が発生し，複数の臓器不全が同時に合併した状態を多臓器不全（multiple organ failure：MOF）という．SIRS の終末像であるといえる．

　ショックの際には脳はさまざまな意識障害症状を示し，脳障害で最も重症な病態は，不可逆的な深昏睡状態（JCS 300，GCS 3）である．

　なお，従来は多臓器不全という用語が用いられてきたが，救命が可能な例では，臓器の機能は可逆的で回復しうることから，多臓器機能不全症候群（multiple organ dysfunction syndrome：MODS）とよばれるようになっている．

(2) 多臓器機能不全症候群（MODS）

　多臓器機能不全症候群（MODS）とは，2 つ以上の重要臓器や臓器系（システム）の機能障害が生じた状態をいい，多臓器不全（MOF）まで進行してしまうと救命は困難な状態になるため，より早期から臓器障害に注目することが重要視されている．

　多臓器機能不全症候群（MODS）の病態は多彩で，全身性に高サイトカイン血症で好中球が活性化される初期の段階から，さらに進行して重要臓器が障害される段階のものが含まれる．

d. 急性呼吸促迫症候群（ARDS）

　ショックや感染などの侵襲によって SIRS をきたす．その結果，活性化された好中球が血管内皮に接着して肺胞腔内に浸潤することによって肺胞マクロファージを活性化し，そのマクロファージから炎症性サイトカインを放出することによって，肺毛細血管の透過性の亢進および間質性浮腫により肺水腫が引き起こされ，高度の呼吸困難が生ずる．このような病態を急性呼吸促迫症候群（acute respiratory distress syndrome：ARDS）という．

C. ショック

1● ショックとは

　ショック（shock）とは，急激な全身性の循環障害によって，重要臓器や細胞の機能を維持するのに十分な血液循環が得られないために生じる種々の異常を伴った症候群であり，多くは低酸素状態を合併する．

　血液循環は，①心臓ポンプ機能，②血液，③血管の3要素によって構成され，血液は量と血液内容，血管は血管抵抗（緊張性）と容量により規定される．この3要素のいずれかの異常，あるいは異常の組み合わせによってショックが発生する．

> **血圧** = 心拍出量（心臓ポンプ機能）× 末梢血管抵抗
> 心拍出量 = 1回心拍出量 × 脈拍数

2● ショックの分類：原因別分類

　ショックは原因によって，①心原性ショック（cardiogenic shock），②心外閉塞・拘束性ショック（obstructive shock），③循環血液量減少性ショック（hypovolemic shock），④血液分布異常性ショック（血液量分布不均衡性ショック）（distributive shock）に大別される（**表2-1**）．

a. 心原性ショック

　心臓のポンプ機能の低下が原因で心拍出量が減少し，臓器への酸素供給が減少することによって生ずる．急性心筋梗塞や心筋炎，心筋症などが代表的な原因である．

表2-1　ショックの分類と主な原因

分　類	主な原因
①心原性ショック	急性心筋梗塞，心筋炎，心筋症
②心外閉塞・拘束性ショック	肺塞栓，心タンポナーデ，緊張性気胸
③循環血液量減少性ショック	（1）出血性ショック 　　外傷，大動脈瘤破裂，消化管出血 （2）体液喪失性ショック 　　重症下痢・嘔吐，広範囲熱傷
④血液分布異常性ショック	（1）敗血症（感染）性ショック （2）アナフィラキシーショック （3）神経原性ショック

b.　循環血液量減少性ショック

出血や脱水，下痢などによって体液が喪失し，循環血液量が減少することによって生じる．病態面から，次の2つに分けられる．

(1)　出血性ショック（hemorrhagic shock）

外傷や大動脈瘤破裂・消化管出血などの出血によって生ずる．

(2)　体液喪失性ショック（fluid depletion shock）

重症の下痢や嘔吐による著しい体液（細胞外液）の喪失や，広範囲の熱傷による体表からの大量の血漿成分の喪失などに起因して生ずる．

c.　心外閉塞・拘束性ショック

肺血管の閉塞や胸腔内圧の上昇，心拡張障害による静脈還流障害といった，心臓自体の問題以外の原因で生じる．左心室への血液還流が障害されるために心拍出量が減少し，ショックを呈する．肺塞栓や心タンポナーデ，緊張性気胸が代表的な病態である．肺塞栓では肺動脈の閉塞によって循環が遮断され，心タンポナーデでは心収縮力が保たれているにもかかわらず，心室の拡張障害によって心拍出量が低下することでショックになる．

d.　血液分布異常性ショック

末梢血管の拡張によって低血圧をきたす状態で，次の3つが主なものである．

(1)　敗血症性（エンドトキシン）ショック（septic [endotoxin] shock）

感染症によってしばしばみられる症状で，とくに敗血症性ショックは重症な状態である．細菌（通常，グラム陰性菌）が産生する毒素によって生ずることが多く，エンドトキシンショックともいわれる．エンドトキシンはグラム陰性菌が産生する細胞膜を構成するリポ多糖類で，血管拡張と毛細血管の透過性を亢進させるため組織の血漿が不足する．ほかのショックとは異なり，2つの病期に分かれる．初期には末梢循環障害はなく，逆に末梢血管は拡張して皮膚は温かく，心拍出量は増加した状態になる（ウォームショック：warm shock）．その後，血管抵抗が低下し，血管透過性の亢進が起こり，血漿成分が血管外に移行することによって循環血液量が減少し，血圧が低下する（コールドショック：cold shock）．また，エンドトキシンは複雑なサイトカインの一連の反応と凝固反応を起こし，最終的には多臓器不全にいたる．

(2)　アナフィラキシーショック（anaphylactic shock）

薬物投与（ピリン系解熱薬，β-ラクタム系抗菌薬），ヨード系造影剤使用，ワクチン注射，血液製剤投与，異型輸血，食物アレルギーやハチ（蜂）などによる虫刺症などの際に抗原抗体反応が原因で生じる．

(3)　神経原性ショック（neurogenic shock）

脊髄損傷や脊椎麻酔などによって神経に強い刺激が加わったときに，副交感神経系である迷走神経反射が生じ，血管緊張性が低下することによって血管が拡張し，血圧低下と徐脈が出現する．また，交感神経系の緊張低下によっても生じる．中枢神経系である脊髄の損傷によって生じるショックを脊髄ショック（spinal shock）という．

3 ● ショックのゴールデンアワー

　ショックのゴールデンアワーとは，ショック後，脳に不可逆的な損傷を与えないように緊急に対応すべき時間のことをいう．「できるだけ早く」が原則であるが，通常はショックから1時間までをゴールデンアワーとよんでいる．ショック症状が生じてから30分ならば生存率が50%，60分では10%であるといわれているが，ショックの重症度によってもこの時間は変化すると推測される．

4 ● ショックの5徴候

　典型的なショック症状として，①呼吸不全（pulmonary insufficiency），②冷汗（perspiration），③皮膚・顔面蒼白（pallor），④脈拍減弱（pulselessness），⑤肉体的・精神的虚脱(prostration)の5つの徴候をショック徴候の5Pという．毛細血管再充満時間(capillary refilling time：CRT）は指の爪床を蒼白になるまで圧迫し，圧迫を解除したときに色調が元に戻るまでの時間をいうが，2秒以上要する場合には末梢循環が遅延していると判断する．

　①呼吸不全は，脳血流量が減少し，呼吸中枢の機能が抑制されることによって生じる．②冷汗は，交感神経系が刺激されることによって生じる．③皮膚・顔面蒼白は，末梢血管が収縮し，血流量が減少した状態を示している．④脈拍減弱は，脈圧が縮小することによって脈拍が観察されにくくなることを示している．⑤肉体的・精神的虚脱は，脳血流量の減少によって脳機能が抑制され，不安・興奮や錯乱状態，傾眠，応答遅延などがみられる．

表2-2　ショックの診断基準

大項目：血圧低下
　収縮期血圧90 mmHg未満
　または通常の血圧より30 mmHg以上の血圧下降
小項目（3項目以上を満たす）
　①心拍数100回/分以上または60回/分未満
　②微弱な頻脈・徐脈
　③爪先の毛細血管のrefill遅延（圧迫解除後2秒以上）
　④意識障害（JCS2桁以上またはGCS合計点10以下，
　　または不穏・興奮状態）
　⑤乏尿・無尿（0.5 mL/kg/時以下）
　⑥皮膚蒼白と冷汗，または39℃以上の発熱
　　（感染性ショックの場合）

［日本救急医学会（監），日本救急医学会専門医認定委員会（編）：救急診療指針，改訂第4版，p.74，へるす出版，2011より許諾を得て転載］

表2-3　ショックスコア

項　目	スコア0	1	2	3
収縮期血圧：BP（mmHg）	100≦BP	80≦BP<100	60≦BP<80	BP<60
脈拍数：PR（回/分）	PR≦100	100<PR≦120	120<PR≦140	140<PR
塩基過剰：BE（mEq/L）	｜BE｜≦5	5<｜BE｜≦10	10<｜BE｜≦15	15<｜BE｜
尿量：UV（mL/時）	50≦UV	25≦UV<50	0<UV<25	0
意識状態	清明	興奮から軽度の応答遅延	著明な応答遅延	昏睡

［Ogawa R, Fujita T: A scoring for a quantitative evaluation of shock. The Japanese Journal of Surgery 12（2）：122, 1982より引用］

5● ショックの診断基準

　ショックの診断基準として，日本救急医学会では，血圧低下（収縮期血圧 90 mmHg 未満）と小項目で 3 項目以上が該当する場合，ショックと診断すると定義している（**表2-2**）.

　また，ショックの診断ならびに経過を数量的に観察する目的で，ショックスコアが広く用いられている. 5 項目のスコアの合計で判定し，スコアが 0〜4 点を非ショック，5〜10 点を軽症および中等症ショックとし，11 点以上を重症ショックとする（**表2-3**）.

D. 急性の状態にある患者と家族の心理的反応（図2-3）

1● 不　安

　漠然とした気がかりやおそれに似た不安定な心理状態を**不安**という. 急性期の患者にとっては，現在自分がおかれている状況も不安の要因となるが，この先に何が待ち受け，どのようになるのか予測がつかないことも不安の要因となりやすい. 心筋梗塞や脳梗塞の発作あるいは事故などによって，突然に集中的な治療を要するような状況におかれた患者は，自分の身体に生じた事態や現在の状態を正しく把握することがむずかしい. ほとんどの者にとって，それは初めての経験で，状況に対処するための準備は整っておらず，身体機能は著しく低下している. また急性期の患者は，具体的に何に対してということもなく不安を示しやすい. 生命をおびやかされるような重篤な健康状態にある患者に不安が生じることは，当然の心理反応ともいえる. 不安はなんらかの心理的衝撃に備えた一種の防衛反応ともなりうる. 防衛反応を単に取り去ることは患者を無防備な状態に曝すことになる

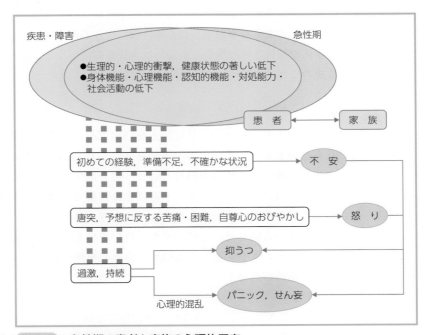

図2-3　急性期の患者と家族の心理的反応

ため危険である．看護師は患者の不安をていねいにアセスメントし，ときには見守ることも必要になる．

　ただし不安が強すぎたり長引いたりする場合は，その影響によりほかの心理機能も低下する可能性が高まる．よって，不安の原因となっているものを見つけて，その原因に働きかけることで不安を緩和する試みが必要となる．不安の存在を知り，不安の表出を促したり，受け止めたりすることが大切である．

2●抑うつ状態

　抑うつ状態とは，心理機能が低下し，気分の落ち込みや感情表出の減少，気力や活力あるいは活動量の低下などが認められる状態をいう．周囲に関心が向かず，人とのかかわりが希薄になっていることも多い．急性期にある患者は自分の身を守るために，自分の身体症状や病状に関心を集中させていることがある．これは病者としての必要な役割行動（人間が自分の健康のために行う保健行動の一種）といえる．しかし，抑うつ状態にある患者は，自分の身を守るというより，自分自身に対する関心も弱まっているか，あるいは，自分に向けられる関心や感情が否定的なものになって持続していることが多い．肯定的刺激の入力が少ないだけに，抑うつは，一度陥るとその状態から回復することがむずかしい．

　突然に発症した疾患や手術などの治療によって生体にもたらされた侵襲は，合併症などの妨害因子が働かなければ，生体のホメオスタシスの働きによって，時間の経過とともに回復する．身体機能と心理機能は密接なかかわりをもち，急性期の患者においても，身体機能の回復に伴って心理機能も回復することが多い．しかし，心理的な衝撃があまりに強度であったり，すでに心理機能が低下した状態で身体的侵襲が加わった場合は心理機能の回復が遅れることがある．また，生体へのストレスが長期に及ぶような場合にも，心理機能が低下し，抑うつ状態が起きやすい．たとえば事故によって身体の一部やその機能が永久的に変化・喪失するような事態や，がんの告知に伴う心理的衝撃が強度な状態で身体的侵襲の大きい手術が施行された場合，あるいは合併症の発症などにより病状の回復が著しく遅れている患者などは，抑うつ状態に陥りやすい．

3●怒　り

　明らかな危害を加えられるとか，目に見えないおびやかしを感じるとか，あるいは思いどおりにならないとかいった出来事や事柄を体験したときや，あるいはそれにかかわる人に対して生じる強い負の感情を怒りという．自分に生じた疾病や障害およびそれに伴う体験が，突然の出来事であったり，予測以上に苦痛で重篤な出来事であったりする場合，それらは，許しがたく，受け入れられないような事柄に満ちている．状況をなんとかしたい，苦しみから脱したいと望んでも，自分ではどうにもならないことが急性期には多い．罪悪感や悔しさや恥などの感情や，自尊心を傷つけられるような体験に伴って生じる怒りは，感情の処理がむずかしく，うまく処理できない場合は，患者に深刻な問題を生じさせやすい．

　重篤な状態にあるときは，人はなかなか上手に感情を制御することができない．状況や人を選ばず高まる感情を表出する患者もいる．急性期の患者をとりまく環境は，患者自身

ではどうすることもできない怒りの原因が多数存在する状況にある．コントロール不能な状態をつくりだしている原因は別にあるにもかかわらず，怒りの対象が家族や医療者に向けられることもある．このような患者に周囲が取り乱されることも少なくない．患者の感情を揺り動かしている原因を理解し，周囲の者は冷静に対応することが大切である．怒りの原因を新たにつくりださない，危害や脅威を与えない，患者の意に添わない言動をとらない働きかけが重要となる．

4 ● パニック，せん妄などの精神状態

　極度な不安やストレスに曝（さら）されることにより心理的に混乱して，予想外の行動を突発的にとることを，パニックを起こすという．これに類似した精神状態に，せん妄がある．パニックほど突発的ではないが，突然に注意力や思考力が低下したり，意識レベルの変化や見当識障害が生じたりしている状態をせん妄という（p.143参照）．

　身体を拘束された状態で見知らぬ機械や人々に取り囲まれている自分に突然に気づいたり，思いもよらない苦痛に突然に襲われたり，耐えがたい治療や苦痛が続いていたりする患者は，不安と苦痛のあまり，ひどく取り乱した行動をとることがある．急性期の看護において注意しなくてはならないのは，パニックやせん妄などの精神状態を示す患者のなかには，心理的な混乱に生理的な問題が強く関与している者や，病態の悪化症状としてこれらの症状があらわれている者がいることである．たとえば，脳神経系や内分泌系における調節機能や水・電解質バランスに乱れが生じている患者は，認知機能が低下して正常な状況判断を行うことがむずかしくなる．このためストレス耐性の閾（いき）値が低下し，ちょっとした環境の変化や苦痛な処置に動揺したり，パニックを起こすかもしれない．また，パニック様の反応やせん妄が，実は呼吸性アシドーシスや糖尿病性のケトアシドーシスなどの代謝障害や肝性脳症のあらわれであったりすることもある．パニックを起こしている患者やせん妄があらわれている患者に対しては，原因が何であれ，安全を確保し，周囲がその時その場で冷静に適切に対応することが必要である．生命に危機的状況をもたらす病態を合併していたり，潜んでいたりするような場合もある．患者にこれらの精神症状があらわれた際は，症状およびその原因について的確なアセスメントを行い，異常の早期発見と早期対応に努めることが大切である．

5 ● 家族が示す心理的反応

　家族は患者個々の健康問題を共有する存在である．患者とのかかわりが密接な家族ほど，患者の病状の急激な変化や悪化に伴い心身への負担がかかりやすい．負担の内容は必ずしも患者と一致するものではなく，家族に生じる心理的負担は患者以上に大きいという研究結果もある．患者の心身の状態が不安定なときは，家族も不安定な心理状態を体験している可能性は高い．家族には，患者の代わりに重大な意思決定を行ったり，入院中の患者に代わって家庭を維持するなどといった役割をとることによる負担も加わる．急性期の患者は，自分の病状を回復させることに意識を集中させていることが多い．一方，家族が心配や関心を向けるべき問題の範囲は幅広く，目の前のことばかりを見ているわけにもいかない．家族が医師から患者について説明を受ける事柄のなかには，家族が知らなかったり，

体験したりしたことがなかったりすることが多く存在するかもしれない．このような場合，家族の不安は患者以上に強いこともある．急性期の家族が抱える心理的問題にも，適切なアセスメントと援助が必要である．

E. 急性の状態にある患者と家族を理解するための概念

1 ● ストレス-コーピング

a. 心理的ストレス

　人の反応や行動を理解するためには，刺激に対する生理的反応だけでなく，人が環境との相互作用を織り成す過程で行う，認知的判断にも注目する必要がある．ラザルス（Lazarus RS）は，出来事が厄介だとか，自分の力では扱いきれないと判断されたり，自分の安寧（あんねい）が危ういと評価されたりしたときに示す認知的判断過程を心理的ストレスとよんだ．認知的判断過程には，ストレスを認識するその人の個人的特性やその人がおかれた環境との相互作用が伴い，人はその相互作用の影響を受けながら，ストレスを感じたり，認知的にストレスに反応したりする．

　個人特性と環境との関係は，患者のストレス反応を理解するうえで，考慮されるべき要因といえる．たとえば，健康診断で胃がんが発見され，胃の全摘手術を受けなくてはならないような状況におかれたとき，「がんになるなんて私の人生は終わりだ」と考える人もいれば，「健診で見つかってよかった，がんばって手術を受けて病気を治そう」と考える人もいるだろう．両者を比較すると，前者のほうが後者よりもストレスによる衝撃を受けやすい個人的特性をもっていると考えられる．ただし同じ人であっても，その時その場の環境によって，否定的なとらえ方をすることもあれば，前向きなとらえ方をすることもある．たとえば会社をリストラされ，離婚した直後で，十分なソーシャルサポートを得られないような環境では，否定的な状況判断をしやすく，反対にソーシャルサポートを十分に活用できる環境では前向きな状況判断ができるかもしれない．

b. ストレス-コーピング過程

　生体は外的なストレス刺激に対し，自動的にホメオスタシスを維持する反応を示す．しかし心理的ストレスでは，出来事が自分とは無関係だ無害だと認知的に評価している限り人は，出来事に対処するという行動を起こさない．出来事がストレスだと認知されてはじめて，対処行動を含めたその後のストレス-コーピング過程が進行する．つまり，ストレスが認知されないと，人は意識的にそのストレスに対処しようと努力できない．出来事を自分にとってストレスだと認知・評価し，そのストレスに対処しようと努力する過程をストレス-コーピング過程という．この過程は，ストレス刺激となる出来事が自分にとってストレスだ，つまり危害を与える，あるいは脅威だ，挑戦だと評価されることで展開し始める．コーピングは，ストレスフルな出来事へのその人自身の意図的な努力である．人は否認や逃避などの防衛機制を働かせて，ストレスフルな状況をストレスではないと自分に感じさせることができる．防衛機制は，自我を守るために一時的にとられる心の動きであり，防衛機制にとどまっていてはコーピングは生じない．しかし患者の防衛機制を無理に取り除くことは危険である．防衛機制への働きかけを検討するには，ていねいなアセスメ

ントが必要である.

　人間にとってストレスは, 必ずしも不利益なものではなく, 有益に機能することもある. ストレスを認知した後のコーピング過程をみるとその機能を理解することができる. コーピングはストレスフルな出来事に適応することを目指して行われるその人自身の努力であり, ストレスに反応し, 行動を起こすまでに, その人が考えたり, 模索したり, 決定したり, 選択したり, 放棄したりする内的な活動を含んでいる. 人はさまざまな方法を用いてストレスにコーピングし, 問題を解決しようとする.

　コーピングの型は, 問題解決型コーピング, 情動中心型コーピングをはじめとするいくつかの分類がなされており, その種類や使われ方や効果などに関して数多くの研究がなされてきた. しかし, コーピングの成果をその型や型の特徴から予測したり, 評価したりすることはむずかしい. なぜならば, ストレス-コーピングは一連の過程のなかで進行するものであるため, コーピングの型もそのパターンも, 環境との相互作用や認知的評価内容に応じて時間とともに変化するからである. ストレス-コーピング過程においてその人が行う認知的評価は, コミットメントや信念, または心理的な傷つきやすさ (vulnerability) といった個人的特性と, 状況 (環境) 特性という相互に関連し合う2つの特性要因の影響を受ける. よって, コーピングの型からコーピング行動のパターンを理解することはできても, 認知的評価に一定のパターンをあてはめることはむずかしい. 患者のストレス-コーピング過程をアセスメントする際は, その時その場の状況を含めた対象理解に必要な情報を集めることが重要である.

c. 急性期におけるストレス-コーピング

　状況 (環境) 特性を理解するうえで, 出来事の新奇性, 予測性, 不確実性は重要な側面だといわれる. 急性期に患者が体験する出来事は, 新奇性が高く, 予想外で, 不確実なものであることが多い. また, 認知的評価は時間的要因の影響を強く受けやすいため, 急性期の状況は, 差し迫った危険として認識されやすい. つまり急性期の状況は, 曖昧な出来事が, かなり切迫した事態として認識されやすい. 出来事や状況が曖昧なほど個人的な要因の影響が評価に強く表れやすくなるといわれる. パーソナリティといった個人的特性は急に変化するものではない. ただし生体の機能が低下した状態は, 心理的に傷つきやすい状態でもあり, 出来事に対するコミットメントが低下しやすく, 信念のゆらぎも生じやすい. 患者の個人的特性を的確につかみながら, その人のストレス-コーピング過程をアセスメントすることが大切である.

　急性期の患者は, 自己効力感が低下したり, 事態や感情をうまく統制できないと評価したりすることがある. このような状況にある患者のストレス-コーピング過程は適切に機能しないかもしれない. 急性期においては, 患者に対して無理に問題解決や感情調整といったコーピング努力を求めるよりも, 患者がとるコーピング方略が効果的に機能するようになるまで, 必要な看護ケアを提供することにより患者の健康状態を維持することも必要である. また事前に健康状態が急激に変化し重篤な状態に陥ることがわかっている場合は, 患者のコーピング方略が急性期においてもうまく機能できるように環境を調整して, その人の感情や問題解決がうまく機能しやすくしておくことも大切である.

2 ● 危機理論

a. 危機

　ストレスフルな出来事に出会っても，正常にストレス-コーピング過程が進行すれば，通常，人はストレスに適応することができる．しかし，通常のコーピング方略がどれも役に立たないような事態が生じた場合，ストレスにコーピングできない状態に陥ることがある．この状況を危機とよぶ．危機状態にある患者は，強い緊張や激しい苦痛を体験しており，この状態が長期にわたれば，情緒的に破綻してしまう危険性がある．このため危機状態は一般に4〜6週間で解消されなくてはならないといわれている．危機状態にある，あるいは危機に陥りそうな人に対しては，できるだけ早期に問題解決型の危機介入を行うことが必要である．危機介入を行うには，患者のストレスに対する反応のパターン，認知的・行動的変化，ストレスに関連する要因を理解することが重要である．

b. フィンクの危機モデル

　人間は危機に直面しても，たいていは，危機を脱するように一定の行動型をとることが知られている．人は強い衝撃を受けると，現実に圧倒され，コーピング行動をとることができなくなる．このような状況にある患者は，出来事を自分に起きた事柄として経験し，現実的に状況を認知することができない．情緒的にも不安定であり，構造的に認知機能を働かせるにはいたらない．これらは，身体的障害の状態にも大きく影響を受ける．患者は自分を守るために，一時的に現実を回避することで安全の感覚を得ようとする．ところが，このような防衛的退行は人間の情動を抑圧するものであり，長くは続かない．やがて，もはや現実からは逃れられないことに気づくことになる．現実に直面することで，再度強いストレスを体験する．しかし，人間はやがてその苦痛や困難を乗り越えて将来や成長のために励もうと試み始める．この過程をフィンク（Fink SL）は，①衝撃，②防衛的退行，③承認，④適応の4段階に分けて危機モデルとして解説している（図2-4）．

　フィンクの危機モデルは，危機に陥ってしまった患者へ，各段階に応じた危機介入を行う際に利用することができる．患者が（心理的）衝撃の段階にあるときは，危険の早期発見，患者の安全・安楽に努め，経過を見守ることが大切である．防衛的退行の段階にある

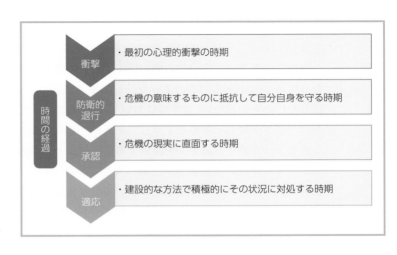

図2-4
フィンクの危機モデル

患者には思いやりのある態度で接し，患者の試みに逆らうことなく，患者-看護師関係を築くことに努める必要がある．承認の段階では，困難な出来事を自分の経験として認め，現実を正しく認知できるようになるため，患者は再度強いストレス体験をしている．情緒的安定を取り戻しながら少しずつ現実と向き合おうとする患者を見守りつつ，具体的にわかりやすく，現状を整理するための支援を与えれば，患者は計画的な行動に着手し始めることができる．適応の段階にいたった患者は，自分の身体的障害についても具体的な評価を試みており，自立への客観的な情報を必要としている．このような患者のために，いつでも相談に応じられる体制を整えることも必要である．危機介入の目標は，患者が心理的均衡状態を取り戻し，心身の状態を，少なくとも危機に直面する前の機能レベルまで回復させることにある．

c. アギュララの危機モデル

　危機に陥った人がたどる過程に焦点が当てられているフィンクの危機モデルに対して，アギュララ（Aguilera DC）の危機モデルは，危機状態にいたる過程や危機を解決するために必要な要因に焦点が当てられている（**図2-5**）．アギュララによると，人間はストレスの多い出来事に出会うと，心身に不均衡状態が生じ，次いで均衡回復へのニーズを感じる．このとき，すべてのバランス保持要因（問題解決決定要因）がそろっていると問題は解決され，均衡状態を回復するが，なんらかの要因が欠如していると，不均衡状態が継続し，危機に陥る．ここでいうバランス保持要因とは，①出来事に関する現実的な知覚，②ソーシャルサポート（social support，社会的支持），③コーピング・メカニズム（coping mechanism，対処機制）の3つである．

　急性期の特徴は，健康状態が急激に変化し重篤な状態に陥っていることにある．このような健康レベルにある患者は，自分の病状や関連する現況を適切に理解できないことがある．専門的な援助は集中的に提供されているが，家族などのソーシャルサポートは活用しにくい状態におかれていることが多い．さらに，セルフケア能力も低下していることが多く，効果的にコーピングを働かせることがむずかしい．つまり，心身のバランスを保持するために必要な3要因のどれもが危険に曝されている状態にある．

　危機介入を行う看護師は，患者の3つのバランス保持要因に注目してアセスメントを行い，各バランス保持要因が適切に機能して問題が解決されるように働きかけることが必要である．たとえば，患者が自分の状態を理解できるように（現実的な知覚），1つひとつのケア行為に対し簡単でわかりやすい説明を繰り返し行ったり，現時点で患者が望む家族のかかわり方（ソーシャルサポート）を具体的にイメージしてもらったり，患者のコーピングを支えるために（コーピング・メカニズム），ストレス-コーピング過程にかかわる環境を整えたりすることも介入の1つである．

3 ● 自己概念，ボディイメージ

a. 自己概念

　自分自身に対する認識を自己概念という．自己概念は，自我同一性，自尊心，自己理想，ボディイメージといった概念とも交差するものである．たとえば，自我同一性や自尊心は，「自分は何者なのか」といった問いと密接にかかわるものである．自我同一性とよばれる

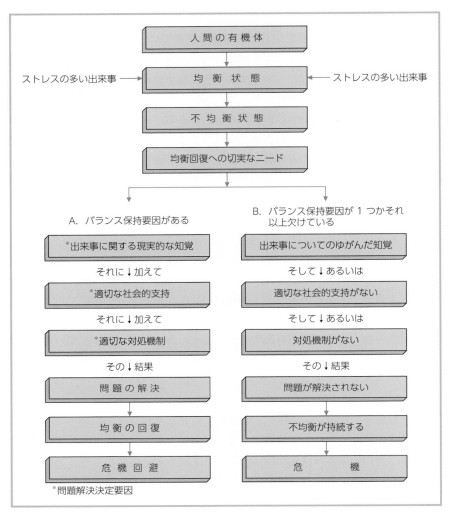

図2-5　アギュララの危機モデル
［アギュララ DC：危機介入の理論と実際，（小松源助，荒川義子訳），p.25，川島書店，1997 より引用］

「自分はほかの誰でもなく過去もこれからも自分だ」という感覚によって，人は自分自身の存在を確認することができる．また，「自分は価値ある存在だ」という「全体としての自分」に対する自己評価つまり自尊心も自己概念を構成している．さらに，「こういう自分でありたい」という自己理想がその人のなかで強く意識されたり行動にあらわれたりしているとき，その人の自己概念は自己理想から大きな影響を受けている．

　自我同一性も自尊心も自己理想も社会とのかかわりのなかで発達するものであり，これらはどれも人の成長・発達や社会との相互作用との関係を切り離して考えることのできない概念である．自分自身の身体に対してもつボディイメージも，実際に存在する身体そのもの以外に，本人がこうありたいと望む身体像や，他人に見せている表象としての身体像が合わさってでき上がった自己概念である．これらはすべて，外界と自己，あるいは社会と自分との関係のなかで常に変動しながら成長していくものだと考えられている．

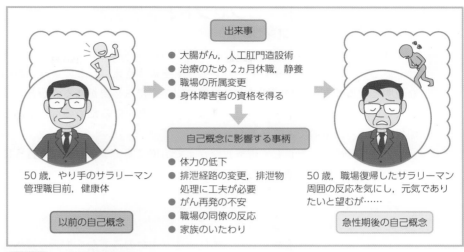

出来事
- 大腸がん，人工肛門造設術
- 治療のため 2ヵ月休職，静養
- 職場の所属変更
- 身体障害者の資格を得る

自己概念に影響する事柄
- 体力の低下
- 排泄経路の変更，排泄物処理に工夫が必要
- がん再発の不安
- 職場の同僚の反応
- 家族のいたわり

50歳，やり手のサラリーマン
管理職目前，健康体
以前の自己概念

50歳，職場復帰したサラリーマン
周囲の反応を気にし，元気でありたいと望むが……
急性期後の自己概念

図2-6　自己概念の変化

b. 急性期の患者の自己概念

　十分に発達した自己概念をもつ人は，健康レベルが急激に低下するような事態に直面しても，自己概念やボディイメージがひどく傷つけられることは少ない．このような人は，たとえ現実に自分の身体の形態や機能になんらかの変化が生じても，自分が理想とする身体像や他者に見せる身体像のイメージを修正しながら，適切な自己概念やボディイメージを再形成するだけの，コーピング能力とそれを支えるソーシャルサポートをもっているからである．

　しかし現実的には，急激な健康レベルの低下をもたらすような疾患や障害は，患者の身体面や心理面のみでなく，社会面にもかなり大きな影響を与える（**図2-6**）．

　図に示す人工肛門造設患者の例以外にも，呼吸困難などの身体症状や四肢の切断などの身体の形態機能の喪失や変化は，その人の日常生活動作をはじめ役割や社会的人間関係，生活スタイル，目標にも喪失や変化をもたらす．そして，このような喪失や変化に対する自己評価がなされ，その結果がその人の自尊心や自己理想，自己概念やボディイメージの変容としてあらわれることになる．よって，形態機能の変化や喪失が自己概念にもたらす具体的な影響をアセスメントするためには，日常生活動作や役割，人間関係などの具体的な変化や喪失を幅広くていねいにアセスメントする必要がある．

　懸命に急性期の窮地を切り抜けようと努力している患者は，通常の自分の役割を一時的に自分から放棄して，他者に依存し，自分の身体やその働きに注意を集中させているかもしれない．このような行動は，病者役割行動として，病者には必要な行動ではあるが，自尊心や自己概念の発達と一時的に逆行するものである．本来の自分自身とは逆行する行動をとりながら，自尊心や自己概念を保つことはむずかしい．回復するために懸命に病者役割行動をとっている患者の困難な状況を看護師が理解し，その行動を支持することは，その状況下にある患者の自己概念を肯定することにつながり，不本意に患者の自尊心や自己理想を傷つけないために大切なことである．

4 ● インフォームド・コンセントと意思決定

a. インフォームド・コンセント

　十分な説明がなされたうえで，その説明の内容に同意することをインフォームド・コンセントという．インフォームド・コンセントを扱ううえで，どのような説明をもって十分な説明とするのか，どの範囲でどの程度の同意を得る必要があるのかといった判断は重要となる．インフォームド・コンセントは患者の権利を守るためのものであると同時に，医療倫理に適ったものである必要がある．

　患者が自分の状況を正しく理解したうえで治療に関する意思決定を行うには，少なくとも次の5項目に関する情報を必要とする．

①病名，病状
②必要あるいは可能な治療方法
③治療のメリットと治療がもたらす危険性（生命のみでなく生活の質へのおびやかしも含めて）
④別の選択肢およびそれらの選択肢がもつ利害
⑤当該治療およびそのほかの選択肢に予測される予後

　患者がこれらの説明内容を基になんらかの同意を行うには，情報を整理し，説明された内容それぞれの意味を理解することができなくてはならない．

　インフォームド・コンセントを得る場合は，患者の自己決定能力を慎重にアセスメントする必要がある．自己決定能力は，患者自身が医療を受けることに対して主体的に取り組むことと，自分の状況を適切に理解できていることに大きく関係している．意思決定を必要とする状況が突然に生じた場合などは，時間や病状の制限や制約によって，ていねいな説明をして患者自身の状況理解度を確認することが困難なことがある．決定を引き延ばすことによって患者の病状や治療に不都合を引き起こす可能性が高い場合は，家族などの正当な代理人を選び，状況理解と意思決定をゆだねることが必要となることもある．

b. 意思決定

　自分の生活や命にかかわる重大な問題に対して意思決定をする際には，人は複数の選択肢に関して情報を集め，その情報を評価・統合したうえで，なんらかの決定を下すものである．意思決定過程の行方は選択肢の種類によってのみ左右されるわけではない．患者の意思決定はいつ，どうやって，どのような情報を得るかということに大きな影響を受ける．

　たとえば決定課題が複雑なうえに，決定時間に制約があるような場合には，大量の情報が提供されることで，個人の情報処理能力を上回った状況がつくりだされ，不要な負担を与える可能性が高い．それでも当事者は，決定課題が命や今後の人生にかかわるような重大なものであれば，さまざまな情報を強く求めるかもしれない．

　急性期の患者の心理状態は，意思決定という課題のあるなしにかかわらず，かなりの負担を強いられている．当事者の心理状態は意思決定内容を大きく左右する．意思決定行為は，決定課題の特性や決定時の状況のみでなく，意思決定をする理由，結果に対する期待，文化様式，当事者のパーソナリティや欲求などさまざまな要素の関与を何重にも受けながら成り立っている．

　当事者に納得のいくインフォームド・コンセントを得るには，高度な情報提供技術と十分な配慮が必要となる．患者が主体的に治療に取り組むためには，治療に関する意思決定を自ら行うことが不可欠である．人は自分の決定に満足し支えられることもあれば，後悔し迷い悩むこともある．どちらにしても，自己決定を行うという行為には自分自身が行ったことに対する責任が伴う．患者は意思決定を進める過程で，自分自身のニーズに照らし合わせながら情報の探索，評価，統合を行うことで，自分が抱える問題とニーズについて十分に考え理解するという作業も行う．しかし，この作業が十分にできていない患者や家族は，自分たちが行った意思決定結果になかなか責任がもてず，その不満足が，急性期のような緊迫した状況下で不健康な保健行動としてあらわれるかもしれない．急性期の医療場面では，決定結果が自分たちの現状に直接反映されるような意思決定を求められることが多々ある．インフォームド・コンセントや意思決定にかかわる援助は，その場限りのものではない．決定の過程と出来事や事柄の成り行きを含めた援助を，患者や家族は必要としている．

学習課題

1. 侵襲に対する生体反応に関与するホルモン，サイトカインを挙げ，それらの作用をまとめてみよう
2. セリエが提唱する汎適応症候群の警告反応期，抵抗反応期，疲労消耗期（疲憊期）について，おのおのどのような生体反応を呈するか，その特徴を説明してみよう
3. 全身性炎症反応症候群（SIRS），多臓器機能不全症候群（MODS）の病態について説明してみよう
4. 心原性ショック，循環血液量減少性ショック，心外閉塞・拘束性ショック，血液分布異常性ショックについて，その病態の特徴と種類を説明してみよう
5. ラザルスのストレス-コーピング理論について説明してみよう
6. フィンクの危機モデルで示される衝撃，防衛的退行，承認，適応の4段階について説明してみよう
7. 急性期患者の事例を取り上げ，その心理的反応を，「ストレス-コーピング」「危機理論」「自己概念」「意思決定」の語を用いて説明してみよう

練習問題

Q1 心原性ショックで現れる症状・徴候はどれか．（第110回 看護師国家試験，2021）
1. 顔面の紅潮
2. 胸部不快感
3. 血圧の上昇
4. 尿量の増加

Q2 皮膚が温かいショック患者で考えられるのはどれか．（第99回 看護師国家試験，2010）
1．心原性ショック
2．出血性ショック
3．神経原性ショック
4．エンドトキシンショック
5．アナフィラキシーショック

Q3 フィンク，S. L. の危機モデルの過程で第3段階はどれか．
（第107回 看護師国家試験，2018）
1．防衛的退行
2．衝　撃
3．適　応
4．承　認

Q4 急性期の患者の特徴で適切なのはどれか．2つ選べ．（第107回 看護師国家試験，2018）
1．症状の変化が乏しい．
2．エネルギー消費量が少ない．
3．身体の恒常性が崩れやすい．
4．生命の危機状態になりやすい．
5．セルフマネジメントが必要となる．

Q5 急性期患者の生体反応で正しいのはどれか．（第109回 看護師国家試験，2020）
1．異化が亢進する．
2．症状の変化は緩やかである．
3．サイトカイン分泌が低下する．
4．副腎皮質ホルモンの分泌が低下する．

［解答と解説　▶ p.446］

引用文献

1）西川勝則：外科医療の基礎−手術侵襲と生体の反応，サイトカインによる生体調節機構．系統看護学講座 別巻1 臨床外科看護総論，第11版（矢永勝彦，髙橋則子編），p.19，医学書院，2017

3 急性の状態にある患者と家族に対する看護

この節で学ぶこと

1. 急性の状態にある患者と家族のニーズを理解する
2. 急性の状態にある患者と家族への看護で重要な視点について理解する
3. 患者を理解し，適切な看護を提供するために必要な臨床判断の思考プロセスを理解する

A. 患者と家族のニーズ

　急性の状態にある患者とその家族は，多くの非日常的な体験をしている．生命の危機状況に対する不安と恐怖，治療や処置によるさまざまな苦痛，どうなるのか不確実な見通しのなかで，医療者にゆだねるしか手立てがなく，一方で複雑な意思決定を迫られることもある．事故や発作など突然の発症で搬送された場合には，患者を思う家族は，遭遇した事態に対する罪悪感や後悔の念を抱き，互いに気遣うがすれ違うこともある．また患者と家族は，医療者から支援を申し出ても，支援を求めることに不慣れで抱え込んでしまうこともある．

　急性・重症患者は，「苦痛から解放されたい」「安心感を得たい」という2つの心理社会的なニーズをもっている[1]．自分の身に何が起きているのかわかり，信頼できるスタッフにゆだね，少しでも自分ができることを見出し，希望をもつことで「安心感」が得られる．看護師がバイタルサインのチェックや観察のために頻繁に訪室することは，患者に安心感を与える活動でもある．

　一方で家族は，「患者の状態や予後，状態の変化を知りたい」「患者が最良の医療・ケアを受けている実感を得たい」「そばにいたい」というニーズをもっている[2-4]．家族は患者のそばにいたいと願い，また患者のそばにいても離れていても，患者の状態が快方に向かっているのか否か，この先どうなるのか知りたい．そして，可能な限りの望ましい治療やケアを患者（家族）が受けていると信じたい，実感したいと思っている．こう実感できることで，家族は，どうすることもできない無力感から救われる気持ちになるであろう．家族はこのように自分のことより患者のことで頭がいっぱいになり，心や身体を休めることも忘れて，看病に専心する．

B. 患者と家族に対する看護

a. 生命の維持

　急性の状態では，迅速で適切な治療と看護により生命の危機を回避することが不可欠と

なる．

　生命維持を支える中心的な身体の機能は，呼吸・循環である．生命維持に向けて，呼吸・循環の正常と異常を判別し，どのような異常なのか異常の種類を判断し，適切な対処を考えなければならない．急性の状態は変化が激しいため，素早く判断し対処することが必要である．短時間で見落とすことなく情報収集するには，患者個々の病状経過，疾患や治療の知識に基づき経過を予測して，起こりうる症状や徴候を考慮しながら観察する．急性の状態にある患者は，自ら訴えることができなかったり，症状を自覚していないこともある．患者の訴えに頼って待つことはせず，予想される症状や徴候について意図的に観察・データ収集し，フィジカルイグザミネーションも含めた情報収集が必要である．

　病状が重篤な場合，呼吸・循環機能を補助する医療機器や薬剤が使われ，慎重に扱うことが要求される．生命維持のために用いられる医療機器や装着物は，患者や家族に対して脅威を感じさせるものである．患者の状態の変化と合わせて機器類の使用目的，今後の見通しを家族へ伝えるとともに，行っている看護援助を伝えることも忘れてはならない．

b．苦痛の緩和

　急性の状態にある患者は多くの苦痛を体験する．組織損傷を伴い痛覚受容器の興奮により生じる痛みだけではなく，呼吸困難感，腹部膨満感，悪心などさまざまである．このような苦痛は心理的苦痛も引き起こし，また苦痛が持続することで交感神経が活性化され，ストレス反応が増強し全身へ影響を及ぼすため，迅速に緩和する処置が必要である．また，苦痛は身体からの警告信号であるため，その部位や症状，性質，随伴症状などの観察も重要である．そのほか苦痛には，安静臥床による腰痛や背部痛，医療者（治療やケア）中心の環境による拘束感などもある．

　痛みの緩和には鎮痛薬が用いられ，そのほかの苦痛症状に対しても薬物療法が行われる．人工呼吸器の装着など苦痛を伴う処置や治療が行われる場合には，鎮静薬も使用される．また薬剤の使用とともに，安楽なポジショニング，温罨法やマッサージなども効果的な場合がある．どのような場合でも，医療者が苦痛を理解しようとして接することが大切なことで，その医療者の態度により患者は安心感を得ることができる．

c．情緒的安寧と精神的機能の回復，意思決定支援

　情緒が安定することで血圧や脈拍などの循環動態は安定し，自律神経やホルモン分泌なども安定し，身体機能に望ましい影響を与える．また安寧が図れることで，事故を未然に防ぐことができ回復が促進される．家族がそばにいられるよう調整することも家族のニーズを満たし，患者，家族の情緒的安寧につながる援助である．また，「睡眠の確保」と「生活リズムをつける」ことも，情緒の安寧と精神的機能の回復につながる．急性の状態にあっても，患者が自身の治療方法について意思決定でき，インフォームド・コンセントが可能となる状況を整えるためには，精神的安寧への援助が必要不可欠である．

d．症状悪化および合併症の予防

　適切な治療と看護が行われれば早期に回復することが多いが，なんらかの問題が生じると回復に向かわずに病状が悪化したり回復が遷延し，後遺症を残すこともある．症状悪化と合併症を予防することは，身体予備力を維持し回復に向けることにつながる．

　合併症として注意を要するのは，生命活動を支える重要臓器（心臓，肺，腎臓）の機能

低下，感染症，廃用症候群である．重要臓器の機能低下を予防するためには，安静を保ち心臓の負担を軽減したり，輸液や薬剤を管理して，循環血液量を維持したり，換気を促進して酸素化が図れるよう呼吸理学療法を行ったりする．また，治療上必要な安静が保持できるよう，適切な生活援助や環境整備，患者教育を行う．感染症の予防には，急性の状態はストレスにより免疫機能が低下し，感染リスクが高いことを念頭に入れ，肺炎などに注意を払う．廃用症候群は安静臥床により生じる．治療上の必要性と安静による全身への影響を十分理解し，回復の過程に合わせて不要な安静や運動制限を行わないよう計画することが必要である．

e. 機能障害の改善と早期のリハビリテーション実施

安静保持により生じる換気量の低下や肺炎，筋力低下や起立性低血圧などの廃用症候群を予防するために，早期にリハビリテーションが開始される．

廃用症候群を予防するだけでなく，脳卒中発症後の ADL 向上や，手術療法により生じる機能障害や機能低下を積極的に改善するためにも，早期からリハビリテーションが開始される．冠動脈疾患や心不全，心大血管術後患者への心臓リハビリテーションは，低下した体力の回復や再発予防，安心して社会生活が送れることを目指した多職種によるチームアプローチで，集中治療室（ICU）から始まる．そのほか，運動器疾患，呼吸器疾患，がん患者に対して，治療による機能障害の改善へ向けてリハビリテーションが行われる．

f. 患者・家族と医療者間のコーディネート

治療やケアの目標が医療者間，そして患者・家族と医療者間でずれていては，質の高い医療の実践にはつながらない．患者および家族の意思や願いを中心に，医療・ケアを担当している多職種からなる医療チームが，同じ目標に向かっていくことが必要である．看護師は，患者および家族の意思や願いをとらえやすい立場にある．その立場から，患者・家族と医療者間を調整する役割がある．

g. 患者や家族を支える人的・物的環境の調整

患者および家族を支える環境については，病院内ではみえにくく考えにくいものである．しかし，患者および家族が闘病生活とその支援に専心するには，周囲の支援が大きく影響する．これらの問題を支援する専門家である医療ソーシャルワーカーの支援を受けられるよう調整することが望ましい．また家族は，患者のことを第一に考え自分自身のことは二の次になる傾向がある．したがって，家族が休息できる場所を確保したり，心のなかで抱えている苦しさなどを表出できるよう場をつくり耳を傾けたりすることは，看護師としてできる大切な支援である．心のなかが苦しさであふれていては，よい提案を受けても，家族自身の考えも行動も進まないからである．

C. 急性期看護における臨床判断とは

a. 臨床判断とは

看護における臨床判断とは，看護師による，患者のニーズ，健康問題についての理解や見解，そして患者の反応に応じて看護師が行動を起こすことにつながる決断のことである[5]．これは，日々，目の前にいる患者を見て，何が健康上の課題で，その改善のために

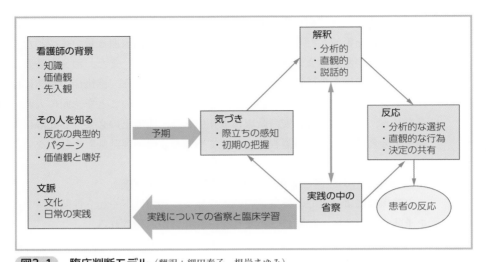

図3-1 臨床判断モデル（翻訳：細田泰子，根岸まゆみ）
［細田泰子ほか：「臨床判断モデル」の改訂ポイントを読み解き，活用につなげる．看護教育63(4)，2022より引用］

はどうしたらよいのかを考え，何をするか/しないかを決めることを繰り返しながら実践する，看護師の思考と行動の過程そのものであり，高い臨床判断能力をもつことが，患者の健康増進にとって重要である．

この看護師に欠かすことのできない「看護師のように考える（Thinking like a nurse）」過程を，タナー（Tanner C）はわかりやすく説明し，臨床判断モデルとして示している（**図3-1**）[6]．臨床判断モデルは，「気づき」，「解釈」，「反応」，「実践の中の省察・実践についての省察と臨床学習」という4つのフェーズと，その源となる「看護師の背景・その人を知る・文脈」の合わせて5つの要素から成る．この臨床判断モデルに沿って臨床実践を分析することにより，私たちはよりよい看護を提供するために何を知り，どう行動すればよいのかを考えることができる．

b. 臨床判断モデルの4つのフェーズと看護師の背景・その人を知る・文脈

気づき，解釈，反応，実践の中の省察・実践についての省察と臨床学習，そしてその源となる看護師の背景・その人を知る・文脈とは何だろうか．今，自分が患者の部屋に行き，「〇〇さん」と声をかけながらカーテンを開ける瞬間であると想像しながら，読んで欲しい．

(1)「気づき」

「気づき」のフェーズは文字どおり，看護師が患者の状況を見て「いつもと違うかもしれない」，「何か調子がわるそうだ」などと予想することである．たとえば今，カーテンを開けて対面した患者を見て，「いつもと様子が違う（同じ）」，「いつもより顔色がわるい（よい）」などと感じる．これは，教科書で学んだ知識や，これまで経験したことから得られる知識などから生じる，患者の状況についての予想である．この段階で患者の重要な情報に気づくことができるか，できないかによって，その先の臨床判断の過程，つまり，患者に提供される看護が変化する．

(2)「解釈」

　次に気づいたことに対し，「なぜいつもと様子が違うのか」，「なぜ顔色がわるいのか」，などと考え，理由づけをするのが「解釈」のフェーズである．解釈には科学的なデータに基づいて系統的にアセスメントする「分析的」な思考，類似した状況について豊富な経験をもつ看護師が行う「直観的」な思考，そしてその時々の人の関心や意志に基づく「説話的」な思考がある．これらの思考は単独で用いられることもあれば，複数の思考を駆使して最終的な解釈につながることもある．たとえばあなたが「いつもと様子が違う」と感じたとき，患者に質問したり，バイタルサインを計測したりしながらデータを集め，「○○による痛みがある」などと考えるプロセスである．

(3)「反応」

　「解釈」によって状況を分析することができたら，次に適切だと思う行為を決める．これが「反応」である．「反応」には分析的に考えたうえで選択する場合もあれば，直観的に行う場合，どうするかの決定を当事者である患者と共有して行う場合もある．また，「すぐに鎮痛薬を投与する」のように，必要な行為を即時に行う場合もあれば，状況によって少し様子を見る，何もしない，という決定をする場合もある．

(4)「実践の中の省察・実践についての省察と臨床学習」

　最後のフェーズは，省察（振り返り）である．省察には「実践の中の省察」と「実践についての省察」があり，いずれも次に行う看護の質にかかわる部分である．「実践の中の省察」は，反応が患者に与える結果を見て，すぐに解釈を変更したり，新たな解釈を加えたりすることである．鎮痛薬を投与し，効果が出るはずの時間であるにもかかわらず痛みが治まらない場合，効果が出ない理由は何か，痛みの軽減を妨げる要素がないかなどを改めて考えて解釈し，次の反応につなげる．「実践についての省察と臨床学習」は，たとえばその日の勤務が終わった後，「自分はそのときなぜそうしたのか」を，振り返って確認し，次に同じような場面に出会った際によりよいケアを行うために，どうしたらよいのかを考える．

(5) 臨床判断のプロセスに影響を与える看護師の背景・その人を知る・文脈

　臨床判断のプロセスの源となる看護師の背景・その人を知る・文脈について，まず「看護師の背景」とは看護師がどのような知識，価値観，先入観をもっているかなど，看護師自身にかかわることである．目の前の患者のもつ健康上の課題について，豊富な知識と経験をもつ看護師と，そうではない看護師がいた場合，何に気づき，どう状況を解釈し，反応するかが異なることは容易に想像できる．

　「その人を知る」は，看護を提供する相手について看護師がどれだけ知っているのかが，その先の臨床判断に影響するということである．どのような関係にあるのか，今日出会ったのか，以前からよく知っていたのかなどについてである．

　「反応の典型的パターン」は，Aさんは痛みがあると体がいつも前傾姿勢になる，Bさんは痛みを我慢しがち，といった患者個々の典型的な反応や，疾患や治療の特徴によって生じる典型的反応を含む．たとえば術後患者の尿量は生理的に減少する，胃全摘術後の患者は食事中や食直後にダンピング症候群を生じるリスクが高い，といったことである．

　そして相手がどのような価値観をもち，何を好むかが，「価値観と嗜好」である．家族

表3-1 臨床判断モデルに基づく省察のためのガイド

看護師の背景・その人を知る・文脈	・この状況での患者との関係性（以前に会ったことがあるか，関係性の度合いなど）はどうであったか ・今回の状況を理解する上で役立った過去の自分自身の経験や，学習した知識（生理学的，心理学的，コミュニケーションスキルなど），類似した状況での看護の経験は何か ・この状況で看護師が行うべきことについて，あなたはどのような信念をもっていたか ・この状況でのあなたの感情はどのようであったか
気づき	・この状況で，まず何に初めに気が付いたか ・患者や家族とのかかわりが深まったとき，さらに何に気が付いたか
解釈	・この状況についてのあなたの考え（原因，解決策として考えられること，気が付いたパターン・類型など） ・以前に遭遇した類似した状況はあるか，今回の状況とどこが類似していたのか ・この状況においてもっとほかに必要であった情報（アセスメントデータや根拠となる資料など）は何か．それらの情報はどのようにすれば手に入れることができるか．指導者がいた場合，彼らからどのような支援を得ることができたか ・どのような観察内容やデータから，解釈の確信を得たか．関連する病態生理学的，精神病理学的内容を含めて検討する
反応	・状況について検討した上で，何を患者や家族，そして/もしくは関連するスタッフにとってのゴールとしたか．あなた，もしくはほかの人が行ったことは何であったか（すべてリストする） ・患者や関連する人々とかかわる間，ストレスに感じたことは何か
実践の中の省察	・何が起きたか．患者や家族，そして/もしくは関与したスタッフはどのように反応したか．あなたは次に何をしたか
実践についての省察と臨床学習	・経験をとおして拡大/改善されたあなたの看護の方法は何か（3つ） ・今回は行わなかったが，再び同じ状況に遭遇した際には実施すると思うこと（3つ） ・再び同じ状況に遭遇した際に備えて，身につけておくことが必要だと思う知識や情報 ・この経験をとおして生じた，価値観や考えの変化

[Nielsen A, et al: Guide for reflection using the clinical judgement model. Journal of Nursing Education **46**(11): 515, 2007 を参考に作成]

と過ごす時間を大事に感じている人なのか，活動的なのか静かに過ごすことが好きなのか，健康や疾患についてどのように考えているかなど，さまざまなことが臨床判断に影響する．

　最後に「文脈」には，文化と日常の実践が含まれる．文化は国や地域の文化，宗教，習慣などを含む．また日常の実践は，病院や部署で普段どのように看護が行われているかということである．このように看護師が行う臨床判断には，看護師本人がもつ要素，看護を提供する相手がもつ要素，そしてそれをとりまく周囲の状況という要素が影響する．

c. 急性期看護における臨床判断

　健康状態が急激に変化する状況にある患者の看護を行う場面では，とくに迅速で適切な臨床判断を行う必要がある．しかし，誰しも初めからベテラン看護師のように実践できるわけでなく，支援を受けながら1つずつ習得していくことになる．一方で，学習したこと，経験したことを省察することが，次の実践につながる学習になる．そこで，演習や実習で事例に対峙した際，その時の状況を思い出し，臨床判断モデルの枠組みを活用した**表3-1**のような問いかけを行い省察することが，臨床判断能力の獲得につながる有効な方法である[7]．また，ベテラン看護師が行う優れた臨床判断のプロセスを臨床判断モデルの枠組みによって分析し，要素を学ぶことも有効である．さらに，看護師の背景・その人を知る・文脈が臨床判断の源になることから，いざというときに活用できるよう，常にその時点で最新の知識をもち，必要な技術を提供できるよう学習しておくこと，患者や周囲

の人々をよく知るためのコミュニケーション技術を身につけることなども必要である．生命の危機状態，急激な身体的な侵襲により不安やストレスの大きい患者の心身の回復にとって，看護師が何に気づき，どう解釈し反応するかがまさに命綱であることから，日々の研鑽は欠かすことができない．

学習課題

1. 急性の状態にある患者と家族のニーズを 3 つ挙げ，それぞれのニーズを満たすためにどのような看護が必要であるか説明してみよう
2. 実習や演習の際に経験した事例を，タナーの臨床判断モデルの 4 つのフェーズに分けて考えてみよう

引用文献

1) Hupcey JE: Feeling safe: the psychosocial needs of ICU patients. Journal of Nursing Scholarship **32**(4)：361-367, 2000
2) 常塚広美訳：重症患者の家族のニード—記述的研究．看護技術 **30**(8)：137-143, 1984
3) Freichels TA: Needs of family members of patients in the intensive care unit over time. Critical Care Nursing Quarterly **14**(3)：16-29, 1991
4) 山勢博彰：重症・救急患者家族のニードとコーピングに関する構造モデルの開発．日本看護研究学会雑誌 **26**(3)：68-71, 2003
5) Tanner C, Massecar & Delawska-Elliot B: Advanced Practice Nursing: Essentials for Role Development（Joel LA ed），5th ed, F.A.Davis, 2022
6) Tanner C: Thinking like a nurse: a research-based model of clinical judgment in nursing. Journal of Nursing Education **45**(6): 204-211, 2006
7) Nielsen A, et al: Guide for reflection using the clinical judgment model. Journal of Nursing Education **46**(11): 513-516, 2007

第2部

周手術期看護

第 I 章

周手術期看護とは

学習目標

1. 周手術期にある患者の特徴（身体的・心理的）を理解する
2. 手術後の心身の反応と回復過程について理解する
3. 周手術期にある患者の家族の特徴を理解する
4. 手術の種類（操作範囲，緊急度，手術目的）と適応について理解する
5. 周手術期看護の概念を理解する
6. 周手術期の患者の意思を尊重し，患者の権利を擁護する看護について理解する

1 周手術期にある患者の特徴

A. 身体的特徴

　　腫瘍や血栓，結石などによる消化管や血管，リンパ管などの閉塞や周辺組織への圧迫，事故や災害などによる外傷，あるいは慢性疾患の長期経過による組織損傷，機能不全，炎症，出血などの原因に対して外科的治療が奏効すると判断されると，手術療法が選択される．したがって術前の患者は手術を受ける原因となる傷病を有するという身体的特徴をもつ．また，呼吸器，循環器，消化器，脳神経系，運動器のいずれか，あるいは複数にわたりなんらかの機能低下を伴っていたり，疼痛や倦怠感などの苦痛症状を訴えることも多い．

　　術中・術後は，麻酔，手術操作に伴い組織の損傷・変性，出血，自律神経への刺激，輸血，低体温・高体温，サードスペース（第三腔）*への体液移動や不感蒸泄の増加による水分・電解質バランスの異常などの**手術侵襲**（surgical stress）を受ける．このような侵襲に対して生体は**恒常性**（ホメオスタシス）を維持するべく，さまざまな反応を呈する．また，循環および呼吸を維持しすみやかな回復を促すために輸液や鎮痛薬の与薬など医療的介入が行われるが，このような医療的介入およびその副作用も身体への侵襲となりうる．

B. 心理的特徴

　　突然の発症・受傷により手術を受けることとなった患者は，自身の健康状態の変化を受け止めきれず，**激しい動揺や混乱**から危機に陥ることもある．また，予定手術であっても，麻酔や手術操作など，たとえ医療処置とはいえ患者自身が把握することがむずかしいところで大きな侵襲が加えられることや，術後の疼痛に対する恐怖など，術前の患者はさまざまな**不安**を抱える．さらにがんなどの悪性疾患の診断を受けた患者は，がんという疾患のイメージがもたらす死の恐怖や，手術によりがんが取り切れるのかなどの不安も同時に抱えることとなる．

　　術後は身体の回復に伴い，心理面も徐々に回復する．術前とほぼ同様の身体機能の回復が期待される場合は，手術侵襲からの回復により心理的苦痛も解決すると考えられる．しかし，術後に身体の構造・機能が術前の状態までにいたらないと見込まれる場合，手術により変化した身体構造や機能に適応していけるか，術前の家庭役割や社会的役割を果たして生活を取り戻すことができるのか，という不安も生じる．

---

*サードスペース：細胞内（ファーストスペース，第一腔）および血管内や間質（セカンドスペース，第二腔）以外の場所とされているが，いまだ解明はされていない．

C. 手術における侵襲とそれに対する生体反応

a. 手術における侵襲の種類

　手術操作により，生体に手術侵襲が加えられると，組織の損傷，臓器・組織の喪失，神経刺激，変性，出血，体液の喪失が生じる．術後からの絶食や麻酔，術中に生じる低体温・高体温，術中・術後に行う輸血も侵襲となる．こうした侵襲により，それまで維持していた生体の恒常性の限界を超えるとショック状態となる．

b. 手術侵襲に対する生体反応と回復過程

　人がなんらかの身体的侵襲を受けると，恒常性を保つべく，神経・内分泌系反応，免疫炎症反応による非特異的反応を示す．手術内容にもよるが，手術侵襲は生体にきわめて大きなダメージを与える．これに対し，さまざまな医療器機や薬，輸血，輸液などによる集中的治療が生体の治癒力を支えることで，生命を維持し回復過程をたどることが可能となる．

　ムーア（Moore FD）は術後患者の回復過程を傷害期，転換期，筋力回復期，脂肪蓄積期の4相に分類し，段階的に侵襲から回復することを示した（**図Ⅰ-1-1**）．

〈第1相：傷害期（異化期）injury phase（catabolic phase）〉

　手術直後から2〜3日ごろの時期．麻酔・手術の侵襲に反応し，神経・内分泌系反応が亢進する．侵襲により血管透過性が亢進し，水分とナトリウムイオン（Na^+）が血管外へ移動する．血管外に移動した水分は循環血液にはならず（循環血液量の減少），非機能的細胞外液として組織間隙のサードスペース（第三腔）に移動する．その結果，循環血液量は減少し，尿量が減少，尿比重は上昇する（乏尿期）．

	相	時　期	主たる症状と生体反応
異化相	第1相 傷害期（異化期）	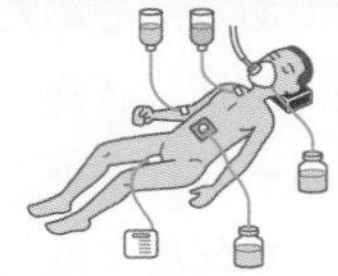 術後 2〜3日ごろ	発熱，頻脈，疼痛，腸蠕動減弱〜消失，タンパク異化亢進，糖新生，高血糖，尿量減少，尿中窒素↑，尿中K↑，尿中Na↓，周囲への関心低下，気力の低下
	第2相 転換期（変換期）	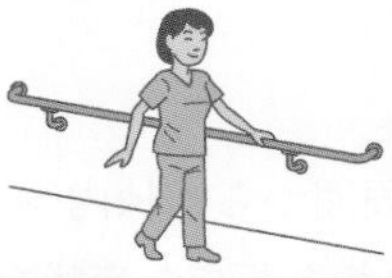 術後 3日ごろから 1〜2日間	体温・脈拍正常，創部痛軽減，腸蠕動回復，排ガス，尿中窒素正常化，尿中K↓，尿中Na↑，尿量増加，タンパク合成は十分なエネルギー補給により行われる，周囲への関心・活動量は徐々に戻る，体力の回復は不十分
同化相	第3相 筋力回復期（同化期）	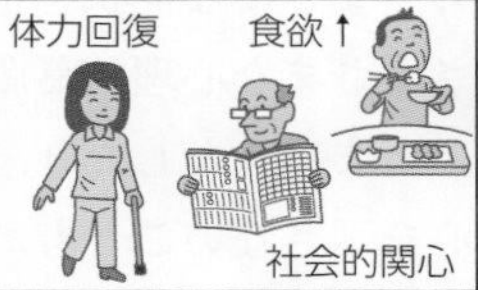 術後1週間〜 数週間	バイタルサイン安定，体動時の苦痛消失，便通正常化，タンパク合成，脂肪合成はない，食欲回復，体力は徐々に回復
	第4相 脂肪蓄積期	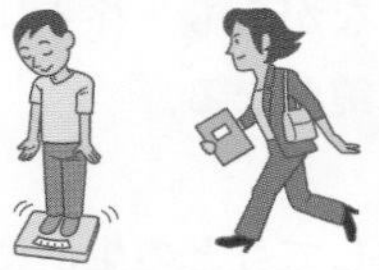 第3相後〜 数ヵ月	日常生活に戻る，体力の回復，性機能の回復，脂肪合成，体重増加，社会復帰

図Ⅰ-1-1　術後の生体反応と回復過程

〈第2相：転換期（変換期）turning point phase〉

　傷害期から筋力回復期に移行する時期．手術後3日目ごろから1～2日間持続する．侵襲が大きいときは傷害期が延長し，転換期の出現が遅れる．傷害期に亢進していた神経・内分泌系反応は正常化し，抗利尿ホルモン（ADH）やアルドステロンにより，体内のサードスペースに貯留していた非機能的細胞外液が体循環系に戻り，尿量が増加，尿比重は低下する（利尿期）．この現象をリフィリング（refiling）という．周囲に関心を向けられるようになり，徐々に活動量が増える．

〈第3相：筋力回復期（同化期）muscle strength phase（anabolic phase）〉

　タンパク質の同化（タンパク合成）が始まり，傷害期に喪失した筋力を回復する時期．手術侵襲の大きさによるが，一般的には手術後1週間前後から始まり，傷害の程度により差はあるものの数週間持続する．食欲も増進し，体力も徐々に回復する．社会復帰に向けて準備を始める．

〈第4相：脂肪蓄積期 fat gain phase〉

　第3相の後～数ヵ月の時期．侵襲に対する回復の最終段階であり，筋タンパク質の合成が進むとともに，脂肪が蓄積され体重が増加する．体力もほぼ手術前の状態に回復し，社会復帰が可能となる．

D.　心理的回復過程

　手術を受けた患者は，心身ともに危機的な状態におかれる．術後患者の心理的回復過程は，身体的な回復過程に伴い次のように考えられる[1,2]．

a.　第1期

　この時期は，傷害を受けた生体が恒常性を取り戻すべく，神経内分泌系反応，免疫反応を呈して生命維持に全エネルギーを注ぐ時期である．そのため認知，思考，感情などの心理的活動は弱められ，苦痛症状に対する不快の感情，苦痛が緩和されたことへの喜びと生命が保たれていることへの安心など，生理的ニーズに関連した心理的反応が主となる．この時期に身体的・精神的安全と安定を保つような配慮と愛情を得ることが，生きる希望へとつながる．

b.　第2期

　身体が徐々に回復し，活動範囲もベッド周囲から病棟内へと少しずつ広がる時期である．この時期は，いまだ回復途上にある身体のさまざまな症状を抱えつつ，手術により生じた機能の変化や喪失という現実に直面し，さまざまな心理的葛藤を経験する．現実を直視できず全面的保護を求めて傷害期の状態にとどまろうとしたり，現実を直視した結果，身体症状に過度に反応したり逆にまったく関心を示さないこともある．心理的回復は，日々の身体症状に大きく影響される．一進一退しながらも，徐々に変化した自己の身体を適切に認知し受容していくことが，次の段階への鍵となる．

c.　第3期

　医療者に保護された入院環境から，退院してもとの生活に戻り，変化した身体に応じた生活の再構築に取り組み始める時期である．入院以前に担っていた社会的役割の再調整，

すなわち職場復帰の時期，仕事内容の検討，住環境や家事の調整を始める．この時期に，改めて変化した自己の身体と向き合い，それに伴って生じた役割の変化に直面する．社会的役割の認知を含む自己概念の変化を受容できることが，この時期の課題となる．

d. 第4期

　この時期は日常生活のリズムも整い，体力の回復とともに心理的にも現実的な目標をもち，心身ともに現実に適応すべく取り組む時期である．変化した身体を受容し，将来を見据えた体力の維持，増進にも関心が向けられる．

E.　術後の回復過程への影響要因

　術後の回復過程に影響を及ぼす要因として，手術そのものによる侵襲の程度（手術部位，切除範囲，麻酔内容，手術・麻酔時間，出血量，体液喪失量），術前からの低栄養状態，脱水，術前の身体機能・予備能力の低下，既往症，術後合併症，年齢，性別が挙げられる．また，疾患や手術に対する受け止め，患者をとりまく人的・物理的環境，医療者との関係性，告知の有無などの心理的要因も回復過程に影響をおよぼす．術後の順調な回復のためにも，回復遅延につながりうる要因のうち予防あるいは改善可能なものについては，術前から術後にかけて一貫した看護を提供することが肝要である．

練習問題

Q6 Mooreの提唱した手術後の回復過程の第1相（異化期）の生体反応はどれか．

（第99回 看護師国家試験，2010）

1. 尿量の増加
2. 血糖値の上昇
3. 脂肪組織の修復
4. 腸蠕動運動の再開

[解答と解説 ▶ p.446]

引用文献

1）佐藤禮子，永田忠夫：術後経過に伴う患者への働きかけに関する研究（その1）．第12回日本看護学会論文集—看護総合：242-245，1981
2）小島操子：手術患者の心理と支援，看護MOOK 10 手術患者の看護，p.19-24，1984

2　周手術期にある患者の家族の特徴

A. 周手術期患者の家族の特徴

　　周手術期患者の家族は，手術による患者の心身への侵襲と回復過程に関する不安だけでなく，手術に伴う家庭内のダイナミクスの変化や経済的負担など，さまざまな不安を抱える．

　　患者の傷病に関する診断名が告げられ，治療法として手術療法が提案されると，本当に手術が一番の選択肢であるのか，ほかに方法があるのではないかと考え，患者とともに苦悩する．家族なりにさまざまな手を尽くして最善の治療法を調べ，ときにセカンドオピニオン外来でほかの医療者に相談することもある．そうして，選択肢の中で手術が最適であると判断すると，その意思を医療者に伝える．この意思決定のプロセスには，医療者と患者，家族の関係性が大きく影響する．

B. 術前，術中，術後の家族の心理

　　手術を受けることを決定すると，手術に対する漠とした不安は，具体的な侵襲に対する恐怖に変わる．麻酔による事故や身体にメスを入れる手術操作で誤りが生じるのではないか，などといった不安は，たとえ可能性がきわめて低いとしても，術前から術中をとおして家族の意識から消えることはない．術中家族は，再び元気な姿の患者に会えることだけを願い，手術の無事終了を告げる医療者を待機場所でひたすら待つこととなる．

　　術後の回復過程に対しても，さまざまな身体症状で患者が苦しむことはないか，麻酔や手術操作による合併症を発症しないか，順調に回復し退院できるのか，退院後は元の生活に戻ることができるのか，といった患者の心身の回復に関する不安を，術前から術後をとおして常に抱いている．さらに悪性腫瘍や慢性疾患の急性増悪に対する手術の場合，術後の長期的な予後に対する不安や先の見えない思いを感じながら，そのことを患者と共有できずに家族の胸のうちに秘めていることもある．

　　術後回復期においては，日々の面会をとおして患者が回復していく姿を映すように，家族も心理的に回復していく．一方で，術前からの家族の心身の疲労が，術後に患者の様態が落ち着いたところで表出することもある．また，患者の入院による家族ダイナミクスの変化や経済的負担なども，家族にとっての脅威となる．周手術期は患者，家族双方ともに大きな侵襲を受け，また家族は患者の回復において要ともなることから，家族ケアはきわめて重要である．

3　周手術期看護とは

A. 周手術期とは

　　周手術期（perioperative phase）とは，手術前後の期間，すなわち手術の実施が決定されたときから，手術が終了して退院し外来通院にいたる一連の期間を指す（**図I-3-1**）．周手術期には，手術前期（preoperative phase），手術期（intraoperative phase），手術後期（postoperative phase）の3つの時期があり，これらを合わせて周手術期とよぶ．各期の区分はおよそ以下のとおりである．

> **手術前期**：手術を決定したときから手術室に搬送されるまでの時期
> **手 術 期**：手術室に入室したときから術後回復室に移送されるまでの時期
> **手術後期**：術後回復室に入室したときから回復し社会復帰するまでの時期

B. 手術の種類と適応

　　手術の種類は，操作範囲，緊急度，目的により分類される．**表I-3-1** に各分類と適応を示す．
　　近年，**内視鏡治療・鏡視下手術**は，機器や技術の著しい進歩により適応疾患がますます拡大している．胃内視鏡（胃カメラ）や大腸内視鏡（大腸カメラ），あるいは膀胱鏡を用いて，消化管の内腔や尿道からポリープや腫瘍にアプローチし切除することを，内視鏡治療あるいは内視鏡手術という．一方，腹壁あるいは胸壁に複数箇所小さな穴（ポート）を

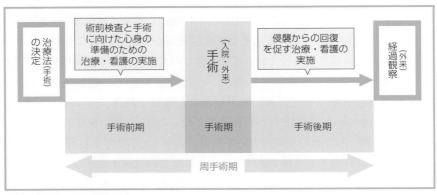

図I-3-1　周手術期とは

表Ⅰ-3-1　手術の種類と適応

操作範囲による分類	
標準手術	疾患あるいは各種臓器がんの進行度に応じて設定される標準的な外科治療法．多くの外科療法において，経験的判断から妥当であると認識された術式
拡大手術	標準手術に比べ，切除範囲やリンパ節郭清範囲を拡大し，より高い根治性を目的とするもの
縮小手術	標準手術と同等の根治性を得ながら機能の温存を図るもの
緊急度による分類	
救急手術	生命や四肢を守るために即刻行われる手術．大動脈瘤破裂，虫垂破裂，外傷性四肢切断など
緊急手術	24〜30時間以内に行うことが必要な手術．骨折の修復，胆嚢炎など
選択的手術	予定されていた手術，時間的制約のない手術．関節置換術，ヘルニア根治術など
目的による分類	
診断的手術	診断のために組織標本を得るための手術．生検など
試験手術	疾患の状態（他臓器への浸潤の程度など）を確認するための手術．試験開胸術など
予防的手術	発病あるいは発症前に予防的に行う手術．母斑，ポリープ切除など
治療的手術	病変あるいは異常組織の切除．虫垂炎，腫瘍，良性嚢腫の切除など
再建手術	身体の不具合な部位の修正．瘢痕治療，人工膝関節置換術など
姑息手術	治療目的ではなく症状緩和を目的とした手術．神経根切断術（鎮痛目的），腫瘍の部分切除（鎮痛，減圧目的），嚥下障害時の胃胃瘻造設，切除不能な消化器がんの消化管バイパス術など
美容（整容）手術	患者の希望による美容，整容目的の手術．眼瞼形成，豊胸術など

[Williams LS: Purpose of surgery. Understanding Medical Surgical Nursing, 3rd ed (Williams LS & Hopper PD, eds), p.174-175, F.A. Davis, 2007/平田公一：外科療法—外科治療法の操作範囲. 新臨床外科学, 第4版（武藤徹一郎, 幕内雅敏監）, p.22-23, 医学書院, 2006を参考に作成]

　あけ，そこから腹腔内あるいは胸腔内に手術器具（腹腔鏡あるいは胸腔鏡と鉗子，電気メスや縫合機など）を挿入して行う手術を鏡視下手術という．診療報酬改定のたびに保険適用となる術式が多く追加され，またすでに保険適用になっているものについては点数の増加が行われている[1,2]．たとえば，日本で最初に腹腔鏡による胆嚢摘出術が施行されたのは1990年であったが，その後腹部外科領域を中心に年々症例数が増え，1993年には年間約2万症例であったのに対し，2015年にはその10倍以上の21万症例を上回り[3]，2019年には30万症例に近づいている[4]．

　内視鏡手術の利点として，第一に創傷が小さいことが挙げられる．それにより開腹術あるいは開胸術に比べて術後の創部痛が圧倒的に少なく，術後の早期離床が図られやすくなることで回復も早く，結果として在院日数が短縮されることが示されている[2]．さらに，近年の手術療法の発展において欠かせないのはロボット支援手術の導入である．日本では2009年に手術支援ロボット「ダビンチ（da Vinci）」（図Ⅰ-3-2）が薬事承認され，2012年4月にロボット支援腹腔鏡下根治的前立腺全摘術（robot-assisted laparoscopic radical prostatectomy：RALP）が保険適用となった[5]．以降，泌尿器科領域に加え，呼吸器や消化器，婦人科などの領域において活用が広がり，2022年3月現在29術式が保険適用となっている．ロボット支援手術では，これまでの内視鏡下手術に比べ，高解像度の拡大立体画像による観察のもと，自由度が高く操作性のよいロボット鉗子を用いて精密な手術を行うことができ，これまで困難とされた手技が容易に行えるのが特徴である[5]．

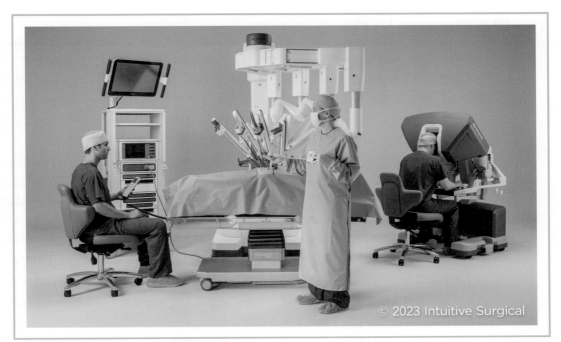

図I-3-2　手術支援ロボット（ダビンチ Xi）
［写真提供：インテュイティブサージカル合同会社］

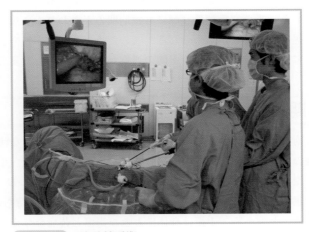

図I-3-3　腹腔鏡手術
［野村昌史：泌尿器疾患の治療. 看護学テキストNiCE病態・治療論
[7] 腎・泌尿器疾患（竹田徹朗ほか編）, p.146, 南江堂, 2018より許諾
を得て転載］

　このように，がんの外科治療は従来の「できるだけ臓器を多く切除し，リンパ節を徹底
して郭清」する一律の治療から，患者の QOL を重要視した低侵襲治療，個別的治療が求
められる時代へと移行してきている[6]．それはまた新たな医療革新と，医療専門職の協働
へとつながる流れでもある．

C.　周手術期看護とは

　　手術患者は，術操作と麻酔によりきわめて大きな身体的侵襲を受ける．同時に手術を決定する過程で，疾患の告知から生命予後に対する不安，手術，麻酔に対する不安・恐怖，ボディイメージの変容による自己概念の変化など，さまざまな心理的ストレスに曝される．このようなストレスに伴い周手術期の患者の身体的，心理的状態は時々刻々と変化するため，周手術期患者の看護に携わる者には，専門的かつ広範な知識と技術が要求される．

　　手術室看護師の役割が米国の手術室看護師協会（Association of Operation Room Nurses：AORN）によって初めて示されたのは，1969 年の「専門的手術室看護業務の定義および目的」であった．その後 1978 年に開催された第 1 回世界手術室看護婦（師）会議で周手術期看護の概念が示され，以降この概念が広く用いられるようになった[7-9]．ここでは術前・術中・術後にわたり看護師によって行われる行為を周手術期看護とし，全人的アプローチとともに一貫した看護を提供することの重要性が強調されている．AORN の定める周手術期看護は，手術室看護師の役割に依拠したものであったが，現在は，術前の外来看護から入院後の病棟看護，手術室看護，さらに退院までの病棟看護，退院後の外来看護までを含む広い概念として周手術期看護をとらえることが多い．

　　入院期間の短縮化に伴い，外来で実施可能な治療・検査はすべて外来で行い，手術前日あるいは当日に入院するケースも増えつつある．このため，従来術前に病棟看護師が行っていた術前処置や術前オリエンテーションについても，その役割が徐々に外来看護師に移行している．また，病棟看護師にも短期間のかかわりから患者をアセスメントし，必要な援助を提供することが求められる．このため，全人的かつ一貫性のある看護援助を提供するために，外来，病棟，手術室間の連携が従来にも増して重要である．

D.　周手術期医療における倫理

　　周手術期にある患者とその家族は，生命にかかわる大きな決断を何度か迫られる．初期診断後の治療の場の選択，治療法の選択，手術内容の選択，手術後の治療の選択，さらに変化した身体の状況に合わせた生活の調整など，その 1 つひとつに深く迷い，思い悩む．一度決意したことでも，さまざまな人の意見やその後の気持ちの変化で決定が揺らいだり，後悔することもある．手術は身体に大きな損傷と苦痛を与える行為であり，患者は人為的に生命の危機状態におかれることを覚悟する．それでも手術を行うのは，生体への侵襲にも増して，手術に利があると考えるためである．

　　医療倫理の原則として，自律の尊重，無危害，善行，正義の 4 つが挙げられる．医療者は患者の自律性を尊重し，患者の自由かつ独立した考えのもと患者が自ら決定できるよう支援すること，患者に対して常に善をなし危害を加えないこと，患者に対して平等，公正であることが求められる．日本看護協会の「看護職の倫理綱領」にも，看護の対象の尊厳・権利の尊重，平等な看護の提供，信頼関係の構築とその信頼関係に基づいた看護の提供，対象の意向や価値観に沿った選択の支援，対象の保護と安全の確保など看護者としての行動指針が示されている[10]．とくに生命の危機的状況におかれ精神的にも大きなストレスを

表I-3-2　ジョンセンらの4分割表

医学的適応 （Medical Indications）	患者の意向 （Patient Preferences）
善行と無危害の原則 1. 患者の医学的問題は何か？ 　歴は？診断は？予後は？ 2. 急性か，慢性か，重体か，救急か？ 　可逆性か？ 3. 治療の目標は何か？ 4. 治療が成功する確率は？ 5. 治療が奏功しない場合の計画は何か？ 6. 要約すると，この患者が医学的および看護的ケアから 　どのくらい利益を得られるか？　また，どのように害を 　避けることができるか？	自律性尊重の原則 1. 患者には精神的判断能力と法的対応能力があるか？ 　能力がないという証拠はあるか？ 2. 対応能力がある場合，患者は治療への意向についてど 　う言っているのか？ 3. 患者は利益とリスクについて知らされ，それを理解し， 　同意しているか？ 4. 対応能力がない場合，適切な代理人は誰か？ 　その代理人は意思決定に関して適切な基準を用いてい 　るか？ 5. 患者は以前に意向を示したことがあるか？　事前指示は 　あるか？ 6. 患者は治療に非協力的か，または協力できない状態か？ 　その場合，なぜか？ 7. 要約すると，患者の選択権は倫理・法律上，最大限に 　尊重されているか？
QOL （Quality of Life）	**周囲の状況 （Contextual Features）**
善行と無危害と自律性尊重の原則 1. 治療した場合，あるいはしなかった場合に，通常の生活 　に復帰できる見込みはどの程度か？ 2. 治療が成功した場合，患者にとって身体的，精神的， 　社会的に失うものは何か？ 3. 医療者による患者のQOL評価に偏見を抱かせる要因は 　あるか？ 4. 患者の現在の状態と予測される将来像は延命が望まし 　くないと判断されるかもしれない状態か？ 5. 治療をやめる計画やその理論的根拠はあるか？ 6. 緩和ケアの計画はあるか？	忠実義務と公正の原則 1. 治療に関する決定に影響する家族の要因はあるか？ 2. 治療の決定に影響する医療者側（医師・看護師）の要 　因はあるか？ 3. 財政的・経済的要因はあるか？ 4. 宗教的・文化的要因はあるか？ 5. 守秘義務を制限する要因はあるか？ 6. 資源配分の問題はあるか？ 7. 治療に関する決定に法律はどのように影響するか？ 8. 臨床研究や教育は関係しているか？ 9. 医療者や施設側で利害対立はあるか？

[Jonsen AR, Siegler M, Winslade WJ：臨床倫理学—臨床医学における倫理的決定のための実践的なアプローチ，第5版（赤林　朗，蔵田伸雄，児玉　聡監訳），p.13，新興医学出版，2006より引用]

受ける患者に対し，常に患者の安全を確保し，患者の尊厳を守る立場を貫くことが看護者には求められる．

　手術は治療という名のもとに生体にメスを入れ，身体を傷害する行為である．これが正当な医業として適法であると考えられるためには，①手術が治療目的であること，②医学的適応性があること，③その方法について医術的正当性があること，④患者の同意があることが要件となる[11]．患者の同意は，医療者から十分な説明を受け，情報を得たあとに自ら斟酌（しんしゃく）して決定されるものであり，患者をとりまく周囲の思惑や医療者のお仕着せではなく，患者の思いが真に反映された結果であるべきことは言うに及ばない．

▶意思決定における情報の共有

　患者が意思決定をするうえで，患者と家族，医療者間の情報の共有はきわめて重要な役割を果たす．患者自身の健康，生命，治療に対する価値観や認識は，患者の決定に大きく影響を及ぼすため，時に患者と医療者の意向が相容れない事態も生じる．木村はジョンセン（Jonsen AR）らが2002年に開発した4分割表（**表I-3-2**）を基に，倫理的問題を有する臨床事例の分析に有効な表を提示している[12]．「医学的適応」には，客観的な情報として

患者の医学的問題，提示される治療法とその可能性を記し，「患者の意向」には，行われたインフォームド・コンセントの内容を事実に即して記す．「QOL」には，患者がどのような人生観，価値観を有しているか患者の思いや状況を確認して記載し，「周囲の状況」には家族と医療者それぞれの状況と決断内容に対する問題を記す．この表を用いて情報を整理し目に見える形にすることで，不足している情報や葛藤をもたらす要因が示され，方向性を導く一助となる．周手術期患者は，先の見えない不安や不確かな思いを抱えながら，大きな決断を迫られる状況におかれるため，このように情報を整理し共有する手段は周手術期患者の自律性を尊重し権利を擁護するうえで有効である．

練習問題

Q7▶ 手術の決定において最も重要なのはどれか．
1．本人の意向
2．家族の満足度
3．生存期間の延長
4．在院日数の短縮

［解答と解説 ▶ p.446］

引用文献

1) 今本治彦：内視鏡外科手術症例数の推移と今後の動き—日本内視鏡外科学会による内視鏡外科手術に関するアンケート調査より．Ope Nursing 28(4)，417-419，2013
2) 厚生労働省：胸腔鏡下・腹腔鏡下手術の取扱いについて（平成23年度第3回診療報酬調査専門組織・医療技術評価分科会），
〔https://www.mhlw.go.jp/stf/shingi/2r985200000201hc.html〕（最終確認：2022年12月20日）
3) 内視鏡外科手術に関するアンケート調査：第13回集計結果報告．日本内視鏡外科学会雑誌 21(6)，656-657，2016
4) H Shiroshita, M Inomata, S Akira, et al: Current Status of Endoscopic Surgery in Japan: The 15th National Survey of Endoscopic Surgery by the Japan Society for Endoscopic Surgery. Asian Journal of Endoscopic Surgery 15(2): 415-426, 2022
5) 角野佳史，並木幹夫：ロボット支援下前立腺全摘除術—確実な cancer control を目指した手術適応と術式．泌尿器外科 26(4)，415-421，2013
6) 北島政樹：人に優しいがん医療の現状とチーム医療の展開．国際医療福祉大学学会誌 17(1)：3-9，2012
7) Pfister J, Kneedler JA: 手術室における看護とは何か．第1回世界手術室看護婦会議口演集録：72-78，1978
8) Marbach L: The perioperative role: A practical approach. AORN Journal 29 (4)：639-646, 1979
9) Kneedler JA: Perioperative role in three dimensions. AORN Journal 30 (5)：859-874, 1979
10) 日本看護協会：看護職の倫理綱領，2021
〔https://www.nurse.or.jp/home/publication/pdf/rinri/code_of_ethics.pdf〕（最終確認：2022年12月20日）
11) 高田利廣：手術と法律のかかわり．看護MOOK10 手術患者の看護，p.34-39，1984
12) 木村利人（監・著）：看護に生かすバイオエシックス，p.55，学習研究社，2004

第Ⅰ章 学習課題

1. 術後の生体反応と回復過程について，ムーアの示す第1相から第4相の分類に則って特徴的な臨床所見を説明してみよう
2. 上記の各相で行う身体的，心理的援助の要点を説明してみよう
3. 周手術期患者の家族の術前，術中，術後の心理的な特徴を説明してみよう
4. 周手術期看護とは何か，自分の言葉で説明してみよう
5. 手術患者の事例を取り上げ，医学的適応，患者の意向，QOL，周囲の状況の4つの側面で情報を整理し，手術における倫理的側面を考察してみよう

第Ⅱ章

手術前期の看護

学習目標

1. 手術前期における看護の目標を理解する
2. 手術前患者に対するアセスメントの目的と方法を理解する
3. 術前オリエンテーション，手術や麻酔に伴うリスク低減に向けたケア，術前練習の目的と方法を理解する
4. 手術前日および当日における看護のポイントを理解する

1 手術前期の看護とは

A. 手術前期の看護とは

a. 手術を受ける患者の受診から手術室入室までのプロセス

　健康状態の変調を自覚し，自分の手に負えないと感じると，人は医療機関を受診する．問診や視診，触診，諸検査の結果，医師から診断名が告げられ，手術が必要である場合にはその必要性が提示される．手術を受けるということは，患者の生命や生活に大きな影響を及ぼす．患者は，手術を受けるかどうか悩んだり迷ったりしながら，手術を受けることを決断する．

　患者が手術を受けることを決断すると，身体状態を把握するための諸検査が行われる．そして，これらの術前検査の結果や既往歴などの情報から手術や麻酔に伴うリスクが評価され，リスク低減のための治療・ケアが開始される．一方，患者の不安・恐怖を軽減し，手術に対する心の準備を促すことを目的に術前オリエンテーションが行われる．

　術前検査の結果に基づき手術計画が確定すると，実際の手術方法や術後管理方法など，手術についての具体的な説明が医師から行われる．医師の説明を十分に理解し，提示された手術を受けることに同意すると，患者は手術同意書に署名をする．

　特別な理由がない限り，患者は手術1～2日前に入院し病棟で手術に向けた準備を行う．麻酔科医師による術前診察や手術室看護師による術前オリエンテーション（術前訪問）などが行われ，手術当日を迎えて手術室入室となる．

b. 手術前期の看護とは

　上記のプロセスのうち，手術を受けることを患者が決定したときから，患者が手術室に入室するまでの期間を手術前期といい，手術前期の看護とは，この過程で展開される看護をいう．手術前期の看護は，外来部門の看護師，病棟看護師，手術室看護師などの連携によって成し遂げられる．

コラム

セカンドオピニオン

　セカンドオピニオンとは，自分の疾患に対する診断内容や治療方針，治療方法などについて，その分野の専門的知識をもつ，主治医以外の医師の意見を聞くことをいう．手術を受けるかどうかの意思決定に際し，患者にセカンドオピニオンを受けたいという希望がある場合には，患者がその希望を医師に伝える機会を設け，意思決定に必要な情報を得られるように支援する．

c. 手術前期の看護の今日的変化

(1) 外来部門の看護師を中心に行われる手術前期の看護

在院日数の短縮化の影響により，従来は入院後に行っていた術前検査や術前オリエンテーションは外来で行われ，患者は手術1〜2日前に入院するようになった．このため，手術前期の看護はいまや外来部門の看護師が中心となって行うと言っても過言ではない．外来部門の看護師は，患者の外来受診時に効果的にかかわり，患者が自宅で手術に向けた準備を適切に行うことができるように支援する役割を担う．

(2) 専門職と連携して行う手術前期の看護

少子高齢化の進展に伴い，近年，手術を受ける高齢者が増加している．高齢者は心不全や慢性閉塞性肺疾患（COPD）といった基礎疾患・併存症を抱えていることが多いが，調査の結果[1]，手術中に起こる重篤な偶発症（心停止など）や手術に関連した死亡の原因は，患者が術前から抱えていた基礎疾患・併存症であることが明らかになった．そこで，手術1〜2日前に入院する昨今，こういった患者が安全に手術を受け，できるだけ早く社会復帰できるよう，入院前にすべてのリスクを評価し準備を整えるという，術前管理に注力した管理方法がとられるようになった．また，患者の抱える基礎疾患・併存症は多岐にわたるため，医師，看護師，管理栄養士，理学療法士，歯科医師，歯科衛生士，薬剤師といった専門職がチームを組み，それぞれの専門性を発揮してリスク管理を行うようになった．

手術を受けることが決定した患者は，周手術期管理を専門的に行う外来部門（周術期管理センターなど）を受診することも多くなっている．さまざまな職種がかかわる周術期管理センターにおいて，看護師は，①患者の心身の状態をアセスメントするとともに他職種への情報提供を行う，②術前オリエンテーションを行い，患者の不安を軽減し，患者が主体的に手術に取り組めるよう支援する，③他職種と連携・協力しながら，禁煙や口腔ケア，休薬など，リスク改善/術後回復のための取り組みが確実に行われるよう支援する，といった役割を担う．

B. 看護目標と看護問題

a. 看護目標

手術前期における看護の目標は，手術に向けて心身の準備をできるだけ最良の状態に整えることであり，その重要点は，①手術に適応するための心構えの獲得支援，②手術・麻酔に伴うリスクの改善，③術後回復と術後合併症予防のための学習支援，である．

b. 手術前期の患者における看護問題

手術前期の患者における看護上の問題として，以下が挙げられる．

・術前検査・処置に伴う苦痛
・不安：疾患の転帰・予後，手術や検査についての理解不足，身体の一部や身体機能の喪失，全身麻酔による意識消失，死の可能性，予想される術後の疼痛・苦痛，身体の一部や身体機能の喪失による術後の制限，に伴う不安
・身体機能の低下に伴う術後合併症発症の危険性

2 手術前期の看護の実際

A. 術前検査と看護援助

1 ● 身体状態を把握するための諸検査

　術前に行われる諸検査は，患者の身体状態を評価し，①手術計画を立てる，②低下している機能について改善を図り，術中・術後合併症の発症を可能な限り減らす，③術中・術後の管理計画を立てる，ことを目的として行われる．術前検査は，患者の全身状態を評価するための検査と病変部の状態を評価するための検査に分けられる．

（1）患者の全身状態を評価するための検査（表Ⅱ-2-1）

　患者の全身状態を評価するために，一般検査，循環器系検査，呼吸器系検査，肝機能検査，腎機能検査などの検査が行われる．

（2）病変部の状態を評価するための検査（表Ⅱ-2-2）

　病変の広がりを明らかにしたり組織学的診断のための検体を採取したりすることを目的に行われる．侵襲的な検査も多く，また，絶食や服薬制限など，事前の準備を必要とする検査も多い．

2 ● 検査を受ける患者に対する看護

　術前検査の結果は，手術の方法を左右するため，正確な結果が得られるよう十分な準備と実施中の介助が必要となる．

　患者には検査の目的と方法を十分に説明する．近年，術前検査のほとんどは外来で行われる．看護師は，患者が検査のために必要な準備を自宅で間違いなくできるよう支援する必要がある．

　採血や喀痰採取などは看護師が主たる検体採取者となることが多い．検査の内容や検体採取方法を十分に理解し，間違いなく検体を採取する必要がある．また，血管造影検査など，看護師が介助者として検査にかかわる場合も多く，検査実施過程における患者の問題を予測して，その予防・対処に努めることが重要である．

　術前検査は，患者の全身状態を評価するという性格上，体調のわるい患者ほどたくさんの検査が行われる．侵襲の強い検査が立て続けに行われることは，患者にとって大きな負担となる．患者の術前検査のスケジュールを確認し，患者の負担が過度にならないように調整することも看護師の役割であるといえる．

表Ⅱ-2-1　全身状態を評価するための主な術前検査の項目

一般検査	・身長，体重，体温，血圧，脈拍数 ・血液型：ABO型，Rh型 ・血液検査一般：RBC，Hb，Ht，WBC，白血球分画，Pltなど ・尿検査：比重，尿糖，尿タンパク，ウロビリノーゲン，Bil，ケトン体，尿沈渣（RBC，WBC，上皮，細菌，結晶など） ・喀痰検査（細菌，真菌） ・胸部単純X線検査（正面像，側面像），胸部CT検査 ・血清免疫反応：梅毒血清反応，HBs抗原・抗体，HCV抗体，HIV抗体，CRP，KL-6 ・血清電解質：Na，K，Cl，Ca，Pなど ・出血/凝固：出血時間，PT，APTT ・循環器系：トロポニン，BNP，pro-BNP
脳神経系検査	・神経学的診察
循環器系検査	・標準心電図（12誘導）
呼吸器系検査	・スパイロメトリー：肺活量（VC），努力性肺活量（FVC），1秒量（$FEV_{1.0}$），1秒率（$FEV_{1.0\%}$），最大換気量（MVV） ・動脈血ガス分析：pH，PaO_2，$PaCO_2$，SaO_2，BEなど
肝機能検査	・TP，Alb，A/G比，T-Bil，D-Bil，AST，ALT，LDH，γ-GTP，ChE，TC，UA，NH_4，ヘパプラスチンテストなど
腎機能検査	・BUN，Cr，24時間クレアチニンクリアランス（24Ccr），eGFR，シスタチンC，尿浸透圧
糖代謝機能検査	・血糖，尿糖，HbA1c

［家入里志：術前術後管理と術後合併症. 標準外科学，第16版（北野正剛，坂井義治監），p.245，医学書院，2022を参考に作成］

B. 情報収集とアセスメント

1 ● 情報収集

　　情報収集項目を**表Ⅱ-2-3**および**表Ⅱ-2-4**に示す．患者や家族から聞き取ったり患者の行動や反応を観察したり，また，術前検査の結果などから情報を収集する．

2 ● 心理状態のアセスメント

　　収集した情報から，疾患や手術をどのように理解し受け止めているか，どのようなことに不安を感じているか，不安によってどのような生理的反応や行動の変化が生じているか，不安にどのように対処しようとしているかなどを把握し，患者の心理状態をアセスメントする．

a. 不安のアセスメント方法

　　自分の身体にメスが入れられるという事実，それに伴ってさまざまな苦痛が生じる可能性は人々に大きな不安・恐怖を引き起こす．また，全身麻酔によって意識が消失すること，さらに，手術によって身体の一部を失うこと，それに伴って社会的な役割を果たせなくなるかもしれないということもまた大きな不安を引き起こす．

　　手術は，非日常的で，かつ未知の体験であるため，多くの人が不安・恐怖を抱く．手術前期患者の心の準備を整えるためには，不安の存在・程度と不安を引き起こしたり緩和させたりしている事柄を適切にアセスメントすることが不可欠である．

表Ⅱ-2-2 病変部の状態を評価するための術前検査の例

腹部超音波検査
- 腹部に超音波を発信し，反射波の強弱をコンピュータ処理して画像に変換する．病変部と周囲の正常部分とにおける反射波の強度の差が画像上の濃淡としてあらわれる
- 検査する対象臓器がある皮膚面にゼリーを塗り，探触子（超音波を送受信する器具）を直接皮膚に当てる．腸管ガスがあると良好な画像が得られないため検査前には絶食が必要である

X線CT検査（X線コンピュータ断層撮影法：X線 computed tomography）
- 人体に360°からX線を照射し，それぞれの方向でのX線の透過性をとらえ画像に変換する．病変部と周囲の正常部分とにおけるX線の透過性の差が画像上の濃淡としてあらわれる
- CT装置の寝台に仰向けに寝てもらい，CT装置の大きな穴の中に寝台ごと移動させて撮影する．良好な画像を得るためには検査中はできるだけ動かないようにする必要がある．造影剤を使用する場合は副作用を伴うことがあるため，検査前は絶食・造影剤テスト，検査中〜検査後は副作用症状に対する観察・処置が必要である

MRI検査（磁気共鳴画像法：magnetic resonance imaging）
- 磁場の中で人体に特定の周波数のラジオ波を加えると人体の中の水素原子核が励起状態になるが，そのラジオ波を切るとエネルギーをMR信号として放出する．このMR信号をとらえ画像に変換する．病変部と周囲の正常部分とにおけるMR信号の差が画像上の濃淡としてあらわれる
- MRI装置の寝台に仰向けに寝てもらい，MRI装置の穴の中に寝台ごと移動させて撮影する．良好な画像を得るためには検査中はできるだけ動かないようにする必要がある．また，CTと比べると検査時間が長く，検査時には磁場の発生に伴い大きな騒音がする．強力な磁場の中に入るため，検査前には金属類（ヘアピンなど）や磁気を使用した物品（クレジットカードなど）をすべて外す必要がある．造影剤を使用する場合は，検査前〜検査後にわたる副作用対策（上記）が必要である

内視鏡検査
- 内視鏡（先端に小型カメラまたはレンズを内蔵した管）を体内に挿入し内部を観察する
- 内視鏡の挿入に伴い，痛みや咽頭反射といった苦痛が生じる．消化管内視鏡検査（上部・下部）の場合，検査前には絶食，局所麻酔薬による咽頭麻酔，下剤内服あるいは浣腸といった前処置が必要である

血管造影検査
- 病変部の血管に造影剤を流し血管を連続的に撮影することにより血管の走行や血流の状態などを観察する
- カテーテルを血管内に挿入し，目的とする病変部位まで進めたあとに造影剤をカテーテル先端から注入し，X線を使って病変部位の血管を選択的に撮影する．検査前には絶食が必要である．検査では血管の穿刺に伴い痛みが生じる．また，良好な画像を得るためには検査中はできるだけ動かないようにする必要がある．検査後は穿刺部の圧迫止血が必要であり，とくに動脈を穿刺した場合は，数時間の圧迫止血が必要である．造影剤を使用するため，検査前〜検査後にわたる副作用対策（上記）が必要である

(1) 不安の存在・程度

　不安は，その存在・程度に応じて人間の反応・行動に変化を引き起こす．このため，その人が示す反応・行動を観察することにより，不安の存在・程度を把握することができる．しかしながら，人間の反応・行動から不安の存在や程度を推測するうえで重要なことは，表現される反応・行動がその人固有のものであるということである．不安によって落ち着かなくなる人もいれば，かえって抑圧的になる人もいる．アセスメントの際には，不安の徴候として一般的にみられる生理的反応や行動とともに，その人が不安を感じるときにはいつもどのような行動をとるのかを理解したうえでアセスメントすることが重要である．不安の程度別にみた人間の反応・行動の特徴を**表Ⅱ-2-5**に示す．

(2) 不安を引き起こしたり緩和させたりしている事柄は何か

　不安を引き起こしている事柄を取り除いたり，不安を緩和させている事柄を強めたりすることによって，不安軽減のための援助が可能となる．まず患者の全体像を基に，不安に関連する事柄を推測する．しかし，やはりその人の内的体験はその人に語ってもらうより方法はない．受容的，共感的な態度を示しながら，気がかりなことや不快に思っているこ

表Ⅱ-2-3　　手術前期における情報収集項目：基本的情報

1. 基本情報	・患者の氏名，性別，年齢 ・家族に関する情報（家族構成，重要他者など）　など
2. 健康認識・保健行動	・健康についての意識 ・健康管理の方法/自己管理状況　など
3. 食事	・食事摂取量，内容，回数，食べ方，体重 ・食事時間，規則性　など
4. 排泄	・排尿回数，尿の性状・量 ・排便回数，便の性状・量，緩下薬使用の有無　など
5. 活動・運動	・日常生活行動の自立度 ・日常生活での運動量　など
6. 睡眠・休息	・睡眠時間，睡眠の深さ・満足度，睡眠導入薬使用の有無 ・休息時間，疲労度　など
7. 清潔	・入浴，洗髪，歯磨き，うがい，手洗いの頻度　など
8. 感覚・認知	・感覚（視覚・聴覚・味覚・触覚・嗅覚）の状態 ・眼鏡/補聴器使用の有無 ・疼痛の有無，鎮痛薬使用の有無 ・言語，記憶，判断などの状態　など
9. 性・生殖	・性機能の状態 ・閉経の有無，更年期障害の有無　など
10. 自己概念・情緒・信念	・自分についての考え，自己価値観，身体像 ・性格，感情・気分の状態 ・信仰している宗教，生き方・信条　など
11. ストレス-コーピング	・困難に出会ったときの問題解決法 ・意思決定方法　など
12. 役割・関係	・就業状況，社会活動，家族内・社会的役割 ・対人関係　など
13. 趣味・嗜好品	・趣味 ・嗜好品（飲酒，喫煙など）　など
14. 既往歴と常用薬	・既往歴，常用薬 ・入院・手術・麻酔の経験　など
15. 現病歴	・初発症状 ・主訴，受診/入院までの経過　など
16. 診断と手術計画	・診断名 ・予定されている手術：手術術式（開胸・開腹手術/内視鏡手術，切除範囲，合併切除の有無，再建法など），手術時間，麻酔方法，術後ICU入室予定　など
17. 医師の説明内容	・医師の説明内容
18. 疾患や治療に対する受け止め	・患者の受け止め（理解，感情など） ・家族の受け止め（理解，感情など）
19. 生理的反応・行動変化	・生理的反応・行動変化（食欲不振，不眠，落ち着かない態度，引きこもり，多弁，悲嘆など）

とを自由に話してもらい，不安を引き起こしている事柄や不安を緩和させている事柄を把握する．

表Ⅱ-2-4　手術前期における情報収集項目：身体機能

主な情報収集項目			
呼吸機能	・呼吸器疾患の既往歴，内服薬 ・自覚症状（息切れ，呼吸困難感など） ・喫煙歴 ・呼吸数，呼吸音，喀痰状況（有無・量・性状） ・％肺活量（％VC），1秒量（FEV$_{1.0}$），1秒率（FEV$_{1.0％}$） ・動脈血ガス分析（Pao$_2$，Paco$_2$） ・経皮的動脈血酸素飽和度（Spo$_2$） ・胸部X線画像所見 ・Hugh-Jones分類，修正MRC息切れスケール	腎機能	・腎疾患の既往歴，内服薬 ・自覚症状（倦怠感，浮腫など） ・BUN，Cr，Ccr，eGFR，Na，K，Cl ・尿量，尿比重，尿タンパク，尿の色・性状，体重
		栄養・代謝機能	・消化器疾患の既往歴，内服薬 ・自覚症状（悪心・嘔吐，下痢，便秘，息切れ，疲労感，浮腫など） ・食欲，食事摂取量，嚥下機能，体重，BMI ・TP，Alb， ・RBC，Hb，Ht
循環機能	・心疾患の既往歴，内服薬 ・自覚症状（動悸，息切れ，胸痛，浮腫など） ・NYHA心機能分類 ・血圧，脈拍，心音 ・心電図 ・心胸郭比（CTR） ・静脈血栓塞栓症の既往歴 ・下肢の痛み，腫脹，熱感，ホーマンズ徴候 ・Dダイマー	内分泌機能	●糖尿病 ・自覚症状（脱力感など） ・内服薬 ・糖尿病合併症の有無 ・血糖，HbA1c，尿糖，75g糖負荷試験 ●甲状腺機能異常 ・自覚症状（口渇，動悸，発汗，身体的・精神的活動の低下など） ・内服薬 ・FT$_3$，FT$_4$
肝機能	・肝疾患の既往歴，内服薬 ・自覚症状（倦怠感，腹水など） ・皮膚の状態（黄疸・瘙痒感など） ・尿や便の色 ・ICGテスト ・AST，ALT，ALP，γ-GTP，Alb，PT，T-Bil，NH$_4$ ・チャイルド-ピュー分類	血液・凝固機能	・心疾患や肝疾患の既往歴，内服薬 ・出血性エピソード（抜糸時の異常出血など） ・出血時間，PT，APTT，Plt
		過敏反応	・アレルギーの有無（薬物・植物・絆創膏・消毒薬など）
		感染症	・HBV，HCV，RPR/TPHA法，HIV

表Ⅱ-2-5　不安の程度別にみた人間の反応・行動の特徴

不安の程度	軽度	中等度	高度	非常に高度（パニック）
知覚・認知・集中力	知覚や認知能力が高まる．注意力が増す	知覚する範囲がいくらか狭くなるが問題状況に対しては注意力が高まる．問題に関連のある情報に対しては集中力が高まる	知覚する範囲が非常に狭くなる．目の前の状況を明確に把握できない	現実的な状況把握ができない．ささいなことを実際以上に大げさに考えたりする
学習能力	学習能力が高まる．問題解決能力が高まる	学習能力が高まる	学習は困難である	学習はできない
行動・生理的反応	何度も質問する．関心を向けてもらいたがる．他者が認める行動を積極的に行う．緊張緩和の行動をとる	震える．困惑する．行ったり来たりする．多弁になる．重要他者が認める行動を積極的に行う．心拍数や呼吸数の増加．筋緊張．発汗．頻尿．不眠	強い緊張感．物事に確信がもてない．目的のない行動をとる．言語表現が不適切あるいは困難．頻脈．過呼吸．頻尿．悪心．頭痛．めまい．不眠	ひどく震える．行動できない．意思の伝達ができないあるいは知性に欠ける．呼吸困難．顔面蒼白．失禁．嘔吐．不眠

3 ● 手術や麻酔に伴うリスクのアセスメント

　手術に対する準備を整えるためには，手術や麻酔に伴うリスクをアセスメントする必要がある．リスクをアセスメントすることにより，①患者の準備を整えるために必要な看護援助を見出すことができ，また，②術中・術後期における問題の早期発見・早期対処が可能になる．

　手術や麻酔に伴うリスクのアセスメントは，「現在の患者の状態」と「予定手術が患者に及ぼす影響」とを対比させ検討する（図Ⅱ-2-1）．「現在の患者の状態」は，術前検査の結果をはじめ，自覚症状や既往歴，日常生活動作などから把握する．「予定手術が患者に及ぼす影響」は，術式，手術時間，麻酔方法などから把握する．これらから，①術中・術後にどのような問題が生じる可能性があるか，②どのような術中・術後合併症が起こる可能性があるか，③術前にどのような準備（看護援助）が必要か，を考える．

　たとえば，結腸の切除術が予定されている人がいるとする．手術侵襲によって引き起こされる共通の生体反応から考えると，術後2～3日間は腸管運動が消失・低下するだろう（予定手術が患者に及ぼす影響）．しかし，この人は，以前にも結腸の手術を受けており，その後も排便が滞りがちであった（現在の患者の状態）．このことから，この人には術後イレウス・腸閉塞が起こりやすいことが予測できる．そこで，術前にしっかりと離床練習を行い，術後スムーズに離床を行うことができるよう準備を行う．さらに，術後は術後イレウス・腸閉塞が発症する可能性が高いという予測をもつことにより，その早期発見・早期対処が可能になる．

　また，食道切除術を受け，術後は集中治療室（ICU）で人工呼吸管理をすることが予定されている70歳代の男性がいるとする．この人の精神状態は，現在は何の問題もない（現在の患者の状態）．しかし，侵襲が大きい手術が行われ，術後はICUという非日常的な環境におかれる（予定手術が患者に及ぼす影響）．このことから，この人には術後せん妄発症のリスクが高いことが考えられる．そこでこの人には，術後自分がどのような状態になるのか，どのような環境におかれるのかといった術後環境についての説明を十分に行う．また，手術前にICUを見学する機会を設けるなどの準備を行う．また，術後は，術後せん妄が発症する可能性があるという予測をもつことにより，その早期発見・早期対処が可能になる．

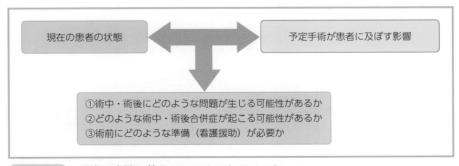

図Ⅱ-2-1　手術や麻酔に伴うリスクのアセスメント

C. 術前準備

1 ● 術前オリエンテーション

　患者が手術を受けることを決断すると，医師，外来部門の看護師，病棟看護師，手術室看護師，ICU看護師，麻酔科医などが協働して術前オリエンテーションを行う．以下，外来部門の看護師が行う術前オリエンテーションについて説明する．

▶目　的

　術前オリエンテーションの目的は，情報を提供することにより手術に対する不安・恐怖を軽減し，手術に対して主体的に取り組むことができるよう心の準備を整えることである．術前オリエンテーションは，ややもすると単なる情報提供に終始してしまいがちになるが，手術に対する心の準備を促すことがその目指すところである．

▶実施時期

　術前オリエンテーションは，手術を受けることが決定した時点から開始する．

▶進め方（図Ⅱ-2-2）

a. 不安をアセスメントし，不安の程度に応じて支援する

　手術を決断したとはいえ，本当にこれでよかったのだろうかなどの気持ちの揺れを体験している患者や家族も少なくない．不安が軽度か中程度の場合は，促されれば注意を集中することができるため（表Ⅱ-2-5），術前オリエンテーションを実施する．

　一方，不安が強度の場合で，その人が注意を集中できないような場合は，まずは危機に対する看護介入が必要となる．受容的・共感的態度で患者を支え，患者の気持ちが落ち着き，現実と向き合えるようになったら，オリエンテーションを実施する．術前の期間は限られているため，このような人にこそ十分にかかわり，危機の経過を見誤らないようにしながら，タイミングよく支援を提供する．

b. 手術に関する情報を提供する

　情報提供の内容には，①手術そのものに関すること（手術日，手術時間，術式，麻酔方法など），②術前経過と手術に向けた準備（術前経過の見通し，術前検査のスケジュール，必要物品，手術前日の準備，手術当日の準備など），③術直後の状況と術後経過（疼痛，

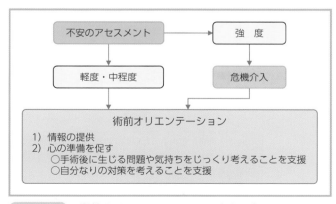

図Ⅱ-2-2　術前オリエンテーションのすすめ方

術後経過の見通し, 術後合併症など), ④合併症予防のために必要な練習（術前練習の目的・必要性と方法）などが含まれる.

　情報提供にはパンフレット（図Ⅱ-2-3）や動画などを活用する. また, 術前および術後の具体的な経過については, クリティカルパスを用いて説明を行うことで理解が得られやすい. パンフレットやクリティカルパスは, 必要なときにいつでも読み返し情報を確認することができるため, 自宅で術前準備を行う患者や家族にとっては不可欠であるといえる. なお, 説明は表情などから患者の理解を確認しつつすすめる.

c. 心の準備を促す（予期的心配・予期的悲嘆を促す）

　何か脅威が予測されたとき, 先のことを予測して悩むこと・嘆き悲しむことを**予期的心配・予期的悲嘆**という. 問題に先立って悩んだり嘆き悲しんだりしておくことは問題に対して心の準備をしたことになり, 現実に問題が出現しても患者はその問題をうまく処理することができる. 問題が生じたときにスムーズに解決できることを目指して予期的心配・予期的悲嘆を行わせることを**予期的指導**という. 手術に対する心の準備を促すための手順を以下に示す.

(1) 手術を受けることによってどのような問題が生じるのかを考えられるようにする

　手術や術後の経過などに関する一連の情報を説明したあと, 手術を受けることによって自分にどのような問題が生じるのか, そのとき自分はどのような気持ちになるのかをじっくりと考えられるよう促す. こうした支援によって, 「手術の次の日から離床するのだな. きっと痛いだろうなあ」「手術5日後には退院か. 乳房がなくなった自分を見て子どもはなんと言うだろうか. 子どもの悲しむ顔を見るのは何よりつらい」など, 患者にはさまざまな心配や不安が生じてくる.

(2) 問題に対する対策を考えられるようにする

　そこで「離床は痛みが落ち着いている状態で行います」「乳房がなくなるという事実を, 退院までにご家族からお子さんに話しておいてもらう, という方法が有効な場合もあります」など, 問題解決のための情報を適宜提供しながら, 患者が問題に対する自分なりの対応策を考えられるよう支援する.

(3) 患者の心配・悲嘆に寄り添う

　手術後のイメージが豊かになるにつれ, 患者の心配や悲嘆がふくらんでいく. とくに, 顔貌など外観の変化を伴う手術や乳房や精巣といったシンボル臓器の手術, 人工肛門造設など手術後に生活様式の変更を余儀なくされる手術など, 患者の自己概念や自己価値に大きな影響を及ぼすものが手術によって変化するとき, その手術を受け入れるという決断には大きな苦悩・悲嘆が伴う. 予期的指導において重要なことは, 患者が手術後に体験するであろう不安や悲嘆を, 術前にあらかじめ擬似体験できるようにして, 心の準備を促すことである. 看護師は, 患者が示す不安や悲嘆にじっくりと付き合い, 受容的・共感的な態度を示しながら, 患者が手術に立ち向かう決意をすることを助ける.

2● 手術や麻酔に伴うリスクの低減に向けたケア

　手術や麻酔に伴うリスクに関するアセスメント結果を基に, リスクの低減を図るためのケアを行う.

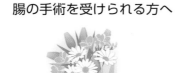

腸の手術を受けられる方へ

目 次

1. 入院中，安全に生活していただくためにお願いしたいこと ・・・p. 3
2. 必要物品 ・・・p. 4
3. 手術当日までの流れ ・・・p. 5〜6
4. 手術のイメージについて ・・・p. 7
5. 手術前の呼吸訓練と手術後のリハビリについて ・・・p. 8〜9
6. 深部静脈血栓症予防について ・・・p. 11
7. 点滴療法について ・・・p. 12
8. 手術後に起こりやすい症状について ・・・p. 13〜14
9. 退院後の生活の注意点 ・・・p. 15〜16
10. 気をつけていただきたい症状について ・・・p. 17
11. 病院への問い合わせ方法のご案内 ・・・p. 18

2. 必要物品

回復室で使用する物品は，手術前日（　　月　　日）にお預かりします．

☐ 回復室に数時間入室し，当日病棟に帰る場合		☐ 回復室に1泊し，翌日病棟に帰る場合	
①〜⑥を1つの袋にまとめて入れておいてください．		①〜⑨を1つの袋にまとめて入れておいてください．	
① 浴衣（リースの場合は不要）	1枚	① 浴衣（リースの場合は不要）	1枚
② オムツ（シート型）	2枚	② オムツ（シート型）	2枚
③ ディスポパンツ	1枚	③ ディスポパンツ	1枚
		④ フェイスタオル	3枚
④ ゆるめのパンツ	1枚	④ ゆるめのパンツ	1枚
⑤ ビニール袋	1枚	⑤ ビニール袋	3枚
⑥ ティッシュペーパー	1箱	⑦ ティッシュペーパー	1箱
		⑧ 吸い飲み	1個
		⑨ お尻ふき	1個
※お尻ふき（病棟で使うので，室室に置いておいてください）	1個	はみがきセット（手術当日にお預かりします）	1個

・以上の物はすべて売店で販売しています．
・ディスポパンツは手術当日に履くパンツです．サイズはM/L/LLの3種類あります．ご自身のサイズに合ったものを購入してください．
・ゆるめのパンツは，手術翌日以降に履きます．ゴムがきついパンツはおなかを圧迫しますので，ゆるめのパンツの着用をお勧めします．
・すべての物は，袋から出して病棟名と氏名をマジックで記入してください．
・新品で洗濯をしていないものを着用すると，かぶれる場合があるので，できるだけ洗濯したものを用意してください．
・入れ歯のある方は，ふた付きの入れ物を準備してください．
・眼鏡をしている方は，眼鏡ケースを準備してください．

p. 4

3）痰の出し方

①目的
気管支に痰がつまると，その先の肺が十分に膨らまなくなります．痰には細菌が多く肺炎の原因となるので，しっかりと出す必要があります．

②方法
(1) 傷のある部分の腹部を両手で押さえ，軽く圧迫し傷の痛みを和らげます．
(2) 痰は肺の奥の方にある時は出てきにくいので，まずは深呼吸をして息を整えます．
(3) 次に小さい咳をコンコンと数回して，痰がのどまで上がってきたらゴホンと大きな咳をして一気に出しましょう．
(4) しばらく休み，再び(1)から始めます．
(5) 歯磨きやうがいをすると，口の中がうるおうので，痰も出しやすくなります．

4）手術後の早期離床について

◎早期離床とは，術後1日目から，座る，立つ，歩くリハビリをすることをいいます．
◎看護師と一緒に行います．早期離床は，全身の回復に一番良いリハビリです．
◎傷の痛みが強い場合には，痛み止めを使いますので，遠慮なく申し出てください．

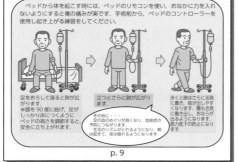

ベッドから体を起こす時には，ベッドのリモコンを使い，おなかに力を入れないようにすると傷の痛みが楽です．手術前から，ベッドのコントローラーを使用し起き上がる練習をしてください．

足をおろして座ると肺が広がります．
※膝を90度に曲げ，足がしっかり床につくようにベッドの高さを調節すると，安全に立ち上がれます．

立つとさらに肺が広がります．

歩くと肺はさらに活発に働き，痰が出しやすくなります．腸も活発に動き出し，おならが出るようになります．筋力低下の防止になります．

その他…
足の血のめぐりが良くなり，血栓症の予防につながります．
生活のリズムがとれるようになり，朝起きて，夜は眠れるようになります．

p. 9

6. 深部静脈血栓症予防について

◎手術中や手術直後は体を動かすことが難しく，静脈血が心臓に戻りづらくなることで，深部静脈血栓症が発症しやすくなります．身体の深い部分を走る静脈に血栓（血のかたまり）が生じると，肺梗塞などを起こしてしまいます．

◎この血栓症を予防するために弾性ストッキングを着用します．下肢をきつめのストッキングで圧迫することで，静脈の流れを促し血栓ができるのを予防します．

◎しかし，間違った履き方をすると副作用が生じることもありますので，以下の症状があればすぐにお知らせください．また，手術後はこのような症状がないか，毎日看護師が観察します．

1) 痛み
ストッキングの強すぎる圧迫や食い込みにより，血流が悪くなり生じます．
2) かゆみ・かぶれ
素材が皮膚に合わない事により生じます．
3) 発赤・水ぶくれ
しわやよじれがある事で，その部分に強い圧迫が加わり生じます．

正しい履き方
●しわやよじれがない
●皮膚のかゆみ・発赤・水ぶくれ・痛みがない
●つま先の穴から指を出さない

血栓症を予防するには，下図のように足首の運動を行うことも効果的です．

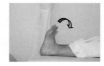

p. 11

図Ⅱ-2-3 術前オリエンテーションにおけるパンフレットの例
［千葉県がんセンターで使用されているパンフレットを参考に作成］

a. 呼吸状態の改善と支援

　　喫煙習慣のある患者には禁煙を促す．術後呼吸器合併症予防のためには術前4週間以上の禁煙期間が推奨されている[2]．しかし，禁煙後24〜48時間で組織の酸素需給は改善し，禁煙後3週間で術後創部の治癒しにくさや創部感染は減少することが認められている[3]．

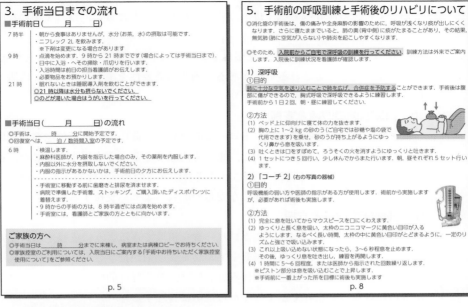

3. 手術当日までの流れ

■手術前日（　　月　　日）

7時半
- 朝から食事はありません。水分（お茶、水）の摂取は可能です。
- ニフレック 2L を飲みます。
  ※下剤は変更になる場合があります

9時
- 点滴を始めます。9時から21時までです（場合によっては手術当日まで）。
- 日中に入浴・へその掃除・爪切りを行います。
- 入浴時間は前日の担当看護師がお伝えします。
- 必要物品をお預かりします。

21時
- 眠れないときは睡眠導入剤を飲むことができます。
- ◎21時以降は水分も摂らないでください。
- のどが渇いた場合はうがいを行ってください。

■手術当日（　　月　　日）の流れ

- ◎手術は　　時　　分に開始予定です。
- ◎回復室へは、　　泊／数時間入室の予定です。

6時
- 検温します。
- 麻酔科医師が、内服を指示した場合のみ、その薬剤を内服します。
- 内服以外に水分は摂取しないでください。
- 内服の指示があるかないかは、手術前日の夕方にお伝えします。
- -
- 手術室に移動する前に歯磨きと排尿を済ませます。
- 病院で準備した手術着、ストッキング、ご購入いただいたディスポパンツに着替えます。
- 9時からの手術の方は、8時半過ぎには点滴を始めます。
- 手術室には、看護師とご家族の方とともに向かいます。

ご家族の方へ
- ◎手術当日は　　時　　分までに来棟し、病棟または病棟ロビーでお待ちください。
- ◎家族控室のご利用については、入院当日にご案内する「手術中お待ちいただく家族控室使用について」をご参照ください。

p. 5

5. 手術前の呼吸訓練と手術後のリハビリについて

◎消化管の手術後は、傷の痛みや全身麻酔の影響のために、呼吸が浅くなり痰が出しにくくなります。さらに寝たままでいると、肺の奥（背中側）に痰がたまることがあり、その結果、無気肺（肺に空気が入らない）や肺炎を起こしやすくなります。

◎そのため、入院前からご自宅で深呼吸の訓練を行ってください。訓練方法は外来でご案内します。入院後に訓練状況を看護師が確認します。

1）深呼吸

①目的

肺に十分な空気を送り込むことで肺を広げ、合併症を予防することができます。手術後は腹部に傷ができるので、胸式呼吸で深呼吸できるように練習します。手術後から1日2回、朝・昼に練習してください。

②方法
(1) ベッド上に仰向けに寝て体の力を抜きます。
(2) 胸の上に 1〜2 kg の砂のう（ご自宅では砂糖や塩の袋で代用できます）を乗せ、砂のうが持ち上がるようにゆっくり鼻から息を吸います。
(3) 吐くときは口をすぼめて、ろうそくの火を消すようにゆっくりと吐きます。
(4) 1セットにつき5回行い、少し休んでからまた行います。朝、昼それぞれ5セット行います。

2）「コーチ2」（右の写真の器械）

①目的
呼吸機能の弱い方や医師の指示がある方が使用します。術前から実施しますが、必要があれば術後も実施します。

②方法
(1) 完全に息を吐いてからマウスピースを口にくわえます。
(2) ゆっくりと長く息を吸い、太枠のニコニコマークに黄色い目印が入るようにします。なるべく長い時間、太枠の中に黄色い目印がとどまるように、一定のリズムと強さで吸い込みます。
(3) これ以上吸い込めない状態になったら、3〜6秒程度息を止めます。その後、ゆっくり息を吐き出し、練習を再開します。
(4) 1時間に5〜6回程度、または医師から指示された回数繰り返します。
※ピストン部分は息を吸い込むことで上昇します。
※手術前に一番上がった所を目標に術後も実施します

p. 8

7. 点滴療法について
〜安全に治療を受けるために以下のご協力をお願いします〜

◎看護師は、患者さんご本人であることをリストバンドで確認した上で点滴を実施しています（点滴とリストバンドのバーコードを照合します）。

◎また、日中に点滴を実施・交換する際には、患者さんにはお名前を名乗っていただき、点滴に記載したお名前もご自身で確認していただきます。

◎夜間や睡眠中は看護師がベッドネームで確認します。

◎点滴中は激しく手を動かすと薬液が血管外に漏れたり、管の接続が外れることがあります。
＜次のような時は、知らせてください＞
- 保護フィルムがはがれかけている。
- 針が抜けてしまった。点滴の接続が外れてしまった。
- 針の入っている部分に腫れや痛みがある。
- 針穴から点滴や血液が染み出てくる。
- 点滴中、管の中に血液が逆流している。
- 点滴が落ちなくなった。点滴の速度が極端に速くなった。
- 着替えや入浴をしたい。
＜入浴について＞
- 点滴を行ったままシャワーの使用が可能です。
- 点滴が入っている部分をフィルムで保護します。
- 水がかかっても問題ありませんが、湯船に浸けないようにお願いいたします。
- 入浴後、看護師がフィルム内を確認しますので、お知らせください。

その他ご不明な点、ご希望がございましたら、遠慮なくお尋ねください。

p. 12

※パンフレット全体のうち、
p. 4, p. 5, p. 8, p. 9,
p. 11, p. 12 を抜粋

図Ⅱ-2-3　術前オリエンテーションにおけるパンフレットの例（続き）

このため、できるだけ早くから、しかしたとえ手術までの期間が短期間であってもしっかりと禁煙できるよう支援する。また、気道を浄化する目的で吸入療法が行われる場合があるため、その実施を支援する。さらに、口腔内の常在菌を減少させることは術後呼吸器合併症の予防につながるため、適切な歯磨きが実施できるよう支援する。また、外出後のう

がいや手洗いの励行を促し，上気道感染を予防できるよう支援する．そして，術前練習をとおして術後の深呼吸方法や排痰方法の習得を促すとともに，器具を用いた呼吸訓練を行い，呼吸機能を高めておく．

　一方，気道感染の治療や気管支喘息などのコントロールのために抗菌薬や気管支拡張薬，ステロイド薬が処方される場合がある．内服の必要性を説明し，正しく内服できるよう支援する．

b. 循環状態の改善と支援

　血圧や不整脈，心不全のコントロールのために，降圧薬や抗不整脈薬，利尿薬などが処方される．内服の必要性を説明し，正しく内服できるよう支援する．また，状態の改善に向けて，塩分や水分の摂取が制限される場合があるため，実行できるよう励ます．さらに，十分な休息・睡眠とともに心理的な安定が図れるよう，支援する．

c. 肝機能の改善と支援

　安静を促し，高タンパク・高カロリー食を摂取できるように支援する．また，腹水・浮腫のコントロールのために利尿薬やアルブミン製剤が投与される場合には，それを適切に管理する．閉塞性黄疸が認められる患者には，経皮経肝的胆道ドレナージによる減黄処置が行われるため，患者を励ましながら適切に管理する．

d. 腎機能の改善と支援

　脱水の予防や残存腎機能の維持，あるいは循環血液量の補正などのために輸液が行われたり利尿薬が投与されたりするため，適切に管理する．

e. 栄養状態の改善と支援

　栄養摂取の基本は経口摂取である．摂取しやすい食事形態にしたり患者の嗜好を取り入れたりして，できるだけ摂取できるよう支援する．通過障害などの理由で経口摂取ができない場合，また，経口摂取のみでは十分な熱量が得られない場合は，経腸栄養法や経静脈栄養法が行われるため，安全・安楽に実施できるよう支援する．

f. 内分泌機能の改善と支援

　周手術期は血糖の変動が大きいため，調節が容易なように，原則としてインスリンによる血糖コントロールが行われる．多くの場合，スライディングスケール法（血糖測定の値に応じてインスリンを投与する方法）により行われるため，低血糖や脱水に注意しながら，血糖値に応じてインスリンを適切に投与する．

g. 術後せん妄の予防に向けた支援

　術後せん妄を予防するためには術前からの準備が重要である．とくに，術後せん妄発症のリスクが高い（p.143参照）と考えられる患者には準備を入念に行う．上記の身体的準備を行うとともに，術後見慣れない環境に混乱しないよう，手術後目が覚めたときにどのような状況にあるか，どのような器機が周りに見え，どのようなチューブが装着されているかなど，術後環境についての説明を十分行う．

h. 服薬の中断（休薬）

　抗凝固薬，抗血小板薬，降圧薬，経口糖尿病薬，低用量ピル（経口避妊薬），抗がん薬，など，患者が定期的に内服している薬のなかには，手術に際し服薬を一定期間中断しなければならないものがある．また，健康食品・サプリメントのなかにも服用中止が望ましい

ものがある．患者が正しく服薬・服用を中断できるよう，中断の必要性と期間を説明し，確認を行う．

3 ● 術後回復と術後合併症予防のための術前練習

　術後の回復促進および術後合併症予防のため，術後に患者は，術後の状況に適した行動および合併症予防のための行動を積極的に行う必要がある．しかし，術後の状況において新しい行動を学習し実行するのは困難であるため，術前にその行動を練習し実施できるようにしておくことが重要である．

　術前練習は，手術に向けた身体的準備である．しかし，患者は練習を実施するなかで，術後の自分の状態を想像することになり，そして，行動ができるようになることで自信を得る．このため，術前練習は手術に向けた心理的準備であるともいえる．

a. 術前練習の目標

　術前練習の目標は，患者が，①回復促進および術後合併症予防のための行動を術後期に行う必要性および行動の具体的方法を理解でき（理解），②その行動を実際に実施できるようになる（行動獲得），ことである．

b. 術前練習の方法

　アセスメントの結果から，どのような練習が必要かを明らかにする．そして，患者に，なぜ術前に練習を行う必要があるのかをわかりやすく説明する．

　多くの場合，手術を受ける前の患者にとって，呼吸をすることや咳をすること，ベッドから起き上がることは，何の問題もなく実施できることである．大切なのは，「自分は術後にこういう状況になるのだな」と，患者自身が術後の状態を想像し，それをふまえて練習することである．まず術後の状況のイメージ化を促し，そのイメージの下に練習を促す．たとえば，術後は，苦痛を軽減し有効な咳ができるよう術創に手を当てて咳を行う．このため，術前の排痰練習では，実際に術創のできる場所を説明し，その部分に術創がある自分をイメージしてもらい，そしてその部分に手を当てて咳をするよう指導する．

4 ● 手術前期の患者の家族への支援

　家族員の1人が手術を受けるという事態は，患者本人のみならず，その家族員にとっても大きな影響をもたらす．さらに近年は，在院日数短縮化の影響から，手術直前まで患者は自宅で手術に向けた準備を進める．このため，患者を支える家族員は，大きな身体的・心理的・社会的負担を抱えることになる．しかし家族は，家族員の総和以上のエネルギーをもち，不安定な状態から安定した状態に回復するための適応力をもっている．手術前期の家族に対する看護の目標は，家族員それぞれが力を結集し，周手術期をとおして患者を支えることのできる体制をつくりあげることができるよう支援することである．

　できるだけ早く家族と連絡をとり，看護師は家族の支援者であることを積極的に伝え，家族との信頼関係をつくりあげる．家族員の気持ちや不安を十分に受け止め，まずは家族員が自身の不安を軽減できるよう支援する．そのうえで，家族員が患者をうまく支援できるようになるために，患者が手術に向けた準備を行ううえでどのような支援を必要としているかを説明する．さらに，役割の調整や家族内のコミュニケーションの促進など，周手

術期をとおして患者を支えることのできる体制を家族がつくりあげることを支援する．また，家族員は身体的にも疲労を抱える場合が多い．疲労がたまるともてる力が十分に発揮できなくなるため，家族員が疲労を軽減できるよう支援することも重要である．

5 ● 手術室看護師による術前訪問

　　患者の心理的準備を促すために，手術室看護師による術前訪問が行われる．病室を訪問した手術室看護師は，まず，自己紹介をし，手術室内で一番身近にいる援助者であることを伝える．そして，手術室の環境，麻酔導入・覚醒のプロセスなど，手術室を中心とした内容について説明を行う．また，深呼吸など，術直後から実施する必要のある合併症予防のための行動を説明し，行動獲得への動機づけを行う．患者の疑問や質問に答えながら，手術に対する心の準備を促す．一方，術前訪問は手術室看護師にとっては，術中，術直後の変化を予測し，早期発見・早期対処を可能にするためのアセスメントの機会でもある．なお近年，これらの支援は，患者の入院後ではなく，手術室看護師が外来（周術期管理センターなど）に出向き，患者の入院前に行うことも増えてきている．

D.　手術前日の看護

a.　皮膚の準備
（1）皮膚の保清
　　皮膚を清潔にし，手術部位感染（surgical site infection：SSI）を予防するために，入浴，洗髪，爪切りを促す．入浴できない患者には清拭を行う．
（2）除　毛
　　手術部位あるいは周辺の体毛が手術の支障となる場合を除き，術前の除毛は行わない．除毛を行う場合は，サージカルクリッパーを用いて行う（手術室入室後など，できるだけ手術直前に行うことが推奨されている）．カミソリによる剃毛は，サージカルクリッパーによる方法と比べると，手術部位感染を高めることが報告されているため，行わない．
（3）臍処置
　　術創が臍周辺である場合は，手術部位感染を予防するため，臍処置を行う．オリーブ油を用いて柔らかくなった臍垢を綿棒などでていねいに取り除く．
b.　消化管の準備
（1）食事と水分の制限
　　麻酔導入時の嘔吐による誤嚥を予防するため，食事と水分が制限される．制限内容を確認して患者に説明し，実施できるよう支援する．全身麻酔の場合は，食事は夕食後以降禁止，水分は手術当日より禁止となる場合が多い．しかし，長時間の絶飲食は患者に口渇感や空腹感などの苦痛を与え，脱水や周手術期の合併症を増やす可能性があるとし，現在，術前絶飲食時間を見直す動きが広まりつつある[4]．日本麻酔科学会の示す術前絶飲食時間を表Ⅱ-2-6に示す．
（2）緩下薬・腸管洗浄薬の内服・浣腸
　　術後の腸管麻痺の予防，また，腸管を切除する手術においては，腸内容物による汚染防

表Ⅱ-2-6　術前の絶飲食時間

摂取物	絶飲食時間
清澄水：水，茶，アップルジュースあるいはオレンジジュース（果肉を含まない果物ジュース），コーヒー（ミルクを含まない）など	麻酔導入2時間前まで摂取可能
母乳	麻酔導入4時間前まで摂取可能
人工乳・牛乳	麻酔導入6時間前まで摂取可能
固形物	示さない*

・適応：全身麻酔，区域麻酔，鎮静，鎮痛を要する待機的手術患者．ただし，消化管狭窄患者，消化管機能障害患者，気道確保困難が予想される患者，緊急手術患者，リスクの高い妊婦などは患者の状態に合わせて対応．
・術前診察：誤嚥のリスクについて情報収集し，本ガイドラインの適応か否か判断する．

*エビデンスが不十分などの理由から示されていない．欧米のガイドラインでは，軽食（トースト＋清澄水）については摂取から麻酔導入までは6時間以上，揚げ物，脂質を多く含む食物，肉の場合は8時間以上空ける必要があるとされている．
〔日本麻酔科学会：術前絶飲食ガイドライン（2012年7月制定），p.1-3，〔https://anesth.or.jp/files/pdf/kangae2.pdf〕（最終確認：2022年12月13日）を参考に作成〕

止，腸管吻合部の安静などを目的に，腸管洗浄が行われる．必要性や方法を患者に説明し，安全・安楽に実施する．

c. 休息・睡眠・心理的安定への支援

今日では，手術前日が入院日当日であることも多く，手術を前にした緊張に入院による緊張も加わり，患者は強い緊張状態におかれる．そのうえ，次々に行われる術前処置によって患者の緊張はさらに強まる．術前日の術前処置はできるだけまとめて手際よく行い，患者を疲労させないよう，また，休息できる時間を確保する．静かで温かな環境を準備し，ゆっくりとくつろぐことができるよう支援する．手術前夜の睡眠は，心身の安定を図り，順調な回復を促すうえで重要である．必要時は睡眠薬を内服できるよう支援し，十分な睡眠を確保できるようにする．

コラム

消毒薬を用いたシャワー浴/入浴

近年，多くの研究が，消毒薬を用いた手術前シャワー浴は皮膚の細菌コロニー数を減少させることを明らかにしている．たとえば，700名以上の患者に手術前に2回，消毒薬を用いたシャワー浴を行ってもらった研究では，消毒薬としてポビドンヨードを用いた場合，トリクロカーボンを含んだ石けんを用いた場合，クロルヘキシジンを用いた場合，細菌コロニー数は，それぞれ1.3分の1，1.9分の1，9分の1に減少した．消毒薬を用いたシャワー浴は，皮膚の細菌コロニー数を減らしても，手術部位感染（SSI）の発生率を減らすというエビデンスはまだ存在しないが，米国疾病予防管理センター（Centers for Disease Control and Prevention：CDC）の手術部位感染防止のためのガイドライン1999（1999年）[i]では，このような研究の結果に基づき，手術前患者に対する皮膚の準備方法として，"少なくとも手術前夜には消毒薬によるシャワー浴/入浴を行う"ことを推奨している．しかし，2017年のガイドライン[ii]では"少なくとも手術前夜には石けん（抗菌薬または非抗菌薬）または消毒薬によるシャワー浴/入浴を行う"とされ，抗菌薬ではない普通の石けんによるシャワー浴/入浴でもよいとされた．WHOのガイドライン（2018年）[iii]でも手術部位感染の発生を減らすかどうかにおいて抗菌薬を含む石けんの使用と普通石けんの使用に差はないとしている．

引用文献
i) Mangram AJ, Horan TC, Pearson MJ, et al: Guideline for Prevention of Surgical Site Infection. Am J In-fect Control **27**(2): 97-132, 1999
ii) Berrios-Torres SI, Umscheid CA, Bratzler DW, et al: Centers for Disease Control and Prevention Guide-line for the Prevention of Surgical Site Infection, 2017. JAMA Surg **152**(8): 784-791, 2017
iii) World Health Organization: Preoperative Bathing. Global guidelines for the prevention of surgical site in-fection, 2nd ed, p.58-62, 2018

E.　手術当日の看護

　患者が安全・安楽に手術を受けることができるよう，最終的な準備を整え，手術室看護師に患者を引き継ぐ．

a.　一般状態の確認

　バイタルサイン（体温・血圧・脈拍・呼吸）を測定する．38℃以上の発熱や180 mmHg以上の収縮期血圧などでは手術が中止となる場合もあるため，医師に報告する．

b.　消化管の準備

　飲食飲水の制限が守られているか確認する．胃内容物が残っていると麻酔導入時の嘔吐により誤嚥性肺炎が起こりやすくなるため，食事や水分を摂取してしまった場合は必ず医師に報告する．腸管洗浄の指示がある場合は，早朝の排便の状態を確認し，指示された処置を行う．

c.　皮膚の準備

　洗顔や歯磨きを行うよう説明する．

d.　更衣・身のまわり品の除去

　排尿を済ませ，手術衣に着替えるよう説明する．義歯，ヘアピン，コンタクトレンズ，指輪などは，手術に支障があるため外すよう説明する（徒歩で手術室に入室する場合，眼鏡や補聴器は手術室入室直前で外すことが多い）．また，化粧，マニキュアなども落としてもらう．患者の装着物のなかには，カツラなど，その人の尊厳にかかわるものがあるため，取り外すタイミングには配慮が必要である．

e.　弾性ストッキングの着用

　手術の大きさ，年齢，危険因子の有無によっては，肺血栓塞栓症／深部静脈血栓症予防のために弾性ストッキングの着用を促す（p.90参照）．

f.　麻酔前投薬

　前投薬とは，麻酔が円滑に実施できるように行う麻酔前の薬剤投与をいう．前投薬の目的は不安の軽減などであり，抗不安薬や鎮静薬などが投与される．しかし，術前に本人確認を徹底する必要性などから麻酔導入前に意識レベルが低下することを避ける傾向にあり，特別な例を除いて最近は行われなくなってきている．

g.　心理的安定への支援

　手術が近づくにつれて増大してきた不安や緊張は手術当日に最高に達する．少しでも穏やかな時間が過ごせるよう，静かで温かな環境をつくる．てきぱきと術前準備を整える看

護師は，準備が着々と整っているという感覚を引き起こし，患者に安心感をもたらすが，一方で患者は，自分に目を向けてくれているのかと不安も抱きやすい．意識的に患者の顔を見たり触れたりして，「あなたを気にかけ，いつもそばにいますよ」というメッセージを伝えることで，患者に心理的安定をもたらす．

h. 手術室への移送と手術室看護師への引き継ぎ

(1) 安全な移送

最近は前投薬を行わないことも多いため，徒歩や車椅子で手術室に入室する患者も多い．緊張や不眠，術前処置による疲労などによって転倒などの危険性もあるため，安全に手術室に入室できるようにする．前投薬を投与した場合は，ストレッチャーを用いて移送する．前投薬の副作用（呼吸抑制など）の出現に注意し，転落のないよう必ず柵を上げる．徒歩による入室であってもストレッチャーによる入室であっても，患者の不安や緊張は極度に高まっている．患者の不安や緊張を緩和するために，落ち着いたトーンで声をかけながら移送する．また，患者の取り違えを防ぐために，1人の看護師が1人の患者を責任をもって移送する．

(2) 引き継ぎ内容

まず，患者に自分の氏名をフルネームで名乗ってもらい，病棟看護師と手術室看護師とで電子カルテとネームバンドのバーコードを照合し本人であることを確認する．また，手術予定部位/左右を患者に言ってもらう，あるいは指さしてもらうことで，患者の間違いや部位/左右の間違いを防ぐ．

手術同意書，麻酔同意書，輸血などの同意書，心電図，X線検査画像などの持参物を手術室看護師に手渡す．そして術前から術中・術後へと患者のケアを継続するために，電子カルテや手術患者申し送りチェックリスト（図Ⅱ-2-4）などを使って双方で以下の情報を確認する．①患者に関する基本事項（氏名，年齢，病名，予定術式など），②身体的準備状況（皮膚や消化管の準備状況，前投薬の投与，身体的状態を改善するために行った取り組みとその結果など），③心理的準備状況（手術の受け止め，不安など），④術中・術直後に予測される問題．

患者にとって手術室は見知らぬ場所であり，患者は，手術室の医療者たちが自分をよく理解してくれているだろうかと不安を感じる．病棟看護師と手術室看護師の間で意思疎通が十分図られており，自分の情報はもれなく手術室看護師に伝わったと思えるような働きかけが重要である．

第Ⅱ章　学習課題

1. 手術前期における看護の目標を説明してみよう
2. 手術前患者に対するアセスメント（心理状態，手術・麻酔に伴うリスク）の目的と方法を説明してみよう
3. 術前オリエンテーション，手術・麻酔に伴うリスク低減に向けたケア，術前練習の目的と方法を説明してみよう
4. 手術前日および当日における看護のポイントを説明してみよう

手術患者申し送りチェックリスト

病棟名 _____　ID _____

科名 _____　氏名 _____

手術日 _____　性別 _____　年齢 _____

		病　棟	手術室	回復室/ICU
持参品	手術同意書			
	輸血同意書			
	DVT 予防説明書			
	麻酔同意書			
	禁煙意思確認票			
	術中投与薬 （電子カルテで確認）			
	個人の持参品			
付添者	付添者と所在			
項　目				確認者サイン
術前チェック項目	リストバンド			
	爪切り/マニキュア	不要 / 済		
	臍処置	不要 / 済		
	髭剃り	不要 / 済		
	時計・指輪			
	ピアス・ネックレス			
	コンタクトレンズ・化粧			
	義歯	無 / 有（外した / 装着して入室 / 持参）		
	マーキング （ストーマサイトマーキング含）	不要 / 有（部位：　　　　　　）		

図Ⅱ-2-4　手術患者申し送りチェックリストの例

▌引用文献▌

1）日本麻酔科学会・周術期管理チーム委員会（編）：周術期管理チームとは．周術期管理チームテキスト，第4版，p.3-12，2020
2）日本麻酔科学会：周術期禁煙プラクティカルガイド（2021年9月15日制定），p13，〔https://anesth.or.jp/files/pdf/kinen-practical-guide_20210928.pdf〕（最終確認：2022年12月13日）
3）飯田宏樹：周術期禁煙と麻酔．日本臨床麻酔学会誌 **33**（5）：709-718，2013.
4）日本麻酔科学会：術前絶飲食ガイドライン（2012年7月制定），〔https://anesth.or.jp/files/pdf/kangae2.pdf〕（最終確認：2022年12月13日）

第III章

手術期の看護

1. 手術期における看護師の役割を理解する
2. 麻酔・体位固定による身体への影響を理解し，合併症予防，早期発見のための援助を説明できる

1 手術期の看護とは

この節で学ぶこと

1. 入室から退室までの手術期のプロセス，およびその間に行われる手術室看護の概要を理解する
2. 手術室におけるチーム医療の重要性，器械出し看護師・外回り看護師の役割を理解する
3. 清潔域・不潔域の区分を学び，清浄環境を維持するための動線管理の必要性を理解する
4. 手術室内設備の特徴を理解し，手術室環境を考慮した看護の要点を理解する
5. 清潔域や滅菌物の清潔を維持するための留意点を理解する

A. 手術期のプロセスと看護

　ここではまず，患者がたどる手術期の大まかなプロセスと，その間に行われる手術室看護の概要を解説する．**図Ⅲ-1-1** に示すように，患者が手術室に入室するところから手術期は始まる．麻酔が無事に導入されると，患者は手術に適した体位に固定され，手術開始となる．手術が終わると体位の固定が解除され，麻酔から覚醒した後，退室となる．手術期の看護において，プロセス全体をとおして最も大切なことは，「患者に対し心身の手術侵襲が最小限になるように看護を実践できる」ということである．以下に概要を示す（▶詳細については次節を参照）．

(1) 入室時の看護

　入室時は，マスクを外して笑顔で患者に挨拶（**図Ⅲ-1-1a**）し，常に患者のそばに寄り添い不安や苦痛を表出しやすい環境をつくる．また，入室してきた患者の一般状態の把握に努める．さらに，ネームバンドなどを用いて，患者氏名を確認し，患者誤認防止に努める（**図Ⅲ-1-1b**）．

(2) 麻酔導入時の看護

　患者の手を握るなど不安緩和に努めるとともに，バイタルサインに注意し，麻酔導入時に起こる危険性を予測しながら患者の安全・安楽に努める．また，麻酔導入が円滑に進むように，麻酔科医が行う処置の介助を行う．

(3) 体位固定時の看護

　術前情報（患者の関節可動域・皮膚状態や神経障害の有無など）を基に，手術野が確保でき，長時間の体位固定で皮膚障害や神経障害を生じないような固定法を工夫し実施する．

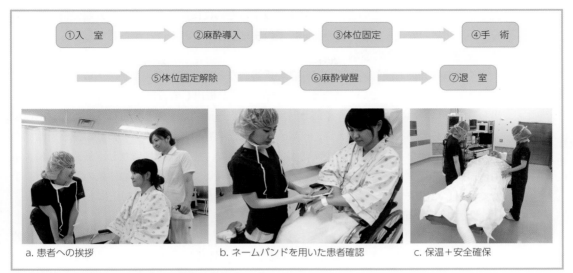

図Ⅲ-1-1　患者入室から退室までの主な流れ

| ①入　室 | ②麻酔導入 | ③体位固定 | ④手　術 |
| ⑤体位固定解除 | ⑥麻酔覚醒 | ⑦退　室 |

a. 患者への挨拶　　b. ネームバンドを用いた患者確認　　c. 保温＋安全確保

術者や麻酔科医とともに，適切な看護用品を用いて行うことが必要である．

(4) 手術中の看護

　手術チームで連携を取り合い，手術が安全で円滑に実施できるよう，患者の観察や手術の進行に合わせた器材準備，手術器械の受け渡しなど役割を遂行する．

(5) 体位固定解除時の看護

　術者，麻酔科医とともに，点滴やドレーンなどが抜けないよう注意をしながら，安全に体位を戻す．体位固定解除後は，全身の皮膚の状態を観察する．また，麻酔覚醒後，神経障害の有無を確認する．

(6) 麻酔覚醒時の看護

　麻酔から安全で円滑に覚醒できるよう患者のそばに立ち，麻酔科医の介助を行う．覚醒時は患者の状態が不安定なため，患者の反応やバイタルサインを観察し，シバリング（悪寒・戦慄）を生じないよう保温に努める（図Ⅲ-1-1c）．

(7) 退室時の看護

　患者の覚醒状態や身体状態を再度観察し，患者の状態や手術に関する情報を病棟看護師へ提供する．

B. 手術室看護師の役割

a. 手術室におけるチーム医療

　手術室では，患者が最良な状態で手術を受けることができるように，術者である外科医，麻酔科医，器械出し看護師，外回り看護師，臨床工学技士などが1つのチームを構成して，手術を遂行している．チームメンバーは，それぞれの役割を果たすだけでなく，連携体制を発揮しながら手術で起こりうる危険因子に予測的に対応し，生命の安全保障と円滑な手術遂

行を目標としている．このような目標を達成するためには，術前からチーム間で情報の共有を行い，患者の安全・安楽・安心に向けての検討を行っておくことが必要である．

b. 器械出し看護師の役割

古くは直接介助看護師，あるいは手洗い看護師などとよばれていたが，主に手術中の器械を受け渡す業務を行っていることから，現在は，「器械出し看護師」とよばれている．器械出し看護師は，次の手術展開を予測し，手術進行が円滑で効果的となるよう，確実で迅速な介助を行う必要がある．たとえば，術者が手術操作を容易に行えるように，器械を手渡すタイミングや方向などの配慮・工夫が必要である．また，感染防止に留意し，無菌操作による手術器械の準備や，手術中の清潔状態維持を行う．適切な使用方法での器械の取り扱い，手術で使用した器械や医療材料のカウントの一致など体内への異物残留防止にも努めている．

c. 外回り看護師の役割

古くは間接介助看護師とよばれていたが，術前・術中・術後をとおして，手術を直接的ではなく外からサポートすることから，現在では「外回り看護師」とよばれている．常に手術進行や患者の状態把握に努め，手術が安全で円滑に遂行するよう，優先度を考慮しながら業務を行っている．その主な業務は，必要な器械や材料の補充，医療機器の操作および点検，適切な体位固定の保持，そのほか他部門との調整などである．また，手術患者や家族の擁護者あるいは代弁者として，患者を守る役割もある．

手術全体を見渡しながら動く外回り看護師は，チームが円滑に稼働できるうえでのリーダー的な役割を担っているほか，術中の看護記録の記入や病棟看護師への申し送りなど，患者が継続した看護をスムーズに受けられるようにするための業務も遂行している．

C.　手術室看護師が行うアセスメントと看護

手術室看護師は術前・術中・術後をとおしてさまざまな情報を収集し，その1つひとつをアセスメントしながら看護を行っている．

a. 術　前

術前には手術室看護師（主に外回り看護師）が，患者情報として，既往歴や術前バイタルサイン，知覚や認知障害，四肢の関節可動域，しびれ，麻痺など体位固定に関するリスク要因や褥瘡，深部静脈血栓症に関する危険因子，薬剤やラテックスなどのアレルギーの有無，手術に対する不安や看護師への要望の有無などを電子カルテや術前訪問により情報収集し，患者へ適切な看護が提供できるように努めている．たとえば，言語障害のある患者にはボードやパンフレットを用いて説明方法を工夫したり，麻痺や関節拘縮を認める場合は移動方法や体位固定方法を検討したりするなど，患者の負担や影響が最小限となるよう情報をアセスメントし，看護実践に役立てている．

また，器械出し看護師は手術申し込みより手術の内容や必要な器材を確認し，必要時，手術チームのメンバーが集まり事前の打ち合わせを行いながら，安全で円滑に手術が実施できるよう準備を行っている．

b. 術　中

術中は，外回り看護師がバイタルサインや手術進行，適切な体位固定の維持などに問題

がないかを定期的に確認し，必要時，術者や麻酔科医と連携をとりながら調整を図っている．

c. 術　後

　術後は，外回り看護師が疼痛（とうつう）の有無や覚醒状態，呼吸・循環状態，水分出納バランス，手術体位固定による皮膚・運動・知覚障害などの有無，ドレーン固定や排液状況など手術後の患者の状態を把握し，これらを病棟看護師へ申し送り，継続看護へ活かしている．

D.　手術室環境

1 ● 手術室の構造

　手術室は，手術環境に必要な空気清浄度が維持でき，放射線照射による被曝（ひばく）を防護できる安全性を備えた設備が整えられている．また，手術を実施するうえで連携を必要とする輸血部や材料部，病理部などと隣接した構造となっている．

▶清潔域・不潔域の区分と動線管理

　手術室は，高度清潔区域（バイオクリーン手術室）・清潔区域（手術室・手洗い場など）・準清潔区域（器材・機器の保管場所など）・不潔区域（手術室入り口付近）に分類され，各区域に則った管理を行うことで，微生物や塵埃（じんあい）による害を防いでいる．手術室内の清浄環境を維持するためには，清潔・不潔区域を理解し，汚染物が清潔域と交差することのないよう，定められた動線で行動することが必要である（**図Ⅲ-1-2**）．

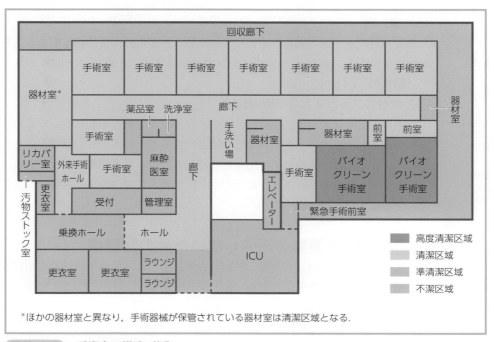

*ほかの器材室と異なり，手術器械が保管されている器材室は清潔区域となる．

図Ⅲ-1-2　手術室の構造（例）

2 ● 室内環境

(1) 電源の設置

手術室の電気は，人体への感電の危険性を回避するため，絶縁のほか，アースをとることが必要とされる．ゆえに手術機器は3Pプラグで，3Pコンセントとなっている．電源には，停電などに備えた非常用自家発電と，付属のバッテリーで発電機の起動までの間も途切れることなく電力を供給し続ける無停電電源の2種がある．

(2) 面　積

とくに基準はなく，一般手術室は，6m×6mで36m²の広さとなっていることが多い．多数の手術器械や医療機器を必要とする手術については，60〜100m²前後の手術室が使用される．

(3) 温度と湿度

身体を露出したときに適切な温度と湿度であるように，手術室内は温度22〜26℃，湿度50〜60％に保持する．乳児の場合は温度26〜27℃，湿度50〜60％に保持する．また，体温調節機能が低下した高齢者や特別な状態のときには，個別に調節する．

(4) 空　調*

室温調整を行うだけでなく，常に清浄な空気が手術室内から廊下へと一方向に流れるよう陽圧を維持することによって，感染の危険を最小にする．また，空気感染症を伴う患者の手術の場合は，空気が室外へ流れることによる汚染を防ぐために，陰圧を維持する．手術中は，清浄な空気が送り込まれる天井の吹出し口の下に手術台を設置するとともに，外へ排出する空気の流れを妨げないよう室内の排気口前には物を置かない．

このように厳重な空調管理がなされていることを理解し，空気の乱入や微生物を運び込む原因となるドアの開閉は，最小限にしなければならない．

(5) 照　明

患者の状況を一定の条件下で把握するために，手術野は常に同じ明るさと色調を保つことが必要である．照度は，1,000ルクス前後を基準とし，術野は20,000ルクス以上の無影灯（図Ⅲ-1-3）が用いられる．

(6) 患者のストレスとなる環境要因

手術室の特殊な環境は，患者にさまざまな不安や恐怖を抱かせる．とくに室内に設置してある手術台や麻酔器，無影灯などを実際に見ることによって，緊張がさらに増すことが多い．できるだけ，機器による圧迫感を感じさせないよう配慮するとともに，手術による不快な音にも注意を払うことが必要である．また，皮膚の露出や部屋のドアの開閉を最小限にすることなどに留意する．

3 ● 清潔域・滅菌物を汚染しないための留意点

手術室では，器械出し看護師・外回り看護師ともに，手術室専用の衣服に着替え，マスクと帽子を着用し，衛生学的手洗いをして入室する．

---

*さらに，大気中の塵埃数を減少させるために，ヘパ（HEPA）フィルター（計数法99.97％以上）や高性能フィルター（比色法90％以上）を使用し，換気回数を設定する．これにより，バイオクリーン手術室ではクラス100，一般手術室はクラス10,000（NASAクラス：米国航空宇宙局の基準で，1立方フィートの空気中に0.5μmの埃が，それぞれ100個，10,000個以内であること）など，空気清浄度を一定に保つことができる．

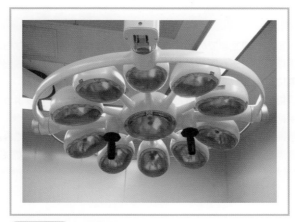

図Ⅲ-1-3　無影灯

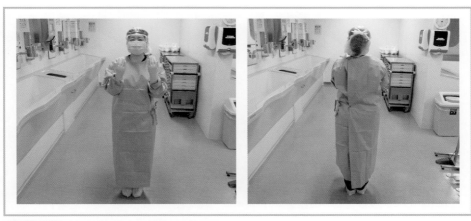

図Ⅲ-1-4　滅菌ガウンの清潔域・不潔域
滅菌ガウンの清潔域は，胸部から清潔手術野の高さまでの前面と肘上部からガウン袖口までとする．袖口は不潔域であり，滅菌手袋で常に覆っておかなければならない．襟足，肩，腕の下部分（清潔手術野の高さより下部分），およびガウンの背側は不潔域と考える．

　さらに器械出し看護師は，手術時手洗い後，ゴーグルをつけ，滅菌ガウンや手袋をガウンテクニックに基づいて着用し，手術の介助を行う．介助時はガウンの清潔域・不潔域（**図Ⅲ-1-4**）を理解し，不潔域に触れないよう注意して手術器械を取り扱う．また手術中は，不潔操作の実施後や悪性臓器摘出後などに手袋交換を行い，清潔域の維持に努める．

学習課題

1. 入室から退室までの間に行われる看護には，どのようなものがあるか説明してみよう
2. 手術室でチーム医療が必要な理由について，また，器械出し看護師・外回り看護師の役割について説明してみよう
3. 手術室における清潔域と不潔域とはどこか説明してみよう
4. 手術室での動線管理はなぜ必要か説明してみよう
5. 手術室における温度・湿度，空調管理の特徴を説明してみよう
6. 清潔域や滅菌物の清潔を維持するための留意点について説明してみよう

手術期の看護の実際

この節で学ぶこと

1. 全身麻酔，局所麻酔の種類と特徴，主な薬剤を理解する
2. 手術中の各種モニタリング項目の特徴や目的，正しい装着方法と評価方法を理解する
3. 体位によって生じやすい神経障害や呼吸・循環の変動を理解する
4. 全身麻酔導入時および気管挿管の合併症と看護の要点を理解する
5. 手術中に起こりうる合併症や事故を理解し，手術中の看護のポイントを理解する
6. 抜管前後の観察項目と看護の要点を理解する
7. 手術終了時の全身清拭の目的と看護の要点を理解する
8. 術後訪問の意義と手術室看護師の役割を理解する

A. 麻酔導入時の看護

1 ● 麻酔とは

　手術における麻酔のかつての役割は，手術操作に伴う表在部の痛みをとることや患者の意識をなくし術中の体動を防ぐという比較的単純なものであった．しかし現在では，加えて，患者の呼吸・循環・代謝・体液管理を行い，手術侵襲に対して生体の内部恒常性を維持することが麻酔の重要な役目となっている．

2 ● 全身麻酔

2-1）定義と適用

　患者の意識を消失させ記憶のない状態をつくり，生体に加わる侵襲刺激を感じないように鎮痛状態をつくること，そのために薬剤を中枢神経に作用させ麻酔効果を得る方法が全身麻酔である．中枢神経に薬剤を作用させる際，現在のところ，純粋に鎮痛効果のみが得られる全身麻酔薬はないため，必ず鎮静（意識消失）効果がみられる．

2-2）投与経路

a. 吸入麻酔

　吸入麻酔薬を用いて気体として口，鼻，気管を通じて肺へと吸入させ，肺胞から血液に溶けこむことにより，血流で脳へ運ばれ全身麻酔状態をつくりだす麻酔法である．濃度の調節が容易かつすみやかであるため，麻酔の導入や覚醒もすみやかとなるのが特徴である．ガス麻酔薬の代表的なものとしては亜酸化窒素（笑気®），揮発性麻酔薬（常温で液体）の

代表例としてはセボフルラン（セボフレン®）やイソフルラン，デスフルラン（スープレン®）がある．

b. 静脈全身麻酔

静脈内に麻酔薬を投与し，中枢神経に作用させる．

①鎮静効果：麻酔導入薬として，チオペンタールナトリウム（ラボナール®）とプロポフォール（ディプリバン®）が使用される．

②鎮痛効果：レミフェンタニル塩酸塩（アルチバ®）は麻薬性鎮痛薬で，血行動態に影響が少ない．

③鎮静効果と鎮痛効果：ケタミン塩酸塩（ケタラール®）は，皮膚，筋肉，骨に対して強い鎮痛効果が期待できる．

2-3）主な合併症

a. 血圧の異常

麻酔薬の作用による交感神経遮断によって血管が拡張するため，血圧が低下する．加えて心臓収縮力の低下も生じる．

b. 体温の異常

手術による緊張のために末梢血管が収縮する．患者の熱量の多くは中枢に存在しており，中枢温と末梢温の温度差はかなり大きくなる．ここに麻酔薬によって急激な末梢血管拡張が起きると，熱容量が中枢から末梢に移動し，末梢温は急激に上昇し中枢−末梢温度較差は減少する．体内全体の熱容量はそれほど変化しないが中枢温は急激に低下する．

全身麻酔によって悪性高熱症が生じることがある．**悪性高熱症**とは，骨格筋のリアノジン受容体の遺伝的異常による骨格筋の Ca^{2+} 代謝異常である．この遺伝的素因を有する患者の麻酔中に起こる．骨格筋の硬直とけいれんが出現し熱産生が増加する．最初に筋硬直が出現することが多く，その後，頻脈と呼気終末二酸化炭素分圧（$ETCO_2$）の上昇，筋弛緩薬の効果持続時間の短縮，不整脈，血圧低下，体温は15分で0.5℃以上上昇し40℃以上の高体温，ミオグロビン尿（赤褐色），チアノーゼが出現する．死亡率は10〜20％で，心停止をきたすこともまれではない[1]．

3 ● 局所麻酔

3-1）定義と適用

痛覚伝導を可逆的に遮断し，意識の消失を伴わずに身体の一部あるいは脊髄の分節単位で痛覚を取り除くのが**局所麻酔**である．

3-2）投与経路と主な合併症

a. 局所浸潤麻酔

抜歯などにおいて手術部位に直接局所麻酔薬を浸潤させる方法である．リドカイン塩酸塩（キシロカイン®），ブピバカイン塩酸塩水和物（マーカイン®），ロピバカイン塩酸塩水和物（アナペイン®），レボブピバカイン塩酸塩（ポプスカイン®）があり，後三者のほうが効果時間は長く，力価が高い．

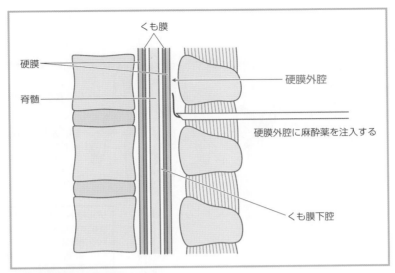

図Ⅲ-2-1　硬膜外麻酔
解剖学的に脊髄から外に向かって，くも膜下腔（髄液が貯留している腔），くも膜，硬膜
（くも膜と密着している），硬膜外腔という順に位置している.

口唇・舌など局部のしびれ，めまいなどの合併症があり，けいれんや血圧低下，チアノー
ゼ，不整脈などにいたる場合もある.

b. 神経ブロック

　脊髄神経とその分枝に対して行われ，ブロックしたい神経の周囲に局所麻酔薬を浸潤さ
せる．ロピバカイン塩酸塩水和物は運動神経に比べて知覚神経を強く遮断し，効果時間も
長く，ブピバカイン塩酸塩水和物に比べ毒性が低い.

　神経損傷や，血管内への局所麻酔薬注入で中毒，気胸などの合併症がある.

c. 硬膜外麻酔

　脊髄に出入りする神経は必ず硬膜外腔（脂肪組織と血管に富む）を通るため，ここに局
所麻酔薬を注入することにより麻酔効果を得る方法である（図Ⅲ-2-1）．リドカイン塩
酸塩，ロピバカイン塩酸塩水和物，レボブピバカイン塩酸塩などが使用される.

　頸部，胸部，腰部，仙骨裂孔のどこでも行え，麻酔レベルが調節しやすく希望する脊髄
分節（図Ⅲ-2-2）の麻酔が可能である．また，呼吸，循環抑制が少なく，カテーテルを
硬膜外腔に留置する持続硬膜外麻酔として術後の鎮痛にも効果的である.

　合併症として，交感神経遮断による血圧低下がある.

（1）穿刺部位による麻酔範囲と合併症

・頸部：第7頸椎（C7）と第1胸椎（T1）の間のスペースが最も広く，C7の棘突起が背
　骨側に突出しているため確認が容易である．主に頸部，上肢，胸部の手術に適用される.
　麻酔により胸髄（T1からT4）の交感神経節を遮断することで，大血管や心臓の反射性
　反応が影響を受けるため，心拍数が減少する.

・胸部：左右肩甲骨下端を結ぶ線上が第7胸椎（T7）の棘突起である．主に胸部，上腹部，
　下腹部の手術に適用される（上腹部手術ではT1以下，下腹部（子宮，卵巣）手術では

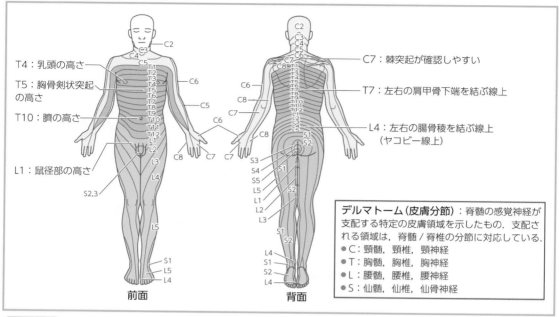

前面　背面

デルマトーム（皮膚分節）：脊髄の感覚神経が
支配する特定の皮膚領域を示したもの．支配さ
れる領域は，脊髄/脊椎の分節に対応している．
● C：頸髄，頸椎，頸神経
● T：胸髄，胸椎，胸神経
● L：腰髄，腰椎，腰神経
● S：仙髄，仙椎，仙骨神経

図Ⅲ-2-2　デルマトーム（皮膚分節）

T4以下のレベルで麻酔を効かせる必要がある）．神経ブロックによる影響はわずかで，
心拍数は減少するが，心収縮力の低下はわずかである．しかし，心不全患者では著明に
低下する．

・腰部：左右の腸骨稜を結ぶヤコビー線上が第4腰椎（L4）の棘突起である．主に下腹部，
鼠径部，殿部，下肢の手術に適用される（泌尿器科手術や下肢手術では，T10以下での
麻酔が必要である）．交感神経ブロックにより内臓血管が拡張され，心臓への静脈環流
が減少して心拍出量が維持できないために血圧低下が著明となる．

・仙骨部：小児の鼠径ヘルニア，停留精巣，会陰や下肢などの手術に適用され，全身麻酔
と併用する．針の先が第2仙骨（S2）棘突起を越えないよう仙骨裂孔から硬膜外腔に
注入する．血管内注入すると，けいれんや心停止などの局所麻酔中毒を起こす可能性が
ある．

（2）効果の判定

交感神経（血管拡張など）から感覚神経（温冷覚，痛覚，触覚，圧覚の順），そして運
動神経の順に麻痺していくことをふまえ，麻酔の効果を確認する．

d.　脊髄くも膜下麻酔（脊椎麻酔）

くも膜下腔に局所麻酔薬を注入し，脊髄神経の起始部でブロックする方法である
（図Ⅲ-2-3）．通常，脊髄は第1腰椎（L1）の高さまであり，脊髄損傷を避けるためこの
レベル以下で穿刺する．ヤコビー線（L4）を目安にする．くも膜下腔への穿刺は髄液の
流出で確認する．器具も少なく手技が簡便で，硬膜外麻酔に比べ発現が早く，筋弛緩作用
が強い．局所麻酔薬は，髄液に対する比重から高・等・低比重液があり，ブピバカイン塩
酸塩水和物が主流である．

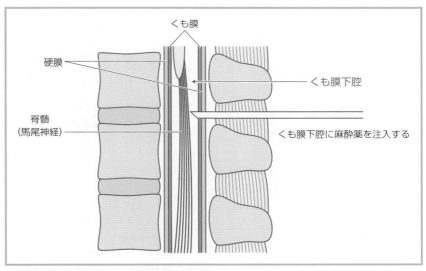

図Ⅲ-2-3　脊髄くも膜下麻酔（脊椎麻酔）

　合併症として，血圧低下，呼吸停止，悪心・嘔吐，頭痛がある．交感神経の遮断が硬膜外麻酔より強いため，血圧低下が著しい．また，胸神経や横隔神経が遮断され，肋間筋や横隔膜が麻痺して呼吸停止に陥る．悪心・嘔吐の原因ははっきりしないが，手術操作による迷走神経刺激，胃蠕動運動の亢進，低血圧などが考えられる．頭痛は穿刺後の硬膜の穴から脳脊髄液が漏れ，脳脊髄液圧が低下して引き起こされる．

B. 手術中の看護

1● 入室時の留意点

　手術室入室時の主な確認事項は次の4点である．

①患者本人に間違いないか
②疾患名，術式，手術部位
③手術室に搬入した資料・薬剤・血液などがその患者のものか
④術前訪問後から現在（入室直前）までに生じた特記事項の有無

　入室予定時間に手術室入口まで患者を迎えに行き，マスクを外し笑顔で対応する．手術室内に音楽を流し，直接素肌に触れるストレッチャーを温かくしておくなど，聴覚や触覚をとおして緊張感を和らげる．また，環境音（金属音やアラーム音など）を立てないよう配慮する．ストレッチャーやベッドで入室する場合は，転落を予防するため，必ず両サイドに看護師や医師が付き添う．

2● モニターの装着 （表Ⅲ-2-1）

　手術室では，手術や麻酔による患者の呼吸・循環・代謝・体温などのバイタルサインの

表Ⅲ-2-1　モニター類の基準値

モニターされる項目	基準値
心電図	・心拍数：60～100回/分 　（60回/分以下は徐脈，100回/分以上は頻脈） ・洞調律である ・STが基線上にある ・心室性期外収縮は7拍/分以下
血圧	・収縮期血圧：90～150 mmHg ・拡張期血圧：40～90 mmHg ・平均血圧：50～150 mmHg
呼気終末二酸化炭素分圧（$ETco_2$）	・35～45 Torr
経皮的動脈血酸素飽和度（Spo_2）	・96～100%
体温	・中枢温36.0～37.0℃（35.0℃以下は低体温） ・中枢温と末梢温の乖離がない
中心静脈圧（CVP）	・2～8 mmHg ・絶対値よりも継時的な変化が重要
麻酔深度	・40～60

変動を評価するために，生体情報モニターで一元的に把握する．患者に声をかけながら確実に装着する．以下に主なモニタリング項目について述べる．

a. 心電図

安価で非侵襲的であり，連続的に心臓の電気的活動をモニターできる．冠動脈血流の異常（心筋虚血）や心筋収縮の異常（代謝異常），心臓の機能的変化（不整脈）を知る手がかりとなり，心筋虚血の部位診断，電解質異常の診断に役立つ．また心拍変動（RR間隔の変動）の解析で，自律神経活動（とくに迷走神経）をモニターできる．

〈注意点〉

電極は皮膚に密着させる必要があり，消毒薬や血液で濡れると波形が出なくなることがある．電気メスで干渉されることもある．

b. 血　圧

非観血的な血圧測定と，動脈に直接カテーテルを留置し収縮期血圧と拡張期血圧を数値で連続的に表示する観血的血圧測定がある．手術中は両方の測定方法を組み合わせてモニタリングする．後者からは動脈血液サンプリングもできる．臓器血流（心臓，脳，肺，肝臓，腎臓）の指標として用いられ，手術中の循環モニターの中心である．モニター上には収縮期血圧と拡張期血圧のほかに平均血圧が表示される．非観血的血圧測定では平均血圧が表示されないが，「拡張期血圧＋脈圧（収縮期血圧－拡張期血圧）÷3」で算出できる．

〈注意点〉

非観血的血圧測定は，適切なサイズのカフを使用する．麻痺・浮腫・皮膚損傷側や透析患者のシャント造設側や末梢静脈ライン刺入部より末梢で測定しない．

観血的血圧測定では，遠位部の虚血，閉塞や血腫，感染の可能性がある．誤ったゼロ点校正，カテーテルの屈曲，気泡や凝血による波形のなまりに注意する．

定期的に非観血的血圧測定と観血的血圧測定を比較し，必ずしも一致しないが極端な差を認めるときは原因を追究する必要がある．

c. 呼気終末二酸化炭素分圧（ETCO₂）

　気管チューブの口側の末端に装着するカプノメーターは，非侵襲的，連続的に呼気終末二酸化炭素分圧（ETCO₂）を測定できる．二酸化炭素は細胞エネルギー代謝により産生され，血液循環，肺胞，気道を経由して呼出される．この過程においてさまざまな影響を受けるため，ガス交換，呼吸や循環，代謝の状態を知る手がかりとなる．たとえば，低換気で上昇，人工呼吸器回路のトラブル（エアリーク）で低下，悪性高熱で上昇，肺血栓塞栓症や心拍出量減少で低下する．ETCO₂ は動脈血二酸化炭素分圧（PaCO₂）よりやや低いが，相関が高いので PaCO₂ 測定の代用になる．

〈注意点〉

　サンプリングチューブの漏れ，折れ曲がり，呼気の水分で閉塞すると機能しない．波形の有無をチェックすることは非常に重要である．

d. 経皮的動脈血酸素飽和度（SpO₂）

　指先にパルスオキシメーターを装着することによって，経皮的，非観血的，連続的に動脈血酸素飽和度（SaO₂）を測定する．最も簡便で有用であり，低酸素血症（酸素飽和度90％以下）を早期に発見できる．酸素飽和度が90％のとき動脈血酸素分圧（PaO₂）は60 mmHg に相当する．経皮的動脈血酸素飽和度（SpO₂）の値と脈波が得られるということは，少なくとも末梢の指先まで血液を送り出すだけの心拍出量があることを示し，循環が保たれている指標にもなる．

〈注意点〉

　測定には脈拍が必要なため，末梢循環不全，ショック，体外循環使用時はモニタリングが不可能である．電気メス使用時，ほかのモニターラインとの交差で電気的干渉を受けることがある．インジゴカルミンなどの色素，メトヘモグロビン血症，マニキュアは吸光を阻害するため，低く表示されることがある．

e. 体　温

　中枢温と末梢温を測定する．全身麻酔の場合，皮膚温度受容器の感受性低下，神経経路の伝達性低下，産熱機能の低下，放熱機能の低下などによって恒常性が保たれにくいため，体温管理が重要であり，低体温や悪性高熱の早期発見に努める．

〈注意点〉

　中枢温は手術部位によって測定箇所を考慮する．直腸温，鼓膜温，膀胱温などがある．多いのは直腸温測定であるが，手術操作により大気に触れると低く出る場合がある．

f. 中心静脈圧（CVP）

　中心静脈に挿入されたカテーテルによって中心静脈圧（central venous pressure：CVP，右心房から約5 cm 以内の上・下大静脈の静脈圧）を測定する．CVP（＝右房圧）は右心系の前負荷（静脈環流）と右室機能（心拍出量）の指標として観察するが，血管，胸腔，腹腔など多くの因子の影響を受けるため，CVP の値そのものの有用性は限定的であり，絶対値より継時的変化の解釈が重要である．マルチルーメンカテーテルを選択すると，中心静脈からの薬剤投与も容易になる．

〈注意点〉

　CVP 単独で循環を評価するのではなく，術操作（胸腔内圧，気道内圧，末梢血管抵抗，体

位など）や血圧・心拍数など，ほかのモニターの値などと連動させて確認する必要がある．胸腔内圧を反映するため，陽圧換気中は実際よりも高値を示し，自発呼吸時には低下する．

g. 麻酔深度

麻酔深度（麻酔による中枢神経系の抑制の度合い）は，BIS（bispectral index）モニターの電極を前頭部に貼付し，生体情報モニターとは別に専用の機器で測定する．脳波や心拍数のゆらぎを解析しスコア化して表示され，「100」が覚醒状態を表す．脳波の原波形を観察することで，麻酔中の脳虚血の検出も可能である．

〈注意点〉

BISモニターは電極からわずかな電位を検出・増幅するため，しっかり貼付しているか確認する．

3 ● 全身麻酔による手術を受ける患者への看護

3-1) 全身麻酔導入時の看護

全身麻酔による手術では，麻酔導入後，すみやかに気管挿管が行われ，人工呼吸器による呼吸管理が行われる．

a. 麻酔導入の流れと看護

(1) 酸素投与

肺胞内の空気を酸素に置き換え，麻酔導入および気管挿管時に生じやすい低酸素血症に対する安全域を広げることを目的に酸素投与が行われる．パルスオキシメーターで測定される SpO_2 を参考にする（100％を目標とする）．

(2) 意識の消失

静脈麻酔薬や吸入麻酔薬の投与が一般的である．麻酔薬投与の際は患者の不安を少しでも和らげる目的で声をかけるように努める．呼名反応や睫毛反射の消失により麻酔の効果を確認する．意識消失とともに上気道閉塞や血圧低下が生じることが多いためバイタルサインの変化に注意する．

(3) 筋弛緩を得る

喉頭展開や気管挿管を容易にするために筋弛緩薬※が投与される．患者の意識消失を確認し，確実にマスク換気の準備が行われていることを確認してから投与される．

(4) マスク換気

筋弛緩薬投与後，SpO_2 を上げるためにマスク喚気を行い，良好な換気を維持する．挿管困難時には，マスク換気でしのぎ策を講じることができる．胸郭の動き，SpO_2，$ETCO_2$ の観察が重要である．

(5) 喉頭展開・気管挿管

筋弛緩が十分得られた後，気管挿管を行い気道を確保する．医師は，脈拍数の変化はモニターの同期音で把握できるが，血圧や心電図などを十分に把握できない．看護師が代わって観察し，異常時は報告する．気管への挿管が終了するまでは，マスク換気が再開で

※筋弛緩薬：全身麻酔の導入および維持に際して，気管挿管と体動・反射抑制のために使用される麻酔補助薬である．脱分極性筋弛緩薬にはスキサメトニウム塩化物水和物（スキサメトニウム®，レラキシン）がある．非脱分極性筋弛緩薬にはロクロニウム臭化物（エスラックス®）があり，ネオスチグミン（ワゴスチグミン®），スガマデクスナトリウム（ブリディオン®）の使用で拮抗できる．

きるよう準備する.

(6) 適切な挿管・換気の確認

適切な挿管・換気が行われているか $ETCO_2$ と聴診で確認する. 片肺挿管（片側の気管支まで気管チューブが挿入された状態）の評価が $ETCO_2$ では困難なため，左右肺の聴診で確認する. 頭の向きや首の位置を移動後，体位変換後の挿管チューブトラブルに注意する.

b. 麻酔による合併症と看護

(1) 血圧の異常

麻酔薬の作用による交感神経遮断，心臓収縮力の低下，末梢血管の拡張，迷走神経の緊張によって血圧が低下する. 一方で，挿管操作に伴う痛み刺激，恐怖などの精神的ストレスや窓のない閉鎖空間などの環境因子が交感神経を興奮させ血圧が上昇することもある. そのため，意識が消失するまでは，不安の軽減のためタッチングや声がけをしながらそばに寄り添い，室温などの手術室環境を調節する必要がある.

(2) 体温の低下

麻酔薬の血管拡張作用により中枢温と末梢温が混合し，熱の再分布が起こり，体温低下を引き起こす. そのため早期から中枢温の測定をすることが望ましい. また，麻酔導入前の室温・ベッドなど環境温管理と末梢の加温が重要である.

c. 気管挿管による合併症

気管挿管時には，次のような合併症の危険性がある.

①嘔吐，誤嚥.
②気管挿管の刺激による血圧上昇，迷走神経反射による徐脈・不整脈.
③喉頭展開時の，歯牙，口唇，咽喉頭などの損傷.
④気管チューブ挿入時の，食道挿管や片肺挿管.
⑤浅麻酔下での気道刺激（気道内の分泌物，吐物，血液，マスク換気，経口エアウェイ，気管チューブ，喉頭鏡操作，吸引，吸入麻酔薬）による喉頭けいれん.
⑥声門浮腫.

気管挿管時は，麻酔薬による中枢神経への影響もあるため，バイタルサインの変動が大きく，患者の状態やモニタリングの値にとくに注意する必要がある. 心拍数・血圧・SpO_2・$ETCO_2$ を測定し評価する. 正しく評価するため，そのほか五感を駆使して観察した項目もふまえ，総合的な評価をする.

d. 深部静脈血栓症予防の圧迫装置の装着

(1) 深部静脈血栓症とは

主に下肢の深部静脈に血の塊（血栓）が生じた状態を深部静脈血栓症という. 深部静脈血栓症は肺血栓塞栓症の誘因となる. 一般外科，婦人科，泌尿器科，脳神経外科の手術で15〜40%にみられ，血栓性素因（凝固能亢進，静脈血の停滞，静脈壁の損傷，長期臥床，肥満，糖尿病，うっ血性心不全，脳血管障害）を有していると発症のリスクが高い. 剥離した腫瘍細胞による血管塞栓を引き起こすため悪性腫瘍手術全般，また長時間手術，砕石位の手術は静脈血の停滞を起こすため高リスクとなる. また，術式・手術部位によっても

リスクが異なる.

①婦人科や泌尿器科の手術

腹部や骨盤内の手術では，豊富な血管やリンパ管，骨盤神経叢を操作するため，下肢への血流低下，静脈血停滞が起こる．とくに妊婦では，凝固能亢進，女性ホルモンの静脈平滑筋弛緩作用，増大した子宮による腸骨静脈，下大静脈の圧迫のため，高リスクである．

②整形外科の手術

下肢手術を受けた患者や脊椎損傷患者は，骨折や麻痺などによる下肢静脈血停滞，静脈内皮の変化などで静脈内腔に血栓が生じやすい．また，手術中の脱臼肢位などの操作による下肢の血流停滞や駆血帯の使用による血流休止を招く．さらに，血管の捻れや牽引による間接的な外力で血管内皮の障害も起こり，高リスクである．

(2) 弾性ストッキング・間欠的空気圧迫装置の装着

弾性ストッキングや弾性包帯は，下肢全体を圧迫し静脈の総断面積を減少させ血流速度を増加，静脈血うっ滞を予防する．下肢に動脈血行障害や皮膚障害（炎症・欠損など）がないこと，適切なサイズであること，均一に圧迫されていることを確認する．

間欠的空気圧迫装置は，下肢にスリーブを巻き機器を用いて空気を間欠的に注入し圧迫，開放を繰り返す．能動的に静脈還流を促進するため効果が高く，弾性ストッキングと併用することが多い．血流障害，皮膚障害，空気送入ホースの圧迫による腓骨神経麻痺の予防に努める．

3-2) 体位固定時の看護

麻酔下で長時間の同一体位を継続する手術体位（**図Ⅲ-2-4**）は，手術操作を最も容易にする体位であり，患者にとって安全・安楽な体位とは限らない．さらに患者は，鎮静・鎮痛をコントロールされ筋弛緩状態であるため，良肢位を逸脱していても自覚して訴えることができない．手術体位を固定するにあたり，各種関節の良肢位を保ち，呼吸・循環・神経障害に注意し，患者の安全と安楽の確保に努める必要がある．

手術体位の条件は，①患者の生理的な可動範囲内であること，②呼吸・循環・神経障害を起こさないこと，③十分な術野が得られること，の3点である．

■a. 体位による呼吸器系，循環器系への影響

(1) 仰臥位

横隔膜が腹壁および腹部臓器により頭部へ押されるため，機能的残気量（FRC）は約20%減少する．一方，クロージングボリューム（CV）*は変化しないため，FRCはCVよりも小さくなり，末梢気道の閉塞が生じやすい．

立位時には下肢から右心房へ戻る静脈還流は重力の影響を受けているが，仰臥位時にはその影響がなくなるため，右心房への静脈還流は増加する．

(2) 砕石位

通常の仰臥位と比べ，両下肢の挙上で横隔膜の動きに制限が加わるため，FRCはより減少する．

---

*クロージングボリューム：通常のスパイロメトリーでは検出しにくい末梢気道の閉塞の程度を調べるときに測定される.

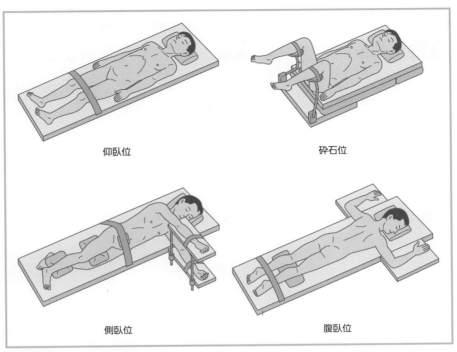

仰臥位　　　　　　　　　　　　　砕石位

側臥位　　　　　　　　　　　　　腹臥位

図Ⅲ-2-4　手術中の体位

(3) 側臥位

　下側の肺は肋骨の動きが制限され胸壁の重みがかかり，腹部臓器によって横隔膜が頭側へ偏位するため，FRC が減少し肺の拡張が抑制される．しかし，下側の肺の肺血流は，重力の影響を受け多く分布するため，換気血流比の不均衡を起こし酸素化が悪化する．また，下側の肺への気道内分泌物の流入が起こり無気肺を生じやすい．

(4) 腹臥位

　腹部の圧迫によって大静脈系に循環障害が起こり，心拍出量の低下，中心静脈圧（CVP）の上昇が認められる．このことによって心臓への血液還流側副血行路としての脊椎静脈系に大量の血液が流入する．脊椎静脈系は脆弱であり手術操作によって損傷されやすいので，術中の大量出血を生じる危険性が増大する．

b. 褥瘡，神経麻痺の予防

(1) 褥瘡

　一定の部位に一定以上の圧力が一定時間以上加わり続けることで，局所皮膚の血流が途絶え，阻血性の壊死が生じる皮膚障害である．毛細血管圧は 30 mmHg 程度であり，これ以上の圧が 2 時間以上継続すると発生するといわれている．

　手術に伴う褥瘡危険因子は，①長時間手術，②側臥位・腹臥位（局所への体圧集中），③採骨・インプラント留置など骨に直接ふれる手術（皮下組織内のずれ・剪断力の増強），④大量出血や血管を遮断する手術（阻血状態の延長），⑤大量出血や大量洗浄する手術（皮膚の浸軟増強）などが挙げられる．

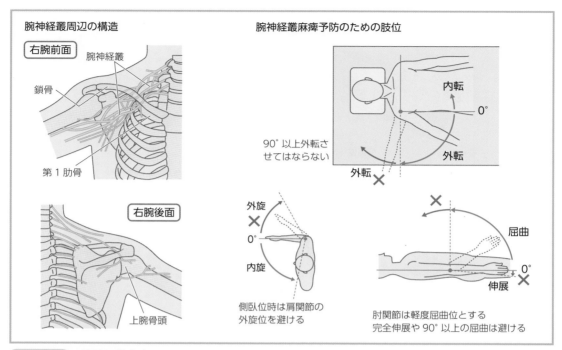

図Ⅲ-2-5　腕神経叢麻痺の予防

　　体圧が集中する部位には体圧分散用具を使用し，ずれの加わる部分には皮膚表面に摩擦予防シールを貼付する，皮膚浸軟予防には吸水性の高いシーツを選択するなど，リスクに合わせた看護用品の選択が必要である．

(2) 神経麻痺

　　神経の損傷を引き起こす要因は圧迫と牽引であり，「外部からの直接圧迫」と「非生理的な肢位・体位による神経走行部位の狭窄や神経の過牽引」である．

①**腕神経叢麻痺**：腕神経叢は，頸部と腋窩で固定されており，鎖骨・第1肋骨・上腕骨頭などに隣接している（**図Ⅲ-2-5**）．

　　・胸郭に対して肩甲骨を尾側に移動しない．

　　・肩関節の外転は必要最低限とし，90°を超えてはいけない．

　　・肩関節の内外旋は中間位または内旋位とし，外旋位は避ける．肘関節伸展位では肩関節の内外旋の程度を確認できないので，肘関節を軽度屈曲させる．ただし，90°以上の屈曲は避ける．

②**橈骨神経麻痺**：橈骨神経は，上腕骨の周囲をらせん状に走る．スクリーンの支柱などの圧迫に注意する（**図Ⅲ-2-6**）．

③**尺骨神経麻痺**：尺骨神経は，上腕骨の内側上顆と肘頭の間を通る．仰臥位での内旋位は尺骨神経の圧迫に注意する（**図Ⅲ-2-6**）．

④**坐骨神経麻痺**：坐骨神経の走行は**図Ⅲ-2-7**に示すようになっている．股関節と膝関節の両者の伸展位を避け，軽度屈曲位にする．

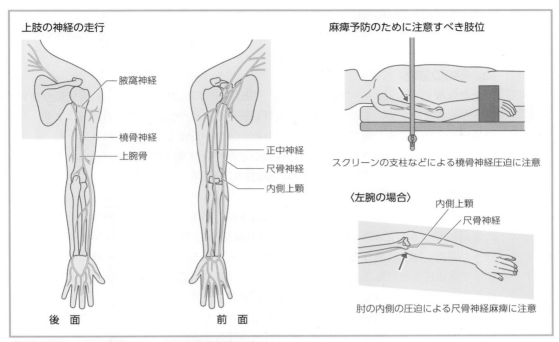

上肢の神経の走行

腋窩神経
橈骨神経
上腕骨

正中神経
尺骨神経
内側上顆

後　面　　　　　　前　面

麻痺予防のために注意すべき肢位

スクリーンの支柱などによる橈骨神経圧迫に注意

〈左腕の場合〉

内側上顆
尺骨神経

肘の内側の圧迫による尺骨神経麻痺に注意

図Ⅲ-2-6　橈骨神経麻痺と尺骨神経麻痺の予防

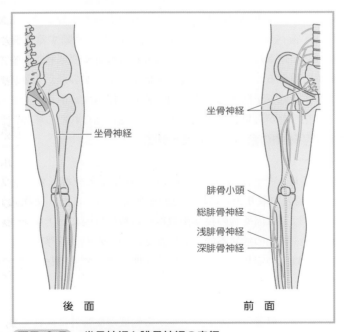

坐骨神経

坐骨神経

腓骨小頭
総腓骨神経
浅腓骨神経
深腓骨神経

後　面　　　　　　前　面

図Ⅲ-2-7　坐骨神経と腓骨神経の走行

⑤腓骨神経麻痺：腓骨神経は，腓骨小頭部付近では結合組織で固定されており，皮下に浅く骨に接しているため，腓骨小頭の圧迫は避ける（**図Ⅲ-2-7**）．

3-3）麻酔導入後の看護

麻酔科医と協働し，呼吸・循環・代謝・体温などの管理と評価を行い，合併症の早期発見に努める．

a. 呼吸の管理

全身麻酔の導入によって機能的残気量（FRC）が15～20％低下し，末梢気道の虚脱や閉塞が起こりやすい．また，麻酔薬の気管粘膜への刺激や気管挿管時の刺激により，気道分泌物の増加や粘膜の線毛運動の抑制のため分泌物が貯留しやすく，無気肺を起こしやすい．人工呼吸器の管理や気道分泌物の吸引などの呼吸管理は麻酔科医が行い，看護師は聴診，チアノーゼ，四肢冷感など患者の状態把握に努める．

b. 循環体液の管理

麻酔中は麻酔薬により圧受容体反射が抑制され，出血していても比較的バイタルサインは安定していることが多い．しかし，循環血液量の20％を超える急激な出血では，血圧低下や頻脈，四肢冷感などのショック症状があらわれる．反対に，浅麻酔時の手術侵襲によって高血圧を生じることがある．麻酔科医は各臓器（脳・肝臓・腎臓）血液量，凝固機能や酸素運搬能を維持し，体液量と分布・電解質・浸透圧調整のため，血液製剤や輸液を投与する．看護師は適切な間隔で出血量測定（ガーゼカウント）を行い，四肢冷感，末梢動脈拍動，チアノーゼなどを観察し麻酔科医へ報告する．

c. 体温の管理

露出した皮膚や術野の体表からの熱エネルギーが電磁波として放射したり，空調により気体の対流で熱エネルギーが運搬されたり，術野からの水分が蒸発し気化熱が奪われたりする．また，手術ベッドや輸液・洗浄液などへ体温が移動する伝導によって体温が下がる．低体温（35℃以下）が持続すると，麻酔覚醒遅延や悪寒戦慄（シバリング）を起こし酸素消費量が増加する．シバリングは，中枢温と末梢温の差が大きいときにも発生するため，術前より体温低下予防として患者加温装置（温水マットなど）を使用する．手術中から清潔野に注意しながら患者の四肢に触れ，冷感がみられたら積極的に加温する．

d. その他の手術中の合併症・事故と予防

（1）アレルギー

ラテックスアレルギー患者は，約80％が手術用手袋や導尿カテーテルにより起こるため[2]，これらの製品の取り扱いには注意が必要である．また，薬物アレルギーによるアナフィラキシーでは，原因薬物の投与後数秒から数分以内に，①皮膚の潮紅または発疹，②高度の血圧低下，脈拍の触知不能，③気管支けいれんや気道浮腫による呼吸困難，④顔面浮腫のうち2つ以上の症状を呈する．術前訪問が重要で，医療チームで情報の共有を図り，予防に努める．

（2）ルートトラブル

全身麻酔下では，静脈留置カテーテルから輸液が血管外に漏れても，観血的動脈圧測定カテーテルから出血していても，それを患者が訴えることはできない．そのため，30分ごと，もしくは手術ベッド操作時に，刺入部や点滴や圧ラインの接続状態，滴下状況の観察を行う．

ⓒⓞⓛⓤⓜ

タイムアウト

　タイムアウトとは，ある時点で一時すべての作業を中止し，今回の手術について確認する作業である．タイムアウトは，スポーツにおいては試合をいったん止め，これを利用してチームが集まり作戦を練ることをいう．手術室では，関係者がすべて集まり確認作業をすることである．これにより，手術室の事故防止になったとの報告がある．

　タイムアウトの手順としては，安全チェックのため，皮膚切開の直前にチームがいっせいに手を止める．術者は，大声で患者の名前，術式，手術部位の左右を述べる．看護師と麻酔科医は，この情報が正しいことを確認する．

(3) 神経圧迫・皮膚圧迫

　術中は抑制帯で肢位固定をしているが，手術ベッドを動かすことで上肢が手術台から落下するなど，神経圧迫や牽引，局所皮膚への体圧集中を起こす可能性がある．そのため，30分ごと，もしくは手術ベッド操作時に体位固定状況を確認する．

(4) 医療機器の作動確認

　使用前に本体・コードやハンドピースなどに破損はないか，エラーメッセージは表示されていないか，使用中は正しい方法・手順で使用しているかを医師とともに確認する．

(5) 感染予防

　標準予防策をとる．患者に使用するクリティカルな医療材料は，保管状況や滅菌期限など滅菌保障を確認後，手術室の空調作動を確認して，適切な環境下で使用する．

(6) 異物の体内遺残の防止

　手術で使用する器材は基本的にX線感応性のあるものを使用する．異物が体内に遺残するのを防ぐため，手術開始前（執刀する前），手術中に機械出し看護師が交代するとき，閉創する前に，器械出し看護師と外回り看護師でガーゼ・タオル，使用する・した手術器械，針やメスなどの器材の数をカウントする．手術中に追加した器械や器材は必ず記録する．閉創する前に数が合わない場合はX線検査を行い，2人以上の医師が異物の体内遺残のないことを確認する．

4 ● 局所麻酔による手術を受ける患者への看護

4-1) 麻酔導入時の看護

　局所麻酔による手術では，意識を残して痛みを遮断することができるため，緊張や恐怖，羞恥心，痛みへの不安が，呼吸・循環へ大きく影響を与える．安全を確保し，安心感を与えるために声がけを行う．手術室内はさまざまな環境音（モニターの心拍音，アラーム音，空調音など）であふれているため，はっきりと短くわかりやすい言葉で声がけを行う．また，非言語を駆使したコミュニケーション（アイコンタクトやタッチングなど）を積極的に活用する．患者の協力を得ながら麻酔導入を介助する．痛みへの不安が大きいため，麻酔効果の判定を患者に確認し，説明する．

4-2) 体位固定時の看護

　基本的には全身麻酔に準ずる．意識下の手術のため，不必要な皮膚の露出を避け差恥心に配慮する．また，麻酔部位によっては四肢や体幹など患者の意思で動かせるため，清潔野の確保や手術ベッドからの転落防止を目的に，クッションなどを使用し安全・安楽な体位を患者に確認し固定する．

4-3) 麻酔導入後の看護

a. 呼吸・循環の管理

　意識下の手術では，恐怖や緊張，不快感・苦痛を引き金に交感神経が緊張状態となり，血管迷走神経反射性失神や過換気症候群が出現することがある．意識消失，徐脈，血圧低下，顔面蒼白，冷汗，悪心，頻呼吸，口唇周囲・手足の知覚異常（しびれなど），低カルシウム性テタニー，窒息感，胸部絞扼感，胸痛なども観察し早期発見に努める．

b. 体温の管理

　交感神経遮断による血管拡張に伴う体温の消失はあるものの，麻酔薬の効果範囲が狭いため，うつ熱（高体温）傾向を招くこともある．患者の体外環境が高温・多湿・無風状態となる滅菌布の下は，放熱機構の効率がわるく，四肢は温かく，発汗を生じる．患者の体外環境温を適切に管理し，冷罨法や不必要な滅菌布の除去などの介入が必要である．

c. 術操作に伴う苦痛への看護

　局所麻酔のときは患者に意識があるため，同一体位や術操作による不快感・苦痛の増強により，体動が著明となり血圧上昇などの問題が出現することがある．時に不穏状態に陥り安全・安楽に手術が行えなくなる．看護師は患者の代弁者であり，患者の苦痛や不安を察知し，予防的処置として鎮痛薬や鎮静薬の使用を医師に相談する．

d. 手術室環境，処置による不安への看護

　患者に意識があるため，手術室での心理的な緊張緩和を図ることが重要である．呼びかけや手を握るなどのスキンシップ，患者に合わせた室温の調節，リラックスできる音楽の提供などである．希望の音楽を術前訪問時に確認しておくとよい．また，不安に対しては早期の鎮静薬投与も考慮する．

C. 手術中の家族への援助

　患者の家族は，手術中の待機の間，「手術は順調に進んでいるのか」「手術が無事に終わるかどうか」など手術の進行と患者の安否などさまざまな不安を抱いている[3]．これらを軽減するために，待機する家族に対する手術中訪問を実施する施設がある．しかし，手術中訪問は家族の不安の軽減に効果のある一方で，「何かあったのかと不安になる」，「知ると余計に不安になる気もする」，「今こうしています，ああしていますと聞くとちょっと怖いかもしれない」という報告などもあり，不安増強因子になりうることも明らかになっている[4,5]．患者と待機している家族の関係性によって，求める情報や手術中訪問の必要性も変化すると考えられており，家族の希望を把握した個別的なかかわりを慎重に行っていくことが必要となっている．

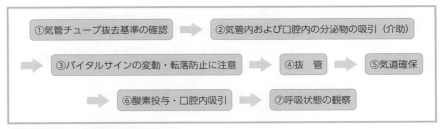

図Ⅲ-2-8　抜管時の看護の流れ

D. 手術終了時の看護

1 ● 手術終了から回復室移送までの看護

a. 抜管時の看護（図Ⅲ-2-8）

（1）手術終了後

　手術終了後は麻酔薬や筋弛緩薬の投与を中止し，麻酔から覚醒させる．そして，気管挿管下での人工呼吸器による調節呼吸から自発呼吸の状態へと移行していく．

　気管チューブ抜去の基準として大切なことは，①適切な自発呼吸の確認（十分な一回換気量，呼吸回数，深呼吸が可能か），②気道の咳嗽反射を十分に認めること，③呼名反応や指示動作に従えるなどの意識レベルの回復である．

（2）抜管前

　抜管前には麻酔科医によって，呼吸の妨げや誤嚥性肺炎の原因となる気管内および口腔内の分泌物が十分に吸引される．看護師は，この吸引操作が清潔で手際よく実施できるよう，介助を行う．麻酔からの覚醒が不十分な状態に，低酸素状態や疼痛などが重なると，患者が暴れるなど不穏な状態になることがある．そのため，患者の傍らに立ち，麻酔科医とともにバイタルサインの変動や手術台からの転落防止に注意する．

（3）抜管後

　抜管後は，気道確保が十分にできているかを確認する．処置として，十分な酸素を投与し，同時に口腔内の吸引も行う．抜管の刺激で，一時的に呼吸を止めた状態になってしまうことも多く，注意が必要である．抜管後は，パルスオキシメーターの数値に注意し，呼吸の深さ・数，胸郭の動き，聴診より呼吸状態の観察を十分行う．また，異常な頻脈や高血圧の有無を確認し，異常時は早期に対応を行う．

b. 回復室への移送

　患者の状態が安定したら，**全身の清拭を行う**．清拭の目的は，患者の体温，循環，呼吸状態の把握と皮膚障害の有無の確認と手術後の残存する消毒液の除去である．したがって，患者に触れながら，口唇，爪，皮膚色の観察，患者に触れたときの冷感や四肢末梢の状態からチアノーゼがみられた場合は，十分な酸素投与を行うとともに，電気毛布や温風器の使用，局所の温罨法などを行い保温に努める．ケア時の注意点として，温かいタオルで不必要な皮膚の露出を避けて清拭を行う．血液や消毒液の残存は皮膚瘙痒感を生じやすいので，しっかり拭き取る必要がある．清拭は体温低下を促進するともいわれており，シバリ

ングを生じないよう注意が必要である．また患者は，麻酔覚醒が不十分であるため，血圧，心拍数，経皮的動脈血酸素飽和度（SpO$_2$）などの値が変動しやすい．患者の状態に注意しながら，狭い手術台からの転落やドレーンや点滴などが抜けないように気を配りながら実施する．

清拭後の循環動態などに異常のないことを確認したあと，すみやかに手術室内にある回復室（リカバリー室）に移送する．

2 ● 術後訪問

術後訪問は，主に術中看護の評価を目的として，手術翌日に患者の状態が落ち着いたころに行われる．訪問前には，患者のカルテや看護記録より情報収集を行い，手術室を退室してから現在までの患者の状態や，病棟でのケア内容などを理解したうえで，患者のもとへ行く．術中看護の評価は，記録からの情報だけではなく，患者と会話し，術後の患者の状態を直接観察してから行われる．主に手術中の体位固定により発生した皮膚障害や，四肢のしびれ感，麻痺などの神経損傷の有無や増大の確認などを行う．また，担当看護師として患者が無事に手術を終えたことへのねぎらいの意を伝えたり，病棟看護師への継続看護への連携を図ることも，手術室看護師としての大きな役割である．

術後訪問によって評価された事柄は，今後の手術室看護に活用されて，看護の質の向上が図られていく．

学習課題

1. 全身麻酔と局所麻酔の違いを説明してみよう
2. 体位が呼吸器系や循環器系に及ぼす影響にはどのようなものがあるか説明してみよう
3. 術中体位によって起こりやすい神経麻痺について説明してみよう
4. 麻酔が体温や循環動態へどのような影響を及ぼすか説明してみよう
5. 手術中に起こりうる主な事故とはどのようなものか説明してみよう
6. 抜管前後に必要な看護の要点について説明してみよう
7. 全身清拭の目的と看護の要点について説明してみよう
8. 術後訪問の必要性と，術後訪問における手術室看護師の役割について説明してみよう

練習問題

Q8 タイムアウトによって予防できるのはどれか．（第111回 看護師国家試験, 2022）
1. 患者の誤認
2. 抗癌薬の曝露
3. 個人情報の漏洩
4. ベッドからの転落
5. 血液を媒介とする感染

［解答と解説 ▶ p.446］

▌引用文献▐

1) 土肥修司：悪性高熱症．イラストでわかる麻酔科必須テクニック，改訂版，p.246，羊土社，2011
2) 竹内登美子（編著）：ラテックスアレルギー．高齢者と成人の周手術期看護2 術中／術後の生体反応と急性期看護，第2版，p.123，医歯薬出版，2017
3) 油井真幸：手術を受ける患者の家族の思い 術中アンケートを実施して．長野中央病院医報6：52-54，2013
4) 外山由梨亞ほか：手術を受ける患児の手術終了を待つ家族の思いと術中訪問への期待―術後訪問での面接調査．日本看護学会論文集 成人看護1 41：45-48，2011
5) 戸草内敦ほか：手術予定時間に合わせた術中訪問―患者家族の精神状態と時期の決定．日本看護学会論文集 成人看護1 38：121-123，2007

第IV章

手術後期の看護

学習目標

1. 手術後期における看護の目標を説明できる
2. 回復室で生じうる問題と観察のポイント，および回復室退室条件が説明できる
3. 主な術後合併症について理解し，その発症機序が説明できる
4. 術後合併症予防・回復促進のための援助を説明できる
5. 主な術後合併症の早期発見につながるアセスメント方法と合併症発症時の援助について説明できる
6. 日常生活の援助および心理的援助を説明できる

1 手術後期の看護とは

A. 看護目標と看護問題

前章までで学んだ心身の回復過程を念頭におき，看護援助を行う．

看護目標

手術による侵襲から順調に回復し，変化した心身の状態に適応し社会復帰することができる．

看護問題

術後患者の看護上の問題として，以下が挙げられる．

 # 呼吸器系合併症発症の可能性

呼吸器系の術後合併症として，術後無気肺，術後肺炎，術後肺水腫（はいすいしゅ）を生じる可能性がある．

 # 循環器系合併症発症の可能性

循環器系の術後合併症として，術後出血，ショック，肺塞栓症，脳梗塞，下肢深部静脈血栓症を生じる可能性がある．

 # 術後疼痛

術後の創部痛，カテーテル・ドレーン挿入に伴う苦痛，同一体位による苦痛を生じる可能性がある．

 # 術後感染症発症の可能性

術後は，術創部や術操作・ドレーン挿入などによる手術関連臓器あるいは体腔の感染である手術部位感染（SSI）や，血管内留置カテーテル，膀胱留置カテーテル挿入による感染症を発症する可能性がある．

 # 術後低栄養状態を生じる可能性

術前からの低栄養状態や術前後の摂食・嚥下機能の低下，あるいは過大な手術侵襲によりタンパク異化が亢進し低栄養状態をきたすと，創傷治癒の遅延や免疫機能の低下による易感染状態となる．

 # 消化器系合併症発症の可能性

消化器系の術後合併症として，術後イレウス・腸閉塞，ストレス性潰瘍（かいよう）を生じる可能性がある．

 # 術後精神障害を生じる可能性

術後の精神症状として，術後せん妄を生じる可能性がある．

表Ⅳ-1-1　術後患者の観察項目と起こりやすい術後合併症・術後の苦痛

観察項目		時期		起こりやすい合併症・苦痛
		手術直後〜	術後3日目〜	
意識	呼名反応・指示反応	◎		術直後〜　　：麻酔覚醒遅延
	見当識・幻視や幻覚の有無		◎	術後3日目〜：術後せん妄
呼吸	呼吸の有無・気道閉塞の有無	◎		術直後〜　　：呼吸抑制・気道閉
	呼吸数・呼吸パターン・呼吸音	◎	◎	塞・低酸素血症・
	呼吸困難感	◎	◎	無気肺
	動脈血液ガス分析値・酸素飽和度	◎	◎	術後3日目〜：無気肺・術後肺炎・
	チアノーゼの有無	○		肺塞栓症
	痰の喀出状況		◎	
循環	血圧値	◎	◎	術直後〜　　：低血圧・高血圧・
	脈拍数とリズム	◎	◎	不整脈・後出血・
	創部やドレーンからの出血の有無	◎		ショック
	チアノーゼ・末梢冷感の有無	◎	◎	術後3日目〜：不整脈・下肢深部
	尿量・排液量・水分出納バランス	◎		静脈血栓症
	中心静脈圧値（CVP）	◎		
	下肢の圧痛・発赤・不快感の有無		◎	
代謝	血糖・尿糖・尿中ケトン体	◎		術直後〜　　：高血糖
消化	悪心・嘔吐の有無	◎	◎	術後3日目〜：術後イレウス
	腸蠕動音・腹部膨満感		◎	
	排ガスの有無		◎	
創傷	創部の発赤・腫脹・疼痛の有無		◎	術後3日目〜：創部感染
	創部からの滲出液		◎	縫合不全
	ドレーンからの排液量と性状		◎	
	手術部深部の疼痛・不快感の有無		◎	
安楽	苦痛の有無	◎	◎	術直後〜　　：創部痛・口渇・悪心・
	苦痛の増強因子・軽減因子	◎	◎	嘔吐・発熱・吃逆
				術後3日目〜：創部痛（体動痛）・
				筋肉痛・倦怠感・
				不眠

◎　特に注目が必要
○　注目が必要

[林直子・佐藤まゆみ：手術を受ける患者の治療過程と生活過程での援助. 成人看護学テキスト, p.29, 放送大学教育振興会, 2018より引用]

このほか，筋・骨格系合併症として関節拘縮や筋力低下を生じる可能性，また変化した身体状況，自己イメージの変化に伴う不安を生じる可能性がある．

術後患者の観察項目と術後に起こりやすい合併症・苦痛を**表Ⅳ-1-1**にまとめた．

B. 回復室で生じうる問題と観察のポイント

1 ● 手術直後の合併症

術直後は，麻酔および手術侵襲によって，さまざまな生体反応を示し，全身状態（呼吸・循環・代謝など）が不安定となりやすい．したがって，不安定となっている全身状態を正確に把握し，予測される合併症を防止しなければならない．

a. 呼吸器系の合併症

（1）気道閉塞・狭窄

舌根沈下や分泌物，喉頭けいれんや声門浮腫などによって起こる.

（2）低換気

麻酔薬や筋弛緩薬作用の残存，疼痛による浅呼吸，体温低下や胸腹部手術による胸部の運動障害により呼吸が抑制され，低酸素血症や高二酸化炭素血症がみられる.

（3）無気肺

痰の排出困難や，十分な肺胞拡張ができない換気障害などにより，末梢の気管支が閉塞したり，肺胞虚脱が起こることによって，無気肺が生じる.

（4）誤嚥性肺炎

口腔内分泌物や血液，嘔吐物などの誤嚥により，呼吸困難や低酸素血症を生じる.

b. 循環器系の合併症

（1）血圧異常（高血圧症，低血圧症）

生体刺激の減少や出血，体位変換により，血圧低下をきたす.

また，術後の疼痛や低換気による酸素不足，膀胱充満などにより血圧上昇がみられる.

（2）心筋虚血，不整脈

頻脈や低血圧により心筋虚血の生じやすい状況になっている.

また，低カリウム血症や低酸素血症，高二酸化炭素血症，高血圧や心筋虚血により，期外収縮などの不整脈を認める.

c. 中枢神経系の合併症

麻酔薬や筋弛緩薬の残存，低体温，生体への侵襲の減少により，傾眠傾向や低換気など麻酔薬効果の再現を認めることがある. また，麻酔覚醒が遅延することにより，呼吸器系や循環器系の合併症を引き起こす可能性が高い.

d. 術後の悪心・嘔吐

術後に生じる悪心・嘔吐の原因はいまだ解明されていないが，危険因子として，麻酔に吸入麻酔薬やオピオイドを使用した場合，長い手術時間などが挙げられている. 吸入麻酔法で手術を受けた患者の2〜3割に生じるといわれている.

e. 術後のシバリング

大量の輸液や不感蒸泄，低い室温などによる極度な体温低下から生じる低体温性シバリングと，体温低下がなくても起こる非低体温性シバリングがある. 非低体温性シバリングは，麻酔回復過程で発生する発熱反応や疼痛が原因と考えられており，末梢血管の収縮を伴わないという特徴がある.

2● 退室条件

患者の覚醒状態を評価し，退室基準を満たしていれば，麻酔科医が退室許可を出し，退室となる. 退室時の患者の状態を図Ⅳ-1-1 に示す.

▶退室基準

（1）麻酔覚醒

①指示により開眼，開口，握手が可能で意思の疎通が可能である.

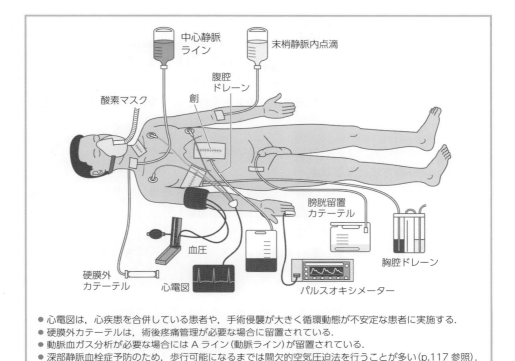

中心静脈ライン

末梢静脈内点滴

腹腔ドレーン

酸素マスク

創

膀胱留置カテーテル

血圧

胸腔ドレーン

硬膜外カテーテル

心電図

パルスオキシメーター

- 心電図は，心疾患を合併している患者や，手術侵襲が大きく循環動態が不安定な患者に実施する．
- 硬膜外カテーテルは，術後疼痛管理が必要な場合に留置されている．
- 動脈血ガス分析が必要な場合には A ライン（動脈ライン）が留置されている．
- 深部静脈血栓症予防のため，歩行可能になるまでは間欠的空気圧迫法を行うことが多い（p.117 参照）．

図Ⅳ-1-1　退室時の患者の状態

②痛み，苦痛の訴えができ，疼痛コントロールが可能である．

(2) 呼吸の安定

①呼吸音が正常で，気道閉塞がない．

②換気量が十分あり，吸気時に胸郭が拡張している．

③呼吸回数が 10回/分以上，35回/分以下である．

④自然呼吸で，10 分経過してもチアノーゼがない．

⑤経皮的動脈血酸素飽和度（SpO_2）が維持できている．

⑥深呼吸ができ，痰の排出が可能である．

⑦動脈血ガス値が術前値とほぼ同値である．

(3) 循環動態の安定

①血圧，脈拍数が術前安静時と比較して 20％以内の変化である．

②危険な不整脈がない．

③体温が正常範囲でシバリングがない．

(4) その他

①ドレーンや術創部からの出血が少なく，安定している．

C. 病棟看護師への報告

　　病棟看護師への申し送りは，記録と口頭で行われる．手術看護記録に術中の経過や問題点，術中の看護についての詳細が記載されているが，病棟看護師が継続して看護が実施できるよう，必要な情報を簡潔にポイントを押さえて報告する．主な申し送り項目を，以下に示す．

①手術術式（予定どおりか，あるいは変更があったか）
②麻酔方法と覚醒状態
③ドレーンについて（有無・種類・留置場所・数量）※必要時，吸引圧も確認する
④水分出納（輸液量・輸血量・尿量・出血量）
⑤主な術中経過，問題点
⑥術後の患者状態（悪心や疼痛，悪寒，褥瘡，神経障害の有無など）
⑦術後指示
⑧手術前に持参した書類や物品
⑨持続投与中の薬剤（名称，投与量，投与速度）と留置状況
※麻薬使用時は，名称，投与量，残量の確認を行う
※病理標本（名称，数量）について確認する場合もある

D. 帰室直後の患者の状態

　　手術終了後，患者は手術室内の回復室（リカバリー室）に移送される．集中的な管理のもと，循環動態，呼吸状態の安定と麻酔からの覚醒を確認したあとに，患者を病棟に搬送する．帰室直後の患者は，酸素マスク，カテーテル類，モニター類など生命維持にきわめて重要な器機を装着していることから，術後患者のケアを行う際には，全身状態のアセスメントはもとより，これら医療器機，カテーテル類の管理を含めたケアの実施が重要となる．

2 意識レベルのアセスメントと看護

A. 意識レベルのアセスメント

　手術中の昏睡状態から,麻酔の覚醒に伴って意識レベルは徐々に上昇する.術後の意識レベルの把握は,麻酔からの覚醒状況の評価および,脳障害の有無を確認するために重要であり,的確にアセスメントする必要がある.

　医療の臨床における「意識」とは,覚醒とほぼ同義で扱われる.意識の保持は上行性網様体賦活系が担っており,正常な意識状態とは,見当識があり,周囲の刺激に対して的確に正常に反応できる状態すなわち意識清明ということである.見当識の障害や反応が鈍いなど,正常な反応ができない状態は,傾眠,昏睡などの意識障害に分類される.

　なんらかの原因によって中枢神経に障害がおよぶと,意識障害とともに瞳孔所見や血圧,脈拍,呼吸,体温などのバイタルサインにも変動が生じるため,これらの経時的アセスメントが必要である.

　意識レベルの評価として,現在日本では,ジャパン・コーマ・スケールとグラスゴー・コーマ・スケールが多用されている.

a. ジャパン・コーマ・スケール

　ジャパン・コーマ・スケール(Japan Coma Scale:JCS)を**表Ⅳ-2-1**に示す.

　意識を覚醒状態でまず3つの段階に分類し,さらにその段階ごとに3つのレベルに細分

表Ⅳ-2-1　ジャパン・コーマ・スケール(JCS)

Ⅰ. 覚醒している	
1	清明とはいえない
2	見当識障害あり
3	名前,生年月日が言えない
Ⅱ. 刺激すると覚醒する(覚醒後の意識内容は考慮しない)	
10	普通の呼びかけで容易に開眼する
20	大きな声または身体を揺さぶることにより開眼する
30	痛み刺激や呼びかけを繰り返すとかろうじて開眼する
Ⅲ. 刺激しても覚醒しない	
100	払いのける動作をする
200	手足を少し動かしたり顔をしかめる(除脳硬直を含む)
300	まったく動かない

R(restlessness:不穏状態),I(incontinence:失禁),A(akinetic mutism:無動性無言,apallic state:自発性喪失)などを必要に応じて付記する場合もある(例:30—R,30—I,3—A).

表Ⅳ-2-2　グラスゴー・コーマ・スケール（GCS）

E	開眼（eye opening）
4	自発的，または普通の呼びかけで開眼する
3	大声で呼びかけると開眼する
2	痛み刺激を加えると開眼する
1	痛み刺激を加えても開眼しない

V	最良言語反応（best verbal response）
5	見当識が保たれた会話
4	会話はできるが見当識に混乱がある
3	会話をしようとするが発語のみ
2	意味のない発声のみ
1	発語なし

M	最良運動反応（best motor response）
6	命令に従って四肢を動かす
5	痛み刺激を加えると手で払い除ける
4	痛み刺激に対して避けるようにすみやかに四肢を動かす
3	痛み刺激に対して緩徐に四肢を屈曲伸展する（除皮質硬直姿勢）
2	痛み刺激に対して緩徐に（四肢を）伸展する（除脳硬直姿勢）
1	運動なし

化する．表中にはないが意識清明を0点として表現する場合もある．点数が高いほど重症である．ジャパン・コーマ・スケールは，3-3-9度方式ともよばれる．

b. グラスゴー・コーマ・スケール

　グラスゴー・コーマ・スケール（Glasgow Coma Scale：GCS）を**表Ⅳ-2-2**に示す．

　開眼，言語，運動機能の各水準について4〜6段階で判定したうえで合計点を算出する．意識清明が15点，深昏睡が3点であり，8点以下は重症といえる．ただし，合計点のみでは3つの水準の詳細が不明であるため，各水準の点数を付記する場合が多い．

B.　意識障害の発症機序

　意識障害の原因は，頭蓋内要因と頭蓋外要因とに大別され，脳卒中などで直接的に脳障害を生じる場合もあれば，代謝異常や低体温，低酸素血症などでも発症しうる．一般に術後の意識障害の原因としては麻酔薬の過量投与および残存，低体温，高血圧に伴う脳浮腫や脳虚血による中枢神経障害が考えられる．**図Ⅳ-2-1**に原因および発症機序を示す．

C.　意識障害発症時の看護

a. 看護目標

　意識障害の発症原因の改善と二次的障害の予防により，早期に意識が回復する．

b. 援助計画

　意識障害が進行すると，舌根が沈下し，気道閉塞を引き起こす可能性がある．意識障害がある場合には，呼吸状態をアセスメントしつつ，側臥位にするなど体位を調整し，必要に応じて喀痰吸引などを行い，気道確保と呼吸の保持に努めることが重要である．また，

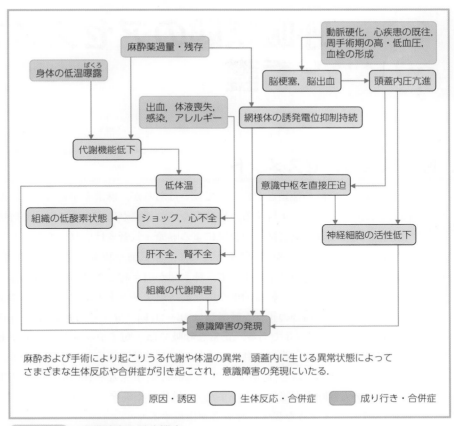

図Ⅳ-2-1　意識障害の発症機序

血中の酸素不足は，頭蓋内圧を亢進させ，意識障害を進行させるため，医師の指示により酸素投与を行う．さらに意識障害の原因検索のための検査も施行される．意識状態や瞳孔所見，バイタルサインなどを経時的に観察し，二次的障害の発生を予防するとともに，検査が安全，安楽に行われるよう配慮し発症原因の改善に向けて，的確に酸素や薬物が投与されるように援助することが重要である．

練習問題

Q9 ジャパン・コーマ・スケール〈JCS〉のⅢ（3桁）で表現される意識レベルはどれか．

（第108回 看護師国家試験，2019）

1. 意識清明の状態
2. 刺激すると覚醒する状態
3. 刺激しても覚醒しない状態
4. 刺激しなくても覚醒している状態

［解答と解説 ▶ p.446］

3　呼吸状態のアセスメントと看護

A. 呼吸状態のアセスメント

　　手術部位，麻酔の種類などによって違いはあるが，麻酔や手術侵襲により，呼吸運動が抑制され，換気量にも影響する．麻酔薬や筋弛緩薬が残存することで，呼吸抑制や気道狭窄が引き起こされ，気管挿管の刺激による喉頭・気管支けいれんも起こりうる．これらは換気量低下や気道内分泌物貯留をもたらし，無気肺や肺炎を発症させる可能性が高まる．過量の輸液や心機能の低下によって，肺水腫が引き起こされることもある．術後の覚醒に伴う呼吸状態の変化を，経時的かつ的確にアセスメントすることは重要である．

　　一般に，成人の場合の正常な呼吸数は 16〜20 回 / 分，一回換気量 500 mL，吸気時間と呼気時間の比は約 2：3 である．正常な呼吸では，胸腔が前後左右および上下に等しく動く．安静仰臥位では，胸郭の動きは立位および坐位よりもやや小さくなる．なんらかの原因で換気障害が起こると，呼吸筋以外の筋が働き，異常な胸郭の動きや不規則な呼吸パターンを伴う努力性呼吸が出現する．また，気道狭窄や炎症，水分貯留などの異変が生じると，**表Ⅳ-3-1** に示すような異常な呼吸音が出現する．

　　また，呼吸状態のアセスメントには上記のような呼吸パターンや呼吸音のみならず，X線画像所見，呼吸困難感などの自覚症状，体内での酸素化能を知ることも重要である．酸素化の指標として，動脈血酸素飽和度（SaO_2）（**図Ⅳ-3-1**）などの，動脈血ガス分析（**表Ⅳ-3-2**）で得られるデータなどがある．さらに，慢性閉塞性肺疾患（COPD）の既往，喫煙，高齢，肥満，感染症は，合併症発症の危険因子となるため，これらの状況を把握する必要がある．

SaO_2 と SpO_2

・SaO_2 も SpO_2 も酸素飽和度を示すデータである．
・SaO_2 は，動脈血を採取して測定される動脈血自体の酸素飽和度である．
・SpO_2 は，パルスオキシメーターを用いて測定する．指先などにプローブ（センサー）を貼付することで，皮膚を介して末梢血の酸素飽和度がモニタリングされる．SpO_2 は侵襲が少なく，経時的観察が可能であり，有用な指標として多く用いられている．ただし，プローブは汗などで汚染しやすく，汚染によって測定値に誤差が生じることがある．また，貼付した皮膚に発赤，かぶれを生じることがあるので，プローブや皮膚の状態の観察も必要である．
・SaO_2 と SpO_2 はまったく同じではないが近似値を示す．

表IV-3-1　異常呼吸のパターンおよび特徴

呼吸音の異常	特徴
呼吸音自体の異常 ・呼吸音の減弱・消失 ・呼吸音の左右差	呼吸音が両側もしくは，片側性に変化する
副雑音	呼吸運動に伴って生じる異常音
・類鼾音，いびき音（連続音）	・「グーグー」といった音．喀痰貯留，気管・気管支狭窄，気管支喘息などで聴取される
・笛声音（連続音）	・「ピーピー」「クークー」といった高い音．気管支喘息（発作時），気管・気管支狭窄などで聴取される
・捻髪音（断続音）	・「パリパリ」「プツプツ」といった細かい音．肺炎，うっ血性心不全，肺線維症などで聴取される
・水泡音（断続音）	・「ブツブツ」「ブルブル」といった粗い音．肺水腫，肺炎，うっ血性心不全などで聴取される
・胸膜摩擦音	・「ギューギュー」といった雪を踏むような音．胸膜炎などで聴取される

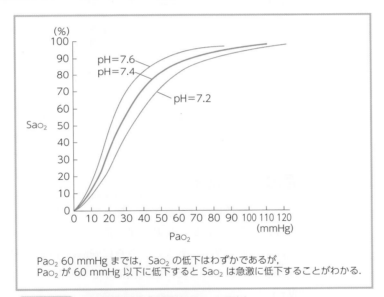

Pao$_2$ 60 mmHg までは，Sao$_2$ の低下はわずかであるが，Pao$_2$ が 60 mmHg 以下に低下すると Sao$_2$ は急激に低下することがわかる．

図IV-3-1　酸素飽和度と酸素分圧との関係

[溝渕俊二, 笹栗志朗：水分・電解質, 血液ガス, 酸・塩基平衡. NEW外科学, 改訂第3版（出月康夫, 古瀬　彰, 杉町圭蔵編）, p.237, 南江堂, 2012より引用]

表IV-3-2　動脈血ガス分析と酸塩基指標の変化

主な分析項目	基準値	酸塩基指標の変化			
		呼吸性アシドーシス	呼吸性アルカローシス	代謝性アシドーシス	代謝性アルカローシス
動脈血酸素分圧（Pao$_2$） 動脈血二酸化炭素分圧（Paco$_2$） 動脈血酸素飽和度（Sao$_2$） pH	80〜100 mmHg 35〜45 mmHg 95〜100% 7.35〜7.45	↑ ↓	↓ ↑	↓（代償） ↓	↑（代償） ↑
塩基過剰（base excess [BE]）	0±2 mEq/L	↓（急性） ↑（慢性）	↑（急性） ↓（慢性）	↓	↑
重炭酸イオン（HCO$_3$$^-$）	22〜26 mEq/L	↑（代償）	↓（代償）	↓	↑

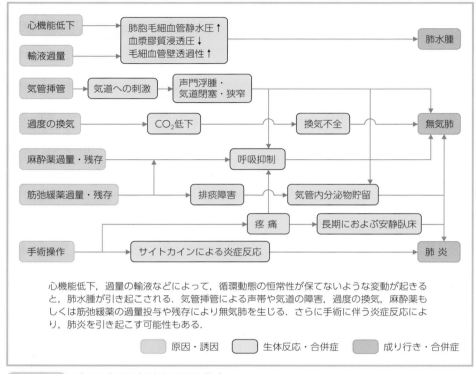

心機能低下，過量の輸液などによって，循環動態の恒常性が保てないような変動が起きると，肺水腫が引き起こされる．気管挿管による声帯や気道の障害，過度の換気，麻酔薬もしくは筋弛緩薬の過量投与や残存により無気肺を生じる．さらに手術に伴う炎症反応により，肺炎を引き起こす可能性もある．

原因・誘因　　生体反応・合併症　　成り行き・合併症

図Ⅳ-3-2　主な呼吸器合併症の発症機序

B. 主な呼吸器合併症の発症機序

手術に伴って起こりやすい合併症には，無気肺，肺水腫，肺炎がある．

術中の人工呼吸器管理に伴う自発呼吸の抑制，排痰障害，気管挿管による直接的な気道刺激などは，無気肺や肺炎発症のリスクとなる．さらに安静臥床時間が長期におよび，創痛があると，その発症が助長される．また，過剰輸液や心機能低下などにより，肺水腫のリスクも生じる（**図Ⅳ-3-2**）．

C. 合併症予防，合併症発症時の看護

1 ● 合併症予防の看護

a. 看護目標

呼吸器合併症の発症を予防する．

b. 援助計画

術後の創痛などにより，深呼吸や排痰が困難になることがあり，喫煙している場合には末梢気道機能の低下や気道分泌物の増加が生じる．術前から効果的な深呼吸と喀痰喀出法の練習や，禁煙に取り組めるような支援が必要である．

術後，麻酔からの覚醒が遅延したり，長時間の安静や創痛があると，呼吸抑制による換

気量低下や，排痰困難による痰の貯留が生じ，合併症のリスクとなる．十分な換気を保持するため，麻酔覚醒直後から深呼吸を促す．酸素投与が行われる場合には，その必要性を説明し，協力が得られるよう援助する必要がある．また，痰の貯留を予防するため，排痰を促すことも必要である．とくに胸部や上腹部の手術の場合は，創痛があることで，呼吸抑制や排痰困難が助長される可能性がある．積極的な除痛に努め，適切な深呼吸や排痰が行えるよう，さらに早期離床が図れるよう援助する必要がある．

2 ● 合併症発症時の看護

a. 看護目標

合併症の原因および誘因を明らかにし，苦痛緩和に努めるとともに，正常な呼吸機能へのすみやかな回復を促す．

b. 援助計画

呼吸器合併症は，援助計画がほぼ共通するため，総合して述べる．体内の十分な酸素化を促進するため，酸素投与を適切に行い，深呼吸を促す．痰の効果的な排出のため，吸入などで気道の加湿を行う．状態に応じて適切な呼吸理学療法（スクイージング，体位ドレナージ，軽打法，ハフィングなど）を行う．また，積極的に除痛を図り，正常な呼吸が保持されるよう援助する．肺炎を発症した場合は，抗菌薬や解熱薬の投与が指示されるため，適切に投与する．さらに，厳密な輸液管理を行い，水分出納に留意し，肺水腫の予防や改善に努める必要がある．

練習問題

Q10 開腹手術を受けた患者の手術当日の無気肺予防で適切なのはどれか．

（第94回 看護師国家試験，2005を一部改変）

1．肺野に副雑音を認めた場合は直ちに吸引を行う
2．深呼吸を1，2時間ごとに行う
3．ネブライザー吸入中は鼻から吸息する
4．痰を喀出できるように咳嗽は勢いよく行う

［解答と解説 ▶ p.446］

4 循環動態のアセスメントと看護

A. 循環動態のアセスメント

　術後は，麻酔および手術侵襲により，循環動態がきわめて不安定であり，循環不全，不整脈などが出現しやすい．とくに術直後は麻酔からの半覚醒状態，疼痛などにより血圧は上昇しやすいが，一方，外科的刺激から開放され，交感神経の緊張が低下するといった生理的変化や，出血による循環血液量の不足などにより下降することもある．術直後から経時的かつ的確に循環動態をアセスメントし，合併症の誘因や徴候を早期に発見し，対応することが重要である．

　循環動態を簡便に評価する客観的指標として，血圧，脈拍，呼吸，末梢循環状態（チアノーゼ，冷感，浮腫）などがある．これらに加え，術後は心電図モニターやパルスオキシメーターなどを装着し，モニタリングを行う．平常時の血圧および脈拍より20％を超える変動がある場合は，なんらかの異常が生じていると考えられる．創部やドレーンからの出血の有無および排液量・尿量と輸液量との水分出納*も循環動態の変化の指標となるため，量や性状の変化に注意して経時的にアセスメントすることが重要である．出血が多量で長期に及ぶと，播種性血管内凝固症候群（disseminated intravascular coagulation：DIC）などの血液凝固障害にいたる可能性があるため，血小板，ヘモグロビンなどの血球成分や血液凝固反応などの血液データのアセスメントも必要である．さらに客観的指標に加え，気分不快，悪心，動悸，頭痛，胸痛，冷汗などの自覚症状も重要な指標であり，患者の訴えや症状の変化を見逃してはならない．

B. 主な循環器合併症の発症機序

　循環器合併症の主なものは，心不全，出血性ショック（p.15，「循環血液量減少性ショック」参照），不整脈，虚血性心疾患，深部静脈血栓症などである．過量輸液などにより循環血液量が増加すると心不全のリスクが高まり，出血などで循環血液量が低下すると，出血性ショックや虚血性心疾患の発症リスクが高まる．加えて長時間の安静は血栓形成のリスクを高め，深部静脈血栓症が生じやすくなる．さらに，麻酔薬の作用により不整脈や虚血性心疾患が誘発される可能性がある（図Ⅳ-4-1）．

---

*水分出納：一定時間内に体内へ入った水分と体外へ排泄された水分とで判断される．入った水分には輸液，経胃・経腸チューブからの注入，経口摂取などがあり，排泄された水分には尿，便，チューブおよびドレーンからの排液，出血，不感蒸泄などがあり，それぞれを合算して判断する．

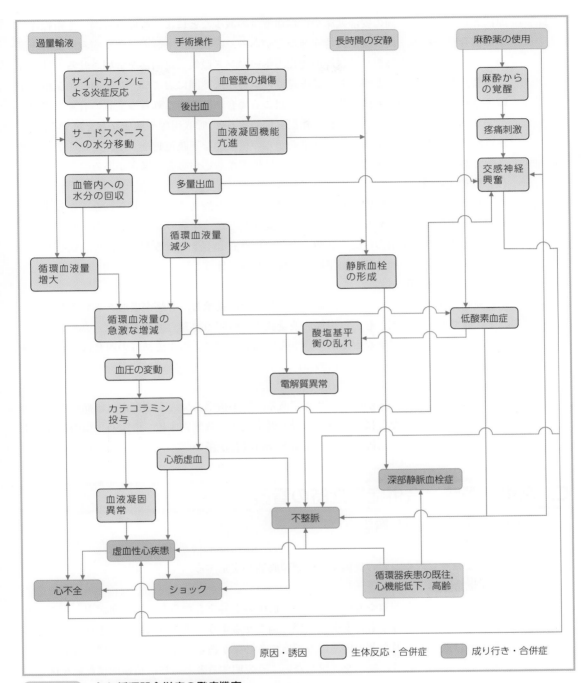

図Ⅳ-4-1　主な循環器合併症の発症機序

（1）深部静脈血栓症

深部の静脈内に血栓を生じた状態である．好発部位は腸骨静脈や下腿静脈などであるが，血栓が血管内を移動して肺動脈にいたると肺塞栓症となり，重篤な状態に陥ることがある．

　原因としては，長時間の安静臥床や循環血液量の減少などによる静脈うっ滞，手術操作による血管壁の損傷，血液凝固機能亢進などがある．症状は，下肢の腫脹や痛み，皮膚色調の変化，表在静脈の怒張，下腿筋の硬化，ホーマンズ徴候（足関節を背屈させると腓腹部に疼痛が出現する）などがある．静脈還流の阻害が広範囲におよび，二次的に動脈血行が障害されると動脈拍動の微弱化や消失が起こる場合がある．これらの症状の有無をアセスメントする必要がある．さらに肺塞栓症を併発すると，呼吸困難や胸痛などを呈するため，注意が必要である．早期離床，術後早期からの積極的な下肢運動をすすめていくことは効果的であるが，術式や患者の状態によっては慎重な対応が必要な場合がある．

（2）急性心不全

　心臓のポンプ機能が障害され，組織の血流の保持や酸素供給に応じられなくなる状態である．循環血液量の急激な増減，心疾患の既往などは，発症のリスクとなる．肺うっ血を伴う左心不全と，末梢の浮腫や肝腫大などを伴う右心不全があるが，術後の急性心不全の多くは左室不全で，肺水腫や血圧低下，尿量減少を伴う．

（3）虚血性心疾患

　冠動脈の狭窄や閉塞によって，血流が減少または途絶し，心筋が虚血あるいは壊死を起こす状態である．原因として，循環血液量減少，血圧の変動，低酸素血症，カテコラミン投与に伴う血液凝固異常などがある．さらに創痛などによる交感神経の興奮は，心筋の酸素需要が増し，発症のリスクを高める．

（4）不整脈

　正常洞調律以外の調律が生じる状態である．周手術期には，心筋虚血，創痛や出血およびカテコラミン投与などによる自律神経の緊張亢進，低酸素血症，酸塩基平衡の乱れ，電解質異常などが原因・誘因となり，頻脈となる場合が多い．

C.　合併症予防，合併症発症時の看護

1 ● 合併症予防の看護

a.　看護目標

　適切な輸液管理や安楽の提供により循環動態が安定する．

b.　援助計画

　たび重なる不快な刺激や過度の緊張は，血圧の上昇をもたらし，再出血が引き起こされる可能性がある．心身ともに安楽な状態で過ごせるよう，処置は的確かつ迅速に行い不必要な刺激は避け，室温などの環境にも配慮する必要がある．また，創痛の増強も血圧上昇をもたらすため，患者に痛みを我慢しないよう説明するとともに，積極的に除痛を図ることも重要である．さらに，的確な輸液管理によって適切な水分出納バランスを保持し，合併症予防に努める必要がある．

▶深部静脈血栓症の予防

　「肺血栓塞栓症および深部静脈血栓症の診断，治療，予防に関するガイドライン」（**表Ⅳ-4-1**）が作成され，手術部位や患者のリスク状態に応じて，術中から弾性ストッキングの着用や間欠的空気圧迫法（**図Ⅳ-4-2**）を行うことが推奨されている[1]．ただし，弾性

表Ⅳ-4-1　　一般外科の場合の静脈血栓塞栓症のリスクレベルと予防法

リスクレベル	要　因	推奨される予防法
低リスク	60歳未満の非大手術 40歳未満の大手術	早期離床および積極的な運動
中リスク	60歳以上，あるいは危険因子のある非大手術 40歳以上，あるいは危険因子のある大手術	弾性ストッキングあるいは間欠的空気圧迫法 早期離床および積極的な運動
高リスク	40歳以上のがんの大手術	早期離床および積極的な運動 間欠的空気圧迫法あるいは抗凝固療法
最高リスク	静脈血栓塞栓症の既往あるいは血栓性素因のある大手術	早期離床および積極的な運動（抗凝固療法と間欠的空気圧迫法の併用）あるいは（抗凝固療法と弾性ストッキングの併用）

［日本循環器学会，日本医学放射線学会，日本胸部外科学会ほか：肺血栓塞栓症および深部静脈血栓症の診断，治療，予防に関するガイドライン（2017年改訂版，2020年8月28日更新），p.70, 2018，〔https://www.j-circ.or.jp/cms/wp-content/uploads/2017/09/JCS2017_ito_h.pdf〕（最終確認：2022年12月13日）より引用］

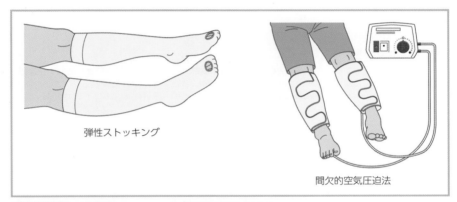

弾性ストッキング

間欠的空気圧迫法

図Ⅳ-4-2　　弾性ストッキングと間欠的空気圧迫法

　ストッキングや間欠的空気圧迫法は，不適切な着用や管理により循環障害や神経麻痺，褥瘡の発症要因となる．患者へも必要性を説明し，協力を得て適切な着用と管理を行う必要がある．また，リスクレベルが高い場合は予防的に抗凝固薬あるいは血栓溶解薬が投与される．薬物の適切な投与管理とともに，出血傾向などの副作用にも注意が必要である．

2● 合併症発症時の看護

a. 看護目標

　適切な対応により，循環動態が安定する．

b. 援助計画

　後出血，深部静脈血栓症，急性心不全，虚血性心疾患，不整脈に共通する看護のポイントは，ショックの際の看護援助に準じ，心身の安静を保持し，適切に酸素を投与し，輸液やカテコラミンなどの昇圧薬などを的確に投与することである．

　急性心不全や虚血性心疾患の場合は，ジギタリスなどの強心薬やニトログリセリンなどの血管作用薬を投与することがあり，慎重な管理が必要である．とくに急性心不全の場合は，心負荷を軽減するため，ファウラー位などの体位の工夫が必要であり，ショック時で

も下肢挙上は避ける必要がある．不整脈の場合は，その原因によって，電解質や酸塩基平衡を補正するための輸液管理も必要となる．

練習問題

Q11 手術中に下肢に弾性ストッキングを着用する主な目的はどれか．

（第102回 看護師国家試験，2013）

1．浮腫の軽減
2．筋力の維持
3．体温低下の予防
4．深部静脈血栓形成の予防

[解答と解説 ▶ p.446]

‖引用文献‖

1）日本循環器学会，日本医学放射線学会，日本胸部外科学会ほか：肺血栓塞栓症および深部静脈血栓症の診断，治療，予防に関するガイドライン（2017年改訂版，2020年8月28日更新），p.70，2018，〔https://www.j-circ.or.jp/cms/wp-content/uploads/2017/09/JCS2017_ito_h.pdf〕（最終確認：2022年12月13日）

5 疼痛のアセスメントと看護

A. 術後疼痛の原因

　術後疼痛とは，手術操作による創部痛，内臓痛，神経因性疼痛，術中・術後の同一体位保持による痛み，ドレーン・カテーテル類の挿入部痛など，さまざまな原因が混在する複合痛である．

　痛みは生体がなんらかの侵襲を受けた際に危険を警告する信号であり，疼痛を知覚することは生体の防御反応としてきわめて重要である．一方，治療目的で行われる手術もまた生体に人為的な侵襲を施す処置であるために，術後は激しい痛みを伴う．一昔前までは手術が成功しただけでありがたい，術後の疼痛は当然のことでしかたがない．痛みの変化で回復の程度を把握するために痛みをとりすぎてはいけないという解釈のもと，術後の疼痛コントロールは鎮痛薬の頓用使用が中心で，対処は常に後手に回っていた．

　その後，術後疼痛が呼吸器系合併症，循環器系合併症，術後イレウス・腸閉塞，深部静脈血栓症などさまざまな術後合併症の誘引となり，ひいては術後の回復遅延につながることが明らかとなり（図Ⅳ-5-1），術後の疼痛コントロールの重要性が認識されるようになった．

　現在は，硬膜外カテーテルから持続的に鎮痛薬を投与することで術後も予防的疼痛緩和に努め，早期離床を図るのが基本である．

　また，カテーテル，ドレーン類の挿入部痛についても，同一部位への固定により局所の循環不全が生じていないか，カテーテルが当たる部位の粘膜にびらんや炎症を生じていないか，刺入部の感染徴候の有無などの経時的観察が必要である．

B. 術後疼痛のアセスメント

　痛みはそれを経験している人の主観的な表現として示され，他者が客観的に評価することはむずかしい．そのため，患者が体験している痛みをできる限り客観的に評価するよう努めることが大切である．術後の創部痛は一般に術後24時間以内がピークとされる．術創部の回復に伴い，痛みは創部の疼痛から徐々に瘢痕痛へと移行する．痛みをアセスメントする際には，痛みの部位，程度，性質，持続時間（いつから痛いのか，間欠的か持続的か），痛みに対してこれまで行った処置の効果についてアセスメントを行う．また痛みがある箇所については必ず視診を行い，出血や炎症所見（発赤，腫脹，熱感，圧痛）などの異常所見がないか，異物やカテーテルが当たるなど機械的刺激やそれに伴う表皮剥離，循環障害がないか確認する．

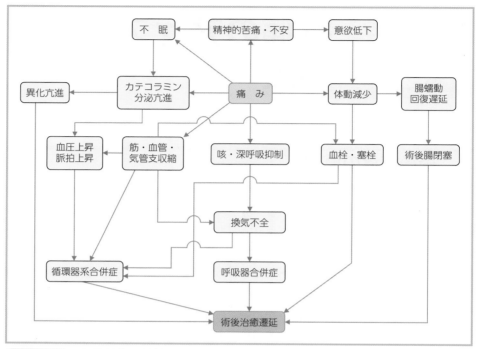

図Ⅳ-5-1　術後疼痛が全身に与える影響

[岡田美賀子：術後の疼痛管理—看護の立場から．ビジュアル＆アップデート　外科手術と術前・術後の看護ケア（北島政樹，櫻井健司編集主幹），p.24，南江堂，2004 より引用]

　痛みの強さを把握する手段として，**ペインスケール**が有効である．ペインスケールにはさまざまなものがあるが，患者に合ったものを選択し，継続的に使用・評価していくことが大切である（**図Ⅳ-5-2**）．

C.　術後疼痛の緩和

　手術後は疼痛により患者の呼吸が浅薄になったり，体動が損なわれることのないよう，積極的に鎮痛薬を投与し苦痛の軽減に努める．術後に使用される一般的な鎮痛薬の作用と副作用について**表Ⅳ-5-1**に示す．術中に挿入した硬膜外カテーテルを術後の疼痛管理に使用する場合，従来の電気式シリンジポンプのほか，シリコンバルーンの収縮圧を利用して持続的に鎮痛薬が注入されるタイプの携帯型持続注入器が近年利用されている．これらの器機は持続的に薬を投与することで鎮痛薬の血中濃度を一定に保つことが可能となるが，さらに患者自身が疼痛を感じた際には自らボタンを押すことで鎮痛薬を投与することができる PCA システム（patient-controlled analgesia）も活用されている．これにより患者が痛みを感じてから医療者をよび，鎮痛薬を準備して投与にいたる一連の過程に要するタイムラグが解消されること，また患者は痛みを自らコントロールする手段を得ている安心感も手にするという双方の利点がある（**図Ⅳ-5-3**）．

　そのほか安静臥床による腰背部痛，肩，肘，仙骨部，踵の痛みには低反発マットレスや

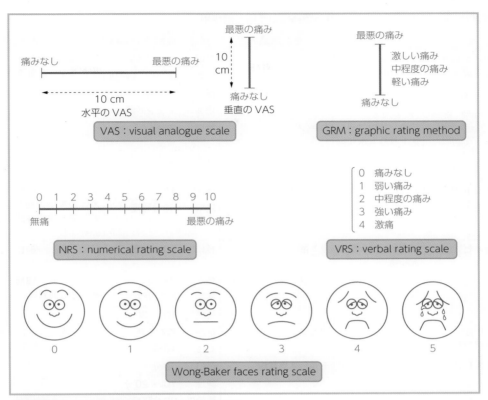

図Ⅳ-5-2　疼痛アセスメントスケールの例

クッション，バスタオルなどを利用して同一部位の圧迫を軽減するよう努めるとともに，温罨法やマッサージを行うことで局所の循環を促すケアを行う．

　術後患者は，手術は無事終わったのだろうか，順調に回復するのだろうか，痛みをはじめとするさまざまな苦痛症状はいつまで続くのか，仕事や家庭はどうなっているのか，などのさまざまな不安を抱えている．このような不安は痛みの閾値を下降させ，痛みをより感じやすくさせる．患者のそばに付き添い安心感を与えること，患者の訴えを傾聴し不安の軽減に努めること，回復の見通しを伝えることなど，患者が前向きな気持ちになるような働きかけを通じて，患者の痛みの閾値を上昇させるよう援助を行う．

表Ⅳ-5-1　術後疼痛に用いられる鎮痛薬の作用と副作用

	一般名	主な商品名	経路	最大効果発現時間	主な副作用
非ステロイド性鎮痛薬	ジクロフェナクナトリウム	ボルタレン	経口	1〜2時間	胃腸障害, 肝障害, 腎障害, 血小板減少, 白血球減少, めまい, しびれ, 眠気など
			坐薬	30分〜1時間	
	インドメタシン	インダシン, インテバン	経口	1時間	
			坐薬	1〜2時間	
	ロキソプロフェンナトリウム水和物	ロキソニン	経口	30分	
	フルルビプロフェンアキセチル	ロピオン	静注	6, 7分	
アセトアミノフェン	アセトアミノフェン	アセリオ	静注	15分	ショック, アナフィラキシー, 中毒性表皮壊死融解症, 喘息発作の誘発, 顆粒球減少症, 間質性肺炎など
		カロナール	経口	50分程度	
弱オピオイド	コデインリン酸塩水和物	リン酸コデイン	経口	60〜120分	便秘, 悪心・嘔吐, 眠気, めまいなど
	ブプレノルフィン塩酸塩	レペタン	坐薬	2時間	悪心・嘔吐, 鎮静, めまい, 頭痛, 呼吸抑制など
			筋注*	5分以内	
			硬膜外	10〜30分	
オピオイド拮抗性鎮痛薬	ペンタゾシン	ソセゴン	静注	投与直後	悪心・嘔吐, 口渇, 便秘, 錯乱, 鎮静, 呼吸抑制など
			筋注*	10分	
強オピオイド	モルヒネ塩酸塩水和物	モルヒネ塩酸塩	経口	30分	便秘, 悪心・嘔吐, 眠気, めまい, 排尿障害, せん妄など
			静注	10〜20分	
			硬膜外	30分程度	

*筋注は患者に不必要な苦痛を与えるため, 推奨されていない.

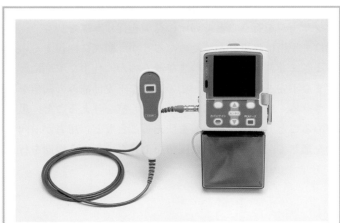

薬液を電動で注入する装置(写真上部機械部分)と薬液の入った輸液セットの部分(写真下部の黒色部分)からなる. 薬液を注入した輸液セットを装置本体に接続後, 薬液残量(リザーバー容量), 投与速度, 追加投与量, ロックアウト時間, 時間有効回数を設定する.
装置に接続されたボタンを押すと, あらかじめ設定した1回分の追加投与量が流入するため, 患者自身で鎮痛薬を投与できる.

図Ⅳ-5-3　PCA システムの例
[写真提供:スミスメディカル・ジャパン]

6 術後感染のアセスメントと看護

A. 創傷治癒過程と手術部位感染

1 ● 創傷治癒過程

　創傷とは，外的な刺激により生体の組織が損なわれた状態をいう．皮膚あるいは粘膜の連続性が破綻した開放性損傷を「創」，連続性が破綻していない閉鎖性損傷を「傷」といい，双方を合わせて創傷（wound）という．

　創傷の治癒過程は一般に，炎症期，増殖期，成熟・再構築期の3期に分類される（図Ⅳ-6-1）．炎症期の一部と解釈できる出血・凝固期を第1段階とし，全4期に分類する場合もある．

　創傷を生じると，血管の損傷による出血を止めるべく，血小板の凝集と血管収縮が起こり，創面が血塊で覆われる．次に炎症反応として好中球・単球，肥満細胞などが血管透過性亢進により創内に滲出し殺菌，異物・壊死物質の貪食を行う．さらに血小板は，増殖因子をはじめ細胞外基底タンパクなどさまざまな因子を放出することで，血管内皮細胞や線維芽細胞の遊走性および増殖を促し創傷治癒が進められる（炎症期）．

　受傷後3日から2週間ごろにかけ，創傷部位に血管内皮細胞と線維芽細胞による血管新生と細胞外基質の合成が起こり，肉芽が形成される．そして肉芽が収縮することで創の収縮が起こり，上皮化がみられるようになる（増殖期）．

　さらに2週間から数ヵ月後の単位で，基質形成と組織の再構築が行われ，瘢痕が形成される（成熟・再構築期）．

　なお，創傷治癒の形式としては，一次治癒，二次治癒，三次治癒（遷延性一次治癒）の

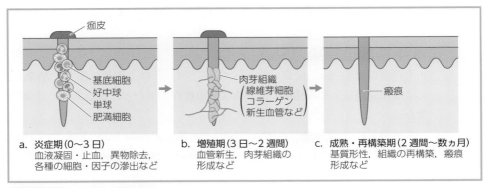

a. 炎症期（0〜3日）
血液凝固・止血，異物除去，
各種の細胞・因子の滲出など

b. 増殖期（3日〜2週間）
血管新生，肉芽組織の
形成など

c. 成熟・再構築期（2週間〜数ヵ月）
基質形性，組織の再構築，瘢痕
形成など

図Ⅳ-6-1　創傷治癒の過程

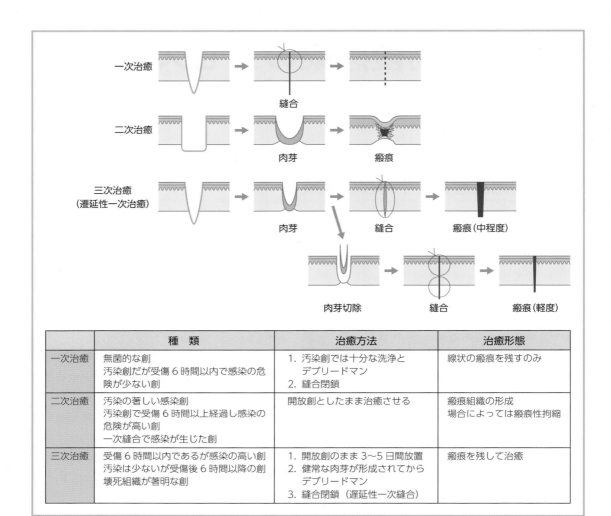

図Ⅳ-6-2　創傷治癒の形式
［川崎誠治, 佐野俊二, 名川弘一ほか（編）：新臨床外科学, 第4版（武藤徹一郎, 幕内雅敏監）, p.148, 医学書院, 2006より引用］

3種類がある（**図Ⅳ-6-2**）. 手術創は一次治癒創（感染のない創で縫合して閉鎖治癒させるもの）であり, 一次治癒創の上皮化は術後48時間程度で完了する.

2 ● 手術部位感染（SSI）とは

　　手術部位感染（surgical site infection：SSI）とは, 術後に生じた感染を意味し, 手術による切開創に生じる感染のみならず, 術操作の加わった臓器あるいは体腔の感染までを含む.

　　米国の院内感染調査システム（National Nosocomial Infections Surveillance System：NNISシステム）によると, SSIは院内感染の約20％を占め, 死亡リスクを2〜11倍増加させることが報告されている[1].

　　SSIの分類を**図Ⅳ-6-3**と**表Ⅳ-6-1**に示す.

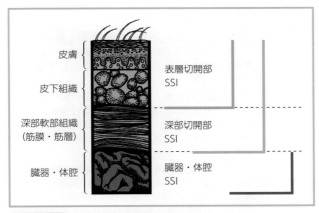

図Ⅳ-6-3　手術部位感染の分類
〔Horan TC, Gaynes RP, Martone WJ, et al: CDC definitions of nosocomial surgical site infections, 1992: a modification of CDC definitions of surgical wound infections. Infect Control Hosp Epidemiol **13**(10): 606-608, 1992 より引用〕

表Ⅳ-6-1　手術部位感染の分類と定義

SSI 分類	定　義　　　　　　　　　　　　　　　＊注：1〜3 をすべて満たすもの
表層切開部SSI（皮膚・皮下組織）	1. 手術後30日以内に発症した感染 2. 感染が創部の皮膚または皮下組織に限局 3. 以下のうち少なくとも1つに該当 ①表創から膿性の排液がある ②無菌的に採取された表層の滲出液や組織の培養から病原菌が検出される ③外科医，医師またはNP＊，PA＊が意図的に開放した表層切開部で，培養/非培養検査は行われておらず，かつ，疼痛，圧痛，限局した腫脹，発赤，熱感などの徴候が少なくとも1つ認められる ④医師またはNP＊，PA＊が表層切開部位感染と診断
深部切開部SSI（筋膜・筋層）	1. 人工物（人工心臓弁・人工血管・人工心臓・人工骨頭など）の移植などがない場合は術後30日以内，ある場合は90日以内に発症し，手術に関連していると考えられる感染 2. 手術切開部の筋膜・筋層に及ぶ感染 3. 以下のうち少なくとも1つに該当 ①創の深部より，膿性の排液がある ②38℃以上の発熱，限局した疼痛または圧痛などの徴候が少なくとも1つは認められ，創の深部が自然に離開するか，外科医，医師またはNP＊，PA＊により意図的に開放され，培養/非培養検査で病原菌が検出される，もしくは検査がされていない（培養/非培養検査陰性はこの基準を満たさない） ③深部切開部に膿瘍またはほかの感染徴候が病理組織学的検査または画像検査により発見される
臓器・体腔SSI	1. 人工物（人工心臓弁・人工血管・人工心臓・人工骨頭など）の移植などがない場合は術後30日以内，ある場合は90日以内に発症し，手術に関連していると考えられる感染 2. 手術中に開放・操作された身体部位（皮膚，筋膜・筋層より深部）の感染 3. 以下のうち少なくとも1つに該当 ①新しく臓器・体腔に挿入されたドレーンより膿性の排液がある ②臓器・体腔から無菌的に採取された体液または組織培養から微生物が検出される ③臓器・体腔に膿瘍またはほかの感染徴候が病理組織学的検査または画像検査により発見される ④特定の臓器・体腔感染部位の基準＊を少なくとも1つ満たす（＊この基準は「特定の感染症に関するサーベイランスの定義」に示されている）

＊NP：ナースプラクティショナー，PA：フィジシャン・アシスタント，いずれも米国の職種である.
〔National Healthcare Safety Network（NHSN）：Surgical Site Infection（SSI）Event, 2022, p.9-11〜9-15,〔https://www.cdc.gov/nhsn/pdfs/pscmanual/9pscssicurrent.pdf〕（最終確認：2022年12月13日）を参考に作成〕

表Ⅳ-6-2 創クラス分類

創クラス	定義
Ⅰ．清潔創 clean wound	1．炎症のない非汚染手術創，2．呼吸器，消化器，生殖器，尿路系に対する手術は含まれない，3．1期的縫合創，4．閉鎖式ドレーン挿入例，5．非穿通性の鈍的外傷
Ⅱ．準清潔創 clean-contaminated wound	1．呼吸器，消化器，生殖器，尿路系に対する手術，2．著しい術中汚染を認めない場合が該当，3．感染がなく，清潔操作がほぼ守られている胆道系，虫垂，腟，口腔，咽頭手術，4．開放式ドレーン挿入例，5．虫垂炎，胆嚢炎，絞扼性イレウス（小範囲）で，周囲組織・臓器を汚染することなく病巣を完全に摘出・切除した症例
Ⅲ．不潔創 contaminated wound	1．早期の穿通性外傷（事故による新鮮な開放創），2．早期の開放骨折，3．清潔操作が著しく守られていない場合（開胸心マッサージなど），4．術中に消化器系から大量の内容物の漏れが生じた場合，5．胃十二指腸穿孔後24時間以内，6．適切に機械的腸管処置が行われた大腸内視鏡検査での穿孔（12時間以内），7．急性非化膿性炎症を伴う創
Ⅳ．汚染-感染創 dirty-infected wound	1．壊死組織の残存する外傷，2．陳旧性外傷，3．臨床的に感染を伴う創，4．消化管穿孔例（クラスⅢ，5，6以外）

［日本化学療法学会, 日本外科感染症学会：術後感染予防抗菌薬適正使用のための実践ガイドライン（追補版）, p.9, 2020より引用］

3●手術部位感染の発症リスク

SSIは術野を汚染する原因（微生物）と，SSIを発症する宿主（患者）の免疫能のバランスで発症する．SSI発症の影響要因（危険因子）は次のように分けられる[2]．

（1）術野汚染菌を増加させる要因

高度汚染手術，長時間手術，汚染予防を考慮しない手術手技，不十分な術野消毒，器具などの滅菌不備，剃毛，除毛などがある（表Ⅳ-6-2）．

（2）宿主の防御能を低下させる要因

高齢，担がん状態，低栄養，生活習慣（喫煙，肥満，飲酒など），高血糖状態，微生物の保菌，免疫を抑制する治療（ステロイド，免疫抑制薬など），術中低体温などがある．

なお，CDC（米国疾病予防管理センター）は2017年に「手術部位感染防止のためのCDCガイドライン2017」を公表し，手術部位感染予防全般に関するコアセクション（6項目）と，人工関節置換術に関するセクション（7項目）について，推奨グレードとともに勧告を示した．コアセクションでは，予防抗菌薬（非経口，経口）の投与方法，周手術期の血糖コントロール（目標レベルを200 mg/dL未満とする），正常体温の維持，手術中および手術直後の十分な酸素化，手術前の全身保清の重要性と，消毒薬の種類と使用方法について推奨度と解説を明示した[3]．

B. 手術部位感染のアセスメントと看護

術後は創部や手術部位にドレーンが挿入されることが多い（図Ⅳ-6-4）．ドレーンとは，体内に貯留あるいは滲出する体液などを体外に排出（ドレナージ）するためのルートとして人為的に挿入し留置する管である．ドレナージは目的別に，治療的ドレナージ，情報的ドレナージ，予防的ドレナージの3種類がある．治療的ドレナージとは，体内に貯留する

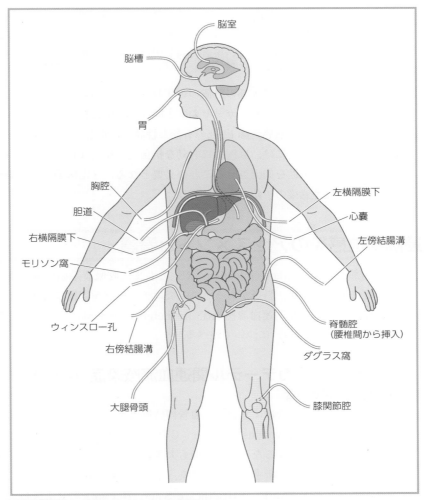

脳室
脳槽
胃
胸腔
胆道
右横隔膜下
モリソン窩
ウィンスロー孔
右傍結腸溝
大腿骨頭
左横隔膜下
心嚢
左傍結腸溝
脊髄腔
（腰椎間から挿入）
ダグラス窩
膝関節腔

図IV-6-4　全身のドレーンの留置部位

　体液，気体の排出そのものが治療となるもので，気胸の脱気，体腔内膿瘍の排出などがこ
れにあたる．情報的ドレナージとは，術後出血などの早期発見目的で，体腔内に留置され
るドレーンが該当する．予防的ドレナージとは，手術後体液のたまりやすいところや消化
液が貯留する消化管吻合部に留置することで，創部や吻合部の安静を保ち治癒を促す目的
がある．1つのドレーンが，これらの目的のうち複数を兼ねることもある．

　ドレナージが必要な場合は，閉鎖式吸引ドレーンが推奨され，できる限りすみやかに抜
去されることが強く望まれる．ドレーン留置により，ドレーン刺入部位あるいはドレーン
排液の逆流による逆行性感染の危険がある．そのため，ドレーンからの排液が逆流しない
ようドレーンバッグは常に刺入部より低い位置に置き，ドレーン刺入部は常に清潔操作で
扱い，感染徴候をアセスメントする．

　切開創について，術後24〜48時間は滅菌ドレッシング材で被覆保護を行う．一次治癒
創は術後48時間で上皮化が完了するため，術後48時間以降はドレッシング材を除去する．

術後48時間以降の切開創について，ガーゼなどでおおうべきか否かに関してCDCガイドラインは明示していないが，常に感染の危険性を考えて創部を清潔に保つことが重要である．また創部を直視できない患者に対しては，その心情に配慮し，清潔な薄いガーゼをあてることも必要である．

　術創処置，ドレーン刺入部の処置のいずれの場合においても，処置の前後は十分に手洗いを行い，ドレッシング材・ガーゼの除去時は愛護的に行う．術創部，ドレーン刺入部の発赤，腫脹，圧痛，熱感，滲出（しんしゅつ）液の有無と性状を観察し感染徴候の観察を行う．

　感染を生じた場合には，原因菌に有効な抗菌薬の確実な投与と，全身の栄養状態・免疫機能を高め，抵抗性を向上させることが必要となる．また医源性に感染が拡大することがないよう，交差感染の予防を十分に行う．

C. 遠隔部位感染のアセスメントと看護

　遠隔部位感染（remote infection：RI）として，呼吸器系感染症，カテーテル関連血流感染症，尿路感染症，腸炎がある．ここではチューブ類留置に関連した感染症として，血管内留置カテーテル関連血流感染症（catheter-related blood stream infection：CRBSI），尿路感染症（CAUTI）について述べる．

1 ● 血管内留置カテーテル関連血流感染症（CRBSI）

a. 感染経路と原因

　術前，術後の患者管理において，血管内留置カテーテルの使用は必須であり，中心静脈カテーテル（central venous catheter：CVC）による高カロリー輸液の導入により侵襲の大きな手術が可能になるなどその功績も大きい．一方で，血管内に直接カテーテルを挿入し留置することは，局所感染や血流感染，さらには敗血症などの重篤な合併症の発症にもつながる．NHSN（National Healthcare Safety Network：全米医療安全ネットワーク）によると，米国では毎年30,100件ものCVC関連血流感染が発生し，在院日数の増加と医療費の増大，さらに死亡リスクの上昇をもたらしている[4]．

　代表的な原因微生物として，コアグラーゼ陰性ブドウ球菌，グラム陰性桿菌（かんきん），黄色ブドウ球菌（［メチシリン耐性黄色ブドウ球菌（MRSA）］を含む），カンジダ，腸球菌，緑膿菌，クレブシエラ属などが挙げられる[5]．

　カテーテル挿入部位によっても感染率は異なる．CVCでは，固定がより困難で汚染の可能性の高い内頸静脈（頸（けい）部），大腿静脈（鼠径（そけい）部）のほうが，鎖骨下静脈に比べ感染率が高い．末梢静脈カテーテルはCVCに比べ血流感染率は低いが，手背，手首，下肢の順に静脈炎のリスクが高まる[6]．感染経路として，以下に記す3つが挙げられる．

・皮膚に付着した病原体（微生物）がカテーテルの外側を伝ってカテーテルの先端にいたる（カテーテル管腔外経路）
・カテーテルの輸液路接続部（ハブ）に病原体が定着し，内筒を通り血管内に進入する
・汚染された薬液の投与

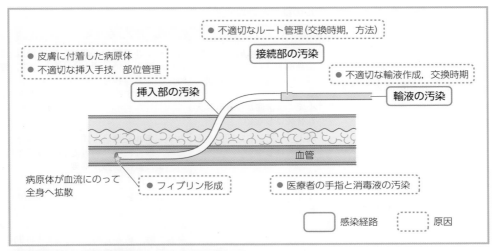

図Ⅳ-6-5　血管内留置カテーテルの感染経路

感染経路と原因を**図Ⅳ-6-5**に示す.

b. 感染の予防

　血管内カテーテルによる血流感染の予防として，手洗いの励行とアルコール手指消毒薬による手指消毒，カテーテル挿入時・ケア時の無菌操作を徹底する.　またカテーテル挿入部位のケアとして，挿入時あるいはドレッシング交換時には10％ポビドンヨード，あるいは0.5％以上のクロルヘキシジン含有消毒用アルコールを使用する.

　カテーテル留置部位のドレッシングには，透明で半透過性の滅菌フィルムドレッシング材もしくは滅菌ガーゼを用いる.　フィルムドレッシング材は挿入部が直視できる点で利便性がある.　滅菌ガーゼとフィルムドレッシング材の間にカテーテル関連の血流感染発症率の差がみられないことから，挿入部からの出血がある場合にはガーゼを用いるなど，適宜状況に応じて使用する.　カテーテルの種類と管理方法について，**表Ⅳ-6-3**に示す.

　血管内カテーテルを留置している患者に対して，挿入部の発赤，腫脹，滲出，熱感，圧痛の有無をアセスメントし，感染徴候の早期発見に努める.　またカテーテルによる血流感染を生じた場合には，カテーテルを抜去するとともに抗菌薬の全身投与を確実に行う.

2● 尿路感染症

a. 感染経路と原因

　NHSNによると，尿路感染症は医療関連感染症の中で5番目に多く，成人患者の12〜16％が入院中に尿道留置カテーテルを使用し，留置期間が1日延びるごとに膀胱留置カテーテル挿入による尿路感染症（catheter-associated urinary tract infection：CAUTI）の発症リスクが3〜7％増加することが示されている[7].　CAUTIの発症率についてはさまざまに報告されているが，4日以上開放式回路で留置した場合，発症率は100％にいたるといわれている.　閉鎖式回路を保つことはCAUTI発症の減少に有効であるが，万全ではない.　CAUTIの多くは無症状で経過し，留置カテーテルの抜去に伴い解決するが，時に遷延すると前立腺炎，

表Ⅳ-6-3　カテーテルの種類と管理方法

カテーテル	ラインの入れ替え	ドレッシング交換	輸液回路（セット）交換
末梢静脈カテーテル	成人：72〜96時間ごと．緊急的刺入の場合は48時間以内に別部位に入れ替える 小児：合併症がなければ入れ替えはしない	カテーテル交換時，濡れた時，緩んだ時，汚れた時．また直接視診が必要な時に交換する	72時間以上の間隔をあける．血液，血液製剤，脂肪乳剤を注入した場合，全回路を24時間以内に交換する
動脈カテーテル	成人，小児とも定期的な入れ替えはしない	カテーテル交換時，濡れた時，緩んだ時，汚れた時．また直接視診が必要な時に交換する	トランスデューサー交換時（72時間間隔等）
中心静脈カテーテル（PICC*，透析用含む） 肺動脈カテーテル	成人，小児とも定期的な入れ替えはしない	ガーゼは2日ごと，透明フィルムは7日ごとに交換．カテーテル交換時，濡れた時，緩んだ時，汚れた時．また直接視診が必要な時に交換する	72時間以上の間隔をあける．血液製剤，脂肪乳剤を注入した場合，全回路を24時間以内に交換する

*PICC：peripherally inserted central catheter. 前肘窩の尺側または橈側皮静脈を穿刺部とし，先端を上大静脈に留置するカテーテル

［Naomi PO' Grady, et al: Guidelines for the prevention of intravascular catheter-related infections. Clin Infect Dis **52**(9): e162-193, 2011/日本看護協会：感染管理に関するガイドブック，改訂版，p.29, 2004 より引用］

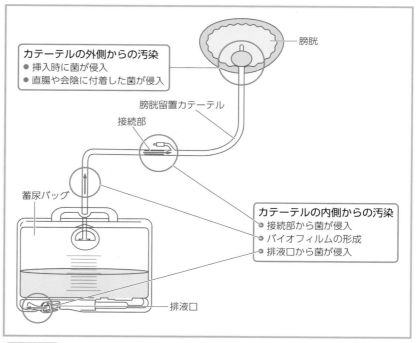

図Ⅳ-6-6　CAUTI 発症のメカニズム

副睾丸炎，膀胱炎，腎盂腎炎，グラム陰性菌血症などの合併症を生じることがある．

　原因菌の多くは腸管内に存在する大腸菌や腸球菌であるが，緑膿菌，セラチア属菌など消化管に存在しない菌が検出される場合は医療者や医療器具が媒介する感染が考えられ

る. **図Ⅳ-6-6** に CAUTI 発症のメカニズムを示す.

b. 感染の予防

　　CDC ガイドラインでは，膀胱留置カテーテルの適用を①尿路の閉鎖がある場合，②神経因性の尿閉がある場合，③泌尿器・生殖器疾患の術後に治癒を促進する場合，④重症患者の尿量を正確に把握したい場合，としている. CAUTI を予防するため，カテーテルおよび蓄尿バッグは閉鎖式回路を保ち，留置期間を最小限にする. いったん流出した尿が逆流することのないよう，蓄尿バッグとカテーテルは常に膀胱より低い位置を保ち，蓄尿バッグ内の尿を廃棄する際は排液口を汚染しないよう注意する.

練習問題

Q12 　創傷の治癒過程で炎症期に起こる現象はどれか. （第107回 看護師国家試験，2018）
　　1．創傷周囲の線維芽細胞が活性化する.
　　2．肉芽の形成が促進される.
　　3．滲出液が創に溜まる.
　　4．創の収縮が起こる.
　　5．上皮化が起こる.

Q13 　術後1日の手術創の正常な治癒過程として正しいのはどれか.
（第111回 看護師国家試験，2022）
　　1．創部の浮腫が起こる.
　　2．肉芽組織が形成される.
　　3．コラーゲンが成熟し瘢痕組織となる.
　　4．血管内皮細胞が新しい血管を形成する.

［解答と解説 ▶ p.446］

┃引用文献┃

1) National Healthcare Safety Network（NHSN）: Surgical Site Infection Event（SSI），2022〔https://www.cdc.gov/nhsn/pdfs/pscmanual/9pscssicurrent.pdf〕（最終確認：2022年12月13日）
2) 北野正剛，坂井義治（監）：標準外科学，第16版，p.124-125，2022
3) Berrios-Torres SI, et al: Centers for Disease Control and Prevention Guideline for the Prevention of Surgical Site Infection, 2017. *JAMA Surg* **152**(8): 784-791, 2017
4) National Healthcare Safety Network（NHSN）: Chapter 4: Bloodstream Infection Event（Central Line-Associated Bloodstream Infection and non-central line-associated Bloodstream infection）. Patient Safety Component Manual，〔https://www.cdc.gov/nhsn/pdfs/pscmanual/pcsmanual_current.pdf〕（最終確認：2022年12月13日）
5) 日本感染症学会，日本化学療法学会，JAID/JSC 感染症治療ガイド・ガイドライン作成委員会，敗血症ワーキンググループ：JAID/JSC 感染症治療ガイドライン2017─敗血症およびカテーテル関連血流感染症─，2017
6) 日本看護協会：感染管理に関するガイドブック，改訂版，p.26-27，2004
7) National Healthcare Safety Network（NHSN）: Urinary Tract Infection（Catheter-Associated Urinary Tract Infection［CAUTI］and Non-Catheter-Associated Urinary Tract Infection［UTI］）Events, 2022〔https://www.cdc.gov/nhsn/pdfs/pscmanual/7psccauticurrent.pdf〕（最終確認：2022年12月13日）

7 栄養状態のアセスメントと看護

A. 栄養状態が生体に与える影響

　　生体に手術侵襲が加わると，神経・内分泌系反応，免疫炎症反応によりタンパク異化亢進などの代謝変化が生じる．侵襲からの回復過程において患者の栄養状態は，術後の感染性合併症や創傷治癒遅延に影響をおよぼす．術後の栄養状態を評価し，経口・経腸摂取，輸液管理，血糖管理の観点から，患者の術後侵襲からのスムーズな回復を促す看護を提供することが重要である．

B. 栄養状態のアセスメント

　　栄養状態の評価は，複数の指標を組み合わせ総合的に行うことが重要である．栄養評価項目には，問診や身体所見，生化学検査などがある．体重は簡便に評価することが可能であり，経時的に評価することで栄養状態の指標となる[1]．栄養状態の生化学的指標の1つに，血清タンパクがある．血清タンパクはグロブリンとアルブミンからなり，血清アルブミン値は栄養評価の目的で一般的に使用される．3.0 g/dL以下は低栄養状態の目安であるが，血清アルブミン値は，侵襲の影響を受けやすく，タンパク異化亢進時には低値を示す．肝機能障害や大量輸液においても血清アルブミン値は低値を示し，脱水状態においては高値となる．そのため，栄養状態の評価にあたっては，血清アルブミン値や炎症の有無，C反応性タンパク，肝機能の値などを多角的に評価することが重要である．がん患者や高齢の患者など術前からすでに低栄養状態である可能性が高い場合や，頭頸部や消化器系の手術を受ける患者で術後の経口摂取が困難と想定される患者には，術前からの栄養介入も検討される[2]．

C. 術後の栄養管理

a. 輸液管理

　　術直後はムーア（Moore FD）の分類における傷害期にあたり，サードスペースへの体液の移動や，ドレーンからの排液，出血によって循環血液量が減少する．その後の転換期では，神経・内分泌系反応の正常化とともに循環血液量が増え尿量も増加する．尿量のみを輸液管理の指標とすると過剰輸液となり，腸管浮腫が生じ腸管機能の回復を妨げ，縫合不全などの合併症を引き起こす可能性がある[3]．一方で，周手術期に喪失した水分や電解質が適切に投与されないと脱水状態となる可能性や，腎障害のリスクを有する患者におい

ては腎不全を呈する可能性もあり，患者の状態を総合的に評価し輸液管理を行う．

b. 経口摂取

　　近年は腹腔鏡手術の広まりから，術後の早期回復を目的としたERAS（Enhanced Recovery After Surgery：術後回復強化）が普及し，術後早期からの経口・経腸摂取（術後24時間以内に経口摂取または経腸栄養を開始すること[1]）が推奨されている．術後早期から腸管機能を使うことで，腸管粘膜の萎縮を予防しバクテリアルトランスロケーション（bacterial translocation）（腸管内の細菌や毒素が血液などを介して全身へ侵入していくこと）を回避し，術後の感染性合併症や創傷治癒遅延の発症が減少するとされている[3]．一般的には術後翌日から普通食を開始し，消化器系の手術などでは約3日後から経口摂取を開始し，3分粥，5分粥，7分粥，全粥と段階的に食事内容を通常に戻していく．

　　飲水，経口摂取の開始時には，気管挿管に伴う口腔，咽頭，喉頭の損傷，術中に使用した麻酔薬や筋弛緩薬の効果の遷延により摂食・嚥下障害をきたすことがある．脳血管障害のある患者や，咽頭がんなど嚥下にかかわる機能に障害がある患者，サルコペニアの可能性が高い高齢の患者では，術前からすでに摂食・嚥下機能が低下している可能性がある[1]．患者の摂食・嚥下機能を評価し，必要な場合には言語聴覚士に介入を依頼し，術後の誤嚥性肺炎を予防することが重要である．術後イレウス・腸閉塞や縫合不全が疑われる場合は経口摂取の中止あるいは継続の是非を検討するなど，食事再開や食事の形態変化のタイミングは画一的ではなく，患者の症状に応じて進めていく必要がある．

c. 経腸栄養

　　早期に経口摂取を開始できず，7日間以上経口摂取量が半分以下となる場合には，経腸栄養を検討する[2]．経腸栄養は患者ごとに投与量を増やすことが推奨され，目標量に到達するまでの時間は患者の状態によって5〜7日かかることもある[1,2]．4週間以上の経腸栄養が必要な場合は，胃瘻の造設が推奨される[2]．

　　経腸栄養剤は，天然濃厚流動食と人工濃厚流動食があり，人工濃厚流動食は成分栄養剤，消化態栄養剤，半消化態栄養剤に分類される（表IV-7-1）[1]．消化吸収機能が保たれている場合は，半消化態栄養剤を第一選択とする[1]．また，これらに加えて肝疾患や腎機能障害，耐糖能異常のある患者に応じた病態別経腸栄養剤も存在し，病態に合わせて選択することが可能である．

表IV-7-1　人工濃厚流動食の種類

	成分栄養剤	消化態栄養剤	半消化態栄養剤
窒素源	アミノ酸	アミノ酸，ジペプチド，トリペプチド	タンパク質
適応	消化・吸収機能が著しく低下している場合に使用		消化・吸収機能に異常がない場合に使用
医薬品例	エレンタール®，エレンタール®P，ヘパンED®	ツインライン®NF	エンシュア・リキッド®，エンシュア®・H，ラコール®NF，アミノレバン®EN
食品例		エンテミール®R，ペプチーノ®，ペプタメン®AF，ペプタメン®スタンダード	多くの種類が販売されている

このほかに粘度を調整し半固形化された経腸栄養剤が使用されるようになっている．
［日本静脈経腸栄養学会（編）：静脈経腸栄養ガイドライン，第3版，p.25-27，照林社，2013を参考に作成］

d. 静脈栄養

静脈栄養は，経口摂取や経腸栄養を術後7日以上開始できない場合に検討し，静脈栄養を選択する際は経腸栄養との併用が推奨される[1,2]．静脈栄養を投与する際は，エネルギー投与量が消費量を上回ると過剰栄養（overfeeding）となり，感染症などの合併症を引き起こす可能性があり注意する．また，低栄養状態の患者に，急激に高カロリー輸液を投与することでリフィーディング症候群（refeeding syndrome）（糖質の急速な投与によって血中のリン，マグネシウム，カリウムが細胞内に取り込まれ，低リン血症，低マグネシウム血症，低カリウム血症が生じ，心不全，呼吸不全，意識障害などの状態になること）[1]が生じる可能性も考慮する．

e. 血糖管理

手術侵襲からの回復には，術後の血糖管理も重要な要素である．手術侵襲により炎症性サイトカインなどの分泌が亢進し，肝臓で糖新生の亢進，インスリン抵抗性の増強により耐糖能異常をきたす．術後の高血糖は，手術部位の感染性合併症や創傷治癒遅延のリスクを高める[1]．糖尿病の患者や術後に経腸・静脈栄養を行っている患者の術後は，血糖値のモニタリングと血糖値に応じたインスリンの投与（強化インスリン療法）を行い，140～180 mg/dL を目標に管理する[3,4]．

D. 術後の栄養管理における看護

術後の回復過程は手術侵襲の程度や基礎疾患によって異なり，患者の状態に応じた看護を行うことが求められる．術後の輸液管理は，術中・術後の in-out バランス，電解質や腎機能，術前からの体重変化，バイタルサインの経時的変化を評価する[1]．一般的に術後の尿量減少は，尿量 0.3～0.5 mL/kg/時以下を目安とし，尿量減少の原因が尿道カテーテル閉塞などによるものか，術中の出血や排液量，脱水によるものか，あるいは腎実質の障害によるものかを把握する必要がある[5]．

摂食・嚥下機能の評価は，嚥下造影検査や嚥下内視鏡検査が正確であるが，術後はベッドサイドで実施可能な EAT-10（eating assessment tool）[6]，反復唾液嚥下試験（repetitive saliva swallowing test：RSST）[7]，改訂水飲みテスト（modified water swallowing test：MWST）[8]，食物テスト（food test：FT）[8]などのスクリーニング検査を行うのが一般的である（図Ⅳ-7-1）．飲水，経口摂取の開始時には摂食・嚥下機能に加え，麻酔からの覚醒度合い，嘔気や嘔吐の有無，術後イレウス・腸閉塞が疑われるような腹部痛やX線の画像所見，縫合不全が疑われるような発熱やドレーンからの排液の性状の評価を行う．異常が見られる場合は，経口摂取の再開を検討する必要がある．

経口摂取再開後は，患者の栄養状態や経口摂取量，食事の妨げとなる嘔気・嘔吐や疼痛の有無，排便状況なども評価する．術後は PONV（postoperative nausea and vomiting）*のため経口摂取が困難であることもあり，制吐薬を予防的に使用し，術後のオピオイドの使用を最小限とする検討を行う[3]．また，術後の疼痛管理を目的として NSAIDs（非ステ

---

*PONV：術後の嘔気・嘔吐のことをさす．女性や過去にPONVや乗り物酔いの経験があること，非喫煙者，腹腔鏡手術や婦人科手術などの手術，オピオイドの使用などはPONVの危険因子とされる[9]．

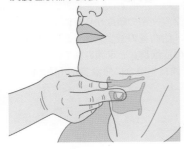
反復唾液嚥下試験 (RSST)

方法　患者は座位になり，看護師が示指で患者の舌骨，中指で甲状軟骨に触れた状態で，から嚥下を指示し，30 秒間に何回嚥下ができるかを観察する．甲状軟骨が中指を十分に乗り越えた場合のみを 1 回と測定する．

評価　30 秒間に 3 回以上であれば嚥下機能は正常と判定する．

※指示がまったく理解できず，従えない場合は評価不可能である．

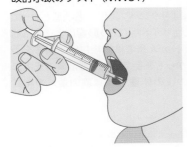
改訂水飲みテスト (MWST)

方法　3 mL の冷水を患者の口腔底に注ぎ，嚥下を指示する．4 点以上なら，最大 2 回繰り返し，最もわるい場合を評点とする．

評価
1. 嚥下なし，むせる かつ/または 呼吸切迫
2. 嚥下あり，呼吸切迫（不顕性誤嚥の疑い）
3. 嚥下あり，呼吸良好，むせる かつ/または 湿性咳嗽
4. 嚥下あり，呼吸良好，むせない
5. 4 に加え，追加嚥下運動が 30 秒以内に 2 回可能

　　3 点以下は問題ありとなる．

図IV-7-1　摂食・嚥下機能の評価

ロイド性抗炎症薬）の定期使用や，腸管蠕動運動回復を目的に緩下薬の使用を検討し，十分な経口摂取量が確保されるよう支援を行う[3]．患者の経口摂取量が確保されない場合は，経腸・静脈栄養の開始を検討する．術後は経口摂取量が安定しないことや，栄養経路の変更，経口糖尿病薬の再開により，低血糖を呈することもある．血糖値の推移や，食事量，低血糖症状の有無を評価することも重要である．

　手術を終えた患者は，経口摂取や経腸栄養を実施するまで気力が回復していないことや，疼痛により食事に関心が向かないなど，精神的に負担を抱えていることも予測される．患者が現在抱えている症状や不安を理解し軽減しながら，術後の栄養状態の回復を支援していく．

　また，入院中から退院後の生活を見据えた食事指導を行う必要がある．嚥下機能や消化機能に直接影響する手術を受けた患者は，術後に低栄養状態となる可能性が高い．患者に術後の合併症を考慮した食事方法や内容を，管理栄養士や言語聴覚士など栄養サポートチーム（NST），摂食・嚥下チームと協力しながら指導を行う．いずれの場合も患者の日常生活に適した食事方法や内容が提案できるよう，患者や食事を準備する家族なども含め指導を行っていく必要がある．

（コラム）

周手術期と悪液質（cachexia）

　「悪液質」という言葉からどのような状態を想像するだろうか？　文字の印象から身体中がわるい液体で満たされた状態をイメージするかもしれない．悪液質は「脂肪量の減少を伴うまたは伴わない筋肉減少を特徴とした，基礎疾患に伴う複合的な代謝異常の症候群」と定義されている．12ヵ月以内に5％以上の体重減少があり，かつ下記のうち3項目を満たす場合に悪液質と評価される．

- ・筋力低下
- ・疲労感
- ・食欲不振
- ・除脂肪体重低値
- ・生化学検査値の異常
  （CRP＞5 mg/L，Hb＜12 g/dL，Alb＜3.2 g/dL）[i]

　悪液質を呈する患者は手術侵襲に加え，基礎疾患の影響によりタンパク異化亢進状態となっている可能性が高い．たとえばがん患者では，がんによる炎症性サイトカインの影響により骨格筋や脂肪組織の分解，食欲の抑制が生じ体重減少へとつながる．がん患者は術後に化学療法を予定している場合も多く，術後の体重維持は治療に備える観点からも重要である．悪液質の患者には，術後侵襲からの回復を目指すことはもちろんのこと，その後の体重（とくに筋肉量）の維持を目的とした介入が必要である．

引用文献

i) Evans WJ, Morley JE, Argilés J, et al.：Cachexia: a new definition. Clinical nutrition **27**(6)：793-799, 2008

練習問題

Q14 嚥下障害を評価する改訂水飲みテストで正しいのはどれか．

（第108回 看護師国家試験，2019）

1．嚥下後10秒間で評価する．
2．嚥下動作の準備期を評価する．
3．嚥下後の呼吸状態を評価する．
4．80 mLの水の嚥下状況を評価する．

[解答と解説 ▶ p.446]

■引用文献■

1) 日本静脈経腸栄養学会（編）：静脈経腸栄養ガイドライン，第3版，照林社，2013
2) Weimann A, Braga M, Carli F, et al: ESPEN practical guideline: Clinical nutrition in surgery. Clinical nutrition **40**(7): 4745-4761, 2021
3) 日本外科代謝栄養学会 周術期管理ワーキンググループ：ESSENSE（日本外科代謝栄養学会周術期管理改善プロジェクト），2014
4) American Diabetes Association: 15. Diabetes Care in the Hospital: Standards of Medical Care in Diabetes-2021. Diabetes care **44**(Suppl 1): S211-S220, 2021
5) AKI（急性腎障害）診療ガイドライン作成委員会（編）：AKI（急性腎障害）診療ガイドライン2016，東京医学社，2016
6) 若林秀隆，栢下淳：摂食嚥下障害スクリーニング質問紙票EAT-10の日本語版作成と信頼性・妥当性の検証．静脈経腸栄養**29**(3)：871-876，2014
7) 小口和代，才藤栄一，馬場尊ほか：機能的嚥下障害スクリーニングテスト「反復唾液嚥下テスト」（the Repetitive Saliva Swallowing Test：RSST）の検討．(2) 妥当性の検討．リハビリテーション医学**37**(6)：383-388，2000
8) 戸原玄，才藤栄一，馬場尊ほか：Videofluorographyを用いない摂食・嚥下障害評価フローチャート．日本摂食嚥下リハビリテーション学会雑誌**6**(2)：196-206，2002
9) Gan TJ, Belani KG, Bergese S, et al: Fourth Consensus Guidelines for the Management of Postoperative Nausea and Vomiting. Anesthesia & Analgesia **131**(2): 411-448, 2020

8 消化管機能のアセスメントと看護

A. 術後イレウス・腸閉塞

　消化管機能にかかわる術後合併症には，術後イレウス・腸閉塞のほか，消化管潰瘍，穿孔，消化管吻合部の縫合不全，吻合部浮腫などがある．ここでは，術後イレウス・腸閉塞について解説する．

　イレウス・腸閉塞はともに日本では，長らく腸管の器質的な閉塞（腸閉塞）による機械性イレウスと，蠕動運動の低下などの腸管の機能低下（腸管麻痺）に起因する機能性イレウスの双方を「イレウス」と称してきた．しかし欧米では，イレウスは機能性イレウスのみを指し，機械性イレウスは「腸閉塞」として厳密に区別していることから，日本でも「急性腹症診療ガイドライン 2015」[1]において，欧米の使い分けに準拠した定義づけがなされた．なんらかの原因により腸管内容物が肛門へと通過できない状態を意味する．

　術後イレウス・腸閉塞は，手術後に生じる消化管運動障害であり，発症率は手術部位，術式により 2% 程度から 20% 以上まで幅広く報告されている．腹痛，腹部膨満・腹満感，排ガスの停止，便秘，悪心・嘔吐を主たる症状とし，70% は保存的治療で治癒するが[2]，保存的療法が奏効しない場合は手術適応となる．胃がん術後イレウス（イレウス・腸閉塞を含む）の実態を 10 年間の手術例を基に調査した研究[3]では，入院治療を要したイレウスは 5.2% であり，このうち半数に手術が施行されていた．また手術を要した術後イレウスのうち，胃切除術後 1 年以内の発症が 59%，3 年以内の発症は 85.2% であったことが報告されている．

B. 術後イレウスの分類と発症機序

　手術操作や麻酔の影響により，腹部手術後は術後消化管の機能が低下し，生理的腸管麻痺とよばれる状態となる．手術内容，年齢，術前の全身状態により差はあるが，術後消化管運動が回復するまでに要する時間は，小腸が最も早く術後 4〜24 時間，胃は術後 1〜3 日，大腸は 2〜5 日ほどとされる[2,4]（図IV-8-1）．通常は術後 2〜5 日ごろには蠕動が回復し，排ガスが確認される．

　消化管運動の回復がなんらかの原因で阻害されると，術後イレウスを生じる．術後イレウスを発症あるいは遷延させる要因を表IV-8-1 に示す．

a. イレウスと腸閉塞

　イレウスには，麻痺性イレウスと，けいれん性イレウスが含まれる．

　腸閉塞には，腸管の血行障害を伴わない単純性腸閉塞と，血行障害を伴う複雑性（絞扼性）腸閉塞が含まれる．

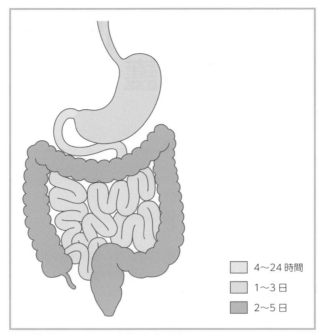

図Ⅳ-8-1　術後消化管運動が回復するまでに要する時間

表Ⅳ-8-1　術後消化管機能の回復を阻害する要因

術前の全身状態，対象属性に関連する要因

・全身感染症
・心肺機能低下
・低栄養，低タンパク，電解質異常
・高齢
・肥満

手術操作，麻酔に関連する要因

・手術時間
・出血量
・麻酔薬，筋弛緩薬，オピオイド系鎮痛薬の投与
・腸管の大気への曝露，腸管の把持牽引による漿膜炎
・腸管操作による腸管の屈曲，索状物による通過障害
・術操作，腹膜炎による腸管の癒着
・腹腔神経節切除，アウエルバッハ神経叢の刺激

術後の状態，合併症に関連する要因

・身体的ストレスに対する交感神経の亢進
・低栄養，低タンパク，電解質異常，ホルモン異常
・術後膵炎
・術後胆嚢炎
・腹腔内感染症
・リンパ節郭清に伴う腹水

[中田浩二，中尾誠利，羽生信義：術後の消化管機能管理─術後麻痺性イレウスの病態と治療─. 医薬ジャーナル **37**（3）：1087-1091, 2001／幸田圭史，落合武徳：術後における消化管機能回復（2）下部消化管手術. 栄養評価と治療 **23**（1）：36-39, 2006 を参考に作成]

　10 年間の術後イレウス・腸閉塞症例を分析した研究[5]によると，癒着による単純性腸閉塞は 87.3%，複雑性（絞扼性）腸閉塞は 4.6%，悪性腫瘍の再発による腸閉塞は 8% を占めていたことが報告されている．術後イレウス・腸閉塞の分類と発症機序を表Ⅳ-8-2 に示す．

　術後イレウスを発症すると，ニボー像（鏡面像）とよばれる特徴的な腸管ガス像が X 線検査で確認される（図Ⅳ-8-2）．小腸ガスではケルクリング皺襞（図Ⅳ-8-2）が，大

表Ⅳ-8-2　術後イレウス・腸閉塞の分類と発症機序

イレウス		腸閉塞	
・腸管に器質的変化がみられず，腸管壁の運動を支配する神経，腸管筋の異常によるイレウス ・腸管運動が停滞，減弱した麻痺性イレウスと，持続的に腸管の一部がけいれんするけいれん性イレウスがある		・腸管の閉塞や腸管壁の腫瘍など，腸管の器質的な変化による腸閉塞 ・血流障害を伴わない単純性腸閉塞と，血流障害を伴う複雑性（絞扼性）腸閉塞がある	
麻痺性イレウス	**けいれん性イレウス**	**単純性腸閉塞**	**複雑性（絞扼性）腸閉塞**
・開腹術後の生理的腸管麻痺の状態が遷延したもの ・腹膜炎，膵炎，胆嚢炎，腹腔神経叢周囲の出血，感染症による	・腸管の一部が持続的にけいれんすることで，腸内容物が停滞することによるもの ・腸間膜血管の塞栓症，血栓症，薬物による	・腸管が機械的に閉塞し，血流障害を伴わないもの ・術操作に伴う腸管の癒着や腫瘍による腸管の閉塞，胆石や食餌性の異物による	・腸管の機械的閉塞に血流障害を伴うもの ・腸管壊死から敗血症へと移行する危険性がある ・腸管や腸間膜の血流障害を伴う癒着による閉塞，索状物による絞扼，腸軸捻症，ヘルニア嵌頓による

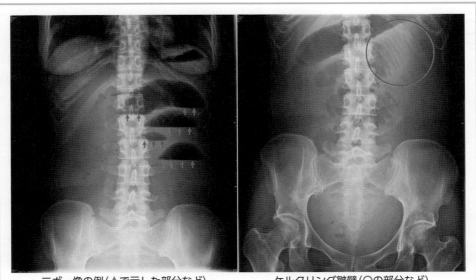

| ニボー像の例（↕で示した部分など） | ケルクリング皺襞（○の部分など） |

●ニボー像は，立位で X 線撮影をする際に，腸管内でガスが上方へ，液体が下方へ分離することで，それらの境界に鏡で映したようにまっすぐなラインを形成するものである．

●ケルクリング皺襞は，小腸内壁の襞を反映した像である．

図Ⅳ-8-2　イレウスの単純 X 線像（立位）
［画像提供：石松伸一先生（聖路加国際病院　救命救急センター長）］

腸では結腸膨起（haustra）が確認される.

b. 症 状

　イレウスを発症すると，腹痛，腹部膨満，排便・排ガスの停止，悪心・嘔吐を生じるが，その種類により症状の出かたが異なる.

（1）麻痺性イレウス

　腸管の運動機能が低下したことによる腸管麻痺であり，腹痛は持続的であり腸蠕動音は減弱あるいは消失する. 腸管拡張ガス像が上部消化管全体にみられ，排ガス・排便は停止する.

（2）単純性腸閉塞

　癒着，腫瘍による圧迫，異物などによる血流障害を伴わない腸管狭窄・閉塞であるため，腸管の蠕動亢進に応じた，周期的な腹痛を生じる. 金属音（metallic sound）とよばれる亢進した蠕動音が聴取される. 排ガス・排便は停止し，悪心・嘔吐が出現する. 腹部X線検査では，閉塞部位より口側に腸管拡張ガス像が確認される.

（3）複雑性（絞扼性）腸閉塞

　腸の捻転，腸管の絞扼，ヘルニア嵌頓による，腸間膜の血行障害を伴う腸管狭窄・閉塞であり，突発的に激しい腹痛を生じ，持続的疼痛へと移行する. 激しい腹痛の際，反射的に嘔吐することもある（初期嘔吐）. 複雑性腸閉塞では体液のみ貯留しガスが貯留しないこともあるため，X線検査では一見正常に見えることもある.

　腸閉塞で閉塞部位より肛門側（下部）にガスや便が残存している場合は，下部のガス，便が排泄されたあと，排ガス・排便は停止する.

C. 術後イレウス・腸閉塞のアセスメントと看護

　術後イレウス・腸閉塞を発症すると腸壁からの水分吸収が障害され，1日7〜8 L分泌される消化液を含む体液が腸管内に貯留する. このため嘔吐や腸管壁から腹腔内への漏出を生じ，脱水をきたす. 嘔吐により胃液，腸液を喪失すると，H^+，Na^+，K^+，Cl^-が排出され，代謝性アルカローシスを起こす. 絞扼性腸閉塞により血流障害から腸管壊死，さらに穿孔を生じると，血中あるいは腹腔内に細菌やエンドトキシンが流出し，敗血症性ショックへと移行する. また静脈還流の障害から血液成分が腹腔内，腸管内に漏出すると，脱水との相乗効果で循環血液量減少性ショックに陥る. このように術後イレウス・腸閉塞は重篤な状態をもたらしうる合併症であることから，術後の経時的アセスメントと予防のための援助が重要である.

　術後の生理的腸管麻痺から麻痺性イレウスへの移行を防ぐために，定期的に腹部の聴診，排ガス・排便の有無，腹痛，腹部膨満，圧痛，悪心・嘔吐の有無，経鼻胃管が留置されている場合には排液の量と性状をアセスメントし，腹部X線検査結果を確認する. また，早期離床を促し腸管運動を促進するよう努める. 腸管蠕動亢進薬（パントテン酸カルシウム，ジノプロストなど）の投与も有効である. 腹部，腰部の温罨法も蠕動促進につながるが，腹腔内感染がある場合には禁忌である.

　術後イレウスを発症し，経鼻胃管（ショートチューブ）あるいはイレウス管（ロングチューブ）を挿入する際は，確実な吸引と減圧が図れるよう管理する. また禁飲食による口腔内

汚染を予防し，水分・電解質バランスを維持するため輸液管理を行う．術後イレウスを生じることで，患者は，腹部症状，チューブ挿入による苦痛と拘束感のみならず，回復が遅れることへの不安と焦燥感にかられる．そのため患者と家族の心身の苦痛に配慮し，回復の兆しがみられるときにはそれを伝え，気分転換を図りながら療養できるよう働きかける．

　術後腸閉塞は手術後10年以上経過して発症することもあり，また複数回発症することもまれではない[6]．そのため，消化のよい食物を摂取し，過食，疲労，便秘を避けること，また排ガス・排便の停止に加えて嘔吐したときには腸閉塞の徴候と考えられるため，すぐに受診するよう退院時に指導する．

コラム

ERAS（術後回復強化）

　近年ERAS（イーラス）という語を耳にした読者も多いことだろう．ERASとはEnhanced Recovery After Surgery（術後回復強化）の略である．大腸がんの術後回復を促進することを目的とした，エビデンスに基づくさまざまなケアを組み合わせたケアプログラムの開発に端を発している．2001年に欧州静脈経腸栄養学会（ESPEN：European Society for Parenteral and Enteral Nutrition）においてERASグループが結成され[i]，2005年にはERASプロトコルの詳細が報告された[ii]．ERASプロトコルは術後の早期回復と社会復帰を目指し，患者の満足度を下げることなく，周手術期管理を体系化し総合的に患者管理を行うものである[iii]．2010年にERAS協会が非営利団体として設立され，それ以降，手術後の回復促進にかかわる数多くのプロトコルやガイドラインを示してきた．

1）ERASプロトコルの特徴

　ERASプロトコルは，介入要素がエビデンスに基づいて採用されていることに大きな特徴がある[i]．また個々の介入は単独で行うのではなく包括的に組み合わせて行うことで効果が図れるため，医師，看護師，薬剤師，栄養サポートチームなどの多職種による総合的なかかわり，すなわちチーム力が求められる．2012年にはERAS協会がこれまでの大腸切除術のガイドラインのほか，膵頭十二指腸切除術，直腸/骨盤内手術のガイドラインを発表し，2021年までには消化器外科，呼吸器外科，乳腺外科，整形外科，心臓外科，血管外科，泌尿器科，産婦人科，頭頸部外科，新生児外科など，数多くのプロトコルやガイドラインを発表している[iv]．近年，日本でのERAS導入による効果を示した論文は，内視鏡手術を含めて数多く発表されており，確実に広まっている．

2）ERASの日本における活用とESSENSE

　ERASは研究の結果効果が示され，論文化されて広く認められた管理法22項目の組み合わせにより患者の回復促進を目指すものである[v]．

ERAS® society による推奨22項目

1. 術前の患者教育	12. ガムの咀嚼等による術後イレウスの予防
2. 術前の禁煙や体重適正化	13. NSAIDsの使用等による術後鎮痛
3. 術前腸管処置の省略	14. 早期離床
4. 術前の経口炭水化物摂取の励行	15. 術後早期経口栄養摂取
5. 術前絶飲食期間の短縮	16. 術前過剰鎮静の回避
6. 周術期血栓予防	17. 創の最小化
7. 硬膜外麻酔の併用	18. ドレーン非留置
8. 抗生剤使用と皮膚消毒の適正化	19. 麻酔管理の適正化
9. 周術期輸液量の適正化	20. 尿道カテーテルの早期抜去
10. 低体温予防	21. 術後の嘔気嘔吐の投薬等による予防
11. 経鼻胃管の非留置	22. ERASのコンプライアンスの監査

　ERASはその有効性が世界中で評価される一方，術後在院日数短縮を第一目標に本プロトコルを進めることによる，患者満足度の低下の可能性や，ERAS推奨事項の相互関係に対する医療者の不十分な理解による活用などいくつかの課題が挙げられた．日本で活用する際にいくつかの問題点があることも指摘され，日本外科代謝栄養学会はこれらの術後回復促進策を効率よく，間違いなく，実効性のあるものとして導入されることを目指し，2012年からESSENSE（ESsential Strategy for Early Normalization After surgery with patient's excellent satisfaction）という，日本版術後回復強化策を立ち上げた[v, vi, vii]．ESSENSEはERASの意義を整理し，22項目の介入策の目指すべき方向性を，①生体侵襲反応の軽減，②身体活動性の早期自立，③栄養摂取の早期自立，④周術期不安軽減と回復意欲の励起，の4つに集約されるとした．この4つを基本理念（エッセンス）とし，個々の目標（基本理念）に対するアプローチについてはERASプロトコルを利用しつつ，各施設で工夫することを奨励している[v]．ESSENSEは患者満足の観点が含まれていることが特徴であり，そのために評価法を重視している．

引用文献

i) 間崎武郎，増田英樹，高山忠利：外科感染症と栄養・血糖管理と術後回復強化プログラム（ERAS）に関するメタアナリシス．日本外科感染症学会雑誌 **7**(3)：253-265，2010
ii) Fearon KC, Ljungqvist O, et al: Enhanced recovery after surgery: a consensus review of clinical care for patients undergoing colonic resection. Clinical Nutrition **24**(3): 466-477, 2005
iii) 祖父江和哉：術後回復強化プログラムにおける術前栄養療法の意義と効果．日本手術医学会誌 **34**(suppl-2)：77，2013
iv) ERAS® Society: guidelines
〔https://erassociety.org/guidelines/〕（最終確認：2022年12月13日）
v) 宮田剛：外科医から麻酔科医へ—日本型術後回復促進策の提案—．日本臨床麻酔学会誌 **34**(5)：700-704，2014
vi) 海堀昌樹：ESSENSEって何？．Nutrition Care **13**(2)：142-144，2020
vii) 眞次康弘：膵頭十二指腸切除術における術後回復強化．外科と代謝・栄養 **55**(6)：250-254，2021

練習問題

Q15 開腹術後患者の閉塞性（単純性）イレウスの徴候はどれか．

（第95回 看護師国家試験，2006）

1．尿量の増加
2．排ガスの停止
3．胃管からの排泄量の減少
4．創部からの血清滲出液

［解答と解説 ▶ p.446］

引用文献

1) 急性腹症診療ガイドライン作成委員会（編）：急性腹症診療ガイドライン2015，p.16，医学書院，2015
2) 紫藤和久，岡田真樹，永井秀雄：術後イレウス．産婦人科治療 **84**（増刊）：1000-1003，2002
3) 梨本篤，諸田哲也ほか：胃癌術後イレウスの実態と縮小手術による予防効果．日本消化器外科学会雑誌 **33**(8)：1455-1460，2000
4) Madsen D, Sebolt T, Cullen L, et al: Listening to bowel sounds: an evidence-based practice project: nurses find that a traditional practice isn't the best indicator of returning gastrointestinal motility in patients who've undergone abdominal surgery. American Journal of Nursing **105**(12): 40-49, 2005
5) 松崎弘志，岡住慎一ほか：教室における術後イレウス症例の検討．千葉医学雑誌 **77**：389-393，2001
6) 山田正実，小林ミチ子，竹原則子：術後イレウスの発症と日常生活との関連性に関する研究．新潟県立看護短期大学紀要 **5**：17-25，1999

9 術後精神状態（術後せん妄）のアセスメントと看護

A. 術後せん妄とは

　　せん妄は意識障害の1つで，急性に発症して一過性の種々の精神症状（見当識障害，幻覚や妄想を伴う興奮状態など）を呈する．

　　せん妄には，過活動型（感情や言動の活動性が亢進したタイプ），低活動型（活動性が低下するタイプ），混合型（前二者が混合するタイプ）という3つのタイプがある．

　　せん妄のうち，手術後に生じるものを術後せん妄という．発症要因として，高齢，既往歴（脳血管疾患，糖尿病，高血圧，聴覚・視覚などの感覚器障害），喫煙歴，不安など患者の特性に起因する発症の素地となるもの（これを準備因子という），手術による侵襲や，麻酔薬，鎮痛薬，鎮静薬の副作用など薬物の使用など直接発症を引き起こすもの（これを直接因子という），器機やチューブ類の装着による苦痛や拘束感，持続的な器械音や夜間照明などの環境要因により安寧が図れないことなど発症の引き金になるもの（これを誘発因子という）など，さまざまな原因が挙げられる．さらに，厳密にはこれら3つの因子に分類しえない電解質異常，低酸素血症，感染症による発熱などの術後の身体状態や，疼痛，睡眠の変調もせん妄発症の要因となる．発症率は報告により差があるが，術後せん妄の発症リスクを上昇させる要因として，全身麻酔薬の使用，年齢（75歳以上），せん妄の既往，緊急入院，術中血液製剤の使用が明らかになっている[1]．

　　せん妄を発症すると，転倒・転落，ライン類の抜去などといった問題が起こって患者の安全がおびやかされたり，結果として入院期間の延長や死亡率上昇という事態につながる場合もある．このため，予防や発症した際のケアが重要である．ただし，過活動型の場合は症状をとらえやすいが，低活動型ではうつ病や認知症の症状との区別がむずかしく，せん妄状態にあることに気づきにくいため，以下に述べるアセスメントツールを活用し，症状を見逃さないことが求められる．

B. 術後せん妄のアセスメント

　　入院時から術後，退院時までのアセスメントの経過と，使用するアセスメントツールについて図IV-9-1に示す．

C. 術後せん妄の予防と発症時の看護

　　手術後どのような状態になるのか，どのような環境におかれるのかについて，手術前か

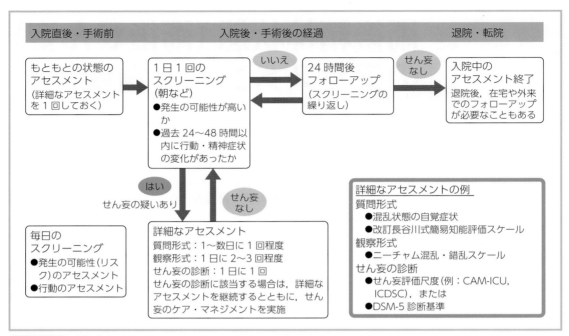

図Ⅳ-9-1　術後せん妄のアセスメントの流れとツール選択

[綿貫成明：せん妄のアセスメントツール①日本語版ニーチャム混乱・錯乱スケール，ナーシング・フォーカス・シリーズ せん妄―すぐに見つけて！ すぐに対応！（一瀬邦弘，太田喜久子，堀川直史監），p.38，照林社，2002より許諾を得て改変し転載]

ら患者に対して段階的に説明し，手術に対する不安，疾患に対する不安など精神的苦痛を緩和することが必要である．患者背景，手術内容からせん妄発症の危険性が高いと判断される場合は，ケアに携わる看護者間で情報を共有し，予防と早期発見に努める．術後せん妄の発症について，因果関係が明らかな要因を特定することはむずかしい．しかし，せん妄発症の要因を1つでも多く削減することが，発症予防に有効だと考えられる．具体的には次のようなケアが有効であると考えられる．すなわち，十分な鎮痛を図るとともに睡眠を確保し，昼夜の生活リズムを整える．さらに低酸素血症や電解質異常が疑われる場合は，確実な酸素投与，点滴管理を行い状態の改善に努める．

　それでも術後せん妄が発症したときは，まず安全の確保を第一に行う．転倒・転落の予防に努め，患者の状態に応じた点滴，チューブ類の固定方法，ベッド柵使用の工夫を行い周囲の環境を整える．幻視，幻聴などの幻覚の出現時はそれを否定せずに傾聴し，ゆったりとした態度でかかわり，不安な気持ちの緩和につながるよう接する．そのうえで現在の状況を説明し，日中の覚醒度を上げるよう頻繁に声かけを行う．

　せん妄発症後は，薬物療法を中心とした加療が必要となる．治療薬としては，抗精神病薬のハロペリドールやリスペリドンが使われることが多い．

　術後せん妄を発症した患者に精神的安らぎをもたらす存在として，家族は重要である．術後患者がゆっくりかかわれる時間と場を提供するとともに，家族もまた患者の言動の変化にショックを受けることに配慮し，あくまで一過性の症状であること，症状を呈したときの対応を伝え，家族の不安を軽減するよう努める．

練習問題

Q16 術後せん妄で正しいのはどれか．（第97回 看護師国家試験，2008）

1. 麻酔の覚醒直後から始まる．
2. 症状は一過性・変動性である．
3. 発症頻度は年齢と無関係である．
4. 手術後の経過不良が主な原因である．

［解答と解説 ▶ p.447］

引用文献

1）榊原由子，落部達也，甘利涼香ほか：ナショナルレセプトデータベースを用いた周術期せん妄の発症要因に関する研究．医療薬学 **45**(4)：195-207，2019

10 早期離床の促進

A. 早期離床による身体への影響

　術後の長期臥床は，これまで述べてきた呼吸器系，循環器系，消化器系合併症のほか，筋力の低下や関節拘縮などの筋・骨格系合併症発症の危険性を高め，局所的または全身的な機能低下につながる．さらには精神活動の低下をもたらす．このように，疾患・外傷などで長期的な安静や臥床が続くことにより生じる**廃用症候群**を予防するためにも，術直後から時間を決めて体位変換を行い，術後1日目から積極的に離床をすすめることは，合併症予防および回復促進のうえできわめて重要である．

a. 呼吸器への影響

　手術後は，創部痛のために呼吸運動が阻害される．とくに開腹術，開胸術後は疼痛により深呼吸や気道内分泌物の喀出が困難となり，呼吸が浅薄になる．さらに臥床により胸郭の呼吸運動が妨げられ，横隔膜が挙上し，肺の呼吸面積が縮小する．十分な鎮痛を図り離床することで，横隔膜が下降し，胸郭の十分な拡張が可能となる．これにより肺容積が増大し，ガス交換が促進される．また離床による酸素消費量の増加が呼吸運動を促進し，気道内分泌物の喀出を促す．

b. 循環器への影響

　術後は血管損傷，出血，脱水など手術そのものによる要因と，手術後の安静臥床による静脈血のうっ滞により，静脈血栓塞栓症を発症しやすい状態にある．また長期臥床により循環血漿量の減少，心拍数増加，心拍出量低下，血管運動神経の失調をきたす．術後早期から体位変換，床上運動，さらには離床を図ることで，静脈還流，末梢循環が維持促進され，褥瘡あるいは静脈血栓形成の予防につながる（**図Ⅳ-10-1**）．さらに心拍出量を増加し全身循環を促進することで，血圧の維持と創傷治癒を促し，全身の機能回復へと導く．

c. 消化管への影響

　麻酔薬，鎮痛薬の投与，手術による腸管操作，腸管の大気への曝露などの要因により，術後は生理的腸管麻痺を呈する．術後早期から体動を行うことで，腸蠕動を促進し腸内容物の貯留を防ぎ，術後イレウスへの移行を予防する．

d. 筋・骨格への影響

　手術侵襲に対する生体反応として，術後は骨格筋のタンパク異化亢進が生じる．このため筋力が著しく低下し，安静臥床の継続により術後3日目以降には筋萎縮が起こる．また長期臥床による同一体位の保持は，関節拘縮，カルシウム脱失による骨脆弱化，同一部位への圧迫による神経麻痺を生じさせる．術後早期から床上で自動・他動運動を実施し，四肢の筋力と関節可動域を維持し，さらに離床を図ることで，全身の筋力低下，関節拘縮お

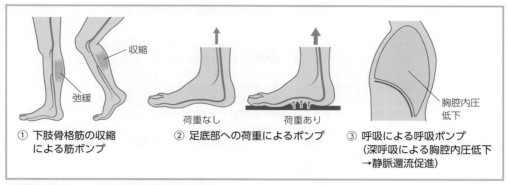

図Ⅳ-10-1　静脈の血流に影響する因子
［岩田多加子, 南由起子：体位変換と早期離床―看護の立場から. ビジュアル＆アップデート 外科手術と術前・術後の看護ケア（北島政樹, 櫻井健司編集主幹）, p.46, 南江堂, 2004 より許諾を得て改変し転載］

および神経麻痺を予防する.

e. 精神活動への影響

　術後安静臥床が続くことで視界が制限され, 外部からの刺激も減少し, 精神的活動性が低下する. また, さまざまな身体的処置や日常生活において, 他者の援助にゆだねざるを得ない状態にあることから, 無力感を感じ精神的にも依存的になりがちである. 離床により活動範囲を広げることで, 日常生活に対する自信の回復と意欲の向上, さらに自立を促進する.

B. 早期離床の禁忌と離床の進め方

a. 早期離床の禁忌

　離床は手術内容, 合併症の危険性, 既往歴, 術前の身体状況を勘案して行う. とくに制限がなければ, 翌日から積極的に離床を図る. 早期離床や早期からの積極的な運動については統一された基準はないが, 重篤な状態にあり, 集中的な全身管理を要する場合には禁忌といえる. 原則として, 早期離床や早期からの積極的な運動を行うべきではないと考えられる場合は, **表Ⅳ-10-1** に示すとおりである.

b. 離床の進め方

　早期離床の重要性について, 術前から患者に十分に説明し, 患者自身が必要性を理解し協力する意思をもつことが前提となる. そのうえで, 離床に対する禁忌がなければ, 術後早期から積極的に体位変換を行い, 確実に鎮痛を図ったうえで離床を進める.

　末梢の毛細血管に 32 mmHg 以上の圧力が 2 時間以上加わると, 組織変性を生じ壊死につながる（褥瘡の発生）. 健常者は, 睡眠中 10 分に 1 回程度寝返りをするため褥瘡を生じないが, 術後患者は自ら体位変換を行うことが困難であるため, 少なくとも 2 時間に 1 回は体位変換を行う. また, 関節可動制限がない場合は, 上肢, 下肢の屈伸や, 手指, 足趾の屈伸, 手関節, 足関節の回旋などの床上運動を促す. ギプス固定などにより可動制限がある場合にも等尺性運動を早期から行う.

表Ⅳ-10-1　ICU で早期離床や早期からの積極的な運動を原則行うべきでないと思われる場合

1) 担当医の許可がない場合
2) 過度に興奮して必要な安静や従命行為が得られない場合（RASS*≧2）
3) 運動に協力の得られない重篤な覚醒障害（RASS*≦-3）
4) 不安定な循環動態で，IABP などの補助循環を必要とする場合
5) 強心昇圧薬を大量に投与しても，血圧が低すぎる場合
6) 体位を変えただけで血圧が大きく変動する場合
7) 切迫破裂の危険性がある未治療の動脈瘤がある場合
8) コントロール不良の疼痛がある場合
9) コントロール不良の頭蓋内圧亢進（≧20 mmHg）がある場合
10) 頭部損傷や頸部損傷の不安定期
11) 固定の悪い骨折がある場合
12) 活動性出血がある場合
13) カテーテルや点滴ラインの固定が不十分な場合や十分な長さが確保できない場合で，早期離床や早期からの積極的な運動により事故抜去が生じる可能性が高い場合
14) 離床に際し，安全性を確保するためのスタッフが揃わないとき
15) 本人または家族の同意が得られない場合

[日本集中治療医学会早期リハビリテーション検討委員会：集中治療における早期リハビリテーション—根拠に基づくエキスパートコンセンサス．日本集中治療医学会雑誌 **24**(2)：278, 2017 より引用]
*RASS（Richmond Agitation-Sedation Scale）：鎮静の深さのスケール．4（好戦的な状態）～-5（昏睡）の10段階で評価．2＝興奮した状態，-3＝中等度鎮静．

　とくに体動制限がない場合は，手術翌日から段階的に離床を進める．立位後軽く数回足踏みし，起立性低血圧などが生じないことを確かめたうえで歩行する．その際さまざまなカテーテル類の屈曲，逸脱，抜去，あるいは転倒，転落を生じないよう，周囲の環境を十分に整えたうえで細心の注意を払い実施する．

　歩行練習のために狭い病棟の中を何周も歩くことは苦痛であるため，動機づけにつながるような工夫をするのも有効である．患者の自宅から最寄駅まで，あるいは買い物に行く店までの道のりが病棟何周分に相当するかを換算し，日々歩いた周数により今日はどこまで行けるようになった，と記録をつけるのも離床意欲の促進につながる．

11 日常生活の援助と心理的援助

A. 日常生活の援助

1 ● 食事の援助

　術後の低栄養状態は創傷治癒を遅延させ，免疫力の低下，筋力の低下，低タンパクによる浮腫，腹水貯留，消化機能回復の遅れにつながる．タンパク異化を軽度にとどめ，回復を促すために，術後の栄養管理は重要である．栄養状態を維持する方法として，経口摂取，経静脈的輸液投与，経管栄養法がある．輸液（末梢静脈ライン，中心静脈ライン）を管理する際には，感染徴候の有無を確認し，定期的に挿入部位のガーゼ交換，カテーテル交換，刺し換えを清潔操作で行う．

　経口摂取は，排ガスの有無などで腸蠕動の回復を確認したうえで開始する．食事開始時期，食事内容のステップアップは術式により異なる．消化管の手術の場合，お茶・水の摂取から開始し，重湯・澄まし汁などの流動食，3分粥，5分粥，全粥，普通食の順に段階を追って移行する．

　入院中の患者にとり食事は生活リズムを整える一要素であり，同時に日常生活への回帰と身体の回復を実感する貴重な機会でもある．そのため，落ち着いた雰囲気で食事をとれるよう環境を整えることも，重要な援助である．

2 ● 排泄の援助

　膀胱留置カテーテル留置中は感染に注意してカテーテル管理を行い，尿の量と性状を観察し，異常の早期発見に努める．カテーテル抜去後は，順調に自然排尿が行えているか，尿路感染の徴候がないかを確認する．腸蠕動が回復し，排ガスがあったあとに排便が確認される．消化管の手術の場合，術後2〜3日目に排ガスがあり，3〜5日目に水様から泥状の便がみられ，食事のステップアップとともに有形便へと移行する．

　歩行が可能であれば転倒，転落に注意し，歩行環境を整備したうえでトイレ歩行の介助を行う．トイレ歩行が困難な場合は，床上排泄あるいはポータブルトイレを設置する．

　排泄の援助は患者の羞恥心に配慮し，周囲を汚染しないよう，また臭気が周囲に残らぬよう手早く行う．

3 ● 清潔の援助

　術後は発汗，創部やドレーン挿入部からの滲出液，嘔吐などにより，皮膚や粘膜が汚染されやすい状態となる．また気管挿管，胃管の挿入により口腔内が汚染し，呼吸器系感染

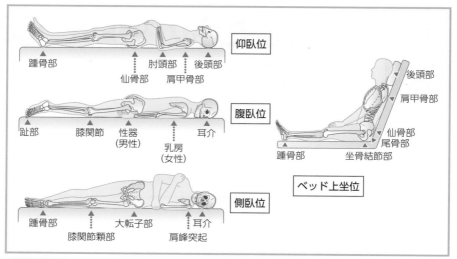

図Ⅳ-11-1　褥瘡の好発部位

症の誘因となる．したがって，術後の清潔ケアは感染予防の観点から，きわめて重要である．同時に，臥床によりうっ滞した静脈還流を促し，全身の観察と異常の早期発見においても，清潔ケアは好機である．全身（部分）清拭，シャワー介助，陰部洗浄，部分浴，洗髪，口腔ケアを行い，表皮・粘膜の清潔を保ち，感染予防と循環促進を図る．

　床上安静の患者には，ブレーデン・スケールなどを用いて褥瘡発生リスクをアセスメントするとともに，褥瘡の好発部位の皮膚変化を経時的に観察する（**図Ⅳ-11-1**）．

　清潔ケアを実施する際は，患者の身体的苦痛を最小限にするよう努め，カテーテル類の屈曲・抜去，排液の逆流がないよう注意を払う．また，患者の羞恥心に配慮し，保温に努めながら短時間で行う．

B.　心理的援助

　手術患者は，手術はうまくいくだろうか，麻酔から覚醒するだろうか，という不安を抱きながら手術室へと搬送される．また，がんの診断を告げられた患者は，手術・麻酔に対する不安のほか，手術により明らかになるがんの進行や予後，その後の治療による苦痛，治療が長期に及ぶことで生じる経済的負担，家庭的・社会的役割が遂行できないことへの不安や苛立ちなど，さまざまな思いを抱えている．

　術後は身体の回復に伴い，心理的にも徐々に回復していく．心理的回復過程（p.42参照）の第1期では，症状の悪化に対して苦痛と不安を訴え，症状緩和により安心を得るなど，主として生理的ニーズに関連した心理的反応を呈する．したがって，この時期は何より患者の安全を確保し，苦痛の緩和に努めることが精神的安寧につながる．

　心理的回復過程の第2期以降，身体機能が回復すると，床上からベッド周囲，室内，廊下，病棟内へと活動範囲も広がり，認知，思考，感情といった心理的活動も徐々に回復する．それにより，自分がおかれている状況と変化した身体に向き合い，役割調整の必要性

を改めて認識することとなる.

　手術を受けたことで身体の外観や形状，あるいは機能が大きく変化し，患者はボディイメージの変容を余儀なくされる．ボディイメージとは，自分自身の身体に対してもつ自己イメージ，すなわち身体をどのように認知し把握，理解しているかを示す概念であり，術前には治療法の決定にも影響を及ぼす[1]．顔貌の変化，四肢の切断など外観の変化を伴う手術，女性の乳房切除術，子宮・卵巣摘出術などのシンボル臓器の手術，あるいは人工肛門造設術など排泄経路の変更を伴う手術において，それまで患者が保有していた自己の身体に対するイメージの修正・変更が求められる．身体の一部あるいは機能を失ったことによる喪失感から，悲嘆のプロセスをたどることにもつながる．そのため，術後患者が少しずつ現実に向き合い，変化した身体を受け入れられるよう，患者の心理的回復状態に応じた援助を行うことが重要である．たとえばストーマ造設患者のセルフケア指導にあたり，患者がストーマを直視できない場合には，便の処理を確実に行うことから指導し，便処理に慣れたところで，少しずつストーマを直視できるよう指導順序を工夫する．

　患者の心理的回復過程は必ずしも一方向ではなく，行きつ戻りつしながら徐々に現実に適応していく．心理的回復には，患者への声かけと傾聴的態度はもとより，確実な情報の提供と医療者との信頼関係，さらに医療者，家族，患者どうしを含むソーシャル・サポートの存在が鍵となる[2-4]．個々の状況に応じた援助を通じて，患者が自分自身を価値ある存在として認識できるよう支持する.

第Ⅳ章　学習課題

1. 呼吸状態のアセスメントの要点と，術後呼吸器系合併症予防および発症時の援助についてまとめてみよう
2. 循環動態のアセスメントの要点と，術後循環器系合併症予防および発症時の援助についてまとめてみよう
3. 術後疼痛のアセスメントの要点と疼痛緩和の援助についてまとめてみよう
4. SSI 予防および発症時の援助について説明してみよう
5. 術後の栄養状態のアセスメント，栄養管理と看護の要点についてまとめてみよう
6. 感染性合併症や創傷治癒遅延予防のための援助についてまとめてみよう
7. 術後イレウス・腸閉塞のアセスメントの要点と，術後イレウス・腸閉塞予防および発症時の援助についてまとめてみよう
8. 早期離床の意義と離床の手順について説明してみよう

練習問題

Q17　褥瘡発生の予測に用いるのはどれか．（第107回看護師国家試験，2018）
1．ブリストルスケール
2．Borg〈ボルグ〉スケール
3．Braden〈ブレーデン〉スケール
4．グラスゴー・コーマ・スケール

Q18　仰臥位における褥瘡の好発部位はどれか．（第109回看護師国家試験，2020）
1．踵骨部
2．内顆部
3．膝関節部
4．大転子部

［解答と解説 ▶ p.447］

▌引用文献▌

1) Adachi K, Ueno T, Fujioka T, et al: Psychosocial factors affecting the therapeutic decision-making and postoperative mood states in Japanese breast cancer patients who underwent various types of surgery: body image and sexuality. Japanese Journal of Clinical Oncology 37(6): 412-418, 2007
2) 宮下美香，久田　満：術後乳がん患者における心理的適応に対するソーシャル・サポートの効果．がん看護 9(5)：453-459，2004
3) 判澤　恵：術後のオストメイトに対する心理的サポート．消化器外科Nursing（秋季増刊）：91-101，2004
4) 佐藤愛美，金子有紀子，金子昌子ほか：顔貌の変化をきたした口腔がん術後患者における退院後の生活実態．北関東医学 58(1)：17-26，2008

第 V 章

退院に向けた指導・支援

学習目標

1. 手術を受けた患者に対する退院指導・支援の目的を理解する
2. 退院指導・支援の流れを理解する
3. 退院指導・支援の内容を明確にするためのアセスメント方法を理解する
4. 退院指導・支援の実際のすすめ方および重要点を理解する

1 退院に向けた指導・支援とは

A. 退院に向けた指導・支援の目的

　　手術を乗り越え退院する患者の顔は晴れ晴れとし，患者がたどった術前術後のプロセスを思い返すと，看護師にとっても嬉しさがこみ上げる．しかし，患者にとって退院は，医療者に囲まれ，何かあればすぐに医療者からの支援を得ることができるという安全な環境を離れるという事実に直面するときでもある．とくに昨今は，在院日数の短縮化などに伴い医療依存度の高いままの退院を余儀なくされる．このため，退院しても自分はうまくやっていけるだろうかと不安を抱えたまま在宅療養へ移行する人も少なくない．退院に向けた指導・支援の目的は，患者が新しい身体で退院後の生活にうまく適応できるよう，退院後の生活に向けて身体的準備および心理社会的準備を整えることである．

B. 退院に向けた指導・支援の流れ

　　退院に向けた指導・支援の流れを**図Ⅴ-1-1**に示す．
　　退院に向けた指導・支援は，患者が手術後の新しい身体で退院後の生活を送る際，どの

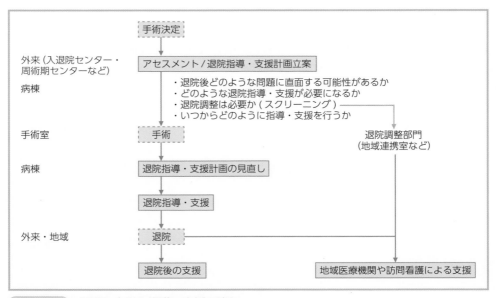

図Ⅴ-1-1　退院に向けた指導・支援の流れ

ような困難や問題に直面する可能性があるかをアセスメントすることから始まる．入院期間が短縮化している近年，アセスメントは，手術が決定し次第，外来（入退院センター，周術期センターなど）や入院後早期に行われる．アセスメントの結果，患者が退院後に直面する可能性のある困難・問題が明らかになると，引き続き，それらの困難や問題を解決するためにはどのような対応策が必要か，さらに，それらについての指導・支援をいつからどのように行うのかを検討し退院指導・支援計画を立案する．その後，術後の急性期を脱したときや退院前に，術後の実際の状況をふまえて再度アセスメントを行い，退院指導・支援計画の見直しを行う．そして，退院前の時期に患者や家族に対し退院指導・支援を行う．

　患者が退院後に直面する可能性のある問題・困難の解決のためには，訪問看護を導入する，自宅に戻る前にいったん地域の病院に転院する，あるいは，身体障害者手帳制度を活用できるようにするといった対応策が必要な場合がある．このように，患者のセルフケア能力が十分ではなく，家族のサポート力も十分ではないといった場合や，導入する社会資源の内容によっては，できるだけ早期，すなわち外来や入院後早期から，退院調整を専門に行う部署（地域連携室など）やスタッフ（退院調整看護師や医療ソーシャルワーカー［MSW］など）と連携を図り，患者や家族がスムーズに療養の場所を移行できるよう準備をすすめる必要がある．昨今では，退院支援スクリーニングシートを使って，退院調整が必要な患者をスクリーニングするといった取り組みが行われている．

2　退院に向けた指導・支援の実際

A.　情報収集・アセスメント

　　患者が退院後に直面する可能性のある困難や問題は，「手術がもたらす影響」と「患者の生活状況」を対比させ検討する（**図Ⅴ-2-1**）.

a.　手術がもたらす影響

　　手術によって身体の機能や外観はどのように変化するか，退院後にも残存する可能性のある苦痛症状は何か，どのような治療・医療処置が退院後に予定されるか，どのようなセルフケアが退院後に必要となるかなどについて情報収集し，手術が患者にもたらす影響を把握する.

　　退院後に必要となるセルフケアは，次の3つの側面から捉えるとよい.　①日常生活の側面：退院後，食事，運動・活動，休息・睡眠，排泄，清潔などにおいて，どのようなセルフケアが必要となるか，②職場復帰や社会生活の側面：仕事に復帰・継続するにあたり，また，社会生活を送るにあたり，どのようなセルフケアが必要となるか，③退院後の健康管理や受診の側面：リハビリテーションの継続，薬物の服薬，創部やドレーンの管理，定期受診，異常の早期発見・緊急時の対応などにおいて，どのようなセルフケアが必要となるか.

b.　患者の生活状況

　　入院前の生活状況／自立度，患者のセルフケア能力，家族の有無とサポート力など，患者情報に基づき，患者の生活状況を把握する.

c.　退院後に直面する可能性のある困難・問題

　　上記a.およびb.の情報より，患者が新しい身体で退院後の生活を送るとしたらどのような困難や問題に直面する可能性があるのかを考える.

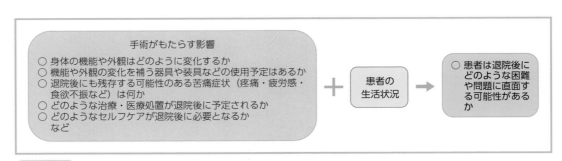

図Ⅴ-2-1　退院に向けた指導・支援を行うためのアセスメント

　たとえば，乳がんの治療のために乳房切除術および腋窩リンパ節郭清を受ける A さんがいるとしよう．退院後は，腋窩リンパ節郭清を受けたことによりリンパ浮腫が生じやすくなるため，A さんは，リンパ浮腫を予防するために，患肢に傷をつくらないように気をつけたり，リンパの還流を妨げないような服を選択したりといったセルフケアが必要となる．また，リンパ浮腫を予防するためのスキンケア方法を習得し，それを実施する必要がある（手術がもたらす影響）．一方，A さんは本屋の店員であり，"本の整理を行うためにしょっちゅう手に細かい傷をつくってしまう" ということであった（患者の生活状況）．これらのことから，退院後，A さんにはリンパ浮腫が発生しやすいことが考えられる．

B.　退院指導・支援計画の立案

　アセスメントの結果明らかになった，患者が退院後に直面する可能性のある困難・問題に対して，それらの困難や問題を解決するためにどのような対応策が必要かを考える．たとえば，上記の A さんには，働き方の見直しを含め，リンパ浮腫への対応策をしっかりと考えられるよう指導・支援を行う必要がある．

　退院指導・支援の内容が明確になったら，次に，それらの指導・支援をいつからどのように行うか計画を立案する．たとえば，創部のガーゼ交換を在宅で継続して行えるように，いつから誰にどのような手順でその技術を習得してもらえばよいかなどを計画する．

▶社会資源

　困難・問題への対応策を考える際には，それらの解決にどのような社会資源が活用できるかを考えることも重要である．社会資源とは，生活上のニーズの充足や問題の解決のために活用することのできる，各種の制度，施設・機関，人材・グループなどをいう．たとえば，制度には，高額療養費制度，介護保険制度，身体障害者手帳制度などが，施設・機関には，保健センター，地域の開業医，訪問看護ステーションなどがある．また，人材・グループには，家族や友人・知人，患者会，地域のボランティア団体などがある．

C.　退院指導・支援の実際

　患者や家族に対して行う退院指導・支援のすすめ方を以下に述べる．

a.　手術による身体の変化とその影響を説明する

　退院に向けた指導・支援では，まず，手術によって身体がどのように変化したか，どのような治療・医療処置が退院後に予定されているか，退院後に行う必要のあるセルフケア内容は何かなどを説明し，手術がもたらした影響を患者や家族とともに確認する．

b.　退院後に直面する可能性のある困難・問題とその対応策を考えられるよう促す

　上記の情報を基に，患者に自分の生活を振り返ってみるよう促し，必要とするセルフケア内容をどのように実行できそうか，実行にあたってはどのような困難・問題がありそうか，それらの困難や問題を解決するためにどのような対応策が可能であるかについてじっくりと考えられるよう促す．困難・問題への対応策を考える際には，患者が活用できる社会資源についての情報を積極的に提供する．また，患者が，自分の周囲に考えをめぐらせ，

胃の手術を受けられる方へ

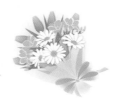

目　次

1. 安全に入院生活を送っていただくためにお願いしたいこと ・・・p. 3
2. 必要物品　　　　　　　　　　　　　　・・・p. 4
3. 入院から手術当日までの流れ　　　　　・・・p. 4〜5
4. 手術後のイメージ　　　　　　　　　　・・・p. 6
5. 手術前訓練について　　　　　　　　　・・・p. 7〜9
6. 深部静脈血栓症予防について　　　　　・・・p. 10
7. 胃と小腸の主な働き　　　　　　　　　・・・p. 11
8. 手術前の食事習慣について　　　　　　・・・p. 12〜13
9. 手術後の食事方法について　　　　　　・・・p. 14
10. 術後に起こりやすい症状について　　　・・・p. 15〜16
11. 退院に向けて　　　　　　　　　　　　・・・p. 17〜18
12. 気をつけていただきたい症状　　　　　・・・p. 18〜19
13. 緊急時の連絡方法　　　　　　　　　　・・・p. 20

7. 胃と小腸の主な働き

1) 胃の働き
①胃に送り込まれた食べ物を溜めます。
②胃を動かし胃酸を分泌して食べ物をドロドロの軟らかい状態にします。
③軟らかくなった食べ物を少しずつ次の腸へ送り出します。お粥くらいの固さになった食べ物を、数十分から数時間かけて、ゆっくりと腸に送り出していきます。

2) 弁の働き
胃の入り口と出口には弁があります。
①入り口の弁
「噴門」といいます。「ふた」の役割をします。
胃に入った食べ物の逆流を防ぎます。
②出口の弁
「幽門」といいます。「栓」の役割をします。
一度にたくさん食べても、栓をして食べ物を少しずつゆっくりと小腸へ送り出すように調整をしています。

3) 小腸の働き
食べ物の消化・吸収は、主に小腸で行われます。小腸は、胃から送られた食べ物を3つの消化液（膵液、胆汁、腸液）と混ぜて消化し、その中に含まれる栄養素を吸収します。

4) 胃を取ってしまうと・・・
・胃の内容量が小さくなる＝胃に溜めることのできる量が少なくなる。
・胃液が少なくなる＝消化がわるくなる。
・噴門がなくなる＝摂取した食べ物が逆流しやすい。
・幽門がなくなる＝食べ物が胃に留まらず、直接小腸に流れ込む。

胃は手術によってこのように変わりました

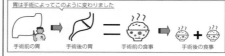

手術前の胃　　手術後の胃　　手術前の食事　　手術後の食事

p. 11

9. 手術後の食事方法について

◎術後の経過に問題がなければ、**術後3日目の朝10時以降、水が飲めるようになります**。水を飲むときは、ベッドの脇に足を下ろすか、椅子に座って飲みましょう。むせがないか確認しながらゆっくり飲んでください。

◎医師の指示により、胃透視を行うことがあります。胃透視の検査後に、造影剤の影響で下痢をします。正常な反応ですので心配ありません。結果が問題なければ、水またはお茶が飲めます。

1) 手術後の食事スケジュール
流動食は1回目のみ、次の3分割からは分食（1日6回）となります。
・朝食…1回目：7時30分／2回目：10時00分
・昼食…1回目：12時00分／2回目：15時00分
・夕食…1回目：18時00分／2回目：19時30分

※2回目食は放送が入りません。ご自分で食事を取りに行ける方は、配膳室へ取りに行ってください。取りに行くことができない方は、看護師にお知らせください。

2) 食べるときに注意すること
・20分ほど時間をかけ、よく噛み、胃の働きを口で補ってあげましょう。
・1回目の食事と2回目の食事を同じくらいの量にしましょう。腹八分目が目安です。
・術後は6回程度に分けて胃に負担をかけないようにします。
・栄養バランスよく食べましょう。
・食物の逆流を予防するために、食後30分は座って過ごしましょう。噴門部を切除している方は、とくに注意が必要です。
・早期ダンピング症候群予防のため、食事中と食後30分は水分摂取を控えましょう。

3) 内服について
・5分粥になったら消化剤（タフマック®E配合カプセル）の内服を始めます。
1日3回、1回目の食事の後に内服してください。
・便が硬く、出にくい方は下剤（マグラックス®）の内服もします。マグラックスは自己判断で内服せずに、看護師と相談して内服してください。

p. 14

10. 術後に起こりやすい症状について

1) お腹の張りや吐き気
1回の食事量が多いために起こります。
→【症状】胃もたれ｜吐き気｜げっぷ｜腹痛｜2回目の食事がお腹いっぱいで食べられない
→【対策】1回の食事量を減らして回数を増やしましょう。

2) ダンピング症候群
胃の全摘術や幽門部を切除した人に起こりやすい症状です。今までは食べたものが一度胃に溜まり、少しずつ小腸へ流されましたが、幽門がなくなることにより、直接小腸に流れ込む状態になります。

(1) 早期ダンピング症候群（食後30分以内に起こる）
濃度の高い食べ物の塊がいきなり小腸に流れ込み、腸液が多量に分泌されるために、循環血漿量が低下して起こります。
→【症状】汗が出る｜脈が速くなる、動悸がする｜体がだるい｜お腹がぐるぐるする｜下痢をする
→【対策】・少量ずつゆっくりとよく噛んで食べましょう。
・上記のような症状が出た場合は、ナースコールで教えてください。症状は安静にしていると落ち着くことが多いので、安静にしてください。

(2) 後期ダンピング症候群（食後2〜3時間後に起こる）
摂取した食べ物の消化・吸収が早すぎて急激に血糖値が上昇してしまい、そのため血糖値を下げるホルモンであるインスリンが大量に分泌されることにより、血糖値が下がりすぎるために起こります。（低血糖）
→【症状】頭痛｜冷や汗｜めまい｜脈が速くなる｜手指の震え｜眠気
→【対策】・入院中に上記の症状が出現したときは、すぐにナースコールで教えてください。
・退院後に症状が出現したときは、ビスケットやアメ、氷砂糖、甘い飲み物などの糖分を摂取してください。外出時は必ずアメなどを持ち歩くようにしてください。

3) 逆流性食道炎
胃を全部とった人や噴門部を取った人に起こりやすい症状です。噴門を切除したことにより、食べたものや消化液が逆流してくることによって起こります。
→【症状】苦い水が上がってくる｜胸やけ｜吐き気｜嘔吐
→【対策】・食べ過ぎに注意し、食後は上半身を起こして休みましょう。
・就寝1時間前までに食事はすませましょう。

4) 腸閉塞
食べたものが腸をうまく流れていかず、詰まってしまうために起こります。
→【症状】腹痛｜ガスが出ない｜便秘が続く｜吐き気｜嘔吐｜発熱
→【対策】・食べ過ぎず、ゆっくりよく噛んで食べましょう。
・水分を1日1Lくらいとり、適度な運動、お腹のマッサージ、入浴をするように予防していきましょう。
・便が硬いとき、出ないときは下剤（マグラックス®）の内服をしてください。
・退院後、上記の症状が重なって出たときは、早めに主治医に相談をしてください。

p. 15

図Ⅴ-2-2　退院指導・支援におけるパンフレットの例
［千葉県がんセンターで使用されているパンフレットを参考に作成］

　　　活用できる社会資源を見出すことを支援する.
　　　たとえば，胃切除術を受けたBさんとCさんがいるとしよう．Bさんは元栄養士であり，現在は退職し妻と2人で暮らしている．胃切除後は，胃の消化機能の低下などのために，消化のよい食べ物を1日5〜6回に分けて食べるという行動が必要となるが，生活を振り

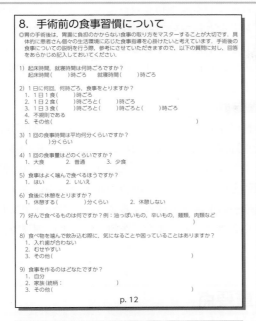

8. 手術前の食事習慣について
◎胃腸の手術後は、胃腸に負担のかからない食事の取り方をマスターすることが大切です。具体的に患者さん個々の生活環境に応じた食事指導を心掛けたいと考えています。手術後の食事についての説明を行う際、参考にさせていただきますので、以下の質問に対し、回答をあらかじめ記入しておいてください。

1) 起床時間、就寝時間は何時ごろですか？
　起床時間(　　)時ごろ　就寝時間(　　)時ごろ

2) 1日に何回、何時ごろ、食事をとりますか？
　1. 1日1食(　　)時ごろ
　2. 1日2食(　　)時ごろと(　　)時ごろ
　3. 1日3食(　　)時ごろと(　　)時ごろと(　　)時ごろ
　4. 不規則である
　5. その他(　　　　　)

3) 1回の食事時間は平均何分くらいですか？
　(　　)分くらい

4) 1回の食事量はどのくらいですか？
　1. 大食　　2. 普通　　3. 少食

5) 食事はよく噛んで食べるほうですか？
　1. はい　　2. いいえ

6) 食後に休憩をとりますか？
　1. 休憩する(　　)分くらい　　2. 休憩しない

7) 好んで食べるものは何ですか？例：油っぽいもの、辛いもの、麺類、肉類など

8) 食べ物を噛んで飲み込む際に、気になることや困っていることはありますか？
　1. 入れ歯が合わない
　2. むせやすい
　3. その他(　　　　　)

9) 食事を作るのはどなたですか？
　1. 自分
　2. 家族(続柄：　　)
　3. その他(　　　　　)

p. 12

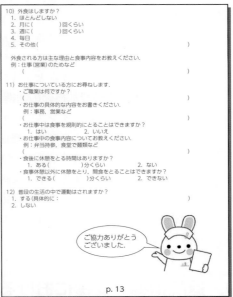

10) 外食はしますか？
　1. ほとんどしない
　2. 月に(　　)回くらい
　3. 週に(　　)回くらい
　4. 毎日
　5. その他(　　　　　)
　外食される方は主な理由と食事内容をお教えください。
　例：仕事(営業)のためなど

11) お仕事についている方にお尋ねします。
　・ご職業は何ですか？
　　(　　　　　)
　・お仕事の具体的な内容をお書きください。
　　例：事務、営業など
　　(　　　　　)
　・お仕事中は食事を規則的にとることはできますか？
　　1. はい　　2. いいえ
　・お仕事中の食事内容についてお教えください。
　　例：弁当持参、食堂で麺類など
　・食後に休憩をとる時間はありますか？
　　1. ある(　　)分くらい　　2. ない
　・食事休憩以外に休憩をとり、間食をとることはできますか？
　　1. できる(　　)分くらい　　2. できない

12) 普段の生活の中で運動はされますか？
　1. する(具体的に：　　)
　2. しない

ご協力ありがとうございました。

p. 13

11. 退院に向けて
1) 食事
手術後の3週間～3ヵ月は消化力の低下があるため、退院後もしばらくは1日5～6回食を続けましょう。食べるときの注意点は入院中と同じです。退院後すぐに3回食に戻すと、栄養吸収障害を起こします。3回食にする目安は術後3～4ヵ月ですが、個人差があるので体調をみながら慎重にすすめましょう。お粥は退院後1ヵ月程度続けましょう。

とくに食べてはいけないものはありません！
繊維の多い食品(山菜・竹の子・ごぼうなど)は消化しにくく、脂分の多い食品(揚げ物・バターを使ったグラタンやドリア・ラーメンなど)は胃の中に溜まっている時間が長いので、多くとりすぎると消化不良や胃もたれを起こすことにつながります。食べる量に注意しましょう。
● 分食は必ずしも毎回きちんとした食事ではなくてもよく、間食としてプリンやヨーグルト、クラッカー、果物、栄養補助食品など手軽で栄養価の高いおやつをとるとよいでしょう。
● 退院後、初回の外来で栄養士から食事指導があります。食事について困ったことがあれば栄養士が対応しますので、いつでもご相談ください。
● 退院後は入院中と比べて、多くの場合、食事量が減ります。空腹感が戻ってくるのには時間がかかります。体調がよく、日常生活に支障がなければとくに心配ありません。あまり神経質にならずに、体重が減少しても無理に食事を詰め込まないようにしましょう。食欲がない場合は、献立の種類を多くして、量を少なく、味に変化を持たせましょう。
● 退院後3～5年で胃酸の低下によるカルシウムやビタミンB_{12}、鉄分の吸収障害を起こすことがあり、食事内容は栄養をバランスよくとれるようにし、とくにカルシウム(ヨーグルト・牛乳・チーズ)やビタミンB_{12}、鉄分(ほうれん草・卵・豆腐)を多く含む食品をとるようにしましょう(市販の食品交換表等を参考にしても良いです)。

2) 運動
手術前の体調に戻せるように意識して体を少しずつ動かしていきましょう。体を動かすことは食欲増進にもつながります。毎日30分位散歩する、毎日拭き掃除をするなど自分で決めて行うとよいでしょう。疲れを残さない程度が運動の目安です。趣味のスポーツを始める時期は主治医と相談して決めましょう。

p. 17

3) 入浴
消化不良を防ぐため、食後1時間はあけましょう。

4) 嗜好品
(1) タバコ
ニコチンは胃液の分泌を抑え、胃の粘膜を刺激します。入院中同様禁煙を続けましょう。
(2) コーヒー、紅茶、お茶など
カフェインが含まれています。少しなら消化を助ける働きがありますが、興奮作用も持ち合わせています。濃くしすぎず、飲み過ぎないようにしましょう。
(3) 炭酸飲料
お腹が張りますので、気をつけましょう。
(4) アルコール
飲みたい方は少量から始め、飲みすぎには注意しましょう。とくに、ビールなどの炭酸はお腹が張るので注意しましょう。アルコール中心でおつまみだけの食事はやめましょう。

5) 社会復帰
・規則正しい食事が基本です。また間食をとることもありますので、職場の同僚や上司に事情を説明し、理解を得ておくとよいでしょう。
・社会復帰後はとくに無理をしがちなので、食べ過ぎ、疲れすぎないように注意が必要です。
・仕事の都合で外食が多くなる場合は、一品料理ではなく、いろいろな物が少しずつ食べられる「定食」を選ぶようにすると比較的バランスよく栄養がとれます。
・正月などのイベント時の食事は乱れやすいので注意してください。

12. 気をつけていただきたい症状
腹痛　発熱　下痢　嘔吐　食欲がなく食事が食べられない　おならや便が出ない
退院後に上記の症状があらわれた場合は、病院へ連絡してください。
症状によっては、診察や処置に来院していただくことがあります。

＜病院への問合せ方法のご案内＞
～以下省略～

p. 18

※パンフレット全体のうち、p. 11, p. 12, p. 13, p. 14, p. 15, p. 17, p. 18 を抜粋

図V-2-2　退院指導・支援におけるパンフレットの例（続き）

　返った結果，Bさんは，自分のこれまでの知識と妻の支援があればなんとかやっていけそうだと思うかもしれない．一方，それまでほとんど調理をしたことがなく，食事はおいしそうだと思うものを適当に買ってきてすませてきた独身のCさんは，新しい食行動を自分の生活のなかに取り入れることに大変な困難を覚えるだろう．そこでCさんには，回

復のために必要な栄養素，それを含んでいる食べ物といった情報のほかに，調理の具体的方法や惣菜などを買うときのポイントなどについて詳しく情報提供し，そのうえで，食行動をどのように変化させることができるかについてともに考える．さらに，友人や職場の同僚，近隣の人々など，Cさんが新しい食行動を生活に取り入れることを支援できる人が周りにいないかどうかなどを検討する．

c. 退院後に必要な技術の獲得を促す

経管栄養の管理，インスリンの自己注射方法，パウチの交換方法，乳房切除部分の補整方法など，手術による身体の機能や外観の変化を補うために，新たな技術の獲得が必要となる患者も多い．まず説明やデモンストレーションによって技術についての理解を促し，部分的にまたは全体をとおして練習を促す．そして，練習の成果を適切にフィードバックし技術の定着を促す．なお，在宅療養の継続が可能になるよう，患者が在宅で行う医療処置技術はできるだけ簡素化しておく必要がある．また，医療材料などの調達方法も明確にしておく必要がある．

D. 退院指導・支援における重要点

a. 学習の主体者としての動機づけ

退院後の生活に向けた準備を整えるためには，看護師がアセスメント結果に基づいて患者に生じる可能性のある問題とその対応策を教えこむのではなく，学習の主体者として患者自身が，退院後の生活と自身が直面する可能性のある問題，問題解決のための対応策を考えられるようにすることが大切である．そのためには，学習に対して患者を動機づけることが不可欠である．

b. 補助教材の利用

情報提供にあたっては，パンフレットやVTRなどの補助教材を積極的に利用する．補助教材は患者の理解を助け，退院後も読み直したり見直したりして活用することができる．退院指導・支援用のパンフレットの例を図V-2-2に示す．ただし，補助教材は患者の学習に有益であるが，教材は患者と看護師との相互作用に代わるものではないことを十分に理解し，「読んでおいてください」と手渡すだけにならないようにする必要がある．また，内容・分量・用語が適切で，内容が口頭で話すことと一致している必要がある．

c. 家族の参加

退院後の患者にとって，一番の支援者は家族である場合が多い．また，病気や健康管理に対する家族の考え方は，患者の療養生活に大きな影響を及ぼす．このため，退院に向けた指導・支援においては，家族の参加を促し，家族が適切に患者を支援できるようにする．

E. 退院後の指導・支援

社会生活において活動の範囲が拡大し，人々との交流が再開されるにつれ，さまざまな問題が生じる．それらのなかには，退院前に対応策が準備されている問題もあれば，退院してはじめて直面する問題もある．外来では，退院前に準備した対応策がうまく機能して

いるかどうかアセスメントし，まだ解決できていない問題や新しい問題への対応策を患者とともに検討し，患者の家庭・社会復帰を支援する．患者は生活のなかで試行錯誤しながら体調を管理し，新しい身体で退院後の生活に適応しようと努力を重ねている．退院前に対応策が考えられていたとしても，この方法で大丈夫だろうかと不安に思う患者は多い．患者のセルフケアを促すためには，「退院後の生活はどうですか」などと患者に関心を向け，患者の努力を認めること，そのうえでそれでよいと保証したり，こうするとさらによいなどと助言したりすることが重要である．

第V章　学習課題

1.　退院指導・支援の目的および流れを説明してみよう
2.　手術予定患者を例にとり，患者が退院後どのような困難や問題に直面する可能性があるかをアセスメントしてみよう
3.　退院指導・支援の実際のすすめ方および重要点を説明してみよう
4.　新たな技術（パウチの交換方法など）の獲得が必要となる患者を例にとり，技術獲得を促すための指導・支援計画を立ててみよう

練習問題

Q19 退院指導の原則で適切なのはどれか．（第94回 看護師国家試験，2005）
1．退院日が決まってから行う
2．患者の知りたいことから説明する
3．具体的方法は1人で考えてもらう
4．禁忌事項は強調しない

Q20 次の文を読み［問1］に答えよ．（第94回 看護師国家試験，2005を一部改変）
　59歳の男性．妻と2人暮らし．会社役員．3，4ヵ月前から排便が不規則で，便に血液の混入が認められるようになり，妻の勧めで受診した．検査の結果，直腸がんと診断され手術目的で入院した．そして入院4日目に腹会陰式直腸切断術により人工肛門を造設した．
　［問1］退院指導で適切なのはどれか．
1．将来，人工肛門は閉鎖できると伝える
2．ストーマ装具はまとめて買うよう勧める
3．浣腸排便法を説明する
4．身体障害者手帳は申請できないと伝える

［解答と解説 ▶ p.447］

内視鏡治療・鏡視下手術の術前・術後の看護

学習目標

1. 内視鏡治療，鏡視下手術（腹腔鏡下手術・胸腔鏡下手術）の特徴を理解する
2. 内視鏡治療，鏡視下手術（腹腔鏡下手術・胸腔鏡下手術）の合併症を理解する
3. 内視鏡治療，鏡視下手術（腹腔鏡下手術・胸腔鏡下手術）を受ける患者への原則的看護を理解する

1　内視鏡治療の術前・術後の看護

A.　内視鏡治療とは

　　内視鏡治療は，先端にカメラが搭載された細長い管状の軟性内視鏡を口や肛門から挿入して病変部まで到達させて治療を行う．必要な機器としては，光源装置，内視鏡モニター，生体情報モニター，治療・処置に使う高周波装置などがある（**図Ⅵ-1-1**）．

　　内視鏡は検査中心から治療の占める割合が増えている．内視鏡治療は内視鏡検査と同時に行われることもある．とくに消化管の内視鏡は広く一般に普及しており，内視鏡検査で消化管内部を観察して病変部を確認し，そのまま続けて内視鏡治療が行われることも多い．

　　内視鏡治療には，ポリープや腫瘍に対して内視鏡的ポリペクトミー，静脈瘤に対して内視鏡的硬化剤注入療法や内視鏡的静脈瘤結紮術，胆道の狭窄・閉塞に対して内視鏡的胆管ドレナージ術，出血に対して内視鏡的止血術，栄養補給困難に対して経皮内視鏡的胃瘻造設術などがある．

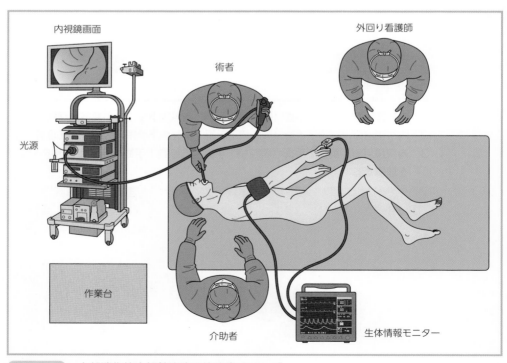

図Ⅵ-1-1　上部消化管内視鏡治療の治療室イメージ

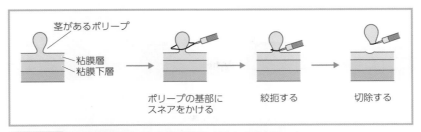

図Ⅵ-1-2　内視鏡的ポリープ切除術（ポリペクトミー）

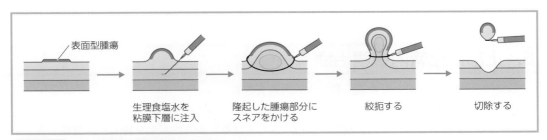

図Ⅵ-1-3　内視鏡的粘膜切除術（EMR）

　内視鏡的ポリペクトミーでは，内視鏡的ポリープ切除術（ポリペクトミー），内視鏡的粘膜切除術（EMR），内視鏡的粘膜下層剥離術（ESD），内視鏡的拡張術，などの治療法がある．

a. 内視鏡的ポリープ切除術（ポリペクトミー）

　内視鏡的ポリープ切除術（ポリペクトミー）は，ポリープの基部にスネアをかけて絞扼・焼灼し切除する方法である（**図Ⅵ-1-2**）．近年，焼灼せず，スネアをかけて絞扼してポリープを切除するコールドポリペクトミーという方法で行われることもある．有茎性ポリープや広基性ポリープなど茎があり基部が絞扼できる形のポリープが対象となる．

b. 内視鏡的粘膜切除術（EMR）

　内視鏡的粘膜切除術（endoscopic mucosal resection：EMR）は，表面型腫瘍の粘膜下に生理食塩水を注入して腫瘍部分を隆起させて，スネアをかけて絞扼・焼灼し切除する方法である（**図Ⅵ-1-3**）．粘膜下内視鏡的ポリープ切除術（ポリペクトミー）ではむずかしい表面型腫瘍に用いられる方法である．

c. 内視鏡的粘膜下層剥離術（ESD）

　内視鏡的粘膜下層剥離術（endoscopic submucosal dissection：ESD）は，粘膜下に生理食塩水やヒアルロン酸ナトリウムなどを注入し腫瘍部分を隆起させ，専用の高周波ナイフを使って腫瘍部分全周の粘膜を切開し，腫瘍部分を粘膜下層から剥離し切除する方法である（**図Ⅵ-1-4**）．

　内視鏡の中でも消化管内視鏡はとくに普及が進んでいる．検査や治療の対象となる消化管の部位によってどこからアプローチするかが決まっており，上部消化管内視鏡治療と下部消化管内視鏡治療に大別される．

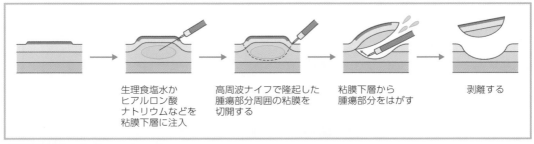

生理食塩水か
ヒアルロン酸
ナトリウムなどを
粘膜下層に注入

高周波ナイフで隆起した
腫瘍部分周囲の粘膜を
切開する

粘膜下層から
腫瘍部分をはがす

剥離する

図Ⅵ-1-4　内視鏡的粘膜下層剥離術（ESD）

B.　上部消化管内視鏡治療

上部消化管とは食道，胃，十二指腸をさす．

a.　方法

上部消化管内視鏡治療では，口（もしくは鼻）から内視鏡を挿入し，食道，胃，十二指腸の消化管内側から観察できる病変部に対して治療を行う．前処置として，消化管内ガス駆除剤（ガスコン®），胃粘液溶解除去剤（プロナーゼ®，炭酸水素ナトリウム（重曹）を水に混和したもの）を内服する．その後，咽頭麻酔薬を投与し咽頭麻酔を行う．治療は左側臥位で行う．苦痛や不安の緩和のために鎮静薬を使用することもある．

b.　長所・短所

外科的手術のように皮膚を切開して臓器に到達する方法をとらず，経口（鼻）的に内視鏡を挿入し消化管内部から治療が必要な病変部に到達するため，切開創は生じず身体に対する負担は少ない．一方，口（鼻）から食道，胃，十二指腸に内視鏡を挿入するプロセスや病変部の治療中に，消化管の組織や血管を傷つけ出血，裂創，穿孔などの偶発症が生じるリスクがある．また，術中に誤嚥して術後に肺炎を発症することもある．

c.　治療前の看護

治療前の飲食や内服薬についての注意事項を説明する．治療前日の 21 時ごろまでに食事を済ませ，それ以降の食事を禁止する．飲水は治療 2 時間前までとする．前日から禁酒とする．抗凝固薬や抗血小板薬など血液凝固機能を低下させる薬を服用している場合は出血のリスクに備え休薬してもらう．ほかの内服薬については服用できる場合と服用できない場合があることを伝える．

治療当日は，事前に説明した注意事項が守られているか状況を把握する．また，既往歴と薬剤アレルギーについて再確認し前処置を適切に確実に行う．

口や鼻から内視鏡を入れることや治療に対して不安が生じるため，不安の程度をアセスメントし，安心できる環境づくりや声がけが必要である．

d.　治療後の看護

治療を終えた患者にはねぎらいの言葉をかけ，治療後の全身状態の観察をする．鎮静薬を使用した場合は，覚醒遅延や血圧低下などの副作用が出現することがある．覚醒状況を確認し，覚醒がわるい場合は医師に報告し，必要時は拮抗薬を準備する．また，偶発症で

ある出血や穿孔による症状（腹痛，嘔気，嘔吐，血便など）があらわれていないか観察し，症状が出現した場合は医師に報告し対応する．治療・処置の内容や患者の状態によって，標準的な入院期間が異なるが，術後2時間はとくに注意深くバイタルサイン測定と全身状態の観察を行い，絶対安静と絶飲食が守れるよう援助する．その後，治療当日はトイレ歩行以外は床上安静とし絶食を維持する．トイレ歩行や飲水を安全に行えるよう援助し，歩行時のふらつきによる転倒や飲水時の誤嚥を予防する．また，歩行や飲水に伴い偶発症状が発現しないか留意する．指示がある場合は消化性潰瘍治療薬を投与する．

　術後1日目に，血液検査，腹部単純X線撮影，内視鏡（止血の確認のため）などの検査が行われるため，安全に実施できるよう援助する．食事は柔らかいものから開始し，日ごとに段階的に食事内容を常食へと戻していく．指示通りの食事がとれているか確認し，腹痛や吐下血の発現に留意する．退院時には治療後の日常生活（飲食，薬の内服，飲酒，入浴，運動など）における注意点について理解できるよう説明する．また，偶発症が起こった場合に出現する症状（腹痛や吐下血など）について説明し，症状が出た場合の連絡先を伝える．胃内視鏡的粘膜下層剥離術（胃ESD）の一般的経過を表Ⅵ-1-1に示す．

C. 下部消化管内視鏡治療

a. 方法

　下部消化管内視鏡治療では，肛門から大腸に内視鏡を挿入し，腸内に送気をして大腸内部を観察し，粘膜下層より深く浸潤していない病変部に対して治療を行う．前処置として，腸管内の便をすべて排出させる必要があるため，治療当日に腸管洗浄液2〜3Lを服用し，腸からの排液が透明に近い性状になるように腸管内を洗浄する．鎮痙薬を内服してもらい腸蠕動を停滞させることで，内視鏡による治療を円滑に安全に行えるようにする．治療は，左側臥位で股関節と膝関節を屈曲した体位で行う．

b. 長所・短所

　上部消化管内視鏡治療と同様，皮膚を切開して臓器に到達する方法をとらず，病変部のみ切除するため，身体への負担が少ない．一方で，前処置として腸管洗浄薬を服用することにより，悪心・嘔吐，腹痛などの症状が出現することがある．また，送気により腹部膨満感が生じる．

c. 治療前の看護

　治療前の飲食や前処置について説明する．治療前日の食事は低残渣食をとるようにし，21時ごろまでに食事を済ませて，それ以降は禁食とする．前処置として，大量の腸管洗浄液を飲んでもらう必要があることを説明する．大量の洗浄液内服や非生理的な排便に伴う苦痛が生じることを説明し，協力が得られるよう目的と方法について十分な理解を得る．腸管洗浄液内服後は便の性状を確認し腸管洗浄液の効果を評価する．薄い黄色の透明な排液となるまで確認を続ける．効果が不十分な場合は，医師に追加の指示の必要性を確認する．

　肛門を露出することによる羞恥心を理解するとともに，内視鏡を挿入することによる苦痛や治療に対する不安の緩和に努める．患者の心理状況をアセスメントし，安心できる環境づくりや声がけをする．

表Ⅵ-1-1　胃内視鏡的粘膜下層剥離術（胃ESD）の経過の例

	入院～治療前日	治療当日（治療前）	（治療後）	治療後1日目	2日目	3～5日目	6日目～退院
治療・処置	内服薬：主治医の指示で続行か中止	点滴静脈注射 ————————————————————————————————————→ 終了 胃薬 ——→ 継続	酸素投与 ——→ 終了 心電図 ——→ 終了 モニター 間欠的空気 ——→ 終了 圧迫装置				
検査	採血・X線検査・心電図			血液検査 腹部単純X線撮影 胃内視鏡検査			
活動	制限なし		治療後2時間絶対安静→床上安静，トイレ歩行	病棟内歩行可	制限なし		
食事	夜9時以降絶食，飲水可	朝6時以降絶食	絶飲食→麻酔覚醒確認後飲水可，絶食	飲水・お茶可 絶食	流動食開始	5分粥，全粥へと食上げ	全粥
清潔	シャワー（制限なし）		洗面	清拭	シャワー		
排泄	制限なし		絶対安静時はベッド上，その後はトイレ可	トイレ			
説明	治療について（医師），手術当日の家族の来院時間について	家族へ手術中の過ごし方について	活動と飲食の制限について穿孔や出血の症状について		食事開始について	退院後の過ごし方について	

d. 治療後の看護

　治療を終えた患者にねぎらいの言葉をかけ，治療後の全身状態の観察をする．治療・処置の内容や患者の状態によって，標準的な入院期間が異なるが，治療後2時間は絶対安静と絶飲食を守れるよう援助し，バイタルサイン測定や全身状態の観察をとくに注意深く行い，偶発症（出血や穿孔）の早期発見に努める．その後，治療当日はトイレ歩行以外は床上安静とし絶食を維持する．トイレ歩行時のふらつきによる転倒や飲水時の誤嚥を予防する．鎮静薬を使用した場合は，覚醒状況を確認し，覚醒がわるい場合は医師に報告し，必要時は拮抗薬を準備する．治療中に腸内に空気を注入した影響で腹部膨満感があるが，排ガスにより徐々に改善されることを伝える．また，腸管洗浄液により低ナトリウム血症が起こることがあるため，それを疑う症状（倦怠感，頭痛，嘔気・嘔吐など）がないか把握する．

　治療後1日目に血液検査や腹部単純X線撮影などの検査が行われるため，円滑に行われるよう援助する．食事は柔らかい形態の低残渣食から開始され，活動も制限はほぼなくなる．治療後の食事や活動について説明し，日常生活における注意点について理解できるよう説明する．

　退院時には飲食，薬の内服，飲酒，入浴，運動など日常生活のことについて不明な点がないか確認し，不安なく退院できるよう援助する．また，偶発症が起こった場合に出現する症状（腹痛や下血など）についても伝え，症状が出た場合の対応と連絡先を伝える．

2 鏡視下手術の術前・術後の看護

A. 鏡視下手術とは

　鏡視下手術は，手術器具や内視鏡を体内に入れて，映し出されるモニターを見ながら，体外から手術器具を操作して手術を行う．ここでは腹腔鏡下手術と胸腔鏡下手術の特徴を述べる．

B. 腹腔鏡下手術

a. 方法

　腹腔鏡下手術は，仰臥位や砕石位で行われることが多く，臍部に穴をあけて腹腔鏡を挿入して気腹（腹腔内に炭酸ガスを注入して充満させ，腹腔内での操作や観察をしやすくするために視野を得る方法）させ，腹壁に3〜5個の1cm程度の穴をあけて，そこから操作用器具を挿入する．光源装置を内蔵した腹腔鏡カメラで腹腔内を撮影し，その映像をモニター画面で見ながら，把持鉗子や剥離鉗子などをハンドルで操作し，患部の手術を行う（図Ⅵ-2-1，図Ⅵ-2-2）．

　腹腔鏡下手術としては，胆嚢摘出術，胃切除術，虫垂切除術，結腸切除術，肝切除術，腎摘除術，子宮全摘術，前立腺全摘術，膀胱全摘除術，ヘルニア根治術などがある．

b. 長所・短所

　開腹手術と比較すると低侵襲である．切開創は小さく（図Ⅵ-2-3），創部痛も格段に少ない．そのため，スムーズな早期離床ができることから回復も促され，早期の退院や職場復帰が可能となる．また，創部の離開率や感染率も開腹手術と比較すると低く，術後合併症を発症するリスクが少ない．

　一方で，炭酸ガスでの気腹を必要とすることによる特有の合併症（深部静脈血栓症，無気肺，高炭酸ガス血症，血圧変動，不整脈，皮下気腫，肩痛など）のリスクが生じる．また，特殊な専用の機器や器具を操作して手術を行うことや臓器や組織を直接触診できないことから，臓器や血管を損傷するリスクが生じ，習熟した術者の技術を要する．臓器や血管を損傷した場合や術前診断より進行した病巣がある場合には，予定より広範な切除や追加の手術が必要となり，開腹手術へと術式を変更しなければならないこともある．

c. 術前の看護

　基本的には開腹手術の場合と同様であるが，腹腔鏡下手術は低侵襲で回復も早いが，手術中に開腹手術に移行する可能性があることや術後合併症の可能性もある．患者は，開腹手術より楽であると考える一方で，開腹手術や合併症の可能性について不安や恐怖を感じ

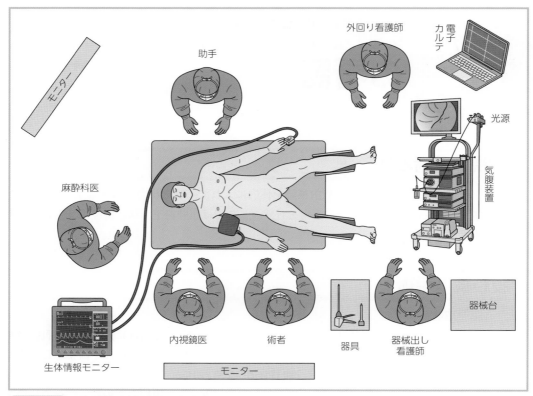

図Ⅵ-2-1　腹腔鏡下手術の手術室イメージ

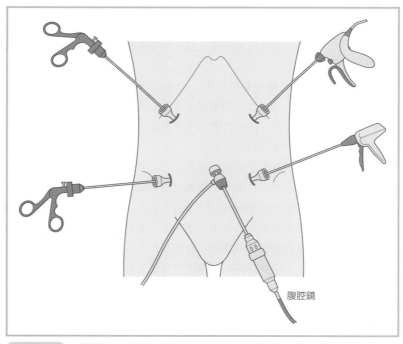

図Ⅵ-2-2　腹腔鏡下手術の腹腔鏡や操作用器具挿入イメージ

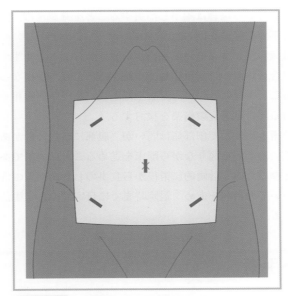

図Ⅵ-2-3　腹腔鏡下手術切開創イメージ

る可能性がある．術前は，患者の不安や恐怖などの気持ちの表出を促し，患者が了解・納得して手術を受けることができるよう，麻酔や手術方法について理解できるよう支援する．

　また，気腹法により無気肺や深部静脈血栓症のリスクが生じるため，術前呼吸訓練を促し，深部静脈血栓症のリスク評価を行う．

d. 術後の看護

　術直後は麻酔や手術侵襲によって，さまざまな生体反応を示す．開腹手術のときと同様に全身状態を把握し，合併症を防ぐための看護が必要である．

　手術侵襲による出血のリスクを把握し，術後出血の早期発見に努める．また，腹腔鏡下手術を受けた患者は，気腹法を使う術式により，深部静脈血栓症，無気肺，皮下気腫，肩痛などの合併症リスクが高まる．

　深部静脈血栓症に対しては，術中から弾性ストッキングや間欠的空気圧迫法を行うことが推奨されている．患者のリスク状態に応じて術後も継続してそれらを実施する．そして，全身状態が安定していれば，早期から離床を積極的にすすめる．また，血栓は気腹を行う術中に生成のリスクが高まるため，術後はすでに深部静脈内に血栓が存在している可能性がある．そのため，術後は深部静脈血栓症の徴候がないか観察し，とくに初回歩行時には二次障害である肺動脈塞栓症の発現に注意する必要があり，症状の観察を十分に行う．

　無気肺については，術中の気腹法によって横隔膜が腹腔内の圧で上に押し上げられ肺が膨張しづらい状況となることが要因の1つである．そのため，術直後から深呼吸を促して肺の膨張を促す．また，横隔膜を降下させることで肺が膨張しやすくなるため，術後状態が安定してからは，上体を挙上した体位や早期離床を促すことが大事である．また，気管挿管の刺激により気道内分泌物が増えるため，痰がある場合には貯留しないよう喀出を促す．

　皮下気腫に対しては，ほとんどの場合数日内に消失する．そのため，処置の必要はない

が，発現している場合は縮小し消失することを確認する．患者には数日内に消失することを伝えて不安の軽減を図る．

　肩痛は気腹法により横隔膜神経が刺激されることで発生する．自然に消失するが，痛みが強い場合は睡眠や日常生活動作が妨げられたり不安になったりすることがある．自然に消失することを説明しつつ，湿布や温罨法により疼痛緩和を図り，睡眠や日常生活動作に支障がある場合は適宜鎮痛薬を検討する．

　開腹手術と比較して創部痛は弱いが，腹部に複数の創があり，痛みもある．患者の訴えに寄り添い，鎮痛を図りながら離床を進めることは大事である．順調に回復が進むと早期に退院となるため，計画的に術後から食事のしかたや創の洗いかたなど日常生活の注意点などについての指導を進め，退院時までに自宅での日常生活を具体的にイメージできるよう支援する．

C. 胸腔鏡下手術

a. 方　法

　胸腔鏡下手術（video-assisted thoracic surgery：VATS）は，完全鏡視下手術とハイブリッド鏡視下手術が含まれる．完全鏡視下手術はモニターのみを見て行うが，ハイブリッド鏡視下手術では開胸器を使用して直視下で手術し補助的に胸腔鏡を併用する．

　胸腔鏡下手術は側臥位で行うことが多いが，術式によっては仰臥位などほかの体位をとることもある．胸壁に1〜5個の1〜4 cm程度（最大でも8 cm）のポート孔をつくり，そこからカメラと器具を挿入する（**図Ⅵ-2-4**）．光源装置を内蔵したカメラで胸腔内を撮影し，その映像をモニター画面で見ながら，操作用ポートから挿入した把持鉗子や剥離鉗子などの器具をハンドルで操作して手術を行う．最近は4Kや8Kの画質や3Dの画像で映像が見られるなど技術の発展が目覚ましい．

　胸腔鏡下手術としては，肺切除術，縦隔腫瘍手術，胸腺摘出術などがある．

b. 長所・短所

　開胸手術と比較すると低侵襲で切開創は小さい（**図Ⅵ-2-5**）．組織の損傷が少ないことから創部痛も弱い．全体的な術後合併症の発生率は開胸手術より少なく，スムーズな早期離床ができることから，早期の退院や職場復帰が可能となる．

　一方で，特殊な視野で手術を行うため，臓器や組織の損傷リスクがある．肺切除術では**肺動静脈損傷**が起こるリスクがある．血管の損傷は出血につながり，ショックや血胸の原因となり，開胸手術への移行が必要となる場合もある．また，肺瘻，皮下気腫，気胸などの合併症リスクは開胸手術とほぼ同じ発生率であったという報告もある．また，術中は分離肺換気で片肺の肺胞が虚脱状態になるという点も開胸手術と同じであるため無気肺のリスクもある．術後は胸腔ドレーンの管理が必要である．

c. 術前の看護

　開胸手術と同様に術中に肺胞が虚脱するため術後に再膨張させる必要があることや肺実質切除により肺活量低下やガス交換低下が生じる可能性があることなどから，術前はできる限り呼吸機能を良好にするための訓練が行えるよう支援する．深呼吸法や呼吸機能補助

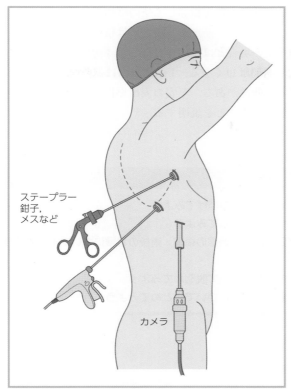

図Ⅵ-2-4　胸腔鏡下手術の胸腔鏡や操作用器具挿入イメージ

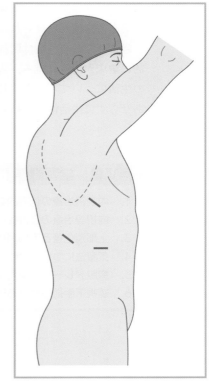

図Ⅵ-2-5　胸腔鏡下手術切開創イメージ

器具を使った呼吸訓練法の目的や方法をわかりやすく説明し，患者自らが術前に実施できるよう指導する．また，喫煙は術後の気道内分泌物を増加させ無気肺のリスクを高めることから，禁煙行動ができるよう必要性を説明する．

d.　術後の看護

　術後も開胸手術と同様に**残存肺の再膨張**を促し呼吸機能の回復に向けた看護を行う．残存肺の再膨張を促すためには，胸腔内で肺が拡張できるスペースを確保することが必要である．術後は出血による**血胸**や肺瘻による**気胸**のリスクがあるが，血液や空気が胸腔内に貯留すると肺が拡張できるスペースが縮小し，同時に胸腔内の陰圧が弱まるため肺の再膨張を妨げることになる．効果的な排液を促し胸腔内の陰圧を保つために，術中に挿入された胸腔ドレーンを**低圧持続吸引器**に接続し適切に管理する．胸腔ドレーンからの排液（量・性状）や**エアリーク**の有無を観察し，出血や肺瘻の有無と程度を把握する．また，胸腔ドレーン挿入部周囲の皮下に空気が漏れることもあるため，触診により**皮下気腫**の有無を確認する．皮下気腫を認めたときは，範囲がわかるようマーキングし，拡大していないか適宜確認する．状態が安定したら，横隔膜が下降して胸腔内のスペースが拡張するよう上体を挙上させ早期離床を促す．

　また，無気肺予防のために，気管挿管の影響で増加する気道内分泌物を除去できるよう支援する．室内を加湿し飲水や含嗽を促して痰を柔らかくし，積極的な歩行を促して痰を

　気道上部へ移動させ，効果的な咳嗽方法を指導して痰の喀出を促す．

　離床や喀痰が妨げられないよう，創部痛がある場合には積極的に鎮痛を図る．

　起こりうる合併症は開胸手術の場合とほぼ同様であるが，切開創が小さいことから一般的に離床が円滑に進み，入院期間は短くなる．1週間以内に退院することもあり，退院後の生活について不安が生じる可能性がある．不安の表出を促し，呼吸機能の回復に応じて，あせらずに生活活動を拡大していくことを説明する．

第Ⅵ章　学習課題

1. 内視鏡治療の代表的な治療法を3つ挙げてみよう
2. 内視鏡治療の合併症について説明してみよう
3. 上部消化管と下部消化管の内視鏡治療の術前・術後の看護についてまとめてみよう
4. 気腹法について説明してみよう
5. 胸腔ドレーンを挿入する目的について説明してみよう
6. 鏡視下手術を受ける患者への看護についてまとめてみよう

第VII章

事例で考える周手術期看護

学習目標

1. 13の手術事例を通じて，周手術期の看護を理解する
2. 各疾患・手術に特徴的なケアとアセスメントの要点を理解する

バイタルサイン・各種検査 基準値一覧

項　目			基準値（成人）
バイタルサイン		脈拍数	60〜80 回/分
		呼吸数	16〜20 回/分
		血圧	正常血圧：収縮期血圧＜120 かつ拡張期血圧＜80 mmHg 正常高値血圧：収縮期血圧 120〜129 mmHg かつ拡張期血圧＜80 mmHg ※収縮期血圧＜90 mmHg をショックとみなすことが多い.
血液検査	末梢血球検査	WBC（白血球）	3,300〜8,600/μL
		RBC（赤血球）	男：435万〜555万/μL，女：386万〜492万/μL
		Hb（ヘモグロビン）	男：13.7〜16.8 g/dL，女：11.6〜14.8 g/dL
		Ht（ヘマトクリット）	男：40.7〜50.1%，女：35.1〜44.4%
		Plt（血小板）	15.8 万〜34.8 万/μL
	血栓・止血検査	PT（プロトロンビン）時間	10〜13 秒
		PT（プロトロンビン）活性	70〜140%
	生化学検査 血清タンパク	TP（総タンパク）	6.6〜8.1 g/dL
		Alb（アルブミン）	4.1〜5.1 g/dL（改良 BCP 法）
	炎症マーカー	CRP（C 反応性タンパク）	0.3 mg/dL 以下（LA 法）
	電解質	Na（ナトリウム）	138〜145 mEq/L
		K（カリウム）	3.6〜4.8 mEq/L
		Cl（クロール）	101〜108 mEq/L
	腎機能	BUN（血中尿素窒素）	8〜20 mg/dL
		Cr（クレアチニン）	男：0.65〜1.07 mg/dL，女：0.46〜0.79 mg/dL
		UA（尿酸）	男：3.7〜7.8 mg/dL，女：2.6〜5.5 mg/dL
	肝・胆道機能	T-Bil（総ビリルビン）	0.4〜1.5 mg/dL
		D-Bil（直接ビリルビン）	0.4 mg/dL 以下
		AST（アスパラギン酸アミノトランスフェラーゼ）	13〜30 IU/L
		ALT（アラニンアミノトランスフェラーゼ）	男：10〜42 IU/L，女：7〜23 IU/L
		LDH（乳酸脱水素酵素）	124〜222 IU/L
		ALP（アルカリホスファターゼ）	38〜113 IU/L（IFCC 法）
		γ-GTP（γ-グルタミルトランスペプチダーゼ）	男：13〜64 IU/L，女：9〜32 IU/L
		ChE（コリンエステラーゼ）	男：240〜486 IU/L，女：201〜421 IU/L
	脂質代謝	TC（総コレステロール）	142〜248 mg/dL
		LDL-C（LDL コレステロール）	65〜163 mg/dL
		HDL-C（HDL コレステロール）	男：38〜90 mg/dL，女：48〜103 mg/dL
		TG（中性脂肪，トリグリセリド）	男：40〜234 mg/dL，女：30〜117 mg/dL
	酵素	CK（クレアチンキナーゼ）	男：59〜248 IU/L，女：41〜153 IU/L
		AMY（アミラーゼ）	44〜132 IU/L
	糖代謝	BS，GLU（血糖，グルコース）	空腹時：70〜109 mg/dL
		HbA1c（ヘモグロビン A1c）	NGSP 値：4.9〜6.0%
動脈血ガス分析		PaO_2（動脈血酸素分圧）	80〜100 mmHg（Torr）
		$PaCO_2$（動脈血二酸化炭素分圧）	35〜45 mmHg（Torr）
		HCO_3^-（重炭酸イオン）	22〜26 mEq/L（mmol/L）
		SaO_2（動脈血酸素飽和度）	95〜100%
		pH	7.35〜7.45
呼吸機能検査		%肺活量	80% 以上
		1 秒率	70% 以上

● 学会等によって基準値が定められていない項目については，目安として示している.
● 本一覧は，『NiCE成人看護学 急性期看護Ⅰ 概論・周手術期看護』『NiCE成人看護学 急性期看護Ⅱ クリティカルケア』に共通して掲載している.

[櫻林郁之介（監）:今日の臨床検査2021-2022, 南江堂, 2021等を参考に作成]

1 統制機能（脳神経機能）の再確立——開頭腫瘍摘出術

この節で学ぶこと

統制機能（脳神経機能）の再確立が必要となる手術の1つとして開頭腫瘍摘出術を取り上げる．開頭腫瘍摘出術を受けるために入院した患者の事例を通じて，健康状態が急激に変化する人とその家族の特徴を理解し，術前・術後の看護を学ぶ

事例の概要① 入院～術前

1）入院時の情報

- 患者はＡさん，52歳の男性，公務員．左側頭頭頂葉脳腫瘍．
- 数ヵ月前より，とっさに言葉が出ない症状が出現し，徐々に症状が悪化した．近医を受診しCT検査を行ったところ，左側頭葉から左頭頂葉にかけて腫瘍性病変が認められたため，精査・治療目的で入院となる．感覚性失語症が認められる．意識状態は清明，四肢麻痺なく歩行は安定しており，これまでに大きな既往はない．右利き．
- 妻（48歳，パート勤務）と娘（17歳，高校生）の3人家族である．性格は，本人の自覚としては明るくお調子者．趣味は写真撮影．カレンダーに毎日の出来事を書きこむことを習慣としている．
- 入院時の医師による病状説明は，左側頭葉から左頭頂葉の腫瘍であり，放置すれば言語機能がさらに悪化したり手足の麻痺などの障害が出るため，手術で腫瘍を取り除く必要があるという内容であった．

2）入院時のバイタルサインと検査データ

- バイタルサイン：体温36.6℃，脈拍数78回/分，呼吸数15回/分，血圧138/68 mmHg.
- 血液検査：WBC 6,800/μL，RBC 444万/μL，Hb 13.8 g/dL，Ht 45%，Plt 21.8万/μL，TP 7.0 g/dL，Alb 4.3 g/dL，Na 140 mEq/L，K 3.9 mEq/L，Cl 103 mEq/L，BUN 19.8 mg/dL，Cr 0.65 mg/dL，T-Bil 0.4 mg/dL，AST 21 IU/L，ALT 24 IU/L.
- 動脈血ガス分析：PaO_2 92 mmHg，$PaCO_2$ 38 mmHg，pH 7.4，SaO_2 97%.
- 体格：身長170 cm，体重68 kg，BMI 23.5（普通体重）.

3）病気の受け止め方と理解

- MRI検査にて，左側頭葉から左頭頂葉にかけて28×24 mm大の腫瘍が認められた．医療者の説明に「はい，はい」と答えるが，質問をされると「何を聞かれてるのか全然わかんないな」と言う．また，「あぁ，あれあれ．何だっけ？ あぁ，そう．靴だ」と言葉が出にくい．脳腫瘍に罹病したことについて，「なんで，俺の頭に腫瘍ができちゃったのかなぁ」，「脳の手術なんかしたら手足が動かなくなって，ますます頭が馬鹿になってしまうんじゃないの？」と言う．

A. 脳の位置・構造と機能

　脳は，人間の意識，思考，気分，運動，感覚をつくりだし，身体の各臓器の働きを調整する役割を担っている．それゆえに，脳は生命や体をコントロールする司令塔であり，また，人がその人らしく生きることを支える重要な器官であるといえる．

脳の位置・構造

　脳は頭蓋骨に囲まれ，頭蓋内腔で脳脊髄膜（髄膜）におおわれている．脳は，大きく分けると，大脳・小脳・脳幹により構成されている（**図Ⅶ-1-1**）．

脳の機能

a. 大　脳

　大脳には，左右の大脳半球があり，それぞれ，前頭葉，頭頂葉，側頭葉，後頭葉により構成されている．大脳半球の浅層にある大脳皮質の各領野はそれぞれに特徴的な機能を担っている（**図Ⅶ-1-2**）．

　前頭葉は，思考，推論，記憶，運動性言語（発語や言語による表現）などに関与している．また，中心溝の前にある中心前回は，運動野とよばれ，左右の大脳半球と反対側の身体の運動機能を支配する．反対側の運動機能を支配するのは，錐体路とよばれる運動神経線維束が延髄下部で交叉しているためである．頭頂葉は，感覚認知（痛覚，温度覚，触覚），空間認知などに関与している．側頭葉は，記憶，聴覚，感覚性言語（言語理解）などに関与している．後頭葉は，視覚，物体の視覚的識別に関与している．

b. 小　脳

　小脳は，頭蓋内の後部に位置し，身体の平衡・協調運動をつかさどり，筋肉の緊張を維持し，姿勢を保持する機能をもつ．

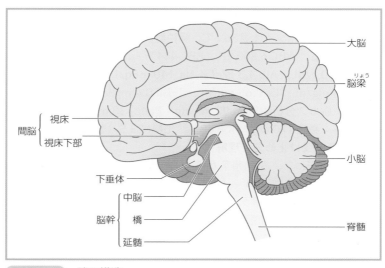

図Ⅶ-1-1　脳の構造

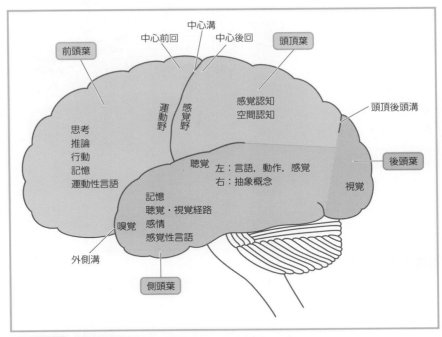

図Ⅶ-1-2　脳の機能

c. 間　脳

　間脳は，視床，視床下部からなる．視床は，末梢からの感覚を大脳皮質に伝える中継局の役割を担う．視床下部は，体温，水分バランス，睡眠，食欲などの調整を担うとともに，各種ホルモンをつくり，下垂体に作用して下垂体ホルモンを分泌させる．

d. 脳　幹

　脳幹は，中脳，橋，延髄に分けられ，脊髄に続く．中脳は，眼球運動にかかわる滑車神経核と動眼神経核を有する．橋は，三叉神経，外転神経核，顔面神経核，内耳神経核を有する．また，橋上部から中脳にかけての脳幹網様体は，意識を覚醒状態に保つ中枢である．延髄は，呼吸中枢や血管運動中枢を有し，生命維持にかかわる重要な役割をもつ．

e. 脳脊髄膜（髄膜）

　脳は，髄膜とよばれる3層の膜（軟膜，くも膜，硬膜）におおわれている（**図Ⅶ-1-3**）．軟膜は脳の実質に密着し，その外側にくも膜が存在する．軟膜とくも膜との間にあるくも膜下腔は，脳脊髄液で満たされている．最も外側の膜が硬膜で，脳と脊髄を包み込んでいる．硬膜は，頭蓋正中部では大脳鎌となって大脳半球を左右に分け，後頭部では小脳テントとなって大脳と小脳を区切り大脳後部を支えている（**図Ⅶ-1-4**）．

f. 脳脊髄液循環

　脳脊髄液（髄液）は，脳室の脈絡叢で1日450〜500 mL産生され，第三脳室から第四脳室へと流れ，第四脳室のルシュカ孔，マジャンディ孔からくも膜下腔へ流れ出る．くも膜下腔に流れ出た脳脊髄液は，くも膜下腔全体に広がり，頭頂部の脳表にあるくも膜顆粒を通って静脈系へ吸収される（**図Ⅶ-1-4**）．

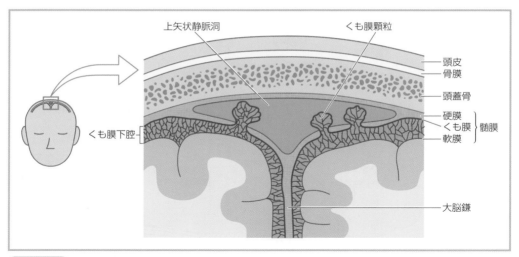

図Ⅶ-1-3　髄膜の構造

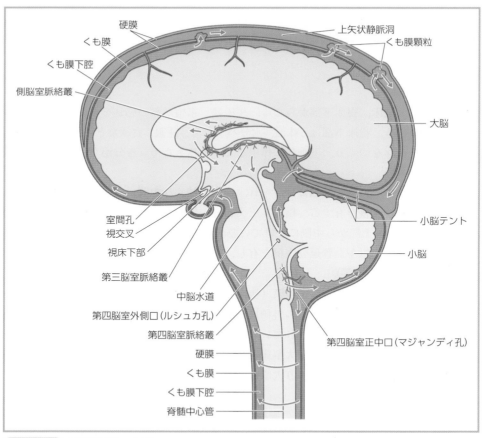

図Ⅶ-1-4　脳脊髄液の循環

g. 頭蓋内圧の調整

頭蓋内は，脳実質が80%，脳脊髄液と血液がそれぞれ10%を占める．頭蓋内圧は，脳実質圧，脳脊髄液圧，血管内圧が複合したものであり，ある一定のバランスを保っている．通常，頭蓋内圧は体位や咳嗽，努責など，さまざまな要因によって変動する．正常な頭蓋内圧は，120〜180 mmH$_2$O（6〜12 mmHg）程度である．周囲を頭蓋骨で囲まれた頭蓋内腔の容積は一定であることから，なんらかの原因により頭蓋内の容積が増加した場合に頭蓋内圧は上昇する．頭蓋内圧の上昇を防ぐために，頭蓋内から脳脊髄液や血液を排除したり頭蓋内流入を抑制したりして，圧のバランスを保とうとする作用が働く．

B. 手術適応となる脳疾患

1 ● 脳腫瘍

a. 疫学

頭蓋内に発生するあらゆる新生物を総称して脳腫瘍という．日本における脳腫瘍の発生頻度に関しては，熊本県の調査では，人口10万人につき14.1人である．最も頻度の高い腫瘍は，脳腫瘍全国集計調査報告では，神経膠腫（グリオーマ）が28.3%で，以下，髄膜腫24.4%，下垂体腺腫19.2%，神経鞘腫9.9%，中枢神経系悪性リンパ腫3.5%と続いている[1]．

b. 分類と進行度

脳腫瘍は，原発性脳腫瘍，転移性脳腫瘍の2つに大別できる．原発性脳腫瘍は，神経細胞や神経膠細胞などの脳実質，硬膜などの髄膜，血管などから発生する腫瘍で，良性と悪性に分類される．腫瘍を構成する細胞の特徴により，脳腫瘍の病理組織学的な悪性度はGrade 1〜4の4つに分類され（WHO脳腫瘍分類，2021），Grade 4が最も悪性度が高い．転移性脳腫瘍は，体のほかの臓器から，主に血行性に脳に転移した脳腫瘍であり，その原発巣は肺がんや乳がんが多い．

c. 症状

脳腫瘍では，腫瘍による脳の圧迫や脳浮腫を起因とする頭蓋内圧亢進症状と，発生部位の脳機能障害による局在症状が認められる（表Ⅶ-1-1）．前者では，三大徴候として，頭痛，悪心・嘔吐，眼底のうっ血乳頭*を呈する．後者では，腫瘍が発生した部位がつかさどる機能の障害が生じ，麻痺などの運動機能障害，しびれなどの感覚障害，失語症などの高次脳機能障害，けいれん発作，意識障害，視力・視野障害，難聴，構音障害，嚥下障害などが認められる．

d. 進行

脳腫瘍は，脳神経組織以外に転移することはほとんどないが，腫瘍が残存すると増大し続け，最終的には脳幹を圧迫することにより，意識や呼吸が障害される．また，腫瘍を摘出しても再発したり，悪性に転化することがあり，その場合には急速に進行して最終的には死を免れることはむずかしい．脳腫瘍のなかでも最も悪性度が高い膠芽腫では，5年生存率は10%にすぎず，あらゆる悪性腫瘍において最も予後不良な疾患となっている[2]．

---

*うっ血乳頭：長期にわたって頭蓋内圧亢進状態が続くと，眼底の視神経乳頭部がうっ血して膨隆し，乳頭部の周辺部と網膜の境界が不鮮明になる．放置すると視神経萎縮を起こし，視力低下をきたす．

表Ⅶ-1-1　脳腫瘍の発生部位による症状

脳腫瘍の発生部位	症　状
前頭葉	高次脳機能障害（意欲の低下，注意障害，脱抑制，易怒性など），人格変化，失見当識，運動性失語，運動障害（片麻痺など），共同偏視，けいれん発作など
後頭葉	同名半盲，物体失認，けいれん発作など
側頭葉	精神運動発作，幻臭，幻聴，感覚性失語，視覚的失認など
頭頂葉	感覚障害，失行・失認，けいれん発作など
視床下部・下垂体	視力障害，視野狭窄，尿崩症，性機能障害，電解質異常，体温調節障害など
小脳	協調運動障害，歩行障害（小脳失調），平衡機能障害（めまい，眼振）など
脳幹	眼球運動障害，構音障害，嚥下障害，運動障害（片麻痺など）など

e. 治療方法

　脳腫瘍では，良性・悪性いずれの場合も，腫瘍による脳実質への圧迫を取り除き，頭蓋内圧亢進を改善することが治療の基本となる．治療方法として，手術療法のほか，腫瘍の種類に応じて放射線療法や化学療法が選択される．

　手術では，脳の機能を温存しつつ最大限の腫瘍摘出を行う．正常脳と腫瘍とは，境界がはっきりしないため，手術中は術野とMRI画像をリンクさせるナビゲーションや電気生理学的モニタリング，蛍光診断や術中MRIなどを行いつつ，脳機能と腫瘍の摘出度を常に確認しながら摘出を進める．また，患者の言語機能を守るため，手術中に一時的に麻酔から覚醒させ，患者と対話しながら手術を行う覚醒下手術も行われる[3]．

　脳腫瘍のうち，神経膠腫では，病理診断や遺伝子検査により，治療方針を決定する．病理診断の結果，GradeⅢ〜Ⅳの悪性度の高いものに対しては，手術に加えて化学療法（テモゾロミド〔テモダール®〕，ベバシズマブ〔アバスチン®〕，カルムスチン〔ギリアデル®〕）と放射線照射の組み合わせによる治療が必要となる[4]．

C. 術式の種類

　開頭腫瘍摘出術とは，穿頭により頭蓋内に骨窓を作成・開頭し，頭蓋内の腫瘍を摘出する手術方法である．腫瘍の大きさや部位により，開頭術の術式は異なる（**図Ⅶ-1-5**）．

D. 術前看護

1●診断から手術までの経過

a. 確定診断と治療法決定のための検査

　脳腫瘍の診断を受けた患者は，CT検査，MRI検査，脳血管造影などにより，画像確定診断を受ける．CT検査では，X線吸収域の違いにより腫瘍や出血などの病変の存在を描出する．MRI検査では，壊死巣の存在や囊胞の存在の診断により，腫瘍の組織を推定することができる．脳血管造影は，腫瘍による血管への圧迫や脳腫瘍への血流状況，新生血管の有無を描出する．そのほか，術前にはさまざまな検査を受ける（**表Ⅶ-1-2**）．

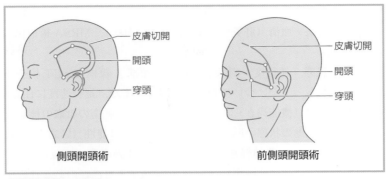

図Ⅶ-1-5　開頭術

表Ⅶ-1-2　脳腫瘍患者が術前に受ける検査

画像検査	CT検査，MRI検査，脳血管造影，胸部・頭蓋単純X線検査，脳波検査，SPECT*（単光子放射線コンピュータ断層撮影），PET*（ポジトロン断層法）
神経学的評価	運動機能，高次脳機能，感覚機能，視力・視野，聴力
生理学的検査	心電図，呼吸機能検査
検体検査	一般血液検査，尿検査，脳脊髄液検査　　など

* SPECT, PET：放射性医薬品を静脈内注射し，脳血流に応じたラジオアイソトープ（放射性同位元素：RI）の分布状態を画像表示する核医学検査である．腫瘍細胞への集積の程度により腫瘍の悪性度および細胞増殖を評価する．SPECTは，体内に投与された単光子γ線放出核種から放出されるγ線を検出し，PETは，ポジトロン（陽電子）放出核種から放出されたポジトロンが消滅して生成する一対の消滅放射線を検出する．腫瘍病変と変性や壊死など，ほかの病変との鑑別がCT検査やMRI検査だけでは困難な場合に，これらの核医学検査が有用なことがある．

b. 術前準備

・医師による病状ならびに手術に関する説明
・術前オリエンテーション
・手術部位の除毛と全身の清潔保持

2 ● 術前の看護方針，看護問題と看護活動

看護方針

・異常の早期発見に努めるとともに，頭蓋内圧亢進を予防する．
・他者との意思疎通を助け，手術に対する不安が緩和されるよう援助する．

情報取集とアセスメント

①現病歴．
②検査値．
・栄養状態：身長，体重，肥満度，体重減少，TP，Alb，血清電解質，BS.
・貧血状態：RBC，Hb，Ht.
・凝固系：出血・凝固時間，Dダイマー．

・炎症反応の有無.
・感染症結果：血清（肝炎ウイルス，梅毒，HIV），MRSA 術前保菌検査.
・血液型.
③疾患の状態，進行度：画像上の情報（頭部 X 線検査，CT 検査，MRI 検査，血管造影
　など）から，下記について把握しておく．また，進行速度に注意する.
・病変の部位（機能局在）：大きさ，予測される腫瘍の組織の種類など.
・頭蓋内圧亢進の状態：脳ヘルニアへの移行の可能性（緊急手術の必要性）.
・現在出現している神経症状（意識状態，運動麻痺・感覚障害，12 対の脳神経の障害，
　言語障害，認知機能障害など），今後出現する可能性のある神経症状.
・けいれんの有無.
④予定術式・麻酔内容と，それに関する患者の理解.
⑤疾患あるいは症状に対してこれまで行われた処置，今後行われる予定の処置，過去の治
　療内容と成果，輸液・輸血の有無，リハビリテーションの有無.
⑥既往歴と機能低下の有無（呼吸器系，循環器系，筋骨格系疾患の有無，ADL の状況，
　嚥下障害，コミュニケーション障害の有無）.
⑦不安内容と程度（術前説明の内容と受け止め，ストレス-コーピング，術前性格）.
⑧患者背景とサポート状況，公的サポートの利用状況.
　これらの情報を基に，患者が安全に療養生活を送ることが可能か，また，身体的苦痛，
精神的苦痛，合併症発症の危険性などについてアセスメントする.

看護問題

#1　頭蓋内圧亢進，神経症状悪化，けいれん発作出現の可能性
#2　他者との意思疎通が困難
#3　開頭腫瘍摘出術に対する不安
#4　術後の感染のリスク

看護活動

#1　頭蓋内圧亢進，神経症状悪化，けいれん発作出現の可能性
〈原　因〉
　頭蓋内腫瘍の存在，腫瘍からの出血あるいは腫瘍増大の可能性，排便時の努責，過剰輸
液などの誘因により，頭蓋内圧が高まる可能性がある．また，感覚性失語の悪化，右上下
肢の運動麻痺，感覚障害，けいれん発作が出現する可能性がある.
〈看　護〉
(1) 異常（頭蓋内圧亢進，神経症状悪化，けいれん発作）の早期発見
　頭蓋内圧亢進症状の有無や神経症状について正確なアセスメントを行う．その後も経時
的に観察を続ける．観察の頻度は，腫瘍の発生部位や大きさ，種類などにもかかわるため，
病歴からの情報，医師より CT 検査・MRI 検査などの画像からの情報提供を受け，指示
に沿って適切な頻度（1～2 時間おきなど）で神経症状の観察を行う.

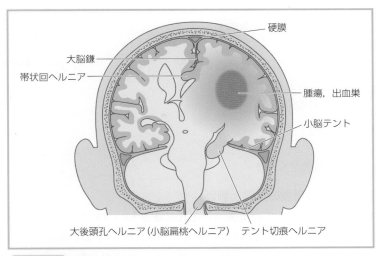

図Ⅶ-1-6　脳ヘルニア

　頭蓋内圧亢進は，進行すると脳ヘルニア（脳の容積が増加し，脳の一部が小脳テントや大脳鎌を越えて脱出した状態）を起こす（**図Ⅶ-1-6**）．

　とくに，小脳テントでの脳ヘルニアでは，周辺の橋や延髄の圧迫・虚血を発生させ，意識障害や呼吸障害など重篤な状態となる危険がある．そのため，脳ヘルニアにいたる前に適切な処置を行うことができるよう，異常の早期発見と予防を行う．バイタルサイン測定時には，収縮期血圧の上昇と拡張期血圧の下降による脈圧の増大，徐脈（クッシング徴候）に注意する．また，頭痛や嘔吐などの頭蓋内圧亢進症状の有無について観察する．上記のような異常が出現したならば，医師にただちに報告する．緊急にCT検査やMRI検査が行われ，場合によると緊急で手術が必要になることもある．

（2）頭蓋内圧亢進，神経症状悪化，けいれん発作の予防

①確実な薬物療法実施の支援

　術前から頭蓋内圧亢進に対してステロイド薬，高浸透圧利尿薬，けいれん発作に対して抗けいれん薬などを指示通り確実に投与する．内服の場合は，服用を確認する．

②頭蓋内圧亢進を増強させる因子を取り除く

　頭蓋内圧を亢進させる因子には，排便時の努責や，静脈還流を阻害する頸部の屈曲体位，胸腔内圧を上昇させる咳嗽などがあるため，これらの因子を除去する．排便時の努責を避けるため，便秘傾向の患者に対しては，緩下薬の投与を行い，スムーズな排便を促す．また，頸部の長時間の圧迫や屈曲を避けるようにする．

頭蓋内圧を亢進させる因子
- 排便時の努責
- 頸部の屈曲や圧迫などの体位
- $PaCO_2$ の上昇
- PaO_2 の低下
- 精神的ストレス
- 頭痛・不眠
- 強い咳嗽やくしゃみ

〈Aさんへの看護の実際と評価〉

　症状として表れている失語の悪化に注意し，けいれん発作出現の可能性も念頭におき，意識レベルの変化，右上下肢の麻痺の有無，瞳孔所見を観察し，異常の早期発見に努めた．手術までにAさんは，症状が悪化することはなかった．

#2　他者との意思疎通が困難

〈原　因〉

　失語症に伴う言語理解や意思表出の困難により，言語を用いた意思の疎通に支障がある．

〈看　護〉

(1) 言語理解を助ける

　言語以外のコミュニケーション手段を補助的に用いる．話し言葉に加え，身振り・手振り・表情を活用したり，実際に物を見せたり，指さししたり，患者が日常的に用いる言葉を絵カードにしたりすることなどが有用である．また，言語を使用する際には，患者にとってなじみの深い簡単な言葉を選ぶことが重要である．一度のやりとりでは理解することが困難な際には，繰り返したり言い方を変えたりするなど伝達方法を工夫する．

(2) 患者自身の思いを表現できるよう援助する

　まず，患者の話を注意深く聞くことが重要である．返答を急がせることなく，ありのままに聞く態度を示し，ゆっくり話すように伝える．また，患者のおかれた状況や前後の文脈から推察したうえで患者の考えを言語化するなどし，意思表出を支援する．患者にとって最も身近な家族は，患者の体験や意思を推測したり代弁できることがあるため，家族から患者の日常的なコミュニケーション手段に関する情報を得たり，面談の際には同席を依頼して患者の意思を代弁してもらう．

〈Aさんへの看護の実際と評価〉

　質問や説明を行うときは，Aさんが理解できているかそのつど確認し，繰り返したり，言い方を変えるなどの方法で伝達した．Aさんからの返答を急がせず，聞く態度を示し，ゆっくり話すよう伝えることで，病気についての思いを聞くことができた．

#3　開頭腫瘍摘出術に対する不安

〈原　因〉

　脳腫瘍に罹病したことの衝撃，脳の手術後の合併症に対する恐怖，手術までの準備や術後経過をイメージできないことにより，手術が大きな脅威となる．

〈看　護〉

(1) 脳腫瘍に罹病したことへの衝撃を和らげる

　脳腫瘍への罹病は，ほかの臓器とは異なり，患者にとって自分の思考や体の動きをコントロールする唯一無二の脳を侵されたという，事の重大さを認識させるものである．患者はなぜ自分が脳腫瘍になったのかと内省しても，罹病したことを容易には受け入れることができないと推察できる．看護師は，患者が職場や家庭で多様な役割を果たせずにいることの葛藤や，思うように言葉を表出できない苦悩など，患者にとっての現実に限りなく近づき理解しようと努めるとともに，表出された患者の思いを無条件で受け止めることが重要である．思いの表現を助けることにより，患者は自分に起こった出来事を解釈し，自己の病状をありのままに受け入れられるようになると考えられる．

(2) 手術までの準備と術後の経過に見通しがもてるよう援助する

　失語症状があっても，患者には病気や治療についての理解力があることを，看護師が認識してかかわることが何より大切である．病状や手術に関する説明や手術オリエンテーションは，原則的に本人へ行う．そのうえで，看護師は患者の理解を助けたり，患者の意思を推測し代弁できると考えられる家族に同席を依頼し，本人と家族の両者に手術までの準備と術後の経過について情報提供する．

(3) 術後の脳機能障害に対する恐怖を緩和する

　開頭腫瘍摘出術を受ける前の患者は，術後に人格が変化したり崩壊したりするのではないか，合併症で体が動かなくなるのではないかと不安になる[5]．看護師は，まずは手術や合併症の可能性に関する医師の説明への患者の理解を補い，患者本人が受ける治療について適切に理解できるように助ける．そして，術後に脳機能障害が出現したり増悪したりする可能性については，患者が正確な情報を基に現実的な可能性として認められるよう，術後に予測される状況と回復過程を客観的な情報として提供し，整理するとともに，過度な不安や恐怖心を緩和できるよう，患者の率直な思いを共感的態度で認める．

〈Aさんへの看護の実際と評価〉

　医師からの病状や手術に関する説明については，Aさん本人と家族に行い，看護師も同席した．説明後の思いや理解度を確認するために，本人と家族に声かけを行った．手術のオリエンテーションも本人と家族に行い，情報提供を十分に行うことで，不安の軽減を図った．

#4　術後の感染のリスク

〈原　因〉

　術後の創部感染の多くは，創部皮膚の細菌が原因となる．

〈看　護〉

　術前の手術部位の適切な除毛と清潔保持，抗菌薬の予防投与が，感染予防のポイントとなる．

　開頭腫瘍摘出術では，毛髪の生えた頭部が術野になることが多く，除毛について考える必要がある．除毛に際しては，かみそりでは皮膚に小さな傷をつくり感染リスクを高めるため，サージカルクリッパーを用いる．CDC（米国疾病予防管理センター）のガイドラインでは，サージカルクリッパーを用いて術直前に除毛することが勧められている．ただし，無剃毛手術も試みられており，手術部位感染（SSI）について差がなかったとする報告

もある[6]．除毛については施設によってさまざまである．なお，術前日には頭部の清潔を保つために洗髪し，全身のシャワー浴を行うが，洗髪やシャワー浴は患者まかせにせず，看護師が必ず確認する．

また，抗菌薬を術直前から開始し，術後に感染の危険因子がなければ3～4日の投与で終了する．

〈Aさんへの看護の実際と評価〉

Aさんは1人でシャワー浴を行えていたため，手術前日にはシャワー浴および洗髪を実施するようAさんに声かけし，その後，実施状況を確認した．除毛については病棟では行わず，術直前に手術室で対応した．術前の抗菌薬投与は，手術室で静脈留置針の挿入を行うため，手術室に注射薬を持ち込み，留置針挿入後に行った．

事例の概要❷　術後（開頭腫瘍摘出術）

1）手術の概要

- 術式：開頭腫瘍摘出術.
- 麻酔：全身麻酔.
- 手術時間：10時間00分
- 手術中のin-outバランス：輸液3,800 mL，出血量25 g，尿量2,500 mL.
- 手術所見：左側頭葉から頭頂葉にかけての腫瘍を亜全摘.
- 病理診断：びまん性星状細胞腫 Grade II.
- 手術中の一般状態：血圧100〜138/58〜76 mmHg，脈拍数54〜78回/分で経過し，体温，呼吸状態（SpO_2, PaO_2, $PaCO_2$）にはとくに問題となる所見は認められなかった.
- 挿入されたチューブ類：皮下ドレーン，末梢静脈ライン，膀胱留置カテーテル.

2）手術終了直後の様子

- 半覚醒状態で帰室．呼びかけで開眼する．質問に答えられず指示動作に応えることができない．GCS：E（3）V（A*）M（4）＝7A．瞳孔は左右とも3.0 mm大，不同なく，対光反射良好.
- 血圧130/70 mmHg，脈拍数68回/分，体温37.5℃，呼吸数20回/分，SpO_2 98％．頭痛なし．悪心なし．呼吸音やや弱め，肺雑音なし．酸素投与下（マスクで4L/分）でPaO_2 120 mmHg，$PaCO_2$ 44 mmHg.
- 右上下肢は左上下肢より動きが少なく，痛み刺激に逃避する．両下肢ともに仰臥位での膝立ては困難．けいれんなし.
- 創部はガーゼ上に包帯が巻かれ，包帯上層の出血は認められない．皮下ドレーンから約40 mLの出血.

3）術後の経過

- 歩行時に軽度ふらつきあり，右側に傾くが，徐々に安定し自立歩行可能となる.
- 言葉の出にくさ，理解困難あり．簡単なことであればなんとか意思疎通は可能．新聞を読み「字が読めない．どうして？」と言う．リハビリテーション（言語療法）を受ける．思考の表出がままならないことに対して「頭の中に言いたいことはあるのに，外に出せずしゃべれない」，「しゃべれないようじゃ，退院しても仕事はできないかもしれない」と言う．「仕事ができない自分に会社での居場所はあるのだろうか」，「でたらめなことを言う自分は，会社や外で馬鹿にされるのではないか」，「自分の家族に言いたいことも言えず，情けない父親になってしまった」と話す.
- 図Ⅶ-1-7に，術直後の時点でのAさんの状況を整理した情報の関連図を示す.

---

*Aは失語症（aphasia）を表す.

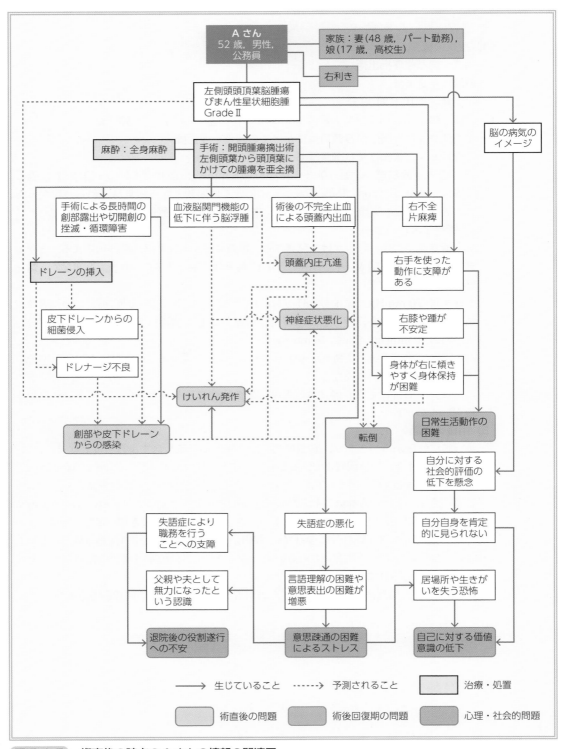

図Ⅶ-1-7　術直後の時点のAさんの情報の関連図

E. 術後看護

1 ● 術後の一般的経過と看護方針

開頭腫瘍摘出術後の一般的経過を**表Ⅶ-1-3**に示す.

> **看護方針**

- 異常（頭蓋内圧亢進，神経症状悪化，けいれん発作，創部感染）の早期発見と予防に努める.
- 周囲の人々との意思疎通が可能となり，患者が自立して日常生活活動が行えるよう助け，職場や家庭内における役割遂行ができ，自己に対する価値を見出せるよう支える.

2 ● 術直後の看護問題と看護活動

ここでは，開頭腫瘍摘出術を受けたAさんに特徴的なことについて述べる.

> **看護問題**

＃1　頭蓋内圧亢進，神経症状が悪化する可能性
＃2　けいれん発作の可能性
＃3　創部や皮下ドレーンからの感染の可能性

表Ⅶ-1-3　開頭腫瘍摘出術を受けた患者の一般的経過

		手術当日	術後1日目	2～3日目	4～6日目	7日目	8日目～
病棟・ICU		術後ICU入室	→ 病棟帰室　病棟				→
治療・処置	硬膜外ドレーン	→	抜去				
	酸素療法	→	終了				
	創部の処置	ドレッシング材				抜鈎／抜糸	
	末梢静脈ライン（輸液）						
薬剤	抗菌薬						
	高浸透圧利尿薬						
	副腎皮質ステロイド						
	抗けいれん薬						
検査		（術中MRI検査），動脈血ガス分析	MRI検査，CT検査，血液検査，動脈血ガス分析			血液検査	
観察項目	頭蓋内圧亢進						
	脳出血						
	脳浮腫						
	運動機能障害						
	高次脳機能障害						
	けいれん						
	創部感染						
日常生活援助	食事	絶食	全粥軟菜食	→ 常食			
	排泄	膀胱留置カテーテル挿入	尿器／ポータブルトイレ	離床後抜去トイレ			
	清潔		全身清拭		シャワー浴		
	安静・活動	ベッドギャッチアップ	坐位	坐位→端坐位（車椅子乗車）→立位→歩行			
説明・教育						退院指導	

（看護活動）

＃１　頭蓋内圧亢進，神経症状が悪化する可能性

〈原　因〉

　術後の不完全止血による後出血（頭蓋内出血），血液脳関門機能の低下に伴う脳浮腫，創部や皮下ドレーンからの感染により，頭蓋内圧が亢進する可能性が高い．後出血は術後24時間以内，とくに6時間以内に起こりやすく，脳浮腫のピークは術後数日であるといわれている．これらの異常が起こった場合，手術操作の加わった（腫瘍の存在する）部位に一致した神経症状が出現，あるいは悪化する可能性が高い．また，頭蓋内圧亢進が高じると，前述した脳ヘルニアを引き起こす危険性がある．

〈看　護〉

（1）頭蓋内圧亢進症状を早期発見する

　術前看護を参照．とくに術直後，麻酔からの覚醒状況も考慮し，意識レベル，神経症状のアセスメント，頭痛，嘔吐などの頭蓋内圧亢進症状の有無について観察する．バイタルサインについては，とくにクッシング徴候に気をつける．アイサインについては，瞳孔径，不同の有無，対光反射，眼球運動について観察する．その際，観察の頻度は重要となる．患者が睡眠中でも起こして観察する必要がある場合もあり，そのときは観察の必要性を患者にも十分説明し，協力を得ることが大切である．意識状態はグラスゴー・コーマ・スケール（GCS，p.108）やジャパン・コーマ・スケール（JCS，p.107）を用いて詳細に評価する．チェーン-ストークス呼吸など異常呼吸にも注意を払う．

（2）血圧コントロールを行う

　術後出血を防ぐため，術後24時間は厳重な血圧コントロールが必要である．降圧にはニカルジピンの持続投与が行われる．一方，血圧が低すぎると脳灌流圧が下がり，脳虚血になってしまうため注意が必要である[7]．

（3）頭蓋内圧亢進を増強させる因子を取り除く

　術前看護を参照．加えて術後は，脳に十分な酸素が供給されるように，酸素吸入を行う．動脈血二酸化炭素分圧（$PaCO_2$）が上昇すると，脳血管が拡張し，頭蓋内圧を亢進させるため，$PaCO_2$ が40mmHg以下を保てるようにする．脳の静脈還流を促進するために，頭部を15〜30°挙上するとともに，頸部の圧迫や屈曲を避ける．

（4）脳内の水分出納を調整し頭蓋内圧を下げる

　術後の脳浮腫は，手術での器械的刺激により血液脳関門が破綻し，脳毛細血管の透過性が亢進して起こる．脳浮腫を予防する目的で，術後は高浸透圧利尿薬とステロイド薬が投与されることが多い．

　高浸透圧利尿薬のD-マンニトール（マンニゲン®，マンニットール®），濃グリセリン（グリセオール®）は，血漿浸透圧を上昇させることにより，脳組織の水分を血管内へ移行させ頭蓋内圧を減少させる効果がある．過剰輸液は脳浮腫を助長させるため，適切な輸液速度を保つ．高浸透圧利尿薬投与による尿量の増加などにより，水分出納が崩れる可能性もある．また，下垂体近傍手術の場合，尿崩症合併の可能性もあるため，医師の指示のもと，水分出納の観察を続ける必要がある．

　ステロイド薬は，血液脳関門の保護，脳血管透過性亢進の抑制，細胞膜の安定化などに

より，抗脳浮腫作用を示す．投与開始12〜24時間後に最初の効果が出現し，頭痛の軽減，麻痺の改善がみられる．

〈Aさんへの看護の実際と評価〉

　Aさんのバイタルサイン，意識レベル，神経症状，瞳孔所見，頭痛や嘔吐の有無について観察を行った．血圧の上下限値の指示を確認のうえ，血圧コントロールを行った．また，SpO_2の値を確認しながら，酸素の投与を行った．脳浮腫の予防のために，高浸透圧利尿薬やステロイド薬を指示に基づき投与した．

＃2　けいれん発作の可能性

〈原　因〉

　脳腫瘍が残存すること，術後の頭蓋内出血や脳浮腫などの局所の刺激などによってけいれん発作が誘発される可能性がある．

〈看　護〉

（1）抗けいれん薬の血中濃度を有効量に保つ

　予防的に処方される抗けいれん薬を確実に投与し，血中濃度を有効量に保つ．

（2）けいれん発作を早期発見し適切に対処する

　患者にけいれんの既往がある場合，あるいは側頭葉病変，運動野近縁の病変などでは，けいれんが起こる可能性が高い．ベッド柵を適切に設置する，ベッド周辺に割れやすい危険なものを置かないなど，環境整備が必要である．

　けいれん発作出現時には，けいれんの型（全身性，片側性，部分性，強直性，間代性），持続時間，意識状態，瞳孔の変化，呼吸状態，咬舌・咬口唇の有無，失禁について観察する．発作時に舌根沈下などの呼吸抑制が認められる場合には，エアウェイなどにより気道確保する．嘔吐することもあるため，吐物や口腔内の分泌物を誤嚥しないよう顔を横に向けるか側臥位にする．全身性の激しい発作では，転倒やベッドからの転落による外傷の危険があるため，ベッド柵を立てて転落を防止し，患者のそばを離れないようにする．抗けいれん薬や酸素投与などの準備を行う．発作終了後には，意識状態，運動麻痺，言語障害の出現や変化，バイタルサインの変化，全身の外傷の有無を確認し，医師の指示のもと抗けいれん薬の投与を行う．

〈Aさんへの看護の実際と評価〉

　抗けいれん薬の注射を確実に実施した．Aさんは側頭葉に病変があったことから，けいれん発作の可能性を予測していたが，発作は起こらなかった．

＃3　創部や皮下ドレーンからの感染の可能性

〈原　因〉

　手術による長時間の創部露出や切開創の挫滅・循環障害，皮下ドレーンからの細菌侵入，ドレナージ不良といった要因により，術後に細菌性髄膜炎，脳膿瘍，皮下膿瘍，硬膜外膿瘍などの感染性合併症を生じる可能性がある．脳神経外科の術後感染症には，感染自体が治癒しても，高次脳機能障害が残る危険性があることや，重症化して生命にかかわることも少なくないといった怖さがあることを知っておく必要がある[8]．

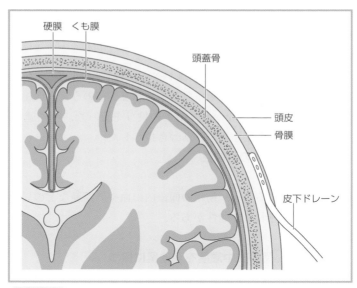

図Ⅶ-1-8　皮下ドレーンの挿入部位

〈看　護〉

(1) 創部の感染予防

　創部感染の多くは，創部皮膚の細菌が原因となる．術直前から開始した抗菌薬は術後も継続して投与され，感染がなければ2〜3日で終了する．術後の創処置は，毎日創部を消毒することが創治癒によくないこととわかってきている．順調に治れば48時間で創が閉鎖し，それ以降，創感染の危険性は低くなるので，術翌日に消毒したあとは，ガーゼか透明なフィルム材で保護し，抜糸まで消毒は行わないという方法になっている．ただし，腫脹・発熱・疼痛・滲出液・排膿といった創感染の徴候については毎日必ず観察を続ける[7]．

(2) 皮下ドレーンの管理（図Ⅶ-1-8）

　ドレーンからの排液量と性状を観察し，ドレーンに屈曲や閉塞がないことを確認する．体位変換時や移動時に引っ張られて抜けないように注意する．術直後の麻酔から完全に覚醒していないときや意識状態が低下しているときには，患者は頭部に留置されたドレーンの違和感により無意識に抜去することがあるため，手の届きにくいところにドレーンバッグを置くことも重要である．血液の排出量が少なくなり，頭部CTの結果と合わせて，術後1日目にドレーンが抜去される．

〈Aさんへの看護の実際と評価〉

　発熱の有無，血液検査データの確認を行った．抗菌薬は術後継続して投与されたが，感染徴候が認められなかったため3日で終了した．また，皮下ドレーンは術後1日目に抜去された．創部に腫脹や滲出液は見られなかった．

3 ● 術後回復期の看護問題と看護活動

看護問題

#1　日常生活動作の困難
#2　転倒の可能性

看護活動

　ここでは#1について述べる．

#1　**日常生活動作の困難**

〈原　因〉

　右不全片麻痺に起因して身体が右に傾きやすく身体保持が困難であること，右膝や踵が不安定であること，右手を使った動作に支障があることにより，日常生活動作が思うようにできない．

〈看　護〉

　日常生活動作を可能な限り自立して行えるよう援助する（安全で確実な日常生活動作の習得を助ける）．

(1) 清潔の援助

　術後1日目はベッド上での全身清拭を行う．清拭時，同一体位による褥瘡の有無を観察する．術後4日目ごろからシャワー浴が開始となり，術後7日目ごろに創部の抜糸後，頭部をシャワーで洗い流すことが可能である．また，脱衣所やシャワーの前に椅子を設置すると，椅子に腰かけたまま衣類の着脱や体を洗うことができるため，転倒する危険性を減らすことができる．

(2) 食事の援助

　術後1日目より開始する．手に力が入りにくく箸が使いにくい場合や，箸でつまみにくい食品の場合は，スプーンやフォークを使用する．

(3) 排泄の援助

　意識が清明になり尿意が自覚でき，創部の皮下ドレーンが抜去され離床が可能となる術後2日目ごろに膀胱留置カテーテルを抜去する．食事が開始されたら，腹部膨満，排便の状態を観察する．努責を伴う排便は頭蓋内圧を高めるため，便秘傾向となれば緩下薬を使用する．

(4) 離床・運動の援助

　手術直後は，皮下ドレーン挿入部の安定のために頭部の安静が必要である．術後1日目までは，ベッド上で良肢位を保持する．ベッド上での関節運動を行うことで関節の拘縮を予防したり，筋力低下を予防したりして，その後の離床へつなげる．術後1日目の頭部CTで脳浮腫や脳出血が認められないことを確認したあと，自動運動を積極的に促す．術後1～2日目ごろから坐位，端坐位，立位，歩行へと段階的に行動を拡大していく．離床の際には，転倒や転落の防止は重要な課題であり，ベッド周囲の床にある物品を排除し，安全に歩行できる環境を整えたり，ベッドを昇降しやすい高さに調整したりする．また，

歩行時の履物は，滑りやすいスリッパを避け，踵の周りをしっかり支える靴を使用する．右に傾きやすいため，付き添うときには必ず患者の右側に立って，傾いた際には確実に支えられるようにする．また，四肢麻痺や失認などで病識が薄い場合には，自分で動けるという患者の認識により転倒が起こることがあるため，歩行介助もしくは見守りが必要となる．

（5）患者のペースで行える環境の調整

患者のペースで日常生活動作が行えるように支援する．脳機能障害によって日常生活動作に時間がかかるときには，患者自身の活動を見守ることが重要である．患者は急かされたり先回りばかりされたりすると，自分で生活動作を行おうという意欲が減退してしまうと考えられる．看護師は患者の動作を安易に援助するのではなく，まずは少し待って，患者のペースで生活動作が行える環境を整えることが重要であり，患者自身の潜在能力を信じ，余裕をもって見守ることが求められる．残された脳機能を生かし他者に依存せず自分1人でできるという認識によって，患者は自分自身の力で生活を送っているという感覚を強めることができると考えられる．

〈Aさんへの看護の実際と評価〉

Aさんの離床の状況に合わせて，清潔，食事，排泄の援助を行った．右上下肢の動きも徐々に改善し，術後3日目にトイレまで歩行することができたが，歩行時に右に傾きやすいため，安定するまで歩行の際は付き添うようにした．また，ベッド周囲は動きやすいように環境を整えた．

4 ● 術後の心理・社会的問題と看護活動

看護問題

#1　意思疎通の困難によるストレス
#2　退院後の役割遂行への不安
#3　自己に対する価値意識の低下

看護活動

ここでは#1，#2について述べる．

#1　意思疎通の困難によるストレス

〈原　因〉

術後，失語症の悪化に伴って言語理解の困難・意思表出の困難が増強し，患者は思うように表現できないことにもどかしさを覚えることがある．

〈看　護〉

周囲の人々との意思疎通が可能になりストレスが軽減するよう援助する．

（1）言語理解を助ける

術前看護を参照．

表Ⅶ-1-4　失語症の分類と対策

失語症のタイプ	特　徴	対　策
全失語	・話し言葉が非流暢 ・重度の理解障害	・話し言葉に加えて，筆記用具，絵カード，カレンダーなどを用いて，文字や絵，ジェスチャーなどの視覚的な手段を取り入れる ・よく使う言葉を示した絵カードを指さしてもらう
運動性（ブローカ）失語	・話し言葉が非流暢 ・軽度の理解障害 ・ひらがなは読解困難で漢字単語は比較的読める	・短い文でゆっくり話す ・「はい」「いいえ」で答えられる短い質問を重ね，患者の意思を絞り込んでいく ・漢字単語を用いる
感覚性（ウェルニッケ）失語	・話し言葉が流暢で錯語や意味のない発語が認められる ・中～重度の理解障害	・話し言葉に加えて，筆記用具，絵カード，カレンダーなどを用いて，文字や絵，ジェスチャーなどの視覚的な手段を取り入れる ・伝えたことが正確に理解できたか要点ごとに確認しながら話を進める
健忘失語	・話し言葉が流暢 ・理解障害はない，または軽度 ・その事柄が何であるかわかっているが適切な名詞が出てこない	・言葉につまったとき患者の発語を待つ ・言葉につまったときはじめの言葉を言ったり，途中まで代弁して後に続く言葉を言ってもらう

(2) 患者自身の意思を表現できるよう援助する

　術前看護を参照．失語症に対するリハビリテーションに専念できる生活環境を整え，「できない」という感覚をくい止めることが重要である．1日の生活のなかで，言語療法を受ける一定の時間を確保し，継続的に言語療法に取り組むことができる態勢をつくる．そして，残存する脳機能を生かした意思疎通方法を工夫し（**表Ⅶ-1-4**），他者とのかかわりを支える．

(3) 言語以外の手段による表現を助け意欲の向上を図る

　病院内の散歩や外出を提案し，患者の意欲の向上を図るために，趣味であるカメラで気に入った風景を撮ったり，写真を見て楽しむことができるようにする．また，写真をプリントアウトしてアルバムにすることを提案する．カレンダーやカメラを利用して日記の代わりとするなどして，言語以外の手段による表現を助ける．

〈Aさんへの看護の実際と評価〉

　Aさんは術後に言語療法のリハビリテーションを開始した．リハビリテーションの様子を情報収集し，コミュニケーションの取り方を検討した．Aさんが理解できるよう繰り返し話し，また聞く姿勢を示してAさんの思いを聞くようにした．その結果，Aさんの気持ちが汲み取りやすくなり，Aさんのストレス軽減につなげることができた．

＃2　退院後の役割遂行への不安

〈原　因〉

　失語症により職務を行うことへの支障や，家族と思うように意思疎通ができず，職場や家庭において無力になったという認識によって，これまでの役割を継続することに不安がある．

〈看　護〉

　職場や家庭内における退院後の役割遂行を支える．

（1）家庭内で患者が貢献できる事柄をともに模索する

　とくに中年期の患者にとって，家族を支える中心的役割を担えなくなることの苦しみは計り知れない．脳腫瘍に罹病しても，患者が家族の中でこれまでどおり貢献できると思える事柄について，患者や家族とともに模索する．そして，家族員個々が抱く患者の存在に対する尊さにも目を向け，家族の思いを患者へ伝える．これらにより，患者自身の抱く有能感を支えることができると考えられる．また，患者が必要とする家族や友人が，患者に近づき支えられるように働きかけることも重要である．周囲の人々による支えを強化することによって，家族の輪の中に自分が存在しているという感覚を高めることができる．

（2）職場で患者が能力に応じた職務を遂行できるよう支援する

　失語症をもつ患者にとって，退院後の職場復帰にはさまざまな困難が伴うことが予測され，入院中から患者自身も職場復帰に関する不安や悩みを抱える．患者が希望する職務を継続できる可能性について，医師や医療ソーシャルワーカーを含めて検討する．また，患者のこれまでの職務を把握したうえで，同様の職務に復帰することがむずかしいと考えられる場合には，配置転換や職務内容の変更などによる職務継続の工夫について，患者や家族とともに話し合う．失語症に応じた職場環境の工夫や，就労時間などの就労条件の変更などにより，患者が自己の能力に応じた職務を遂行し，社会の一員としての自己価値が保てるよう援助することが必要である．

（3）家族への支援

　家族にとって，家族の中心的役割を担う存在の家族員が脳腫瘍に罹病するということは，これまで健康体であった家族を失う体験となる．そして，脳機能障害を抱えた家族という変容に直面することは，大きな衝撃を与える．看護師は，家族が抱く患者の病状や予後に対する不安や，脳腫瘍の進行とともに患者らしさが失われていくのではないかという恐怖，患者の存在に対する尊さに目を向け，共感的態度で受け止めることが重要である．

　また，退院後の患者の日常生活には家族の支えが重要となるため，周手術期の看護活動は，可能な限り患者のみならず家族を含めて行うことが望ましい．家族に対して，患者に起こりうる症状や対応方法を説明するとともに，患者が治療を継続できるよう協力を求める．また，早期から，退院後の自宅での生活を想定し，介護の負担感，経済的な不安について問いかけ，問題解決や苦痛緩和に向けた介入を行う．

〈Aさんへの看護の実際と評価〉

　職場復帰について，Aさん，妻から話を聞き，希望する職務を継続できるかどうか，医師，医療ソーシャルワーカーを含めて検討した．また，妻や娘の面会時は，家族の状況も確認し，声をかけるようにした．Aさんは職場や家庭内での役割があるという自信をもつことができ，不安の軽減につながった．

F. 退院オリエンテーション

1 ● 短期的経過と長期的経過

　退院後，脳腫瘍患者は，外来通院，在宅療養，転院のいずれかに移行する．外来通院では，定期的な画像検査により病状を経過観察するとともに，病理学的悪性度の高い腫瘍の

場合には，放射線療法や化学療法が行われることもある．

　退院後，数ヵ月から約1年間は，手術後の感染や頭蓋内圧亢進症状，けいれんなどの出現の可能性のほか，運動機能障害や高次脳機能障害に伴う日常生活様式の再構築，家庭や職場への復帰など多くの問題や課題に直面する．このため，退院前の患者は，退院後の生活を想定してさまざまな不安を体験する．

> **脳腫瘍患者の退院前の不安**
> ・不自由な体で自宅で生活できるか
> ・家事や仕事ができないかもしれない
> ・家族に負担をかけて申し訳ない
> ・人と会話ができず，人付き合いができなくなるかもしれない
> ・脳の病気であることや障害を近所の人に知られたくない
> ・腫瘍の再発や死が怖い

　脳腫瘍の慢性期になると，長期間続く治療による先の見えない不確かさや，継続的な医療費の積み重なりによる経済的な不安を抱えることがある．また，経過観察中に再発したり悪性に転化したりする可能性があることから，少なからず死を意識し命の危機と対峙せざるを得なくなる．

　看護師は，患者が退院後も継続的に外来通院・外来治療を受けることができるよう，またできる限り自立した日常生活を患者らしく送ることができるよう調整することが重要となる．

2 ● 退院オリエンテーションの実際

　退院オリエンテーションの原則は，p.153参照．ここでは，開頭腫瘍摘出術を受けた患者に特徴的な退院オリエンテーションについて述べる．脳腫瘍患者の退院に向けた支援は，前述した術後の看護活動，とくに心理・社会的側面にかかわる看護活動に含まれている．これは，患者が脳機能障害に伴って日常の生活様式を再構築せざるを得ず，術後まもなく家庭や職場への復帰などの心理・社会的側面の課題に直面するためである．したがって，術後の看護活動ならびに退院オリエンテーションは，退院に向けた患者個別の生活観や退院後の自宅での生活様式を想定した，一貫した看護活動であるといえる．

　以下，退院に向けた看護活動のうち，病院から自宅へ移行した際に，症状をマネジメントし，日常生活をスムーズに送るための支援について述べる．

a. 創部の治癒の経過・頭髪ケアと感染徴候の早期発見

　術後約2週間は創部が腫脹したり痛むことがあるが，発熱，頭痛や排膿がなければ，通常の回復過程であることを伝える．また，頭蓋骨と頭皮の縫合部に陥凹変形があることや，縫合部や頭蓋骨固定のためのネジ挿入部の毛髪が抜け落ちる可能性，外出時の帽子やスカーフの使用などの創部を保護する工夫について情報を提供する．さらに，38.5℃以上の発熱や頭痛の増強があるときには，感染症の可能性を考え外来受診をするよう伝える．

b. 頭蓋内圧亢進の予防と症状の早期発見

　頭蓋内圧亢進を予防するために便秘を避けることを伝える．そのため入院時から排便状況を把握し，必要時には緩下薬の服用により排便コントロールを行う．患者の生活に合った排便コントロールができるよう，食事内容や排便習慣をふまえて緩下薬の種類や服用方法を検討する．

　亜全摘により脳腫瘍が一部残存しているため，頭蓋内出血など急激な病状悪化時に起こりうる症状について患者や家族に説明し，万が一の状況に対応できるよう情報を提供する．腫瘍からの出血など急激な頭蓋内圧亢進の徴候として，急速な麻痺の出現や意識状態の悪化などがあり，これらの症状が認められる際には，生命の危険があるため，すみやかに来院する必要があることを伝える．

c. けいれんの予防と発作時の適切な対処

　けいれん発作予防のために薬剤の血中濃度を維持する必要があること，抗けいれん薬の服用を中断するとけいれんが誘発されることについての理解を助け，確実に抗けいれん薬を服用することができるような薬剤の管理方法について検討する．また，抗けいれん薬の副作用として，日中に眠気を生じる可能性があるため，服用している期間は自動車の運転は避け，代替交通手段を利用するか家族による送迎の協力が得られるよう調整する．さらに，外出先での突発的なけいれん発作に備えて，緊急連絡先を財布やバッグに入れておくなどして常に身につけておくことなどについて情報を提供する．

d. 日常生活動作の自立支援

　理学療法士や言語聴覚士，医療ソーシャルワーカーなどと連携し，患者の脳機能に合わせた日常生活動作の方法を提示する．必要に応じて，退院後の外来受診時に，言語療法や理学療法を定期的に受けられるように調整する．また，社会資源の活用として，訪問看護や介護保険の適用の可能性，車椅子，歩行補助具などの福祉用具の交付について，さらに，患者の脳機能障害に合わせた自宅の生活環境の整備として，寝室・トイレ・浴室・浴槽などを患者が生活しやすいように整えることについて検討する．

練習問題

Q21 次の文を読み，問いに答えよ．

　　Aさん（38歳，会社員，女性）は夫と2人暮らし．通勤中に突然の頭痛を訴えて倒れ，救急搬送された．入院後に行った頭部CT検査および頭部MRI検査で，脳腫瘍と診断された．Aさんは脳腫瘍摘出のために開頭術を受けた．

（第111回 看護師国家試験，2022）

帰室後の看護として適切なのはどれか．
1. 発熱時の冷罨法は禁忌である．
2. 徐脈時は経過観察とする．
3. ベッドの頭側を挙上する．
4. 頸部を前屈させる．

［解答と解説 ▶ p.447］

▌引用文献▌

1) 成田善孝：脳腫瘍の疫学─国際比較. 脳腫瘍学, 第1版, p.60-61, 日本臨牀社, 2016
2) 渋井壮一郎：日本の脳腫瘍の疫学的動向─脳腫瘍全国集計調査報告に基づく国内脳腫瘍登録データの変遷. 脳腫瘍学, 第1版, p.53, 日本臨牀社, 2016
3) 山内貴寛, 成田善孝：脳腫瘍摘出術─グリオーマの手術を例に. Brain nursing **33**(6)：47, 2017
4) 秦　暢宏：脳グリオーマ摘出術. Brain nursing **30**(8)：22, 2014
5) Ito M, Sagehashi M, Ishizaka S, et al: Characteristics of and factors related to preoperative anxiety of adult and elderly craniotomy patients. 北関東医学 **48**(4): 290-292, 1998
6) 渡辺　充：ベッドサイド基本手技─感染・消毒・滅菌. 脳神経外科 診療プラクティス 脳神経外科の基本手技, 第1版（飯原弘二編）, p.7, 文光堂, 2014
7) 前掲3), p.49
8) 吉田和道：感染症の予防（感染コントロール）. Brain nursing **29**(12)：24-25, 2013

2 呼吸機能の再確立 ——胸腔鏡下肺葉切除術

この節で学ぶこと

呼吸機能の再確立が必要となる手術の1つとして肺葉切除術を取り上げる．肺葉切除術を受けるために入院した患者の事例を通じて，健康状態が急激に変化する人とその家族の特徴を理解し，術前・術後の看護を学ぶ

事例の概要① 入院〜術前

1）入院時の情報

・患者はBさん，自宅で妻（60歳）とともに酒屋を営む63歳の男性．妻と長女（28歳，会社員）と3人暮らし．

・地元の保健所の検診で胸部X線検査の結果，右下肺野の結節性陰影を指摘され精密検査のため来院した．喀痰細胞診は陰性，胸部造影CT検査では右葉下方S8領域に約6 mm大の病変が認められたが，周辺臓器への明らかな浸潤はなかった．その後，気管支鏡検査の肺胞洗浄法（BAL）による結果，classⅢにて肺がんが疑われ，胸腔鏡下右下肺葉切除術を受けることとなった．

・20歳から30年間，1日20本程度の喫煙歴があるが，50歳を機に現在は禁煙している．これまでに前立腺肥大で3年前に入院・手術している．

2）入院時のバイタルサインと検査データ

・バイタルサイン：体温36.2℃，脈拍数66回/分，呼吸数16回/分，血圧136/70 mmHg.

・血液検査：WBC 6,800/μL，RBC 380万/μL，Hb 13.8 g/dL，Ht 42.5%，Plt 23.4万/μL，TP 7.6g/dL，Alb 4.2 g/dL，Na 140 mEq/L，K 4.2 mEq/L，Cl 80 mEq/L，BUN 16.0 mg/dL，Cr 0.7 mg/dL，AST 24 IU/L，ALT 22 IU/L.

・動脈血ガス分析：pH 7.4，PaO_2 82.3 mmHg，$PaCO_2$ 42.0 mmHg，HCO_3^- 24 mEq/L，SaO_2 95.4%.

・腫瘍マーカー*：CEA 1.1 ng/mL，CYFRA 1.6 ng/mL，ProGRP 10.2 pg/mL.

・呼吸機能検査：努力肺活量（FVC）4.15 L，%肺活量132.2%，1秒量（$FEV_{1.0}$）3.45 L，1秒率（$FEV_{1.0\%}$）83.5%.

・心電図，尿検査：異常なし．

・気管支鏡検査：声帯，気管，気管分岐部，異常なし．

・体格：身長170 cm，体重85 kg，BMI 29.4（肥満1度）.

---

*腫瘍マーカー：腫瘍細胞が産生するタンパク質の血性濃度を表したもの．がんの補助診断，治療の効果判定，治療終了後の定期的な観察，再発・進行のモニタリングといった目的で測定される．
各マーカーの基準値：CEA 5.0 ng/mL以下，CYFRA 3.5 ng/mL以下，ProGRP 81.0 pg/mL未満

3）病気の受け止め方と理解

・気管支鏡での検査結果が告げられ，悪性腫瘍の危険性があり手術が必要であることを説明されると「禁煙していたのにどうしてこんな病気になっちゃったのかな」と落胆していた．また，「この前の手術（3年前の前立腺肥大に対する手術）のときは尿の管が1週間ぐらい入っていて変な感じだったけど，今度はどんな管が入るのかな，痛いのかな」と心配していた.

・腰椎麻酔下で行った前回の手術と違い全身麻酔であること，集中治療室（ICU）に入室すること，胸腔ドレナージチューブが挿入されることなどを説明すると術後のイメージができたようで，とくに術後呼吸機能の回復に禁煙は有益であることを話すと，「禁煙しておいてよかったんだ．手術のあとはがんばって痰を出したり，深呼吸しなくちゃね」と術前呼吸訓練にも意欲的であった.

A. 呼吸器の位置・構造と機能

呼吸とは，生体内でエネルギーを燃焼する際に必要な酸素を取り込み，同時に生じる不必要な二酸化炭素を体外に排出する機能をいい，その過程は肺で行われる外呼吸と各組織で行われる内呼吸に分かれる．外呼吸とは気道を経由し肺に出入りする空気の肺胞での換気と肺循環血液とのガス交換であり，内呼吸とは肺で取り込まれた酸素の各組織と大循環血液とのガス交換である．肺葉の切除は外呼吸の機能に大きな影響を及ぼす.

呼吸器の位置・構造

肺は肋骨，鎖骨，肋間筋群，縦隔，横隔膜に囲まれた胸腔内に位置する．鼻腔，咽頭から入った空気は上気道から主気管支で分かれ，左側が上・下2つ，右側が上・中・下3つの肺葉へと入る（図Ⅶ-2-1）.

a. 胸腔

胸腔そのものは呼吸器ではないが，その腔の拡張・収縮が肺の容積を変化させ吸気と呼気を可能としている．吸気時は骨格筋と横隔膜の働きで胸腔の体積が拡大し肺を伸展させ肺胞に空気が満たされる．呼気時は筋の弛緩する弾力と肺そのものの弾力で体積が減少し空気を排出する．つまり，胸腔を構成する骨や筋肉，膜の状態が呼吸の機能に大きな役割を果たすのである（図Ⅶ-2-2）.

b. 上気道と下気道

空気が出入りする気道は，上気道と下気道に分けられる．鼻腔から咽頭，喉頭までの上気道では，吸気は鼻腔で加湿され湿潤し咽頭内に取り込まれる．さらに気管そして肺葉に分かれる主気管支，葉気管支，区域気管支，終末気管支という下気道を経て吸気は肺胞にいたる．また，気道粘膜には線毛があり，吸気中の浮遊物を咽頭側に排出する働きがある.

c. 肺胞

気管支の終点である肺胞は，直径約0.2mmのガス交換のための部屋であり，両肺合わせて約8億個存在する．肺胞は，肺静脈から左心室へと流れていく動脈血を送る血管と，右心室から肺動脈に流れてきた静脈血を運ぶ血管である毛細血管によって包まれている.

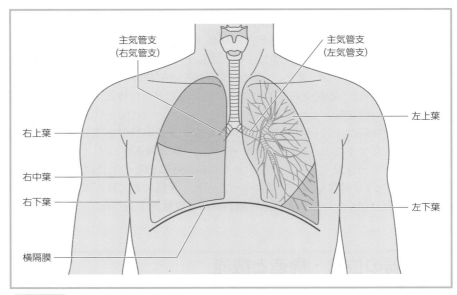

図Ⅶ-2-1　呼吸器の位置と構造

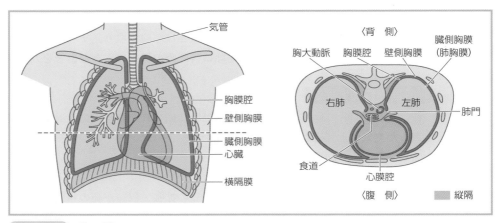

図Ⅶ-2-2　胸　腔

呼吸器の機能

a．呼吸の機能

　呼吸機能は体内外への空気の出し入れである**換気**と，肺胞で行われる**ガス交換**からなる．肺自体には自動的に呼吸するための運動機能はなく，換気（吸気と呼気）は肋間筋や横隔膜を動かすことによって行われている．肺胞では，酸素および二酸化炭素の濃度が異なるガスが血管壁を隔てて出会い，その濃度を均等化しようとする働きによってガス交換が行われる．

b．呼吸運動の調節機能

　24時間，無意識に繰り返される呼吸は，神経性と体液性の2つの因子によって調節されている．呼吸中枢の神経性調節は迷走神経を介して行われる．吸気時の肺胞の伸展により吸気中枢は抑制され吸気筋が弛緩し，肺の弾性収縮力により呼気に移行する．肺が収縮

すると吸気中枢の抑制が解除され吸気筋が収縮し吸気に移行するのである．また，呼吸中枢は大脳皮質からの意識的支配も受け，息をこらしたり過呼吸など随意的な呼吸調節を可能としている．

　体液性因子では延髄の中枢化学受容器が動脈血二酸化炭素分圧の上昇とpHの低下を感知し呼吸中枢を刺激する．また，総頸動脈分岐部と大動脈弓にある末梢化学受容器は動脈血酸素分圧や酸素含有量の低下を感知し呼吸中枢を刺激する．これらの刺激によって換気量は増加するのである．

B. 手術適応となる肺疾患

1 ● 原発性肺がん

　原発性肺がんとは，肺に発生する上皮性悪性腫瘍の総称である．その発症にはさまざまなリスク因子があるが，とくに喫煙は影響が大きい．タバコに含まれる発がん物質は微量でも，長年の喫煙は悪影響を及ぼす．

a. 分 類

(1) 組織分類

　がん細胞の組織によって分類され，治療やその進行度には差がある．

①扁平上皮がん：重層扁平上皮に類似した形態で中枢気管支に結節様に発育するものが多い．喫煙による発症の関連性が高い．増殖は比較的速いが転移は少ない．

②腺がん：腫瘍細胞が管腔形成し粘液を産出するものが多く，末梢気管支に発生する．増殖の速度は遅いが転移は多い．

③大細胞がん：扁平上皮がん，腺がん様の形態を示さない未分化がんであり，増殖の速度は速く転移も多い．

④小細胞がん：小型の未分化ながん胞巣を形成し，中枢気管支にリンパ節と一塊になって発症する．増殖の速度はきわめて速く転移も非常に多い．化学・放射線療法に感受性が高い．

　①～③の肺がんをまとめて非小細胞肺がんとよぶ．

(2) 病期分類

　治療の方針決定や予後を示唆するうえで病状の進行を示す病期評価は重要であり，肺がんではTNM（tumor-nodes-metastasis）分類が使用される．Tは原発である肺腫瘍の大きさや周辺臓器への浸潤の状況を，Nは肺の所属リンパ節の転移の状況を，Mは他臓器への転移の有無を表す（**表Ⅶ-2-1**）．

b. 症 状

　咳嗽，喀痰の発生や増加，血痰，呼吸困難，発熱などである．早期の場合は無症状で，健康診断のX線撮影などで発見される場合も多い．逆に進行している場合，腫瘍の圧迫からくる声帯麻痺による嗄声や，胸膜への浸潤からの胸痛，脊髄転移からの背部痛など呼吸器症状ではない主訴から発見されることもある．

c. 治療方法

　手術療法，化学療法，放射線療法の3つが柱となり行われる．なお，最近では第4の治

表Ⅶ-2-1　肺がんの TNM 病期分類

病　期		T：原発腫瘍	N：所属リンパ節	M：遠隔転移
潜伏癌		TX	N0	M0
0期		Tis	N0	M0
ⅠA 期		T1	N0	M0
	ⅠA1 期	T1mi	N0	M0
		T1a	N0	M0
	ⅠA2 期	T1b	N0	M0
	ⅠA3 期	T1c	N0	M0
ⅠB 期		T2a	N0	M0
ⅡA 期		T2b	N0	M0
ⅡB 期		T1a・T1b・T1c	N1	M0
		T2a・T2b	N1	M0
		T3	N0	M0
ⅢA 期		T1a・T1b・T1c	N2	M0
		T2a・T2b	N2	M0
		T3	N1	M0
		T4	N0	M0
		T4	N1	M0
ⅢB 期		T1a・T1b・T1c	N3	M0
		T2a・T2b	N3	M0
		T3	N2	M0
		T4	N2	M0
ⅢC 期		T3	N3	M0
		T4	N3	M0
Ⅳ期		AnyT	AnyN	M1
	ⅣA 期	AnyT	AnyN	M1a
		AnyT	AnyN	M1b
	ⅣB 期	AnyT	AnyN	M1c

Tx　　　：潜伏癌
Tis　　　：上皮内癌(carcinoma *in situ*)
T1　　　：充実成分径≦3 cm
T1mi　　：充実成分径≦0.5 cmかつ病変全体径≦3 cm
T1a　　 ：充実成分径≦1 cmかつTis・T1miに相当しない
T1b　　 ：充実成分径＞1 cmかつ≦2 cm
T1c　　 ：充実成分径＞2 cmかつ≦3 cm
T2　　　：充実成分径＞3 cmかつ≦5 cmあるいは主気管支浸潤，臓側胸膜浸潤，肺門まで連続する部分的または一側全体の無気肺・閉塞性肺炎
T2a　　 ：充実成分径＞3 cmかつ≦4 cm
T2b　　 ：充実成分径＞4 cmかつ≦5 cm
T3　　　：充実成分径＞5 cmかつ≦7 cm，あるいは壁側胸膜，胸壁，横隔神経，心膜への浸潤，同一葉内の不連続な副腫瘍結節
T4　　　：充実成分径＞7 cmあるいは横隔膜，縦隔，心臓，大血管，気管，反回神経，食道，椎体，気管分岐部への浸潤，同側の異なった肺葉内の副腫瘍結節
N1　　　：同側肺門リンパ節転移
N2　　　：同側縦隔リンパ節転移
N3　　　：対側縦隔，対側肺門，前斜角筋または鎖骨上窩リンパ節転移
M1　　　：対側肺内の副腫瘍結節，胸膜または心膜の結節，悪性胸水，悪性心嚢水，遠隔転移
M1a　　 ：対側肺内の副腫瘍結節，胸膜結節，悪性胸水(同側・対側)，悪性心嚢水
M1b　　 ：肺以外の一臓器への単発遠隔転移
M1c　　 ：肺以外の一臓器または多臓器への多発遠隔転移

※腫瘍径＝高分解能CT検査における腫瘍の浸潤性増殖を示す充実成分径

[日本肺癌学会(編)：臨床・病理肺癌取扱い規約, 第8版 [補訂版], p.6, 7, 金原出版, 2021 より許諾を得て改変し転載]

療法として免疫療法も注目されている.

(1) 手術療法

非小細胞がんの場合,手術による治療が中心となるが,肺は生命維持かつ生活の質を維持するために重要な臓器であるため,疾患の根治性,呼吸機能,全身状態などを十分考慮し,手術適応あるいは切除の範囲が決定される.すでに遠隔転移の認められるものや,病変が大きく切除によって呼吸機能の維持がむずかしくなる場合,外科的治療は避ける.

現在では,肋骨を切開する開胸手術ではなく,創部が小さくより侵襲の少ない胸腔鏡下手術(VATS:video-assisted thoracic surgery)やロボット手術が多く行われている.開胸手術は腫瘍が大きな血管の近くにあるなど,高度な処置が必要である場合,安全性を考え選択される.

(2) 化学療法・放射線療法

診断時,手術療法が不可能な多くの症例が化学療法の適応となる.小細胞がんは,シスプラチン・エトポシド併用療法による感受性が高く治療の中心は化学療法となり,放射線との併用も行われる.そのほかのがんの局所進行例では放射線療法と化学療法の併用,全身転移例では化学療法が選択される.また,手術適応患者にも術前導入療法および術後の補助療法として化学療法が用いられている.薬剤はシスプラチンを中心とした多剤併用となる場合が多い.

(3) 免疫療法(免疫チェックポイント阻害薬)

人間が本来もつ免疫機能はがんの進行を抑制する.この働きを助ける治療法が免疫療法である.非小細胞肺がんに対する免疫療法として使用される免疫チェックポイント阻害薬であるニボルマブは,がん発症早期の免疫機能の低下がみられない段階から使用することで,長期間の効果の持続が期待される.

2● 転移性肺腫瘍

転移性肺腫瘍とは,ほかの臓器の悪性腫瘍の血行性,リンパ行性,経管腔性転移により肺に腫瘍ができたものである.原発巣が再発せずコントロールされていること,肺以外の臓器への転移がないことや限局した発症であることなどが手術適応の条件となる.

C. 術式の種類

肺がんに対する肺葉切除術の種類には以下のものがある[1].

(1) 肺葉切除および肺門縦隔リンパ節郭清

肺がんの根治手術において標準的術式である.

(2) 浸潤隣接臓器合併切除およびリンパ節拡大郭清

拡大手術といわれ,進行性肺がん TNM 分類 T3 以上に対して行われる.

(3) 区域切除あるいは楔状部分切除

直径 3 cm 以下の早期がん,または低肺機能症例,高齢者といった肺葉切除では大きなリスクが予測される場合の縮小手術である.

D.　術前看護

1 ● 診断から手術までの経過

　肺がんの診断のためには気管支鏡検査や腫瘍マーカー検査，肺葉切除術のためには手術を受けるためのさまざまな検査を受ける必要があり，適時介助や説明，その評価が必要となる．

a.　気管支鏡による気管支内腔の観察と細胞診検体の採取

　経気管支肺生検（transbronchial lung biopsy：TBLB），経気管支腫瘍生検（transbronchial tumor biopsy：TBTB）および肺胞洗浄液細胞診（bronchoalveolar lavage：BAL）を行う．これらの検査の目的は気管支鏡によって内腔の腫瘍，出血，炎症など有無を観察し，病変に対して診断のため生検・洗浄によって検体を採取することである．生検は組織を傷つけるのでとくに検査後の観察は重要である．

　咽頭にリドカイン塩酸塩（キシロカイン®）を噴霧し局所麻酔下で，患者を仰臥位にし，気管支鏡を挿入して行う．腫瘍の位置や状態により気管支粘膜，腫瘍などの病変あるいは気管支洗浄液を採取し検査する．細胞診断の結果，診断や治療方針の決定を行う．

（1）検査前のポイント

　検査前4時間程度は禁食とする．検査中には発声できないことを告げ，痛みや苦痛に対しては軽く手を上げるなどサインを出すことを説明しておく．

（2）検査後のポイント

　呼吸数，呼吸苦の有無，酸素飽和度など呼吸状態の観察を行う．検査の影響で痰の分泌が増加することがあるので，適時ティッシュペーパーなどに吐き出せるように指導する．検査の手技上，血痰が生じることがあり，その変化や状態の観察も必要となる．こうした検査の影響に関する患者の不安に対しても適時説明し，不安の軽減に努める．血痰は時間とともに消失するが，増加傾向であれば出血を疑いすぐに医師に報告する．同時に検査側を下にした側臥位をとり逆側への血液の流入を防ぐ．

　また，咽頭麻酔の影響による誤嚥を防ぐため2時間前後の絶飲食が必要となる．飲食の開始時は誤嚥の有無を確認してから行う．また，麻酔薬によるアレルギー，動悸（どうき），呼吸促迫，めまい，悪心などの症状の有無も観察する．

b.　腫瘍マーカー

　腺がんと大細胞がんでは CEA，SLX，扁平上皮がんでは SCC，CYFRA，小細胞がんでは ProGRP，NSE の上昇が認められるが，早期には陰性であることが多い．

2 ● 術前の看護方針，看護問題と看護活動

看護方針

・患者が診断・手術に必要な検査を安全・安楽に受けるための援助をする．
・患者と家族が手術を受けるうえでの身体的・精神的準備を整える．
・術後呼吸器合併症を予防できるよう援助する．

情報収集とアセスメント

①現病歴：諸症状の有無，血痰，呼吸苦の有無．
②検査結果：血液・尿など一般全身状態，心電図，胸部 X 線検査，動脈血ガス分析，呼吸機能検査．
③疾患の進行度：胸部 X 線検査および CT 検査，喀痰細胞診，経気管支鏡，肺生検，呼吸機能検査，腫瘍マーカー．
④予定手術・麻酔内容と患者の理解度．
⑤既往歴と機能低下の有無．
⑥不安の内容と程度：疾患・手術の受け止め方．
　これらの情報を基に，身体的・精神的苦痛，合併症の危険性などをアセスメントする．

看護問題

　＃１　術後呼吸器合併症を起こす可能性
　＃２　術後への漠然とした不安

看護活動

＃１　**術後呼吸器合併症を起こす可能性**

〈原　因〉

　手術では，換気に必要な胸腔にメスが入り，ガス交換に必要な肺胞が切除されるため呼吸機能の著しい低下が発生する．胸腔ドレーンの挿入，大きな創部などにより，全身麻酔によるほかの手術の術後に比べ，無気肺・胸水の貯留などの換気不全が生じやすく，重篤になる危険性がある．

〈看　護〉

　術後の呼吸器合併症予防のための呼吸訓練を，術前から行う．

(1) 呼吸法

　術後，肺に空気を取り込むための有効な呼吸法は腹式呼吸である．横隔膜を下げ胸腔を拡張する呼吸法を仰臥位で訓練する．

(2) 喀痰法

　手術，麻酔の影響で痰の量は増加するが，創部やドレーン挿入の痛みなどを気にして，痰を出すための有効な咳はできにくくなる．しかも，肺葉切除術後の場合，大きな咳をして痰を出すのは痛みの増強につながりかえって苦痛を増強してしまう．そこで，鎮痛薬などによる疼痛コントロールを十分行うことを説明したうえで，次のような排痰法を指導する．腹式呼吸で息を吸いこんだあと，創を手でおさえながら細かく小さな咳を続けて行う．これによって有効な排痰が可能となる．

(3) リラクセーション法

　手術後は誰もが，体がこわばって動きにくくなる．なかには足さえ動かせなくなる患者もいる．全身の力を脱力するといったリラクセーション法を指導しておくことで深呼吸や早期離床が可能となる．具体的には息を吸いながら肩に力を入れすくめたあと，息を吐き

ながら肩を落とし力を抜くといった方法などがよい．

〈Bさんへの看護の実際と評価〉

　Bさんは肺活量などの呼吸機能検査，動脈血ガス分析にも異常はなく呼吸機能の低下は認められない．しかし，10年前に禁煙しているものの，それまでの喫煙歴があるため術後の痰の増加も考え，術前からの排痰方法の習得は重要であった．

　今回の手術が決定した時点でBさんには外来看護師から腹式呼吸・排痰の方法が指導され，自宅で訓練をしておくよう伝えられていた．入院後，Bさんに臥位で腹式呼吸を実践してもらったところ，おおむねできていたため，本日もこのまま20回，就寝前にもう20回実施するよう指導した．

　術後はどこに傷ができるのか，傷の痛みが今はできている腹式呼吸を妨げる要因になることを話した．また，鎮痛薬は痛みが強くなってから使用しても効果が出にくいため，早めに投与することに協力してほしい旨を伝えると，Bさんは納得した様子であった．加えて，ベッドに横になった状態で全身に力を入れたり，手足を曲げたり，寝返りの練習を行ったところ，Bさんは体を動かすことで体の緊張がほぐれることを実感していた．

＃2　術後への漠然とした不安

〈原　因〉

　肺葉切除術後に挿入される胸腔ドレーンや，ICUへの入室など，患者は未体験の状況におかれることで，漠然とした不安が生じる．

〈看　護〉

　全身麻酔やドレナージ，ICUの状況などについて説明し，術後のイメージが具体的になるようオリエンテーションを行う．

〈Bさんへの看護の実際と評価〉

　Bさんが以前の手術の際に受けた腰椎麻酔と今回の全身麻酔の違いや，術後の状態，とくに胸腔ドレナージについてその機能と重要性を説明した．その他のドレーンも含め，1本ずつ抜いていくことが回復の目安になることを話したところ，「目に見える目標があると自分でもよくなったことがわかっていいですね」と安心した様子がみられた．そのほかに心配なことはないか確かめると，ドレーン挿入中に歩行できるのかという質問があったため，看護師が介助して歩くことを促すので，そのときは協力してほしいと説明したところ，「自分の身体だからな，がんばるよ」と答えた．

事例の概要❷　術後（胸腔鏡下肺葉切除術）

1）手術の概要

・術式：右下葉2/3切除（**図Ⅶ-2-3**）．

・麻酔：AOI*による全身麻酔，静脈注射および硬膜外麻酔．

・手術時間：2時間50分．

・手術中のin-outバランス：輸液量3,300 mL，尿量1,200 mL，出血量220 g．

・手術所見：胸水は少量，右下葉区に大豆大の腫瘍が認められた．横隔膜面・縦隔面に

---

*AOI：空気（air）＋酸素（O_2）＋イソフルラン（isoflurane）．胸腔内圧上昇を防ぐため，亜酸化窒素（笑気®）の代わりに空気を使用する．

軽度癒着があったが播種巣は認められなかった．切除した肺下葉の迅速細胞診は軽
度癒着があったが播種巣は認められなかった．切除した肺下葉の迅速細胞診は
class Vであった．
- 手術中の一般状態：麻酔導入時に血圧の低下が認められたが，自然に上昇し120～
130/80 mmHg台で安定，体温，脈拍，心電図上の所見には異常がなかった．
- 挿入されたチューブ類：右肺尖部にシングルルーメンの胸腔ドレーン18 cm固定，
末梢静脈ライン2ヵ所，動脈ライン1ヵ所，硬膜外カテーテル，膀胱留置カテーテル．

2）手術終了直後の様子
- ICU入室時から，傾眠ではあったが体位変換のたびに深呼吸を促し左下肺まで呼吸
音が聴取できた．

3）術後の経過
- 創部痛はICUから病棟へ帰室後3時間ごろにあり，硬膜外カテーテルより鎮痛薬を
追加投与し落ち着いた．
- 図Ⅶ-2-4に，術後早期の時点でのBさんの状況を整理した情報の関連図を示す．

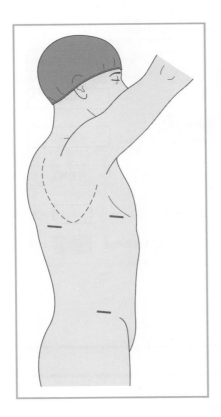

図Ⅶ-2-3　切開部（後側方開胸の場合）
内部をモニターに映すための内視鏡用の5～10 cmの切開創と手
術のための特殊な器具を挿入するため1～2 cmの切開創が計3, 4
つとなる．

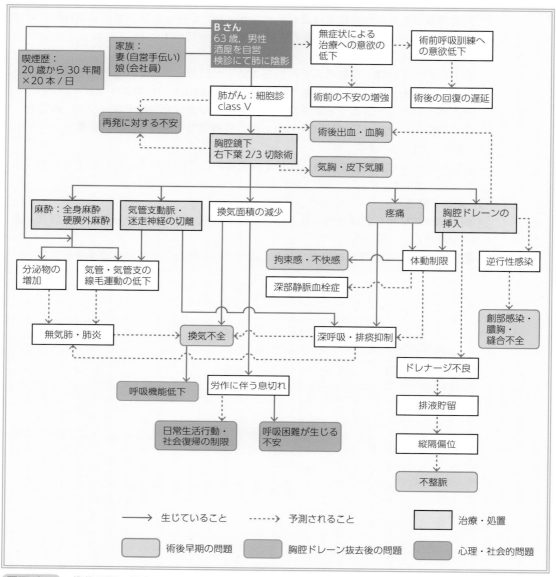

図Ⅶ-2-4　術後早期の時点のＢさんの情報の関連図

E. 術後看護

1 ● 術後の一般的経過と看護方針

胸腔鏡下肺葉切除術後の一般的経過を**表Ⅶ-2-2**に示す．

表Ⅶ-2-2　肺葉切除術を受ける患者の一般的経過

		入院〜手術前日	手術当日	術後1日目	2日目	3日目	4日目	5日目	6日目	7日目	8日目	9日目〜
病棟・ICU		病棟	術後ICU入室	病棟								
治療・処置	胸腔ドレーン 胃管 末梢静脈ライン（点滴） 動脈ライン 硬膜外カテーテル 創部の処置 抗菌薬（内服）			抜去 抜去		抜去	抜去処置	抜去		抜糸		
検査			胸部X線,血液検査	胸部X線,血液検査	胸部X線,血液検査	胸部X線						
日常生活援助	清潔	シャワー浴		全身清拭					下半身シャワー浴		シャワー浴	
	食事	普通食	絶飲食	昼〜開始（軟食）	普通食							
	排泄		膀胱留置カテーテル挿入		抜去							
	安静・活動		床上安静	フリー								
説明・教育		手術の説明							退院指導			

看護方針

・患者の術後合併症を予防し, 異常を早期発見する.
・患者が順調な回復経過をたどり, 呼吸機能を確立する.
・患者が主体的に療養に取り組み, 退院後の日常生活の変化を理解し, それに適応できるよう援助する.

2●術後早期の看護問題と看護活動

看護問題

#1　肺切除術および全身麻酔に伴う術後合併症が生じる可能性
　#1-1　換気不全
　#1-2　術後出血・血胸
　#1-3　創部感染・膿胸および縫合不全
　#1-4　気胸・皮下気腫
　#1-5　縦隔偏位による不整脈
#2　創部・胸腔ドレーンによる疼痛
#3　集中治療室入室・モニタリング・ドレーンなどによる拘束感や不快感

看護活動

　ここでは，#1-1〜#1-5について述べる．

#1-1　換気不全

〈原　因〉

　肺切除による換気面積の減少や，横隔膜の機能低下，気管支動脈・迷走神経の切離，疼痛による深呼吸・排痰の抑制により換気不全が起こる．無気肺・肺炎，血胸，気胸・皮下気腫などの合併症は呼吸機能をさらに悪化させる．

〈看　護〉

(1) 呼吸状態の観察

　呼吸パターンの異常（頻呼吸，浅呼吸，呼気延長，努力性呼吸）の有無，呼吸苦の有無，チアノーゼの有無，呼吸音の聴取など．

(2) 呼吸機能の観察

　動脈血ガス分析，SpO_2，胸部X線検査．

(3) 胸腔ドレーンからの排液・排気の観察

　排液の性状・量，エアリーク*の有無・量．排液がみられなくなった場合はミルキング（血餅や組織片で閉塞しないようドレーンをしごくこと）する．

(4) 胸腔ドレーンの管理

　胸腔ドレーンからの排液・排気は，術後の異常の発見および肺の拡張に必要となる．ドレーンは胸腔内に直接挿入されており，水封によって密封管理されている（**図Ⅶ-2-5**）．ドレーンとバッグの接続や水封の不備は，胸腔への空気の流入および感染の原因となるので，接続や水封が確実にされているかの管理が必要となる．正常にドレーンが密閉されていれば，水封の水面は呼吸時，胸腔内の圧の変化により上下する．吸気の場合は陰圧になり水面は上昇，呼気の場合は陽圧となり逆に水面は下降する．水面の上下の動きがなくなった場合，ドレーンの閉塞が考えられ肺の拡張の障害になるので医師に報告する．

　また，ドレーン挿入中はバッグを常に水平にし，水封の状態を保たなければならない．とくに歩行する場合に専用の架台や点滴台に水平に固定するなどの工夫が必要である．ドレーンは，肺の拡張の回復・排液量の減少を確認して，術後3日から5日で抜去される．

(5) 排痰の観察と援助

　痰の性状・粘稠度・色の観察を行い，異常があれば早期に報告する．排痰を促すために，2時間ごとの体位変換，含嗽，排痰法の実施，吸入などを適時行う．自己排痰がむずかしい場合は，吸引あるいは医師による気管支鏡を用いた吸引が必要となる．

(6) 深呼吸の促進

　疼痛のコントロールを十分に行い，深呼吸，とくに腹式呼吸を行うよう声かけをする．

(7) 酸素投与の管理

　酸素投与のためのマスクやチューブの装着などを管理する．

〈Bさんへの看護の実際と評価〉

　Bさんは痰を出そうと咳き込むものの創部痛が強く，有効な排痰ができずにいた．そこ

---

*エアリーク：術操作や気胸のため，肺から胸腔内に貯留，あるいは流出している気体がドレーンから排出されている状態をいう．咳をすると水封部に気泡が生じる．

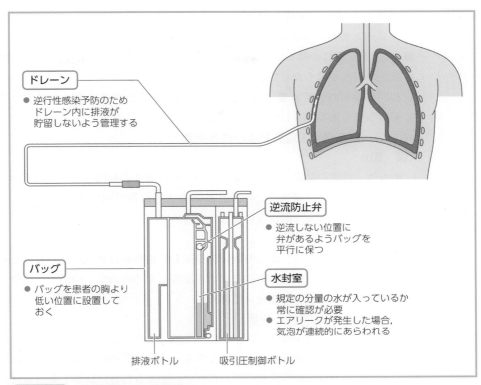

ドレーン
● 逆行性感染予防のため
　ドレーン内に排液が
　貯留しないよう管理する

逆流防止弁
● 逆流しない位置に
　弁があるようバッグを
　平行に保つ

バッグ
● バッグを患者の胸より
　低い位置に設置して
　おく

水封室
● 規定の分量の水が入っているか
　常に確認が必要
● エアリークが発生した場合，
　気泡が連続的にあらわれる

排液ボトル　　　　吸引圧制御ボトル

図Ⅶ-2-5 　胸腔ドレーンの管理

でまず硬膜外にカテーテルより鎮痛薬を投与し，その後ネブライザーで吸入・加湿を行った．そのうえで創部を手で押さえながら咳をすることで排痰が可能となった．腹式呼吸の方法は習得しており，創部を押さえながら自分で実践できており，SpO_2 は 96％以上を保てていた．無気肺は認められず，手術翌日の午後には予定どおり ICU を退室した．退室後は鎮痛薬の効果的な投与により，離床も順調に進んだ．

#1-2　術後出血・血胸

〈原　因〉

　術操作に起因する筋肉・神経・血管の損傷により出血する．血液が胸腔内に貯留した状態を血胸とよぶ．

〈看　護〉

　胸腔ドレーンからの排液の量・性状を定期的に観察し，バイタルサインの変化，呼吸苦の有無とともに異常の早期発見に努める．

　術直後はとくに細やかに観察し，排液が血性で 150〜200 mL/ 時以上であれば，すみやかに医師に報告し，場合によっては止血術が必要となる．また，血液が凝固しドレーンを閉塞する場合もあるため，排液バッグ内の水面の呼吸性移動がなくなったり，排液が急激に減少した場合，呼吸苦や経皮的動脈血酸素飽和度（SpO_2）の変化とともに観察し，異常の早期発見に努める．

〈Bさんへの看護の実際と評価〉

ドレーンからの排液は，術直後は血性で約100 mL/時の排出があったが，量は徐々に減少し，手術翌日の朝までに480 mLとなっていた．性状は手術翌日から淡血性になり，徐々に血性の程度が薄くなっていった．

初回の離床時の排液量は50 mLと多く見られたが，その後は少量ずつの排液で，胸部X線検査でも術後徐々に肺の拡張が確認された．

＃1-3　創部感染・膿胸および縫合不全

〈原　因〉

術操作・排液の停滞・ドレーンからの逆行性感染が起因となり，創部感染および膿胸が生じる．創部感染は縫合不全の原因となり，とくに胸腔内に感染巣が生じる膿胸となると，呼吸不全はもちろん，敗血症の原因となる．

〈看　護〉

発熱の有無とともに，創部や胸部の持続した拍動痛は感染が疑われるため観察が必要となる．また，ドレーンからの排液に本来混濁は認められず，白濁や浮遊物の混在は感染徴候となるので，観察・早期発見に努める．

〈Bさんへの看護の実際と評価〉

術直後のBさんの体温は38℃であったが，その後は38℃を超えることなく経過した．創部に発赤はなく，創部感染の徴候とみられる安静時の拍動痛も認められなかった．胸腔ドレーンからの排液にも混濁は認められず，術後5日目に胸腔ドレーンは抜去された．

＃1-4　気胸・皮下気腫

〈原　因〉

術中・術後に侵入した空気の貯留による合併症として気胸と皮下気腫が挙げられる．空気が胸腔内に流入し肺が虚脱した状態が気胸であり，空気が皮下に貯留し膨隆した状態が皮下気腫である．これらの合併症が継続すると，胸腔内や皮下に貯留した空気の圧迫により肺がふくらまず換気不全を起こす一因となる．

〈看　護〉

ドレーンからのエアリークの有無を観察する．術直後，創部が十分に閉塞していない場合，エアリークは認められることもあるが，徐々に改善する．増悪の傾向が認められた場合，すみやかに医師に報告する．

皮下気腫では，患部に触れたときの握雪感（雪を握ったような感覚）や捻髪音（ぶつぶつと空気をつぶした音）が生じる．そのような範囲を適時マーキングし，拡大など増悪がないかを観察する．増悪している場合，排気障害さらには気胸の増悪を疑い，患者の呼吸状態，エアリークなどとあわせて医師に報告する．

〈Bさんへの看護の実際と評価〉

清拭時などにBさんの患側の胸部全体を観察したが，皮下気腫は認められなかった．術後に深呼吸を促したところ，胸腔ドレーンからのエアリークは認められなかった．胸部X線検査でも気胸は認められず，肺実質の拡張が確認された．

＃1-5　縦隔偏位による不整脈

〈原　因〉

　胸腔内にできたスペースに排液が貯留し，縦隔が偏位して心臓を圧迫することにより，不整脈が生じる．

〈看　護〉

　心電図モニターによる観察を行う．心電図モニターは術後，肺の拡張が認められるまで装着しておく．不整脈の出現時は，患側を下にせず仰臥位で安静にする．

　換気不全の看護と同様に，ドレーンの管理が重要となる．

〈Bさんへの看護の実際と評価〉

　術後，Bさんには心電図モニターを装着し，心拍数および波形を観察した．離床時も胸腔ドレーン抜去後も，頻脈や不整脈は認められなかった．

3● 胸腔ドレーン抜去後の看護問題と看護活動

`看護問題`

> ＃1　労作に伴う息切れ

`看護活動`

＃1　労作に伴う息切れ

〈原　因〉

　肺葉切除術後は，肺葉が失われることによって呼吸機能が低下する．

〈看　護〉

　ドレーン抜去後，呼吸理学療法を実施する．無気肺の予防・換気増大，喀痰・気道分泌物除去の促進，残存肺・虚脱肺の再膨張促進，不規則呼吸パターンの改善，呼吸仕事量の減少などを目的に呼吸リハビリテーションを続けることが重要になる．術前からの腹式呼吸を活用した呼吸訓練，排痰の促進の継続は，日常生活に適した呼吸機能の回復につながる．とくにポイントとなるのは，手術前後の呼吸機能の変化を患者が理解し，呼吸理学療法に積極的に取り組むことである．

〈Bさんへの看護の実際と評価〉

　Bさんはドレーン抜去後，「チューブが抜けたのに傷が痛い」と日中もふさいでいることがあったが，訓練の継続が今後の社会復帰に重要なことを説明したところ，適時鎮痛薬を服用しながら呼吸訓練や院内での歩行訓練を行い，術後合併症を起こすことなく経過した．

4● 術後の心理・社会的問題と看護活動

　肺葉切除後は，呼吸機能の低下に伴う不安が心理的問題として挙げられる．術直後は創部の疼痛やドレーン・酸素投与からくる拘束感なども，その後の回復や社会復帰への不安を増強させることがある．

看護問題

#１　呼吸困難が生じる不安
#２　呼吸困難による日常生活行動・社会復帰への不安
#３　再発に対する不安

看護活動

#１　呼吸困難が生じる不安

〈原　因〉

　手術直後，日常生活行動が拡大するにつれて呼吸困難が生じ，さまざまな状況で患者の不安を増強させる．

〈看　護〉

　「呼吸が苦しい」という症状は患者にとって生命の危機を感じさせるものであり，その不安がさらに呼吸困難を増強させることもある．患者の訴えを傾聴し，酸素投与量の調整や深呼吸を促すなど，呼吸苦を取り去ることで不安の軽減を図る．

〈Bさんへの看護の実際と評価〉

　胸腔ドレーン抜去後もBさんがふさぎこんでいたのには，トイレに行った後に感じた呼吸苦が関連していた．「ちょっと動いただけであんなに息切れがするなら，じっとしていたほうがいいと思って．わるくなったのかと心配だったんだよ」と，体動時に感じた恐怖感が離床を妨げていたことがわかった．歩行訓練などで徐々に身体を動かし，呼吸苦を感じたら休憩して深呼吸を行うよう説明したところ，自主的に１日４回15分ずつ，廊下での歩行訓練を実施することができるようになり，その距離も少しずつ伸ばしていくことができた．

#２　呼吸困難による日常生活行動・社会復帰への不安

〈原　因〉

　退院前は日常生活・社会生活に復帰することへの現実的な不安が生じる．

〈看　護〉

　呼吸困難感は徐々に改善することを伝え，あせらずに生活行動を拡大させていくことを説明する．

〈Bさんへの看護の実際と評価〉

　毎日の歩行訓練実施により，Bさんは術直後に感じていた呼吸苦への恐怖感を克服していった．しかしその一方で，退院に向けて心配なことはないかと尋ねると，「入院前のように日常生活が送れるのか」と話してきた．そこで，妻や娘の面会時間に合わせBさんのそれまでの生活状況を確認し，退院後すぐに以前と同じように重い商品の移動などはできないが，ウォーキングなどを行うことで呼吸機能が改善してくれば可能になっていくことを伝えた．妻から「あせらずにね」と声をかけられ，Bさんは少し安堵した様子であった．

#３　再発に対する不安

〈原　因〉

　悪性疾患による肺葉切除術であるため，再発への不安は退院後の心理的問題となることもある．

〈看　護〉

　定期的な受診を促し，疾患とともに生活していくことを指導する.

〈Bさんへの看護の実際と評価〉

　Bさんは，術後に「がんは全部とれたのか」，「もうがんは治ったのか」と妻に話しているということだったので，退院前日に主治医と30分程度話す機会を設けた. 病理診断の結果や今後の治療のことは外来で診療するなかで説明のうえ決定していくこと，今後は定期的な受診が重要となることが医師から伝えられた.

F.　退院オリエンテーション

1 ● 短期的経過と長期的経過

　術後7日から10日で退院が可能となるが，この段階で食事，排泄，入浴，室内の歩行に困難が生じるほどの呼吸苦や創部痛の残る患者は少ない. しかし退院後，術前と同じ日常生活行動に戻ると動作時の息切れや易疲労などが感じられることが多いので，手術によって呼吸器に大きな影響があることは十分説明する. 息切れなどの症状には，切除区域の大きさや年齢，入院前の活動など個人差があるが，呼吸機能は徐々に回復し，引き続き呼吸訓練を続けることで日常生活や軽い運動などは問題なくできる. 患者個々の入院前の生活状況を把握したうえで，日常生活の活動について退院指導する必要がある. まずは室内で日常生活行動や活動範囲を徐々に拡大し，次に散歩や軽いウォーキングなどを行い，社会復帰を目指すとよい.

　呼吸状態の回復のためにも，術前と同様に禁煙は必須である. また，上気道感染（いわゆる風邪）は呼吸機能をさらに低下させる危険があるので，予防策を積極的にとる必要がある. うがいやマスクの使用など，とくに冬季は習慣化することがすすめられる. インフルエンザの予防接種も受けるとよい.

2 ● 退院オリエンテーションの実際

a. 患者本人への退院指導

　Bさんは酒屋を自営しているということもあり，退院後すぐにでも仕事を始めたいと話した. 入院前は酒の搬送など力仕事も多くこなしていたが，すぐに同じ仕事をこなすのは無理があることを次のように説明した. 「今回の手術では呼吸機能に大きく影響があります. すぐに前のような力仕事をすればまだ息切れがするでしょう. また，手術の傷も大きいので，無理に動かすことや傷をかばうことでほかの筋肉に負担がかかり疲労を増強させてしまいます. 無理をすることはその後の回復を遅らせますので，まずはあまり力を使わない事務仕事，あるいは軽いものの棚卸しなどから始めて，徐々に仕事を充実させることがよいでしょう」

　これらの指導を行ったところ，Bさんは「もう仕事ができないということはないですよね. 徐々にがんばってみます. 呼吸訓練も禁煙ももちろん続けます」と笑顔で答えた.

b. 家族への援助

　Bさんと一緒に退院指導を受けた妻は，「徐々にね」と話した. 酒屋の力仕事がすぐに

できないことへの対処についても，アルバイト店員を雇うことを検討するなど，積極的に
Ｂさんの体力回復に協力する姿勢であった．また，呼吸機能の回復のための呼吸訓練の継
続や，ちょっとした散歩などに根気よく付き合うこと，風邪などの感染予防のため家族み
んなでマスク着用やうがい・手洗いを習慣とすることへの同意も得られた．

練習問題

Q22 肺がんで斜切開による右上葉切除，リンパ節郭清術後1日目．呼吸数20回／分，経
皮的動脈血酸素飽和度（SpO_2）90％．主気管支で痰の貯留音を聴取した．患者に
促すのはどれか．（第96回 看護師国家試験，2007）

1. 胸式の深呼吸をする
2. 口すぼめ呼吸をする
3. 創部を押さえて咳嗽する
4. 浅く短い咳嗽を繰り返す

［解答と解説 ▶ p.447］

引用文献

1）日本呼吸器外科学会/呼吸器外科専門医合同委員会（編）：呼吸器外科テキスト—外科専門医・呼吸器外科専門医
をめざす人のために，p.231-234，南江堂，2016

3 循環機能の再確立 ——冠動脈バイパス術

この節で学ぶこと

循環機能の再確立が必要となる手術の1つとして冠動脈バイパス術を取り上げる．冠動脈バイパス術を受けるために入院した患者の事例を通じて，健康状態が急激に変化する人とその家族の特徴を理解し，術前・術後の看護を学ぶ

事例の概要❶　入院〜術前

1）入院時の情報

・患者はCさん，52歳の男性．タクシー運転手である．半年ほど前から労作時に胸部の痛みと呼吸困難が生じ，タクシー1台を掃除するにも二，三度休憩をとらなければならなくなった．

・4月下旬に近医を受診し狭心症と診断され，紹介された総合病院で冠動脈造影検査を行った．3枝病変が認められ，冠動脈バイパス術の適応であった．5月中旬に内科病棟に術前検査目的で入院後，いったん退院し6月20日に外科病棟に入院した．

・これまで25年間，1日に40本タバコを吸ってきた．狭心症と診断された際，医師より禁煙の必要性を説明されたがやめることができず，入院日（手術の1週間前）から禁煙を始めた．妻（50歳，専業主婦）と中学生の子ども2人との4人暮らしである．

2）入院時のバイタルサインと検査データ

・体温36.2℃，脈拍数76回/分，呼吸数15回/分，血圧132/78 mmHg．

・血液検査：WBC 6,700/μL，RBC 486万/μL，Hb 15.6 g/dL，Ht 44.2％，Plt 20万/μL，TP 7.0 g/dL，Alb 4.2 g/dL，Na 140 mEq/L，K 3.9 mEq/L，Cl 102 mEq/L，BUN 14 mg/dL，Cr 0.82 mg/dL，AST 30 IU/L，ALT 38 IU/L，LDH 220 IU/L，TC 180 mg/dL，LDL-C 90 mg/dL，HDL-C 55 mg/dL，TG 100 mg/dL，CK 80 IU/L，BS 80 mg/dL，HbA1c 5.0％．

・動脈血ガス分析：pH 7.39，PaO_2 100 mmHg，$PaCO_2$ 40 mmHg，HCO_3^- 24 mEq/L，SaO_2 98％．

・呼吸機能検査：％肺活量84％，1秒率72％．

・心電図：非発作時は正常．発作時にST低下．

・胸部X線：正常，CTR（心胸郭比）46％．

・心エコー：LVEF（左室駆出率）65％．

・術前冠動脈造影検査所見：3枝病変．右冠動脈（RCA）#2 99％，左前下行枝（LAD）#6 75％・#7 90％，左回旋枝（LCX）#13 90％．

・体格：身長172 cm，体重77.0 kg，BMI 26.0（肥満1度）．

3）病気の受け止め方と理解

・医師から，「冠動脈の狭窄が3本とも進んでおり狭心症です．冠動脈バイパス術といって，胸を開いて詰まった冠動脈に迂回路（バイパス）をつくる治療を行います．人工心肺を使わない冠動脈バイパス術を行う予定ですが，術後合併症を予防するためには禁煙が必要です．バイパス血管には左右の内胸動脈と胃大網動脈を使います．順調にいけば術後約10日間で退院できます」と説明を受けた．Cさんは「手術が迫ってくると思うと怖くて逃げ出したくなる．気を紛らわせるためにもタバコを吸いたいが我慢している．家族に経済的な苦労をかけたくないので，退院したらすぐにでも職場復帰したい」と話している．

A. 心臓の位置・構造と機能

心臓の位置・構造

　心臓は胸郭の中央から左よりに位置し，両側を左右の肺に囲まれ，下方を横隔膜に支えられている．心臓内部は，右心房・右心室・左心房・左心室の4つの部屋に分かれており，4つの弁（三尖弁，肺動脈弁，僧帽弁，大動脈弁）をもっている（図Ⅶ-3-1）．この弁のおかげで，心臓は，血液が逆流することなく一定の方向に送り出すことができる．

　また心臓の壁は内側から心内膜・心筋・心膜（外膜）の3層からなる．心筋は心臓の壁の中でも最も厚い層で，骨格筋などと同じ横紋筋だが，内臓などの平滑筋と同様に自分の意思

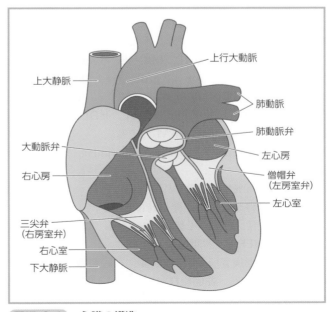

図Ⅶ-3-1　心臓の構造

で収縮させることができない不随意筋である．つまり心臓を支配する運動神経は存在せず，心筋の収縮，すなわち心拍数，血圧，心拍出量などは，自律神経によって調節されている．

　心臓は，全身に血液を送り酸素や栄養素を供給しているが，心臓自体にも酸素と栄養が供給される必要がある．その働きを担うのが冠動脈である．冠動脈は大動脈の起始部から左・右2本（右冠動脈と左冠動脈）に分岐し，左冠動脈は主幹部（LMT）とよばれる部分があり，両心室の間を下降する左前下行枝と，左回りに後方へ向かう左回旋枝に分かれる．冠動脈が狭窄あるいは閉塞し冠血流量が低下すると，心筋に必要な酸素が供給されず心筋虚血の状態となる．冠血流量低下の原因は，動脈硬化と冠攣縮である．冠動脈には**図Ⅶ-3-2**のように番号が付いており，右冠動脈には1～4，左冠動脈には5～15の番号が振られている．

心臓の機能

　心臓は心筋のポンプ作用によって休みなく全身に血液を送り出す臓器であり，その機能は心筋細胞の電気的興奮による機械的収縮である．心臓の収縮刺激は洞房結節から発生し，右心房内の心房伝導線維に伝わり，これが房室結節，ヒス束，右脚・左脚，プルキンエ線維へと伝導され，心室の筋肉が興奮・収縮する（**図Ⅶ-3-3**）．

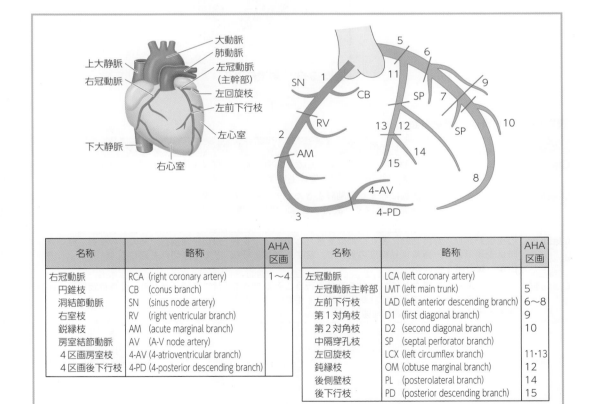

名称	略称	AHA区画
右冠動脈	RCA (right coronary artery)	1～4
円錐枝	CB (conus branch)	
洞結節動脈	SN (sinus node artery)	
右室枝	RV (right ventricular branch)	
鋭縁枝	AM (acute marginal branch)	
房室結節動脈	AV (A-V node artery)	
4区画房室枝	4-AV (4-atrioventricular branch)	
4区画後下行枝	4-PD (4-posterior descending branch)	

名称	略称	AHA区画
左冠動脈	LCA (left coronary artery)	
左冠動脈主幹部	LMT (left main trunk)	5
左前下行枝	LAD (left anterior descending branch)	6～8
第1対角枝	D1 (first diagonal branch)	9
第2対角枝	D2 (second diagonal branch)	10
中隔穿孔枝	SP (septal perforator branch)	
左回旋枝	LCX (left circumflex branch)	11・13
鈍縁枝	OM (obtuse marginal branch)	12
後側壁枝	PL (posterolateral branch)	14
後下行枝	PD (posterior descending branch)	15

図Ⅶ-3-2　冠動脈の AHA による分類

　心臓が1回に拍出する血液量を1回心拍出量といい，左室拡張末期容積に対する1回心拍出量の比を**左室駆出率**（left ventricular ejection fraction：**LVEF**）という．LVEFは心機能評価の最も重要な指標であり，心エコーや心臓カテーテル検査の心腔内造影検査で評価される．基準値は55～80％だが，心筋梗塞などによる収縮不全では低下する．

　慢性心不全の重症度評価には，身体活動に際しどの程度の制限が生じているかを基準に分類されたNew York Heart Association（NYHA）の心機能分類が用いられる（**表Ⅶ-3-1**）．

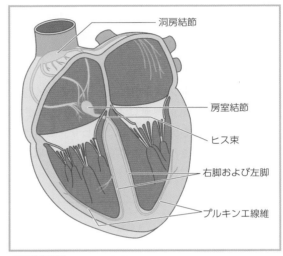

洞房結節
房室結節
ヒス束
右脚および左脚
プルキンエ線維

図Ⅶ-3-3　刺激伝導系

表Ⅶ-3-1　NYHA 心機能分類

クラス	心　機　能	症状の例
Class Ⅰ	心疾患があるが身体活動に制限をきたしていない．通常の軽い労作では，疲労，動悸，呼吸困難，狭心痛は生じない	階段・坂道を上がる，早歩きなどで息切れがない
Class Ⅱ	心疾患があり，身体活動にわずかな制限をきたしている．安静時は安楽である．通常の労作で，疲労，動悸，呼吸困難，狭心痛を生じる	階段・坂道を上がる，早歩きなどで息切れを感じる
Class Ⅲ	心疾患があり，身体活動に著しい制限をきたしている．安静時は安楽である．通常より軽度の労作で，疲労，動悸，呼吸困難，狭心痛を生じる	短い平地歩行，家の中の移動，軽い家事などでも息切れを感じる
Class Ⅳ	心疾患があり，苦痛なしにいかなる活動も行うことができない．心不全や狭心症による症状が安静時にも生じうる．あらゆる身体活動によって苦痛が増強する	常に息切れがある，発作性夜間呼吸困難

B. 手術適応となる心疾患

1 ● 急性冠症候群（ACS）

a. 分類・症状

急性冠症候群（acute coronary syndrome：ACS）とは，虚血性心疾患[*1]の分類の1つで，不安定狭心症と急性心筋梗塞が含まれる．いずれも，動脈硬化を起こしている冠動脈壁の粥腫（プラーク）が破綻し，そこに血栓が形成されて冠動脈の内腔が狭窄あるいは閉塞し，心筋虚血[*2]が起こることで生じる．

(1) 不安定狭心症

狭心症では，一過性の心筋虚血により，胸部痛，胸部不快感，圧迫感などが生じる．心筋が壊死してしまう前に血流が再開すると症状は消失する．ニトログリセリンの効果が認められ，舌下投与後数分で症状が消失する．

急性冠症候群の1つである不安定狭心症は，労作とは関係なく，安静時にも胸痛発作が生じて急性増悪するという特徴があり，急性心筋梗塞に移行する危険性が高いとされている．

なお，不安定狭心症と病態経過が異なる狭心症として安定狭心症（労作性狭心症，冠攣縮性狭心症）があるが，これは精神的なストレスや労作など，発作が起こるきっかけが一定しており，慢性経過をたどることが多い．

(2) 急性心筋梗塞

急性心筋梗塞では，心筋を養う冠動脈が突然閉塞し，その下流域（灌流域）の心筋が壊死に陥る．一度壊死した心筋は元には戻らず，収縮力を失う．非常に激しい胸部痛が30分以上続き，ニトログリセリンを舌下投与しても症状は消失しない．

冠動脈が閉塞すると，約40分後から心内膜側心筋に壊死が生じる．壊死領域は心外膜側へ広がっていき，閉塞した冠動脈の灌流域の心筋は6〜24時間後には壊死に陥り，貫壁性梗塞にいたる．PCI（後述）などにより，一刻も早く冠動脈の再灌流を図ることが重要である．

急性心筋梗塞の重症度判定および治療方針の決定には，肺うっ血の有無を肺動脈楔入圧（pulmonary capillary wedge pressure：PCWP）18 mmHg で，末梢循環不全の有無を心係数（cardiac index：CI）2.2 L/分/m^2 で区分し，血行力学的に4群に分けられたフォレスター分類（**図Ⅶ-3-4**）を用いる．

[*1]虚血性心疾患：冠動脈の狭窄や閉塞によって心筋虚血を呈する疾患の総称で，安定狭心症と急性冠症候群に大きく分類される．

[*2]心筋虚血を起こしているのに自覚症状を伴わないケースを無症候性心筋虚血とよぶ．機序は解明されていないが，中枢神経内のシグナル伝達の異常などが指摘されている．とくに高齢者や糖尿病患者では疼痛に対する感受性が低くなり，心筋虚血があっても症状がないことが多い．

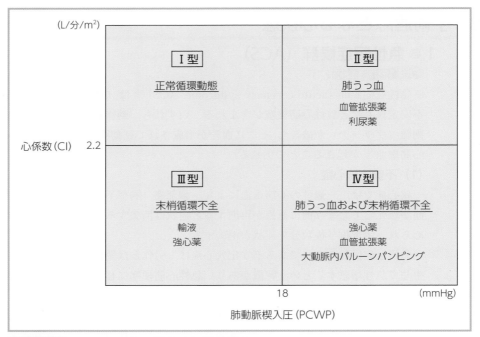

図Ⅶ-3-4　フォレスター分類および治療方針

b. 治　療

　虚血性心疾患の治療方法には，薬物療法，PCI や冠動脈バイパス術による血行再建，冠危険因子※の是正などがある.

　薬物療法としては，硝酸薬，β遮断薬，Ca 拮抗薬，抗凝固薬などがよく用いられる. **経皮的冠動脈インターベンション**（percutaneous coronary intervention：**PCI**）は，心臓カテーテルを使い，バルーンやステントを用いて冠動脈を直接再開通させる治療法である.

c. 冠動脈バイパス術の適応

　冠動脈バイパス術の適応は，臨床症状，冠動脈造影検査，左室造影検査，心エコー検査などの検査結果から総合的に判断される. 冠動脈造影検査で，左冠動脈主幹部に 50％以上の有意狭窄，心機能の低下した 3 枝病変，左冠動脈前下行枝近位部の高度狭窄のあるものは手術適応である. そのほか内科的な薬物療法でコントロール不良な場合や PCI が困難なものは，1 枝，2 枝病変であっても手術の適応とされることがある[1].

※冠動脈に動脈硬化を起こす原因になる病気や習慣を冠危険因子という. 冠危険因子を是正することは，虚血性心疾患の再発を防ぐためにも，健康的な生活習慣を獲得するためにも重要である.

C. 術式の種類

1 ● 冠動脈バイパス術

　　冠動脈バイパス術（coronary artery bypass grafting：CABG）は，冠動脈の狭窄部分に対して身体の別の場所から取った血管による迂回路をつくることで血流を確保する治療方法である（図VII-3-5）．バイパス血管には，内胸動脈，右胃大網動脈，橈骨動脈（とうこつ）などの動脈や，下肢の大伏在静脈を用いる．吻合後（ふんごう）のグラフト[*1]開存率は静脈グラフトより動脈グラフトのほうが高い．なかでも内胸動脈は術後遠隔期の開存率が最も高く，第一選択となっている．

　　従来は人工心肺を用いて心停止下に手術が行われていたが，近年手術侵襲の軽減を目的に，人工心肺を使用せず心臓拍動下で行う心拍動下冠動脈バイパス術（off-pump coronary artery bypass：OPCAB）が積極的に行われている[*2]．人工心肺による合併症発症のリスクの高い患者（脳血管障害，上行大動脈石灰化，高齢，悪性腫瘍合併，腎不全，呼吸不全，低左心機能［LVEF＜40％］など）ではOPCABが適応となる．現在，日本でOPCABは全CABGの過半数を占め，標準的な手術になっている．

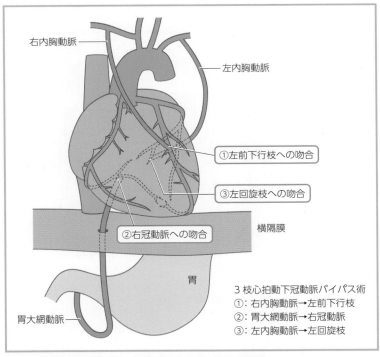

図VII-3-5　冠動脈バイパス術完成図（事例患者の場合）

[*1]グラフト：移植片のこと
[*2]人工心肺を使用しないCABGのうち，胸骨正中切開せず左第4または5肋間を小切開し左内胸動脈を左前下行枝に吻合する術式があり，これは低侵襲直視下冠動脈バイパス術（minimally invasive direct coronary artery bypass：MIDCAB）とよばれている．

D. 術前看護

1 ● 診断から手術までの経過

虚血性心疾患の診断から手術までの経過を**図Ⅶ-3-6**に示す.

（1）胸部 X 線検査

心陰影から心臓の大きさや形が推定できる.大きさの判定には**心胸郭比**（cardiothoracic ratio：**CTR**）が用いられる.心胸郭比の正常範囲は＜ 50％であるが,心不全などにより拡大する.

（2）心エコー検査

心臓の形態・動態・血流を,超音波の直進性と反射性を利用して診断する検査であり,心筋梗塞に陥った心筋壁運動異常,心臓の内腔,弁の動きなどを詳しく調べることができる.

（3）心電図

心電図の ST 部分および T 波は心室の再分極の時間を描く.この心室の再分極は血液灌流に敏感なため,とくに心筋梗塞をはじめとする虚血性心疾患の診断に用いられる.狭心症の胸痛発作がないときの心電図はほとんどの場合正常であるが,発作時には ST 低下

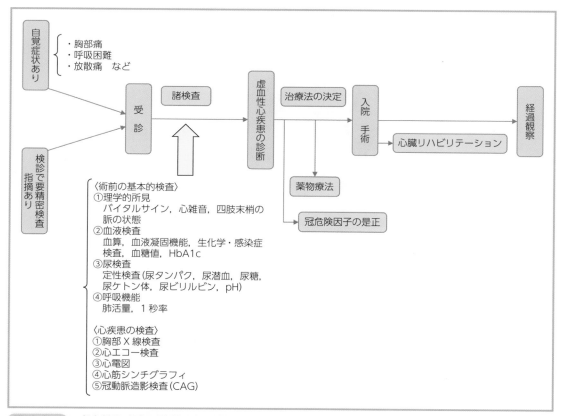

図Ⅶ-3-6 虚血性心疾患の診断から手術まで

やT波の陰転化などが認められる．心筋梗塞の初期心電図としては，冠性T波や異常Q波，ST上昇がみられることが特徴である．

(4) 心筋シンチグラフィ

ラジオアイソトープから出るγ線を利用して，心疾患の病態と心機能の評価を行う検査で，心筋梗塞や狭心症の診断と範囲の判定に有効である．

(5) 冠動脈造影検査（coronary angiography：CAG）

冠動脈の狭窄，側副血行路，閉塞，動脈瘤，攣縮，走行異常などの有無をみる，虚血性心疾患の確定診断や治療方針の決定に有用な検査法である．橈骨動脈，上腕動脈，あるいは大腿動脈を穿刺し，大動脈基部の左右の冠動脈口に挿入したカテーテルから造影剤を注入し，冠動脈の造影を行う．75％以上（左冠動脈主幹部では50％以上）の狭窄を有意狭窄といい，PCIやCABGなどの対象になる．冠動脈造影検査の合併症には，造影剤によるアレルギーや腎障害，脳梗塞などの塞栓症，穿刺部の再出血，仮性動脈瘤などが挙げられる．

2● 術前の看護方針，看護問題と看護活動

看護方針

患者が術前に虚血発作を起こすことなく，心理的にも落ち着いた状態で手術にのぞめるよう全身状態を整える．

情報収集とアセスメント

①現病歴，狭心症発作の誘因とその部位，症状と程度，持続時間，随伴症状，症状寛解の手段，最終の発作の詳しい状況，冠危険因子（とくに高血圧，脂質異常症，糖尿病，喫煙）の有無とそれらに対する治療経過，食事，運動などの生活習慣．

②冠動脈と心機能の検査結果：冠動脈造影検査（冠動脈の狭窄・閉塞部位とその程度），心電図，心筋シンチグラフィ，心エコー検査．

③予定術式，麻酔，輸血に対する患者の理解．

④検査値：**図Ⅶ-3-6** の術前の基本的検査を参照．

⑤既往歴と機能低下の有無：呼吸機能，筋骨格系疾患の有無，ADL．

⑥内服薬：抗凝固薬の内服の有無，服薬コンプライアンス．

⑦不安の内容と程度：術前説明の内容と受け止め，ストレス-コーピング．

これらの情報を基に，術前の狭心症発作の発症リスク，栄養状態，身体的・精神的苦痛，術後合併症の発症リスクなどについてアセスメントする．

看護問題

#1　狭心症発作を起こす可能性
#2　術後呼吸器合併症を起こす可能性
#3　疾患・手術・麻酔に対する不安

看護活動

　冠動脈バイパス術を受けるＣさんに特徴的なこととして，#1，#2について述べる.

#1　狭心症発作を起こす可能性

〈原　因〉

　冠動脈が狭窄しており，心負荷がかかると十分な酸素が供給されず胸痛発作を起こす可能性がある.

〈看　護〉

　心負荷の回避と正確な与薬により狭心症発作を予防することを目標とする. 異常の早期発見のため，患者の狭心症症状の有無を把握し，血圧の変動および心電図モニター上にST部分の変化や不整脈の出現がないか注意深く観察する. 狭心症発作が生じたときにはすぐにナースコールするよう説明する. また，狭心症発作時にはすぐに舌下投与できるよう，ニトログリセリンを常に身近に置いているか確認する. ほかの内服薬についても，患者が薬の効果と必要性を理解し確実に服用できるよう支援する. 過度な心負荷をかけないため，安静度を守れるよう説明し，また緩下薬などを使用し排便コントロールを良好に保つ.

〈Ｃさんへの看護の実際と評価〉

　Ｃさんの術前のバイタルサインは安定しており，不整脈や狭心症症状の出現は見られなかった. 看護師の説明に対する理解度は良好で，安静度の保持や確実な内服が実行できていた. ニトログリセリンの使用方法も理解している様子で，常に携帯しながら入院生活を送っていた.

#2　術後呼吸器合併症を起こす可能性

〈原　因〉

　冠動脈バイパス術は開胸手術であり，胸腔への侵襲や体液量のアンバランスによって術後に呼吸機能が障害されやすい. とくに3枝バイパス術など長時間の手術の場合は，その影響はより大きくなると考えられる. また，術前の呼吸機能検査結果に問題がなくても，喫煙歴があって術前の禁煙の期間が短いなど，十分な準備ができなかった場合には，術中から気道分泌物が増加し呼吸器合併症を起こすリスクが高い.

〈看　護〉

　術後に呼吸器合併症を起こすリスクがあることを患者に説明し，目的と効果を理解したうえで呼吸訓練に取り組むことができるようかかわる. また，術後に効果的に排痰できるよう，術前に創部を保護した排痰法を習得できるよう指導する. 禁煙の必要性と目的を再確認しながら，患者の禁煙への取り組みを認め継続を支える.

〈Ｃさんへの看護の実際と評価〉

　術後の呼吸器合併症のリスクや呼吸訓練の必要性を説明すると，Ｃさんは納得した様子で排痰法や深呼吸の練習をしていた. 禁煙指導に対しては，「タバコが体によくないことはなんとなくわかっていましたが，せっかく手術を受けるので，これを機に禁煙しようと思います」と話していた.

事例の概要❷ 術後（冠動脈バイパス術）

1）手術の概要

- 術式：3枝病変に対する心拍動下冠動脈バイパス術（右内胸動脈→左前下行枝，胃大網動脈→右冠動脈，左内胸動脈→左回旋枝），胸骨正中切開26 cm.
- 麻酔：麻酔導入（フェンタニル＋ミダゾラム），麻酔維持（フェンタニル＋プロポフォール）.
- 手術時間：6時間40分.
- 手術中のin-outバランス：輸液量1,080 mL，輸血1,220 mL，出血量800 mL，尿量940 mL.
- 手術中の一般状態：麻酔導入時や左回旋枝へのグラフト吻合時に血圧の変動が認められたが，そのほかは循環動態も安定しており予定通り手術を終了した.
- 挿入されたチューブ類：気管チューブ，胃管，スワン-ガンツカテーテル，動脈ライン，膀胱留置カテーテル，中心静脈ライン，末梢静脈ライン，胸腔ドレーン，心囊ドレーン.

2）手術終了直後の様子

- 全身麻酔から未覚醒のまま集中治療室（ICU）に入室した. 循環動態は安定しており，麻酔からの覚醒状態も良好で術後8時間で人工呼吸器から離脱した. 10 L 100％酸素マスク下でSpO_2は98％，下肺の呼吸音がやや弱かったが自己排痰できており呼吸音は清明であった. 胸腔ドレーンからは血性の排液が少量認められていた.

3）術後の経過

- 全身状態は安定しており，スワン-ガンツカテーテル，動脈ラインを抜去し，術後1日目の10時に外科病棟に帰室した.
- 図Ⅶ-3-7に，術直後の時点でのCさんの状況を整理した情報の関連図を示す.

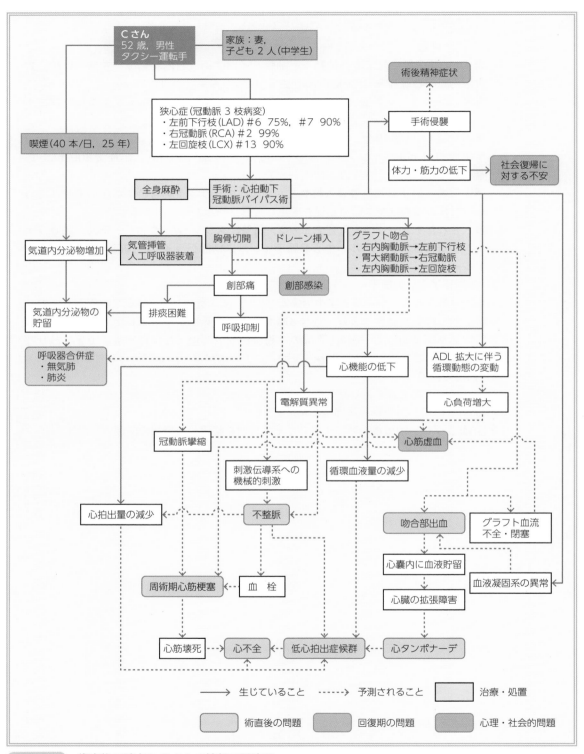

図Ⅶ-3-7　術直後の時点のCさんの情報の関連図

E. 術後看護

1 ● 術後の一般的経過と看護方針

心拍動下冠動脈バイパス術後の一般的経過を**表Ⅶ-3-2**に示す.

看護方針

異常の早期発見に努め，術後合併症を予防するとともに，循環・呼吸機能の改善を図り有効な心拍出量を保つ.

2 ● 術直後（手術からICU退室まで）の看護問題と看護活動

看護問題

＃1　低心拍出症候群・心不全を起こす可能性
＃2　周術期心筋梗塞・不整脈を起こす可能性
＃3　術後出血を起こす可能性：グラフト吻合部から出血し，心タンポナーデを生じる危険がある
＃4　呼吸器合併症を起こす可能性

看護活動

冠動脈バイパス術を受けたCさんに特徴的なこととして，＃1，＃2について述べる.

＃1　低心拍出症候群・心不全を起こす可能性

〈原　因〉

術後は，手術侵襲による心機能の低下や循環血液量の減少，不整脈や心タンポナーデにより，有効な心拍出量が維持できない可能性がある. 心拍出量が減少すると，心不全をきたしたり，低心拍出症候群（low output syndrome：LOS）に陥る可能性がある.

〈看　護〉

術後に心拍出量を保つことは，グラフトの血流維持，重要臓器（脳，肝臓，腎臓）への血流維持のために重要である. 血行動態のコントロールのため，強心薬，Ca拮抗薬，血管拡張薬を医師の指示に基づいて投与する. また，水分出納に注意する.

〈Cさんへの看護の実際と評価〉

Cさんは，手術侵襲によるものと思われる尿量減少がみられた. しかし，水分出納やバイタルサイン，尿量を医師に報告し，指示に基づき輸液や注射薬の投与を行った結果，LOSや心不全を疑う症状，バイタルサインの変化はみられなかった.

＃2　周術期心筋梗塞・不整脈を起こす可能性

〈原　因〉

グラフトの血流不全や閉塞，冠動脈攣縮により心筋虚血，周術期心筋梗塞を起こすことがある. 術後は刺激伝導系への機械的刺激や電解質異常などにより，心室性あるいは上室性の不整脈が起こりやすい.

表Ⅶ-3-2 心拍動下冠動脈バイパス術を受けた患者の一般的経過（待機手術の場合）

		入院～手術前日	手術当日	術後1日目	2日目	3日目	4日目	5日目	6日目	7日目	8日目	9日目～
病棟・ICU		病棟	術後ICU入室	病棟帰室	病棟 ────────────────────────────────→							
治療・処置	酸素療法		人工呼吸器→酸素マスク──→終了 →鼻カニュラ									
	胃管		──→抜去									
	中心静脈ライン		──→抜去							抜去		
	末梢静脈ライン（点滴）		──→									
	動脈ライン											
	心嚢ドレーン		──→抜去									
	胸腔ドレーン		──→抜去									
	心電図モニター		──→抜去									
	手術部位，創部の処置	除毛	ドレッシング材貼用 ──────────→半抜鉤→全抜鉤						終了 ドレーン部抜糸			
	呼吸訓練*		──→終了									
薬剤（内服）		抗凝固薬中止	医師の指示薬のみ開始					自己管理 ──────────────────→				
検査		冠動脈造影検査，心エコー検査，呼吸機能検査，血液検査，尿検査	胸部X線検査，血液検査						冠動脈造影検査，心エコー検査			
日常生活援助	清潔	除毛後シャワー浴		清拭		洗髪	シャワー				入浴（許可があれば）	
	食事	手術前日夕食後絶食 ────→		5分粥～常食（心臓病食） ──────────────────────────────→								
	飲水	手術前日夕食後絶飲 ────→		試飲後500 mL可	1,000 mL可 ──────────────────────────→							
	排泄	緩下薬，浣腸	膀胱留置カテーテル挿入 床上排泄	抜去 ポータブルトイレ	トイレ							
	安静・活動	医師の指示どおり	床上安静	臥位・安静 受動坐位	坐位自由，体重測定開始	室内歩行可	病棟内フリー		病院内フリー			
心臓リハビリテーション	運動療法			手足の自他動運動	端坐位・立位・足踏み	室内歩行	病棟内歩行		運動療法室で監視型運動療法			
説明・教育		術前オリエンテーション 術前訪問，ICU訪問	服薬指導						退院指導			

*呼吸訓練：禁煙，ネブライザー吸入，腹式呼吸，□すぼめ呼吸．なお，禁煙は退院後も継続できるよう指導する．

〈看　護〉

　術後に新たな心筋梗塞を起こしていないかどうかを，心電図上ST部分の変化の有無，自覚症状，血行動態などから総合的に判断する．ST変化が認められたときは，医師の指示に従って12誘導心電図，心エコー検査，血液検査を行う．また，不整脈を早期に発見・対処するため，バイタルサインや心電図モニターを観察し不整脈の有無をモニタリングするとともに，採血結果で電解質の値を定期的に確認する．

〈Cさんへの看護の実際と評価〉

　術後，Cさんからの胸痛の訴えはなかった．心不全症状，CKやトロポニンTなどの心

筋逸脱酵素の上昇も認められず，虚血を示す心電図変化もなかったことから，周術期心筋梗塞を起こす可能性は低いと判断できた．しかし，心室期外収縮が単発で認められることがあるため，引き続き観察が必要である．

3 ● 回復期（外科病棟帰室から退院まで）の看護問題と看護活動

看護問題

> #1　ADLの拡大に伴い心負荷が増し心筋虚血を起こす可能性
> #2　創部感染を起こす可能性

看護活動

　ここでは#1について述べる．

#1　**ADLの拡大に伴い心負荷が増し心筋虚血を起こす可能性**

〈原　因〉

　開心術後は心負荷に対する予備能力がないため，ADL拡大などに伴う心負荷が過度になると心筋虚血を起こすおそれがある．

〈看　護〉

　心筋虚血を起こさず段階的にADLを拡大していけるよう援助する．

　過度な心負荷を回避するためには，血圧や心拍数の著明な変動や酸素飽和度の低下，心電図波形の変化が認められないこと，動悸や息切れなどの自覚症状がないことを指標に，段階的にリハビリテーションを進めることが重要である．標準的なリハビリテーションスケジュールは，前述のとおりである（**表Ⅶ-3-2**）．術後1日目にベッド上で坐位をとり，術後2日目に立位，術後3日目に室内歩行，術後4～5日目ごろから病棟内歩行，術後6日目ごろに病院内歩行可となる．排便やシャワー浴，食事のときにも心負荷が増大することを意識して観察することが必要である．術後も排便コントロールを継続する．循環血液量の増加は心負荷を増大させるため，水分出納に注意し，体重測定も毎日実施する．

〈Cさんへの看護の実際と評価〉

　順調にリハビリテーションのステップアップが行われるなかで，Cさんは心筋虚血を示す症状やバイタルサインの変動もみられず経過した．術後8日目には心肺運動負荷試験が実施され，退院後の生活や運動に関する指導を受け，術後10日目には退院となった．

4 ● 術後の心理・社会的問題と看護活動

看護問題

> #1　社会復帰に対する不安
> #2　術後精神症状が出現する可能性

看護活動

ここでは#1について述べる.

#1　社会復帰に対する不安

〈原　因〉

　冠動脈バイパス術を受けた患者は,術前に胸痛や呼吸困難など心筋虚血に伴う症状を経験することが少なくない.そのため,入院前の生活に戻ることで再び自覚症状があらわれるのではないかという不安をもつことがある.また,心臓という生命に直結する臓器を患い手術を受けたことで,自分の身体や健康への自信をなくすことがある.さらに,術後の入院期間は10日間程度と短縮傾向にあり,患者は手術から十分回復したと実感するにいたらないまま退院を迎える場合が多い.体力・筋力の低下や自信のなさから,入院前の生活,家事や職場に復帰すること,また周囲からの期待を重荷に感じることがある.

〈看　護〉

　家庭内や職場で患者がもともと果たしていた役割,家族との関係,退院後の環境や周囲から得られるサポート,社会復帰への見通しなどについて情報収集する.患者が無理のない方法で役割を再獲得していけるよう支える.本人と家族,職場などで社会復帰に対する認識が異ならないよう,また必要なサポートや配慮が得られるよう調整する.

〈Cさんへの看護の実際と評価〉

　Cさんは,術前には退院後はすぐにでも職場復帰したいと話していたが,術後は自分の身体や健康に対する不安を口にするようになっていた.キーパーソンである妻も含めて話し合ったところ,退院後しばらくは自宅療養を行い,1ヵ月後を目標に職場へ復帰することを考えているということであった.Cさんは,「最初は無理せず妻と2人で近所でのウォーキングから始めて,少しずつ身体を慣らしていこうと思います」と話した.

F.　退院オリエンテーション

1 ● 短期的経過と長期的経過

　患者は退院後も1ヵ月から2ヵ月ごとに定期的に受診し,内服薬による治療を継続する.1年に1度程度,入院して冠動脈造影検査を受け,再狭窄が起きていないか経過観察する.職場復帰は仕事の内容にもよるが,退院後1ヵ月が目安である.

2 ● 退院オリエンテーションの実際

a. 内　容

　冠動脈バイパス術を受けた患者の退院指導の焦点は,術後の順調な回復の促進と,冠危険因子の是正につながる生活習慣の確立である.心不全の徴候の理解,創部の観察,食事療法,運動療法,禁煙,服薬,定期的な受診の必要性の理解,が退院指導の中心となる.

　心不全の徴候として,動悸・息切れ,咳・痰の増加,尿量減少,体重増加(2kg/週以上),顔や四肢の浮腫などを説明し,患者が徴候の有無を自ら観察できるよう指導する.

(1) 創部の観察

　正中創やグラフト採取部の腫脹,発赤,熱感,疼痛離開,滲出液の有無といった感染徴

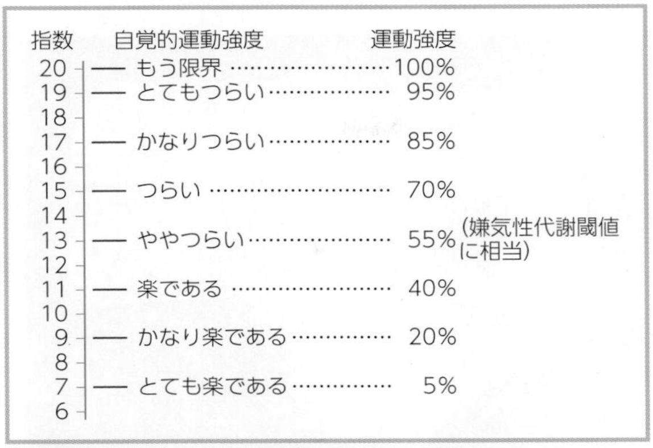

指数	自覚的運動強度	運動強度
20	もう限界	100%
19	とてもつらい	95%
18		
17	かなりつらい	85%
16		
15	つらい	70%
14		
13	ややつらい	55%（嫌気性代謝閾値に相当）
12		
11	楽である	40%
10		
9	かなり楽である	20%
8		
7	とても楽である	5%
6		

図Ⅶ-3-8　Borg 指数と運動強度

自覚的運動強度（RPE）と運動強度（%）のいずれかを用いる.
（Borg GA. 1974 より作図）
［日本循環器学会/日本心臓リハビリテーション学会：2021年改訂版心血管疾患におけるリハビリテーションに関するガイドライン, p.30,〔https://www.j-circ.or.jp/cms/wp-content/uploads/2021/03/JCS2021_Makita.pdf〕（最終確認：2022年12月13日）より許諾を得て転載］

候の有無を観察できるよう指導する.

（2）食事療法

　管理栄養士とともに，塩分制限とエネルギー摂取量の制限を継続できるよう，本人や家族へ栄養指導を行う. もともとの食生活や好みをふまえ，ライフスタイルに合った具体的な内容とする. とくに職場復帰後は外食の機会が増えると思われる C さんには，外食時のメニューの選び方を含めた指導が必要である.

（3）運動療法

　運動療法の種類としては，大きな筋群を用いる持久的で有酸素的な運動が望ましく，一般的には歩行（ウォーキング）が推奨される. ただし，運動療法開始当初は，急激に負担のかかる無酸素的運動を避けるなどの注意も必要であり，患者が自分の限界を把握し適切な運動を選択できるよう援助する.

　原則として，運動負荷試験の結果に基づいた運動処方（運動の種類・強さ・時間・頻度）が継続できるように指導するが，運動負荷試験を実施していない場合などには自覚的運動強度に基づく運動処方も可能である. 自覚的運動強度の評価にはボルグ（Borg）指数（**図Ⅶ-3-8**）がよく用いられ，ボルグ指数の 13 は嫌気性代謝閾値（anaerobic threshold：AT*）に相当するといわれている[3]. 日常生活のなかで，ボルグ指数の 11（楽である）から 13（ややつらい）程度の運動が取り入れられるように，また，運動時の天候や自覚症状に注意したり，運動の前後で自己検脈が行えるように指導することも重要である.

---

*AT：運動生理学的に有酸素運動の上限を指し，AT以上の運動強度ではカテコラミン増加による後負荷の上昇や血液粘度増加，血中乳酸濃度上昇，心筋酸素消費量の増加などに拍車がかかり，心疾患患者においては左室駆出率低下，不整脈の発現などが起こりやすくなる[2].

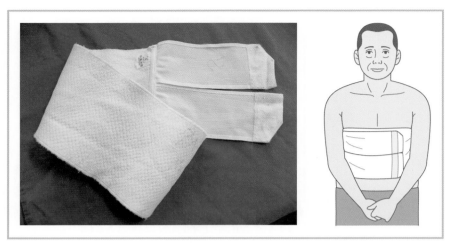

図Ⅶ-3-9　バストバンド

(4) 禁　煙

　退院したあとも虚血性心疾患の再発を予防するためには禁煙が必要である．術前に引き続き患者が喫煙によるリスクを理解し，禁煙を決意できるように支えることが重要である．受動喫煙によっても虚血性心疾患の再発率は高まるため，家族や職場の理解と協力は重要である．

(5) 服　薬

　薬剤師とともに，薬の効果や副作用，服用方法を説明し，飲み忘れや飲み間違い，自己判断での中断がないよう指導する．また，抗凝固薬を内服している場合，激しい運動や歯科治療に伴う出血には注意を要することを説明する．

(6) 日常生活動作

　手術で切開した胸骨が癒合するまで，退院後3ヵ月を目安にバストバンド（**図Ⅶ-3-9**）を着用し，術後数ヵ月間は，胸骨の治癒を妨げる動作（重い物をもつ，高い所の物をとるなど）をしないことが大切である．入浴については，湯温はぬるめ（38～40℃）で短時間（10分程度）とし，食事や運動の直前直後は避けるよう説明する．Cさんの場合，職場復帰に伴い車の運転を再開することになるが，ハンドリングや洗車，バック時の振り返り動作によって胸骨の治癒が阻害されるおそれがあるため，注意が必要である．

　生活習慣の変容を決心し自分で目標を設定した患者でも，自宅に帰り自らの生活に戻るにつれて虚血性心疾患の再発を予防する生活習慣を継続することが困難となり，挫折してしまうこともある．入院中から外来に続く，包括的な心臓リハビリテーションを提供している施設は増加しているものの，まだ限られている現状から，退院後に患者と家族の取り組みを支える継続看護の検討が重要である．

b. 家族への援助

　家族は患者の退院後の療養生活を支える重要な存在であり，家族自身が支援を必要としていることも多い．患者が再び狭心発作を起こすのではないかという心配，退院後患者が

どの程度の活動ができるかという不安，食事療法を担う負担などさまざまな思いを抱いている．退院指導は早期から家族を含めて行い，安心感をもって退院を迎えられるように援助することが重要である．

練習問題

Q23 冠動脈バイパス術〈CABG〉後5時間が経過したとき，心囊ドレーンからの排液が減少し，血圧低下と脈圧の狭小化とがあり，「息苦しい」と患者が訴えた．最も考えられるのはどれか．（第105回 看護師国家試験，2016）

1．肺梗塞
2．不整脈
3．心筋虚血
4．心タンポナーデ

Q24 検査の結果，Aさんは労作性狭心症と診断され，硝酸薬，カルシウム拮抗薬および抗血小板薬を内服することになった．その後，外来通院を続け，以前と同様に負荷のかかる作業もできるようになった．内服治療から1か月後，胸部の圧迫感が強くなり，時々左上腕から前腕にかけての放散痛も出現するようになったため，経皮的冠動脈形成術〈PCI〉を受けた．カテーテルは右大腿動脈から挿入されていた．手術中から抗凝固療法を実施している．
　手術直後の観察項目として適切なのはどれか．2つ選べ．

（第107回 看護師国家試験，2018）

1．乏尿の有無
2．皮膚の黄染
3．出血の有無
4．両足背動物の触知
5．穿刺部位の感染徴候

［解答と解説 ▶ p.447］

‖引用文献‖
1）山口敦司：冠動脈バイパス術．ナースの心臓血管外科学，改訂2版（安達秀雄編著），p.78-95，中外医学社，2014
2）前田知子，伊東春樹：CPXの結果から作成する運動処方．循環器臨床サピア4 心臓リハビリテーション．実践マニュアル—評価・処方・患者指導，改訂第2版（長山雅俊編），p.171-173，中山書店，2015
3）日本循環器学会/日本心臓リハビリテーション学会：2021年改訂版心血管疾患におけるリハビリテーションに関するガイドライン，p.30，〔https://www.j-circ.or.jp/cms/wp-content/uploads/2021/03/JCS2021_Makita.pdf〕（最終確認：2022年12月13日）

摂取機能の再確立①──食道切除術

この節で学ぶこと

摂取機能の再確立が必要となる手術の1つとして食道切除術を取り上げる．食道切除術を受けるために入院した患者の事例を通じて，健康状態が急激に変化する人・家族の特徴を理解し，術前・術後の看護を学ぶ

事例の概要① 入院〜術前

1）入院時の情報

・患者はDさん，62歳の男性．左官業を営んでいる．体力を要する業務も担っている．嚥下時の違和感があり近医を受診した．上部消化管内視鏡検査の結果，胸部中部食道に2.5 cm×3 cmの病変が認められ，精査・治療目的で総合病院を紹介された．精査の結果，潰瘍限局型（2型）の食道がん（T2N1M0，Stage Ⅱ）と診断され，食道切除術の適応と説明を受けた．

・入院時主訴は，嚥下時の違和感（チクチクする感じ）で，入院前の3ヵ月で体重が3 kg減少している．毎晩，日本酒1合とビール500 mLで晩酌し，仕事柄，会社関連の酒席の付き合いも多い．

・喫煙歴は35年×30本/日．早食いの傾向あり．大きな既往歴はない．

・自営する会社の事務を担う妻（59歳）と，長男夫婦（長男は38歳，会社員），孫（小学生）の5人家族である．

2）入院時のバイタルサインと検査データ

・バイタルサイン：体温36.6℃，脈拍数72回/分，呼吸数18回/分，血圧146/80 mmHg.

・血液検査：WBC 6,400/μL，RBC 410万/μL，Hb 12.5 g/dL，Ht 37.8%，Plt 26.2万/μL，TP 6.4 g/dL，Alb 3.6 g/dL，Na 140 mEq/L，K 3.9 mEq/L，Cl 104 mEq/L，BUN 17.6 mg/dL，Cr 0.9 mg/dL，AST 30 IU/L，ALT 32 IU/L，BS 92 mg/dL，HbA1c 5.2%

・動脈血ガス分析：pH7.35，PaO_2 94 mmHg，$PaCO_2$ 41 mmHg，HCO_3^- 24 mEq/L，SaO_2 97%.

・呼吸機能検査：%肺活量84%，1秒率69%.

・心電図，胸部X線検査，尿検査：異常なし．

・体格：身長167 cm，体重51 kg，BMI 18.3.

3）病気の理解と受け止め

・Dさんは，「食道の真ん中にがんがあるので，食道をほとんど取るらしい．食道の代わりに胃を持ち上げるから，食べる量が減ると言われた．手術が結構大がかりらしい．なったものはしかたがない．早く仕事に戻れるようにがんばります」と話していた．

・インセンティブ・スパイロメトリー（呼吸練習器）を床頭台に準備している．

A. 食道の位置・構造と機能

食道の位置・構造

　食道は，咽頭と胃をつなぐ長さ約25 cm，内腔約2 cmの管状の臓器で，気管，肺，心臓，大動脈などの重要な臓器に囲まれる（**図Ⅶ-4-1**）．頸部食道，胸部食道（上部・中部・下部），腹部食道からなる．頸部〜胸部上部食道は，椎体の前面，気管の後ろを下降し，左右には声帯の動きを支配する反回神経が上行する．胸部中部〜下部食道は，気管分岐部の後方から後縦隔を下降し，前後には心臓と大動脈が，左右には肺が隣接する．

　食道壁は，重層扁平上皮からなる粘膜と粘膜下層，輪状筋・縦走筋からなる固有筋層，外膜から構成される（**図Ⅶ-4-2**）．食道は，ほかの消化管と異なり漿膜を有さず，ごく薄い外膜におおわれているため，腫瘍が固有筋層を越えて隣接臓器に浸潤しやすい．

食道の機能

a. 食塊の輸送機能

　食道は，咽頭から送られてきた食塊を胃の噴門部に送る輸送の機能を担い，また摂食・嚥下における**咽頭期・食道期**の過程に関与する．消化・吸収の機能はない．食道の上部には**上部食道括約筋**（upper esophageal sphincter：UES）が，下端には**下部食道括約筋**（lower esophageal sphincter：LES）が存在する．とくに下部食道括約筋は食道胃接合部での胃内容の逆流を防止する機構のなかで，重要な役割を担う（**図Ⅶ-4-3**）．

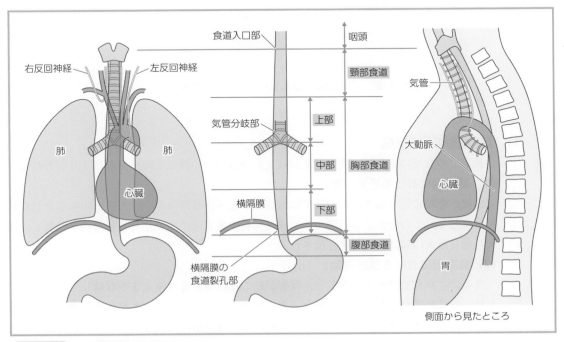

図Ⅶ-4-1　食道の位置と構造

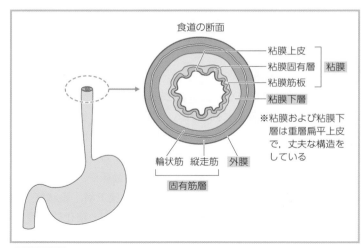

図Ⅶ-4-2　食道壁の構造

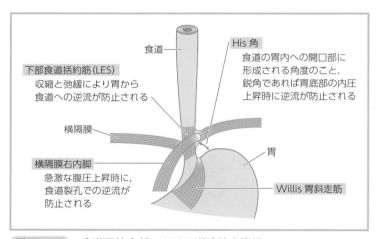

図Ⅶ-4-3　食道胃接合部における逆流防止機構

b. 食道の神経支配

　食道での食塊の輸送は，主に迷走神経支配を受け，不随意な蠕動運動により行われる．

（1）咽頭期における蠕動運動

　食塊が咽頭に達すると，咽頭側では軟口蓋挙上・声帯閉鎖といった嚥下中枢を介した反射が生じる．このとき，食道側では，迷走神経の興奮により上部食道括約筋が弛緩し，開大した食道入口部に食塊が送り出される．

（2）食道期における蠕動運動

　食塊により食道壁が進展すると，反射が起こり口側食道の輪走筋が収縮し，食道内圧が上昇して蠕動波が生じる．蠕動波が下方へ伝達されるにつれて，下部食道括約筋が反射的に弛緩し，食物が胃内へと送られる．なお，下部食道括約筋は迷走神経と交感神経による二重の支配を受ける．

B. 手術適応となる食道疾患

1 ● 食道アカラシア

　食道アカラシアは，食道胃接合部の弛緩不全により，食塊が食道から胃内へ通過せず食道内に滞留する機能的疾患で，原因は不明である．症状は，胸のつかえ感，食事摂取困難，嘔吐，胸痛，胸焼けなどである．主な治療方法は，括約筋圧を低下させるための薬物療法やボツリヌス毒素注入療法，バルーン拡張術などである．手術適応となるのは難治性の場合であり，筋層切開術・噴門形成術や食道切除術が行われることがある．

2 ● 食道がん

a. 概　要

　食道がんは男性に多い疾患であり，2017年の罹患数データでは，男女比はおよそ5対1となっている[1]．年齢でみると50歳前後から増加傾向にあり，ピークは70歳代である[2]．がん全体に占める罹患の割合は，男性約4%，女性約1%にとどまるが，近年の年齢調整罹患率は男女とも増加しつつある[3]．日本では，食道がんのうち約9割は扁平上皮がんで胸部食道に発生しており，進行した状態で診断されることが多い[4]．

b. 危険因子

　食道がんでは，喫煙と飲酒が主要な危険因子とされている．とくに扁平上皮がんはこれらの因子との関連が深い．また喫煙と飲酒の相乗作用で食道がんリスクが高くなる．

c. 分　類

　病型分類では，肉眼でがんの壁深達度が粘膜下層までと推定される病変を表在型（0-Ⅰ～Ⅲ型），固有筋層に達すると推定されるものを進行型（1～4型）とする（図Ⅶ-4-4）.

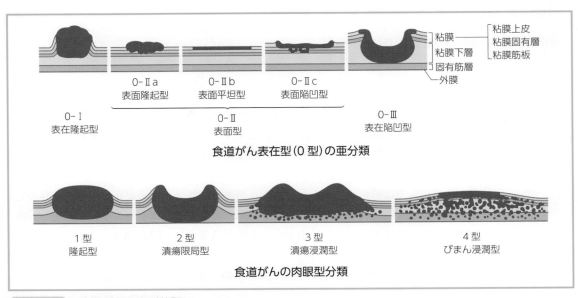

図Ⅶ-4-4　食道がんの病型分類
［日本食道学会(編)：臨床・病理 食道癌取扱い規約, 第12版, p.9, 金原出版, 2022より許諾を得て改変し転載］

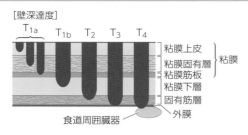

[壁深達度]

[臨床的進行度分類]

	N0	N1	N(2-3) M1a	M1b
T0, T1a	0	Ⅱ	ⅢA	ⅣB
T1b	Ⅰ	Ⅱ	ⅢA	ⅣB
T2	Ⅱ	ⅢA	ⅢA	ⅣB
T3r	Ⅱ	ⅢA	ⅢA	ⅣB
T3br	ⅢB	ⅢB	ⅢB	ⅣB
T4	ⅣA	ⅣA	ⅣA	ⅣB

[病理学的進行度分類]

	N0	N1	N2	N3 M1a	M1b
T0	0	ⅡA	ⅡA	ⅢA	ⅣB
T1a	0	ⅡA	ⅡB	ⅢA	ⅣB
T1b	Ⅰ	ⅡA	ⅢA	ⅢA	ⅣB
T2	ⅡA	ⅡB	ⅢA	ⅢB	ⅣB
T3	ⅡB	ⅢA	ⅢB	ⅣA	ⅣB
T4a	ⅢB	ⅢB	ⅣA	ⅣA	ⅣB
T4b	ⅣA	ⅣA	ⅣA	ⅣA	ⅣB

[壁深達度分類]
T0　原発巣としての癌腫を認めない
T1　表在癌(原発巣が粘膜内もしくは粘膜下層に
　　とどまる病変)
　T1a　原発巣が粘膜内にとどまる病変
　T1b　原発巣が粘膜下層にとどまる病変(SM)
T2　原発巣が固有筋層にとどまる病変(MP)
T3　原発巣が食道外膜に浸潤している病変(AD)
T4　原発巣が食道周囲臓器に浸潤している病変(AI)

T3の亜分類は臨床診断のみで記載する.
T3r：切除可能(画像上, 他臓器浸潤が否定的なもの)
T3br：切除可能境界(画像上, 他臓器浸潤が否定できないもの)

T4の亜分類は病理診断でのみ使用し, 臨床診断では記載しない.
pT4a　心膜, 横隔膜, 肺, 胸管, 奇静脈, 神経, 胸膜, 腹膜, 甲状腺
pT4b　大動脈(大血管), 気管, 気管支, 肺静脈, 肺動脈, 椎体

図Ⅶ-4-5　食道がんの進行度（Stage）分類
［日本食道学会（編）：臨床・病理 食道癌取扱い規約, 第12版, p.9, 10, 31, 金原出版, 2022より許諾を得て改変し転載］

　進行度は, 画像診断結果に基づき壁深達度と転移の程度で判定される（**図Ⅶ-4-5**）. 食道がんはリンパ行性に転移しやすいため, 判定でリンパ節転移の部位が重要視される. 食道の所属リンパ節は, 頸部, 胸部, 腹部の3領域に分布する.

d. 症　状

　早期の食道がんでは無症状である. 食道がんの進行に伴い, 粘膜変化による嚥下時のしみる感じや痛み, 食道内腔の狭窄によるつかえ感や嚥下困難, 体重減少などが出現し, 隣接する臓器への浸潤により各臓器に由来する症状が出現する（**図Ⅶ-4-6**）.

e. 治療方法

　根治的治療方法として, 内視鏡的治療, 外科治療（手術）, 化学放射線療法がある. 治療方法は, 進行度の診断に加え, 病変が全周性か否か, 手術に耐えうる全身状態かどうかを含め, 治療のアルゴリズム（**図Ⅶ-4-7**）に基づいて検討される[5].

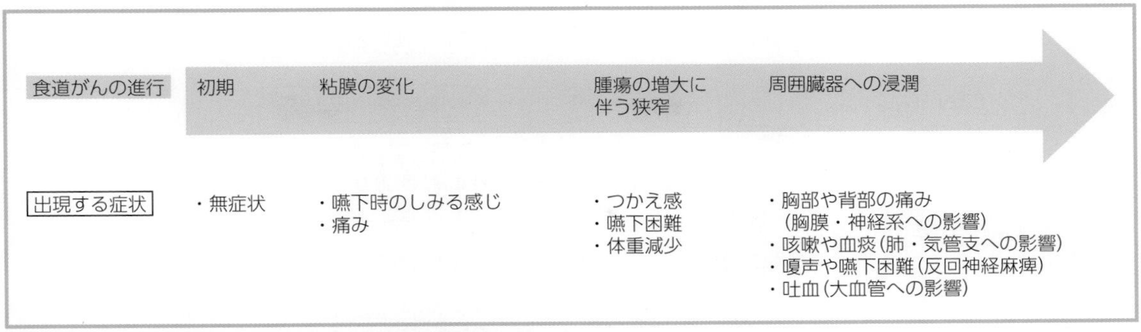

図Ⅶ-4-6　食道がんの進行に伴って出現する症状
[植村則久, 井垣弘康:がん看護 実践シリーズ4 食道がん(野村和弘・平出朝子監, 加藤抱一編), p.12-14, メヂカルフレンド社, 2008を参考に作成]

C. 術式の種類

　食道がんの根治術では, 腫瘍切除, リンパ節郭清, 食道再建が行われる. ここでは, 日本における食道がんの9割を占める胸部食道がんの術式について述べる.

a. 食道切除術・リンパ節郭清

　胸部食道がんでは, 頸部・胸部・腹部にわたるリンパ節に転移がみられることが多いため, 右開胸開腹食道亜全摘術と3領域リンパ節郭清が標準的に行われる (図Ⅶ-4-8).

b. 食道再建術

　食道再建術は, 胃や小腸, 大腸を再建臓器として用い, 胸壁前経路, 胸骨後経路, 後縦隔経路のいずれかより再建臓器を挙上し, 頸部食道と吻合する手術である (図Ⅶ-4-9).

D. 術前看護

1 ● 診断から手術までの経過

　食道切除術は, 手術操作が頸部・胸部・腹部に及ぶため侵襲が大きい. また食道がんでは, 高齢で, 飲酒や喫煙を習慣とする人や疾患が進行している人が多く, 診断時に栄養の問題が生じていることがあり, 術後合併症のリスクが高い. 手術後に起こる合併症と, 嚥下・消化・吸収の機能変化による症状を予測し, 術前から先を見据えてかかわる必要がある.

　食道がんの治療方法は多岐にわたる. 患者1人ひとりに最も適した治療方法を選ぶために, 種々の画像診断検査 (表Ⅶ-4-1) により進行度が評価される. また手術に耐えうる体力が備わっているかを調べるために血液検査や胸部X線検査, 心電図, 呼吸機能検査が行われる. 術前の準備として, 呼吸器合併症の予防に効果的な呼吸リハビリテーションが開始される.

2 ● 術前の看護方針, 看護問題と看護活動

看護方針

・患者が心身ともに良好な状態で手術を受けられるように, 術後の回復に影響を及ぼす問

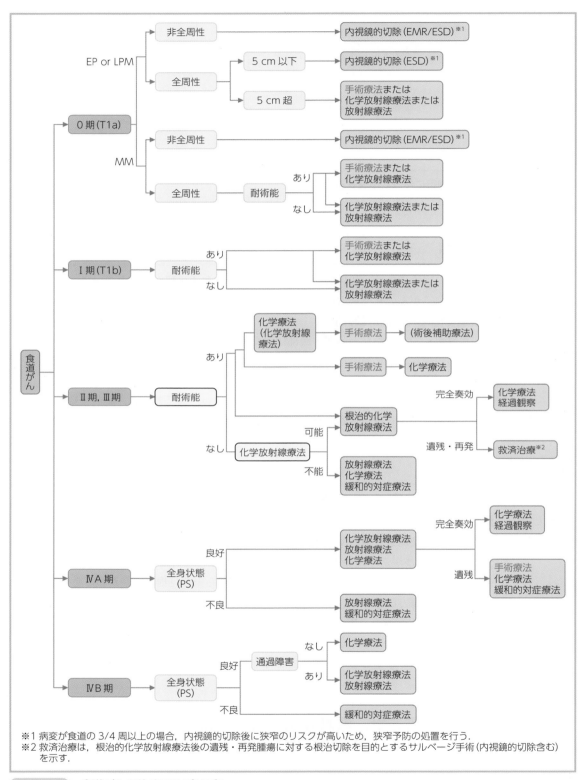

図Ⅶ-4-7　食道がんの治療アルゴリズム

［日本食道学会（編）：食道癌診療ガイドライン2022年版，第5版，p.16, 28, 39, 45，金原出版，2022より許諾を得て改変し転載］

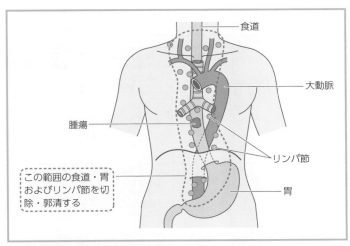

食道

大動脈

腫瘍

リンパ節

この範囲の食道・胃
およびリンパ節を切
除・郭清する

胃

図Ⅶ-4-8　胸部食道切除術での切除範囲

題の解決を図り，身体的・心理的状態を整える．

情報収集とアセスメント

①現病歴，嚥下障害や痛み，嗄声，息切れなどの諸症状の有無
②栄養状態・全身状態：身長，体重と体重減少の程度，BMI，検査値（TP，Alb，血清電
　解質，BS，RBC，Hb，Ht）
③呼吸状態：咳と痰の頻度と性状，呼吸音，呼吸機能検査値（%肺活量，1秒率）
④排泄状態：排尿・排便の回数と性状
⑤活動性：食事，排泄，移動の自立度，PS（performance status，全身状態の指標）
⑥疾患の状態：進行度，腫瘍の部位，大きさ，転移の有無，狭窄の程度，出血の有無
⑦治療方針：予定術式と麻酔時間
⑧検査・処置内容：手術にいたるまで，今後受ける検査や処置，輸液・輸血の有無
⑨既往歴：とくに呼吸や循環，糖代謝にかかわる既往疾患と症状，治療の経過
⑩患者・家族の疾患・治療の理解と受け止め，不安の内容と程度
⑪禁煙にかかわる情報：喫煙歴，禁煙を始めた時期，禁煙のための対処方法
⑫ストレス-コーピング：これまでのストレスフルなできごとに対する対処方法
⑬家族によるサポートの有無と内容

看護問題

#1　疾患や患者属性による栄養状態の低下
#2　疾患，手術，麻酔に対する不安
#3　既往歴，患者属性による術後合併症の可能性
#4　検査・処置にかかわる苦痛

● 臓器別にみる食道再建法の特徴

臓器別の再建法		メリット	デメリット
胃管再建	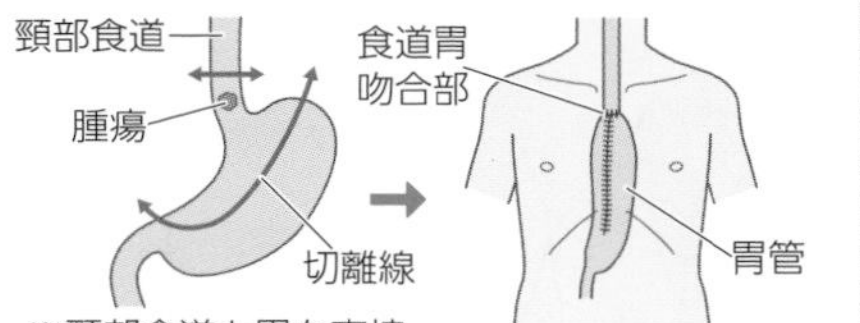 ※頸部食道と胃を直接つなぎ合わせる	・胃は壁内血流がよく，縫合不全の発生頻度が結腸再建より少ない． ・血管吻合が不要である．	・胃の貯留能が消失する． ・下部食道括約筋が消失するため，腸内容物が逆流しやすい．
空腸再建（遊離・有茎）	〈遊離空腸の場合〉 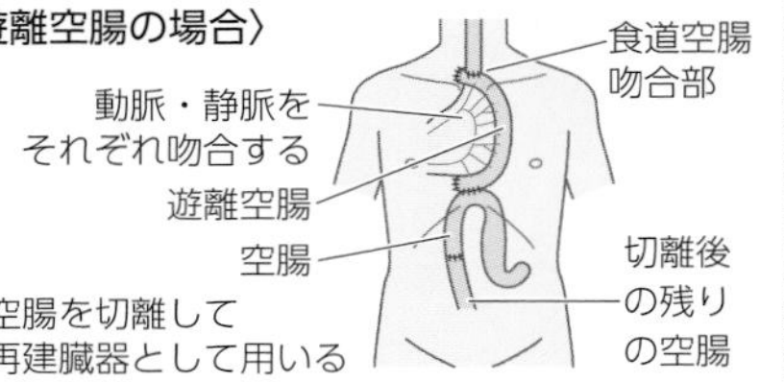 ※空腸を切離して再建臓器として用いる	・胃を再建臓器として用いることができない場合でも再建できる． ・蠕動運動で食塊を送りこむことができる．	・有茎空腸・遊離空腸ともに血管吻合を要し手術時間が長い． ・手術操作の複雑さのため再建経路の選択肢が限られる． ・胃や結腸と比べ挙上性に制限がある． ・胃管再建と比べ縫合不全の発生頻度が多い． ・血栓による虚血・うっ血により腸管壊死が起こる可能性がある．
回腸・結腸再建	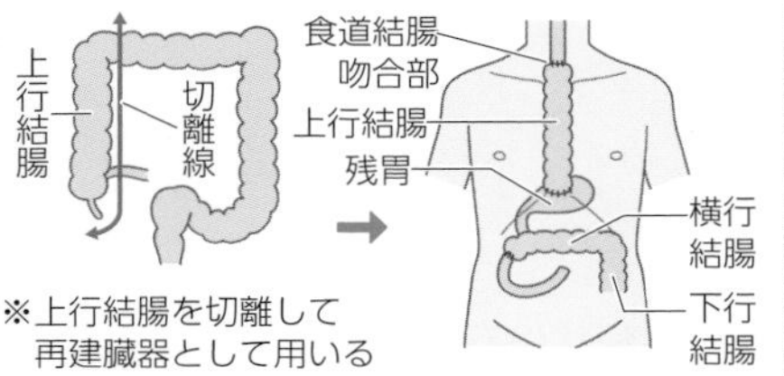 ※上行結腸を切離して再建臓器として用いる	・胃の貯留能が温存され胃内容物の逆流が少ない． ・回盲弁を含む回腸・結腸を再建に用いると逆流しにくい．	・術後，下痢になりやすい． ・血管吻合が必要となる場合がある． ・腸管虚血の可能性が高い．

● 経路別にみる食道再建法の特徴

経路別の再建法		メリット	デメリット
胸壁前経路	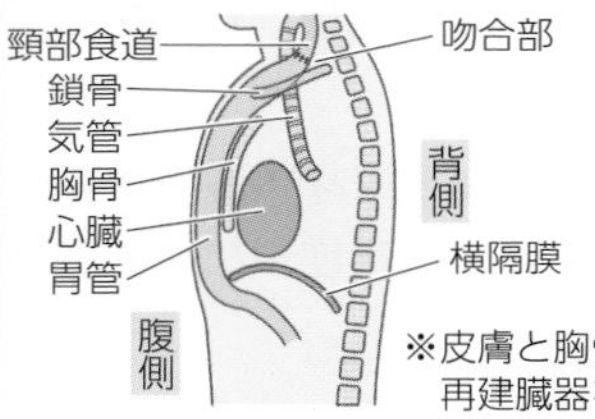 ※皮膚と胸骨の間を剝離し，再建臓器を挙上する方法	・吻合操作が容易である． ・より高い位置での口側食道切除が可能である． ・縫合不全を起こしてもドレナージしやすく，また胸腔外での吻合のため重篤化しにくい． ・再建臓器に生じるがんなどの疾患に対処しやすい．	・再建距離が長く，臓器の重力で吻合部の緊張が高まり縫合不全が生じやすい． ・再建臓器が屈曲しやすく，食塊の通過障害が生じやすい． ・前胸部が食後にふくらみ美容上の問題がある．
胸骨後経路	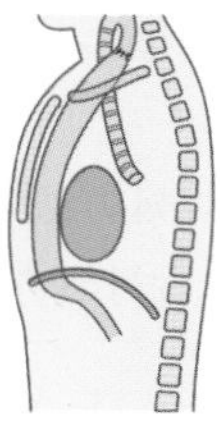 ※胸骨の裏側を剝離し，再建臓器を挙上する方法	・胸壁前再建に比べて，再建距離が短いため食塊の通過障害が生じにくい． ・後縦隔再建に比べて縫合不全の処置が容易である． ・再建臓器に生じるがんや食道がん再発などに対する治療を行いやすい．	・再建臓器により心臓・肺が圧迫されるおそれがある． ・器械吻合の場合，操作しにくい． ・胸骨により再建臓器が圧迫され，血行障害による縫合不全や再建臓器の圧迫壊死の可能性がある．
後縦隔経路	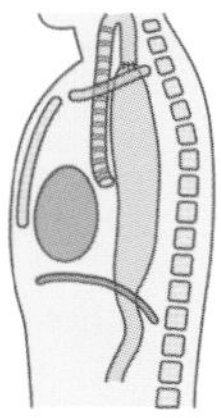 ※切除した食道と同じ位置に再建臓器を挙上する方法	・吻合部の緊張が少ないため縫合不全の発生頻度が少ない． ・再建距離が短く生理的な経路に最も近いため通過障害が生じにくい．	・胸腔内の後縦郭での吻合のため縫合不全により縦郭炎症や膿胸を合併して重篤化する可能性がある． ・逆流が多い． ・再建臓器にがんなどの疾患が生じた場合に手術が困難である． ・再発時の放射線療法が困難な場合がある．

図Ⅶ-4-9　胸部食道切除術における食道再建法

表Ⅶ-4-1　食道切除術前の画像診断検査

検査項目	検査の目的	検査の特徴
上部消化管内視鏡検査	原発巣の占拠部位，平面的広がり，壁深達度の評価	・食道内壁にヨードを散布し，部位や広がりを観察する
上部消化管造影検査	原発巣の占拠部位，大きさ，狭窄の程度，周囲臓器への浸潤の評価	・バリウムを用いてX線検査を行う
造影CT検査	精緻な壁深達度の診断，周辺臓器への浸潤とリンパ節・遠隔臓器への転移の評価	・頸部，胸部，腹部の広範囲にわたり撮影を行う
超音波検査	頸部・腹部リンパ節転移と肝転移の評価	・頸部，腹部の範囲を観察する
上部消化管超音波内視鏡検査	精密な壁深達度の評価	・治療方法の選択に迷う場合に実施される ・内視鏡の先端に超音波振動子を装着したスコープと高周波を用いて観察する
FDG-PET検査	遠隔臓器への転移の評価	・治療方法の選択に迷う場合に実施される ・18F-フルオロデオキシグルコース（FDG）というごくわずかなラジオアイソトープを含む検査用ブドウ糖を静脈注射し，1時間の安静の後に撮影する

看護活動

　ここでは#3に焦点を当て，術後に予測される合併症の予防について述べる．

#3　既往歴，患者属性による術後合併症の可能性

〈原　因〉

　呼吸器疾患の既往があったり，長年の喫煙歴があるなど，痰の貯留や排痰困難につながる背景がある場合にはとくに，術後に無気肺や肺炎といった呼吸器合併症が発症しやすい．

〈看　護〉

　リハビリテーション科と連携して次の援助を行う．

(1) 呼吸訓練

　外来で，腹式呼吸，インセンティブ・スパイロメトリー，排痰法などの呼吸訓練の指導を開始する．入院後に訓練が適切な方法で継続されているか確認する．実施回数や感想を記録するよう促し，患者と得られた成果を話し合い，努力を労う．

(2) 嚥下訓練

　手術に伴う食道の形態変化や術創付近の瘢痕形成に伴う喉頭挙上の制限，反回神経麻痺による誤嚥が起こりやすいことから，術前から嚥下訓練を開始する．小さいスプーンを用いて，「一匙ずつ」「よく噛んで」「飲み込んでから次の一口を」食べるよう指導を行う．また嚥下の後にから嚥下*と咳払いを促す．

(3) 口腔ケア

　施設によっては，周手術期リハビリテーションの一環として歯科衛生士による口腔衛生指導が行われる．口腔ケアの実施を動機づけるために口腔ケアによる肺炎の予防効果を伝えるとともに，ブラッシング・含嗽の方法が適切か，口腔内がきれいか，定期的に確認する．

---

*から嚥下：口腔内に食物がない状態で唾液を飲み込むこと．嚥下時に咽頭に残留した食物を食道へ送り込み，誤嚥を予防するために行う．

(4) 禁煙の支援

　喫煙習慣のある患者には，外来で禁煙指導を行う．入院後，禁煙が継続されているか確認し，禁煙に伴う苦痛があれば患者・家族とともに対処方法を考える．

〈Dさんへの看護の実際と評価〉

　Dさんは呼吸機能検査で1秒率が低い（69％）ことから閉塞性換気障害が考えられ，排痰する力が弱い状態にあると予測された．また，長年の喫煙歴から，気道内分泌物が多く気道の線毛運動が低下していることが考えられ，排痰をより困難にさせる要因となると考えられ，呼吸器合併症の発症が懸念された．

　入院後，Dさんが指導内容を理解して訓練を実施しているか確認したところ，「手術の後につらくなるから」と禁煙を続けており，スパイロメトリーを使って1日に6回呼吸訓練を行っていた．定期的な口腔ケアにより口腔内はきれいな状態であり，また食事時は嚥下訓練にも励んでいた．こうしたDさんの努力を労い，その成果をDさんに伝え，努力を続けられるよう励ました．その結果，手術前日まで呼吸訓練や嚥下訓練が継続された．

事例の概要❷　術後（食道切除術）

1）手術の概要
- 術式：右開胸開腹食道亜全摘術・3領域リンパ節郭清，胃管食道再建術（胸骨後経路）．
- 麻酔：全身麻酔（吸入麻酔，静脈麻酔）＋硬膜外麻酔．
- 手術時間：6時間15分．
- 手術中のin-outバランス：輸液4,600 mL，出血量585 mL，尿量450 mL．
- 手術所見：胸部中部食道に2.5 cm×3 cm大の潰瘍限局型（2型）のがん病変があり，縦隔の第1群リンパ節に転移を認めた．浸潤を疑う所見なし．
- 病理診断：扁平上皮がん，T2N1M0（Stage Ⅱ）．
- 手術中の一般状態：血圧100〜120/50〜60 mmHgで経過．脈拍数50〜60回/分，体温36.2℃，SpO_2 100％で経過，心電図上の異常所見なし．
- 挿入されたチューブ類：経鼻胃管，右胸腔ドレーン（肺尖部・横隔膜下），頸部ドレーン，右鎖骨下静脈からの中心静脈ライン，末梢静脈ライン，硬膜外カテーテル，腸瘻チューブ，膀胱留置カテーテル．

2）手術終了直後の様子
- ICU入室時，うとうとしているが呼びかけに開眼し，深呼吸の促しに反応した．

3）術後の経過
- 循環動態は安定し，術後9時間で人工呼吸器から離脱した．その後は両下肺の呼吸音が弱めであったものの，酸素吸入が10 L/分（98％マスク下）でSpO_2は98〜99％であった．酸素濃度と投与量は，PaO_2 > 100 mmHg，$PaCO_2$ < 45 mmHgを目安に段階的に減量された．
- ICU入室後3時間ごろより創部痛を訴えたため，硬膜外カテーテルから鎮痛薬を追加投与して対応した．
- 術後1日目に一般病棟に帰室した．帰室時，酸素吸入5 L/分（40％マスク下）でSpO_2 98％，呼吸数24回/分，呼吸音は左肺野で全体的に減弱している．創部痛を強く訴えている．
- 図Ⅶ-4-10に，術後早期の時点でのDさんの情報の関連図を示す．

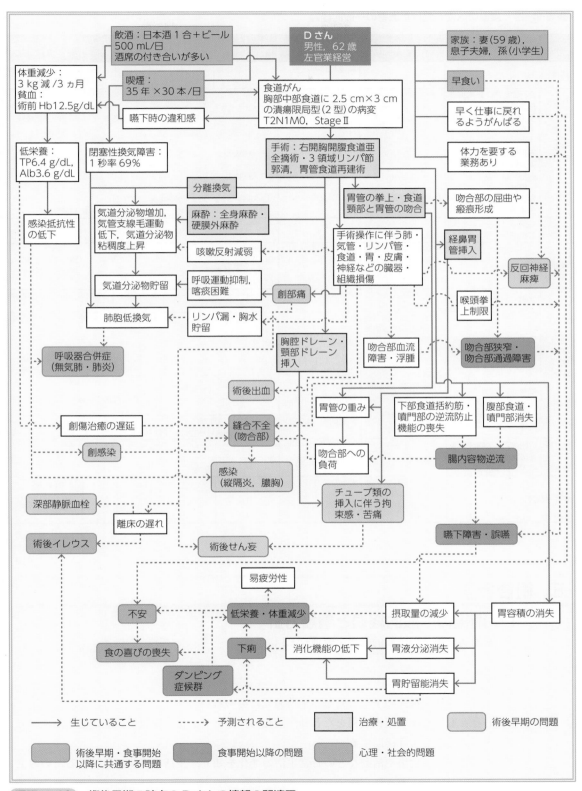

図Ⅶ-4-10　術後早期の時点のDさんの情報の関連図

表Ⅶ-4-2　食道切除術を受けた患者の一般的経過

		入院～手術前日	手術当日	術後1日目	2日目	3日目	4日目	5～6日目	7～8日目	9～10日目	11日目
病棟・ICU		病棟	術後ICUへ入室		病棟帰室	病棟					退院可
治療・処置	自己血貯血, 鉄剤投与 血糖管理 手術部位, 創部の処置 中心静脈ライン	除毛 挿入, 術前輸液負荷 (2,000 mL/日)	血糖測定(4回/日) 持続点滴						頸部創抜糸	胸・腹部創抜糸 抜去	
	末梢静脈ライン 硬膜外カテーテル 頸部ドレーン 胸腔ドレーン 胃管 腸瘻チューブ		挿入	→抜去 →抜去		クランプ→抜去 経腸栄養開始	→抜去	→抜去(排液量200 mL/日以下)		→自己管理→	
薬剤	抗菌薬 前投薬		(術前)投与								
検査		手術前日までに術前一般検査	血液検査, 胸・腹部X線	血液検査 胸・腹部X線 経鼻内視鏡検査 (声帯・胃管観察)				血液検査		血液検査 胸・腹部X線 経鼻内視鏡検査	
日常生活援助	清潔	(手術前日)入浴またはシャワー浴	全身清拭					胸腔ドレーン抜去後, シャワー浴可→			
	食事・飲水	常食または全粥(通過障害があれば経鼻栄養), 夕食以降絶食, 就寝まで飲水は可	絶飲食			氷片→	半固形食→5分粥→			全粥→	
	排泄	蓄尿開始 (手術前日)緩下薬内服	(術前)浣腸 (術後)膀胱留置カテーテル挿入				離床が進めば抜去		終了		
	安静・活動	制限なし	床上安静, 体位変換	離床・運動訓練開始: 上体挙上～端坐位→立位～足踏み→歩行→							
リハビリテーション	口腔ケア(5回/日) 呼吸訓練 嚥下・食事訓練					開始					
説明・教育		術前オリエンテーション, 麻酔科医訪問, 手術室・ICU看護師訪問	術後の説明							退院オリエンテーション	

E. 術後看護

1 ● 術後の一般的経過と看護方針

食道切除術後の一般的経過を**表Ⅶ-4-2**に示す.

看護方針

・患者の術後合併症の予防と異常の早期発見に努める.

・心身ともに順調な回復過程をたどり, 変化した嚥下・消化・吸収の機能に応じた食べ方を確立できるよう援助する.

・患者と家族が食事や活動などの日常生活の変化を知り, 生活の変化に対応するための工夫を検討できるように支援する.

2 ● 術後早期の看護問題と看護活動

看護問題

```
#1    食道切除術および全身麻酔に伴う術後合併症の可能性
  #1-1  術後出血
  #1-2  呼吸器合併症（無気肺，肺炎）
  #1-3  縫合不全
  #1-4  感染（縦隔炎，膿胸）
  #1-5  反回神経麻痺
  #1-6  術後イレウス
  #1-7  術後せん妄
#2   創部痛
#3   術後のチューブ・ドレーン挿入による拘束感・苦痛
```

看護活動

　ここでは，#1-2，#1-3 について述べる．

#1-2　呼吸器合併症（無気肺，肺炎）

〈原　因〉

　呼吸器合併症は，長時間手術，全身麻酔，右開胸に伴う分離肺換気＊，リンパ節郭清による気道の血流障害に伴う咳嗽反射の減弱，長時間の臥床，創部痛に伴う呼吸運動の抑制に起因する，気道分泌物の貯留や肺胞低換気などにより生じる．呼吸器合併症は，食道切除術後では発症率が約10〜20％[6,7]と高く，最も注意を要する合併症であるといえる．

〈看　護〉

　呼吸数の増加や呼吸音の減弱，酸素飽和度の低下，痰の性状や量の変化，発熱，呼吸困難感といった症状・徴候を注意深く観察する．また深呼吸や喀痰，体位変換を促し，術後1日目より，上体の挙上，端坐位，立位へと，医師とともに離床を援助する．食道切除術後には，複数の創部やドレーンが存在し，また肋間筋を切開するため創部痛が強い．援助の際には痛みの緩和が重要となる．

〈Dさんへの看護の実際と評価〉

　術後1日目，創部痛が強いせいで呼吸が浅く，排痰が困難であったため，鎮痛薬を投与して体位変換と上体挙上を援助した．また痰の粘稠度が高かったため，ネブライザーで気道を加湿して排痰を促した．術後2日目，Dさんは離床による創部痛の増強をおそれたが，事前に鎮痛することを保証して励ましたところ，離床できた．離床時，呼吸音が下肺で弱かったが，Dさんは深呼吸や排痰を上手に行えるようになり，無気肺や肺炎の発症にはいたらなかった．

#1-3　縫合不全

〈原　因〉

　頸部食道と胃管の吻合部の縫合不全は，手術操作に伴う吻合部・再建臓器の過緊張や血

＊分離肺換気：2台の人工呼吸器を用いて左右の肺を別々に換気する方法，右開胸による食道切除術の場合，右胸壁を開いて，右肺を越えて食道に到達し手術操作をするため，右肺を縮ませて左肺のみ換気する方法が用いられる．

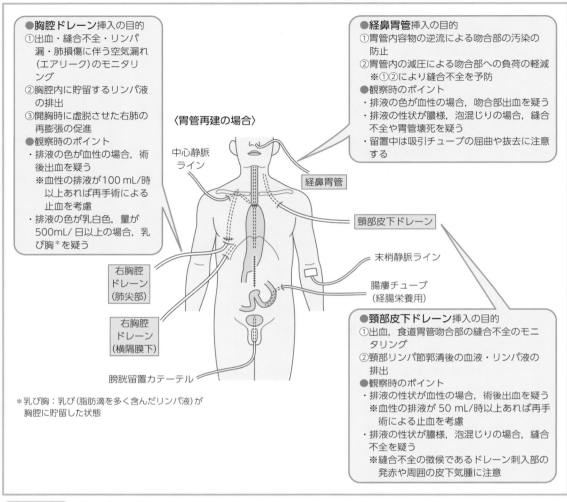

●胸腔ドレーン挿入の目的
①出血・縫合不全・リンパ漏・肺損傷に伴う空気漏れ（エアリーク）のモニタリング
②胸腔内に貯留するリンパ液の排出
③開胸時に虚脱させた右肺の再膨張の促進
●観察時のポイント
・排液の色が血性の場合，術後出血を疑う
　※血性の排液が100 mL/時以上あれば再手術による止血を考慮
・排液の色が乳白色，量が500mL/日以上の場合，乳び胸＊を疑う

〈胃管再建の場合〉

中心静脈ライン

●経鼻胃管挿入の目的
①胃管内容物の逆流による吻合部の汚染の防止
②胃管内の減圧による吻合部への負荷の軽減
　※①②により縫合不全を予防
●観察時のポイント
・排液の色が血性の場合，吻合部出血を疑う
・排液の性状が膿様，泡混じりの場合，縫合不全や胃管壊死を疑う
・留置中は吸引チューブの屈曲や抜去に注意する

経鼻胃管

頸部皮下ドレーン

末梢静脈ライン

右胸腔ドレーン（肺尖部）

右胸腔ドレーン（横隔膜下）

腸瘻チューブ（経腸栄養用）

膀胱留置カテーテル

●頸部皮下ドレーン挿入の目的
①出血，食道胃管吻合部の縫合不全のモニタリング
②頸部リンパ節郭清後の血液・リンパ液の排出
●観察時のポイント
・排液の性状が血性の場合，術後出血を疑う
　※血性の排液が50 mL/時以上あれば再手術による止血を考慮
・排液の性状が膿様，泡混じりの場合，縫合不全を疑う
　※縫合不全の徴候であるドレーン刺入部の発赤や周囲の皮下気腫に注意

＊乳び胸：乳び（脂肪滴を多く含んだリンパ液）が胸腔に貯留した状態

図Ⅶ-4-11　胸部食道切除術後のドレーン管理

行障害，ドレナージ不良に伴う吻合部への過負荷，吻合部汚染に伴う感染などにより，約10〜15%[6,7]の割合で生じる.

〈看　護〉

　炎症反応（頸部創の発赤・腫脹・痛みの有無，体温・WBC・CRP値の上昇の有無，ドレーン排液の性状・量の変化）を観察する．胃管内の減圧のため20°ほど上体を挙上し，経鼻胃管から排液を吸引するなどドレーン管理を行う（**図Ⅶ-4-11**）.

　また，低栄養に対する中心静脈ラインからの高カロリー輸液のほか，術後早期から腸瘻チューブを介した経腸栄養が行われることが多い．曖気（あいき）や悪心・嘔吐，下痢といった腹部症状の出現に注意しながら経腸栄養を行う.

〈Dさんへの看護の実際と評価〉

　Dさんは低栄養と貧血の傾向があり，縫合不全発症のリスクが高いため，炎症反応に注意して観察を行った．巡視時に経鼻胃管を吸引した．頸部創の発赤・腫脹は認められず，

ドレーンからの排液は少量で，性状は淡血性～淡々血性であり，縫合不全の徴候は認められなかった．術後3日目からは，朝，昼，晩と腸瘻チューブから栄養剤の注入を行ったが，腹部症状は出現することなく経過した．

3 ● 食事摂取開始後の看護問題と看護活動

看護問題

#1　食道切除術に伴う術後合併症の可能性
　#1-1　呼吸器合併症（無気肺，肺炎）
　#1-2　縫合不全
　#1-3　吻合部狭窄・吻合部通過障害
　#1-4　腸内容物の逆流
　#1-5　ダンピング症候群
　#1-6　イレウス
　#1-7　下痢
#2　手術操作，反回神経麻痺，通過障害による嚥下障害・誤嚥
#3　胃貯留能の喪失，嚥下障害，食事摂取量の減少による低栄養・体重減少

看護活動

　ここでは，#2について述べる．なお，術後の逆流防止機能や胃貯留能の喪失による逆流，ダンピング症候群，下痢に対する看護活動は，胃切除術後の看護に準ずる．

#2　**手術操作，反回神経麻痺，通過障害による嚥下障害・誤嚥**
〈原　因〉

　食道切除術を受けた患者の多くが，食事摂取時に咽頭部のつかえ感や嚥下困難感を自覚する．嚥下障害は，リンパ節郭清に伴う喉頭挙上筋の切離，反回神経麻痺，残存食道・再建臓器の屈曲などによる通過障害で起こる（**表VII-4-3**）．反回神経麻痺はリンパ節郭清時の神経損傷によるもので，約10～20%の割合で生じ[6,7]，人工呼吸器からの離脱後に発見されることが多いが，食事摂取開始後に見つかることもある．反回神経麻痺により声門開閉障害が起こり麻痺側の声帯が固定されるため，嗄声やむせが認められる（**図VII-4-12**）．
〈看　護〉

　嚥下障害は，食事摂取量の減少や低栄養，大幅な体重減少をもたらすほか，誤嚥性肺炎の発症につながり，順調な回復過程を妨げる．そのため，リハビリテーション科や栄養サポートチーム（nutrition support team：NST）と連携し，患者が嚥下しやすい食べ方を確立できるように援助する．食事はとろみ付きの半固形食から開始し，術前と同様に，ゆっくり食べよく咀嚼すること，嚥下後にから嚥下や咳払いを入れることを指導する．誤嚥の防止のため，また摂取エネルギー量を維持するために分割食とし（食事回数を増やす），一度の食事での摂取量が多くなりすぎないよう注意する．食事援助の際に家族に同席を促し，患者の飲み込みの変化や新たな食べ方への理解と受け止めを助ける．

表Ⅶ-4-3　食道切除術後の嚥下障害の原因

原　因	機　序
気管周囲のリンパ節郭清に伴う前頸筋群の切離	術創付近の瘢痕により喉頭挙上が制限され，誤嚥や咽頭残留が起こる．
手術合併症としての反回神経麻痺	声帯の運動麻痺により声門開閉障害をきたし，嚥下時に声門閉鎖が不十分となる．
残存食道の屈曲	再建臓器との吻合に伴い残存食道が屈曲し，食塊がうまく送り込まれず屈曲部の上部にたまる．
残存食道と再建臓器との吻合部の瘢痕狭窄	食塊がうまく送り込まれず狭窄部の上部にたまる．
再建臓器の屈曲	胸壁前食道再建の場合，再建経路が長く，また再建臓器が屈曲しやすいため，挙上した胃管内に食物が停滞する．
胃管再建術に伴う食道胃接合部の逆流防止機能の喪失	腸内容物の逆流が生じる．

［辻　哲也：癌のリハビリテーション（辻　哲也，里宇明元，木村彰男編），p.224, 金原出版，2006を参考に作成］

〈Dさんへの看護の実際と評価〉

　術後5日目から半固形食が開始され，段階を経て5分粥，全粥へと移行していった．Dさんは嚥下時につかえ感があり，むせが見られた．これは残存食道と再建胃管の吻合部の屈曲のためと考えられた．そこでリハビリテーション科と連携して，一口量を少なくし，また嚥下後にから嚥下を1回挟むよう指導し，そばで見守った．加えて，嚥下しやすい姿勢と首の角度をDさんとともに探った．Dさん自身がこれを把握することでむせが少なくなり，つかえ感は残るものの嚥下困難感は和らいだ．

4 ● 術後の心理・社会的問題と看護活動

看護問題

> ＃1　嚥下障害・食事摂取量の減少・体重減少・社会復帰に対する不安
> ＃2　変化した嚥下・消化・吸収の機能の不適応による食の喜びの喪失
> ＃3　再発への不安

看護活動

　ここでは，食道切除術後に生じやすい問題として＃1について述べる．

＃1　嚥下障害・食事摂取量の減少・体重減少・社会復帰に対する不安

〈原　因〉

　食道切除術後の患者は，つかえ感やむせの出現により，これらの症状がずっと続くのか，十分に食べられず体重が減り続けるのか，衰えた体で社会復帰できるのかと不安を感じることが多い[8]．

〈看　護〉

　嚥下障害や食事摂取量の減少，体重減少は，新たな食べ方に慣れることで，半年から1年以上という時間はかかるがゆっくり回復していくこと，誤嚥を防ぐために避けたほうが

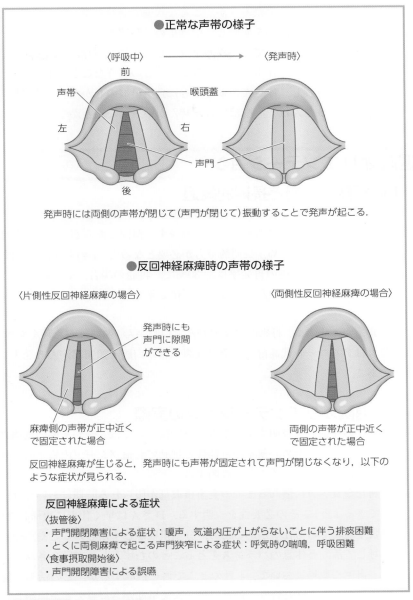

●正常な声帯の様子

〈呼吸中〉　　　　　　　　　〈発声時〉

前

声帯　　　　　　　喉頭蓋

左　　　　　　　　　　右

声門

後

発声時には両側の声帯が閉じて（声門が閉じて）振動することで発声が起こる.

●反回神経麻痺時の声帯の様子

〈片側性反回神経麻痺の場合〉　　　　　　　　　　〈両側性反回神経麻痺の場合〉

発声時にも
声門に隙間
ができる

麻痺側の声帯が正中近く
で固定された場合

両側の声帯が正中近く
で固定された場合

反回神経麻痺が生じると，発声時にも声帯が固定されて声門が閉じなくなり，以下の
ような症状が見られる.

反回神経麻痺による症状
〈抜管後〉
・声門開閉障害による症状：嗄声，気道内圧が上がらないことに伴う排痰困難
・とくに両側麻痺で起こる声門狭窄による症状：呼気時の喘鳴，呼吸困難
〈食事摂取開始後〉
・声門開閉障害による誤嚥

図Ⅶ-4-12　反回神経麻痺

よい食品はあるが，元々の食生活に戻していけることを説明する. また自分なりの食べ方
をみつけられるよう，食事摂取後の振り返りと食べ方の見直しを助け，努力を支持し，成
果をともに喜ぶ. 社会復帰については，手術を受けたことによって，仕事や日常生活に復
帰したあとの食事，活動のしかたがどのように変わるか，どのように工夫できるか，患者・
家族とともに考える.

〈Dさんへの看護の実際と評価〉

退院を控えたDさんは，「つかえて少しずつしか食べられない. 腕も足も細くなって…….

もっと痩せてしまうのだろうか，こんな状態で会社をやっていけるんだろうか」と心配していた．Dさんの思いを傾聴して受け止め，時間がかかるが新しい食べ方にも慣れて食事摂取量は少しずつ増えていくことを説明した．また，退院後に仕事に復帰した後の生活で，嚥下時のつかえ感や体重減少があることでどのようなことに困りそうか，具体的にイメージできるよう促し，Dさんと妻とともに食事摂取のしかたを含めて困りごとへの対策を話し合った．Dさんは「心配は尽きませんが……．なんとかやってみます」と語った．

F.　退院オリエンテーション

1 ● 短期的経過と長期的経過

　　退院後3ヵ月ごろまでに吻合部の瘢痕狭窄が生じることが多い．また嚥下障害や腹部症状は，新たな食べ方に慣れることで軽減する傾向にあるが，半年から1年間という長い時間的経過を要するため，長期的努力が必要となる[9]．その期間，体重は必然的に減少する．

　　食道がん根治術後の再発率は約30％で，再発の場合，その約80％が術後2年以内に見つかっている[10]．そのため，とくに術後2年までの間，ていねいなフォローアップが行われる．

　　食道がん患者は，将来的に**重複がん**（口腔がん，頭頸部がん）を発症する可能性がある．これはアルコール代謝酵素とその代謝産物が口腔・頭頸部がんの発生に強く関連するためである．

2 ● 退院オリエンテーションの実際

　　症状の見通しを説明する．吻合部狭窄については，つかえ感の増強により再発への不安が高まりやすいため，狭窄の可能性と併せて食道ブジー（内視鏡的に狭窄部の拡張を行う方法）により対応することを説明する．

　　新たな食べ方に慣れるまでの食事摂取量が限られる時期においては，食事を分割して摂取できるように，その必要性を説明する．Dさんは早く仕事に復帰したいと望んでいるが，出張や現場での力仕事があるため，分割摂取がむずかしいことや，やせによる疲れやすさに対して活動と休息のバランスをとることのむずかしさが懸念される．Dさんと妻とともに，自宅や職場において，1日のどこで何を摂取するか，どの活動を優先し，いつ，どこで休息をとるか話し合う．最近では，術後早期から経腸栄養を開始し，退院後も摂取量に応じて継続する施設が増えている．経腸栄養を継続する場合，管理方法を患者・家族に指導する．

　　飲酒と喫煙は，残食道や頭頸部がんの発がんに関与するため，禁煙・禁酒を指導する．禁煙・禁酒が困難な場合，医師に相談するよう勧める．

練習問題

Q25 食道癌で正しいのはどれか. 2つ選べ. （第109回 看護師国家試験, 2020）

　1. 女性に多い.
　2. 日本では腺癌が多い.
　3. 放射線感受性は低い.
　4. 飲酒は危険因子である.
　5. 胸部中部食道に好発する.

Q26 食道癌術後10日の患者. 三分粥食が開始されたが, 嚥下時のつかえ感を訴え, 未消化の食物を嘔吐した. 手術部位に生じている状態で最も考えられるのはどれか.

（第97回 看護師国家試験, 2008）

　1. 浮腫
　2. 瘢痕化
　3. 縫合不全
　4. 逆流性食道炎

［解答と解説 ▶ p.447］

引用文献

1) がんの統計編集委員会 (編)：がんの統計〈2021年版〉. p.23
〔https://ganjoho.jp/public/qa_links/report/statistics/pdf/cancer_statistics_2021.pdf〕（最終確認：2022年12月14日）
2) がんの統計編集委員会 (編)：がんの統計〈2021年版〉. p.51
〔https://ganjoho.jp/public/qa_links/report/statistics/pdf/cancer_statistics_2021.pdf〕（最終確認：2022年12月14日）
3) がんの統計編集委員会 (編)：がんの統計〈2021年版〉. p.49-50
〔https://ganjoho.jp/public/qa_links/report/statistics/pdf/cancer_statistics_2021.pdf〕（最終確認：2022年12月14日）
4) Watanabe M, Tachimori Y, Oyama T, et al：Comprehensive registry of esophageal cancer in Japan, 2013. Esophagus 18(1)：1-24, 2021
5) 日本食道学会 (編)：食道癌診療ガイドライン2022年版, 第5版, p.16, 28, 39, 45, 金原出版, 2022
6) Kataoka K, Takeuchi H, Mizusawa J, et al：Prognostic Impact of Postoperative Morbidity After Esophagectomy for Esophageal Cancer: Exploratory Analysis of JCOG9907. Annual Surgery 265(6)：1152-1157, 2017.
7) Takeuchi H, Miyata H, Ozawa S, et al：Comparison of Short-Term Outcomes Between Open and Minimally Invasive Esophagectomy for Esophageal Cancer Using a Nationwide Database in Japan. Annals of Surgical Oncology 24(7)：1821-1827, 2017
8) 三浦美奈子, 井上智子：3領域リンパ節郭清を伴う食道切除再建術を受けた食道がん患者の食の再獲得の困難と看護支援の検討. 日本がん看護学会誌 21(2)：14-22, 2007
9) 森 恵子：食道がんで食道切除術および食道再建術を受けた患者の看護. がん看護 18(2)：259-262, 2013
10) Sugiyama M, Morita M, Yoshida R, et al：Patterns and time of recurrence after complete resection of esophageal cancer. Surgery Today 42(8)：752-758, 2012

5 摂取機能の再確立② ——胃切除術

この節で学ぶこと

摂取機能の再確立が必要となる手術の1つとして胃切除術を取り上げる．胃切除術を受けるために入院した患者の事例を通じて，健康状態が急激に変化する人・家族の特徴を理解し，術前・術後の看護を学ぶ

事例の概要❶　入院～術前

1）入院時の情報

・患者はEさん，54歳の男性．大手メーカーの営業部門に勤務している．毎年受けている会社の健康診断で貧血を指摘され（Hb 10.2 g/dL），上部消化管内視鏡検査の結果，胃体部小彎に直径3 cm×3 cmの陥没病変が発見された．細胞診で腺がんGroup 5と診断され，手術目的で入院した．

・入院時の主訴は，食後の心窩部鈍痛と空腹時腹部違和感であり，入院前の半年間に体重が3 kg減少している．仕事柄外食が多く，早食いである．アルコールは付き合い程度に摂取，タバコは1日40本（喫煙歴30年余），これまで大きな既往症はない．専業主婦の妻（53歳）と，大学生の娘，高校生の息子の4人家族である．

2）入院時のバイタルサインと検査データ

・バイタルサイン：体温36.5℃，脈拍数76回/分，呼吸数18回/分，血圧142/74 mmHg.

・血液検査：WBC 6,500/μL，RBC 390万/μL，Hb 10.2 g/dL，Ht 35.8%，Plt 13万/μL，TP 6.4 g/dL，Alb 4.1 g/dL，Na 138 mEq/L，K 4.2 mEq/L，Cl 97 mEq/L，BUN 15.1 mg/dL，Cr 0.8 mg/dL，AST 26 IU/L，ALT 22 IU/L.

・動脈血ガス分析：pH 7.45，PaO_2 86.3 mmHg，$PaCO_2$ 39.7 mmHg，HCO_3^- 24 mEq/L，SaO_2 96%.

・呼吸機能検査：%肺活量：74%，1秒率：81%.

・心電図・胸部X線・尿検査：異常なし．

・体格：身長165.0 cm，体重74.0 kg，BMI 27.2（肥満1度）.

3）病気の受け止め方と理解

・医師から「胃の中ほどに3 cmくらいのがんがあり，できた場所の関係で胃をすべてとらなければならない．食事には注意が必要だが徐々に普通の生活に戻れる．手術後は回復のためにも痛み止めを使ってよく動いたほうがよいので，がんばって動いてほしい」と説明を受けた．Eさんは「がんと聞いたときはショックで眠れなくなった．今はまな板の上の鯉の気分であり，病院の皆さんにお任せするしかないと思っている．仕事が気になるので，早く職場に戻りたい」と話している．

A. 胃の位置・構造と機能

　摂取とは，栄養となる食物を外界から摂り入れることであり，生体機能の維持には食物の摂取が不可欠である．人は口から食物を摂取し，胃で溶かし腸で吸収可能な形態にする（消化）ことで必要な栄養を摂り入れている．「食」には，このような生理的ニーズを満たす摂取行動としての側面のほか，もてなし，会話や体験の共有，団らん，味わう（嗜好）といった社会的，文化的側面もある．このため胃を切除する体験は，患者にとって単に身体的変化をもたらすのみならず，生活全体に強く影響を及ぼすことを念頭におかなくてはならない．

胃の位置・構造

　胃は消化管の中で食道と十二指腸の間に位置し，下部後壁は膵臓と，上部から中部の小彎側は肝臓と接している（**図Ⅶ-5-1**）．

胃の機能

a. 胃の容量

　成人：1.2〜1.4 L（空腹時 50 mL）．

　胃液：1.5〜2 L/日，無色透明，強酸性（pH 1〜3）．

b. 分泌腺

　胃底腺：すべての胃液（塩酸，ペプシノゲン，粘液）を分泌．

　幽門腺：粘液分泌細胞，ガストリン分泌細胞（G 細胞）．

　噴門腺：粘液分泌細胞．

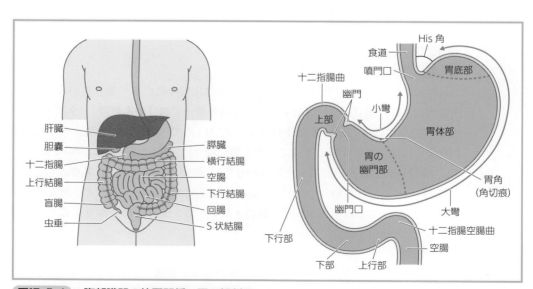

図Ⅶ-5-1　腹部臓器の位置関係，胃の解剖図

c. 神経支配

交感神経（大内臓神経）：胃の蠕動亢進を抑制.

副交感神経（迷走神経）：胃の蠕動, 消化液分泌を促す.

d. 胃の4つの機能

　胃は, 食道と十二指腸の間に位置する消化管であり, 貯蔵, 撹拌, 消化, 蠕動の4つの機能がある. 口から食道を経由して胃に到達した食物は, 腸で吸収される前にまず胃に蓄えられ（貯蔵）, 消化液とよく混ぜられ（撹拌）, タンパク質, 炭水化物を吸収に適した大きさの分子に分解し（消化）, 少しずつ十二指腸へと送り出される（蠕動）.

e. 胃液分泌過程

　胃液の分泌には, 脳相, 胃相, 腸相の3相が関与している. 脳相には視覚・嗅覚・聴覚などの条件づけによる条件反射と, 実際の味覚による無条件反射があり, いずれも迷走神経を刺激し胃液の分泌を促す. 胃相では, 食物が胃壁を伸展させる物理的刺激, あるいは食物の化学的刺激により胃液が分泌される. 腸相は粥状になった食物が十二指腸に到達することで十二指腸内のG細胞からガストリンが分泌され胃液が分泌される一方で, 十二指腸内のpHが低くなるとセクレチンなどの働きにより胃液の分泌は抑制され, 膵液分泌が促進される.

B.　手術適応となる胃疾患

1 ● 胃潰瘍

　胃潰瘍は胃液（胃酸＋ペプシノゲン）による自己消化により発生する. 諸症状として, 上腹部痛（心窩部痛）, 吐下血, 悪心, 嘔吐, 曖気, 胸やけが挙げられる. 治療法は内科的治療（ヒスタミン H_2 受容体拮抗薬, プロトンポンプ阻害薬［PPI］など）が主であり, ほぼ100％治癒すると考えられている. 手術が適応となるのは, 穿孔, 出血, 狭窄および難治性の場合などである.

2 ● 胃がん

a. 疫　学

　日本において胃がんはかつて, 悪性腫瘍の部位別の死亡率で最も高かったが, 近年は低下傾向にある. 国立がん研究センターがん情報サービス「がん統計」（全国がん登録）によると, 2020年の死亡数は男女合わせると42,319人で, 肺がん, 大腸がん（結腸・直腸合わせて）に次いで第3位となっている. 男女別では, 男性が肺がんに次いで第2位（27,771人）, 女性は大腸がん（結腸・直腸合わせて）, 肺がん, 膵臓がん, 乳がんに次いで第5位（14,548人）となっている[1]. 一方, がんの部位別の罹患数をみると, 男女合わせた総罹患者数は2019年では年間およそ124,319人で, 第3位を占めており, こちらも減少傾向である[2].

b. 分　類

　胃がんの肉眼型分類では, がんの深達度が粘膜下組織（粘膜下層）までにとどまる場合に多くみられる形態を表在型（0-Ⅰ～0-Ⅲ型）, 固有筋層より深部に及ぶ場合に多くが示

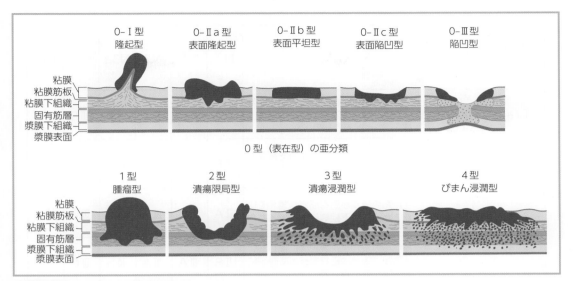

図Ⅶ-5-2　胃がんの肉眼型分類
［日本胃癌学会（編）：胃癌取扱い規約, 第15版, p.11, 金原出版, 2017 より許諾を得て改変し転載］

す形態を**進行型**（1〜4型）という（**図Ⅶ-5-2**）.

　がんの進行度（StageⅠ〜Ⅳ）は，胃壁への浸潤，転移状況（血行性，リンパ行性，腹膜播種性転移）で判定する（**図Ⅶ-5-3, 図Ⅶ-5-4**）. リンパ節転移の有無にかかわらず，T1 の場合を早期胃がんという[*].

c. 症 状

　心窩部痛（食事と無関係），膨満感，胸やけ，曖気，食欲低下，下痢，悪心・嘔吐（吐物にコーヒー残渣様血液混入），体重減少，疲労感，貧血，便潜血などが挙げられる. 腫瘤が大きければ触知可能である.

d. 治療方法

　主たる治療法として内科的治療（化学療法，免疫療法），手術療法がある（**図Ⅶ-5-5**）.

e. 手術適応と禁忌

　手術禁忌がない限り手術療法が第一選択である. 根治的手術が禁忌となるのは，遠隔転移の認められるもの，漿膜・腹膜転移のあるもの，全身状態が手術に耐えられないと判断されるものである.

C. 術式の種類

　胃がんの根治的手術で行われることは，腫瘍の切除，リンパ節郭清，転移臓器の切除である. 切除部位・範囲により，幽門側胃切除術（胃の再建法：ビルロートⅠ法，ビルロートⅡ法，ルーY法など），噴門側胃切除術，胃全摘術，部分切除術に分けられる（**図Ⅶ-5-6**）.

---

[*]「胃癌取扱い規約, 第15版」（2017）（p.26）には本版より術前療法が行われた場合とそうでない場合の標記を変えたことが記されているが，読者の混乱をさけるため，術前療法なしの場合の表記とした.

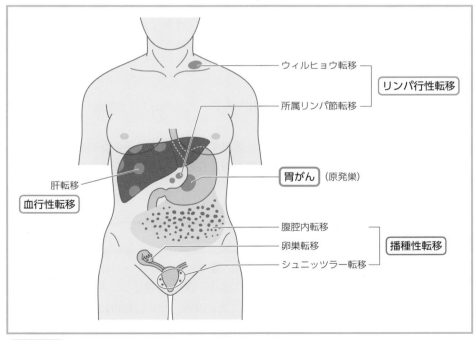 ※ 深達度図（M SM MP SS SE SI：粘膜／粘膜筋板／粘膜下組織／固有筋層／漿膜下組織／漿膜表面／他臓器）		N0	N1	N2	N3a	N3b	M1
T1a(M)，T1b(SM)	T1a：がんが粘膜にとどまるもの T1b：がんの浸潤が粘膜下組織にとどまるもの	ⅠA	ⅠB	ⅡA	ⅡB	ⅢB	
T2(MP)	がんの浸潤が粘膜下組織を越えているが，固有筋層にとどまるもの	ⅠB	ⅡA	ⅡB	ⅢA	ⅢB	
T3(SS)	がんの浸潤が固有筋層を越えているが，漿膜下組織にとどまるもの	ⅡA	ⅡB	ⅢA	ⅢB	ⅢC	Ⅳ
T4a(SE)	がんの浸潤が漿膜表面に接しているか，またはこれを破って腹腔に露出しているもの	ⅡB	ⅢA	ⅢA	ⅢB	ⅢC	
T4b(SI)	がんの浸潤が直接他臓器まで及ぶもの	ⅢA	ⅢB	ⅢB	ⅢC	ⅢC	

N1：領域リンパ節（No.1〜12，14v）の転移個数が1〜2個，N2：3〜6個，N3：7個以上
M1：領域リンパ節以外の転移がある

図Ⅶ-5-3　胃がんの進行度（Stage）分類

［日本胃癌学会（編）：胃癌取扱い規約, 第15版, p.17, 20, 24, 金原出版, 2017より許諾を得て改変し転載］

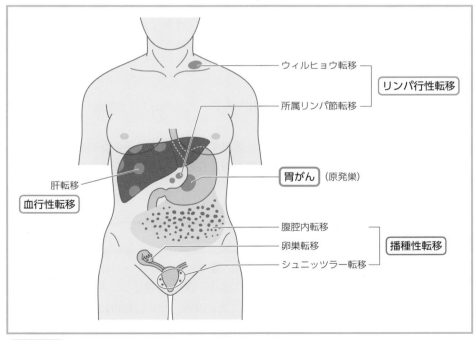

図Ⅶ-5-4　胃がんの転移例

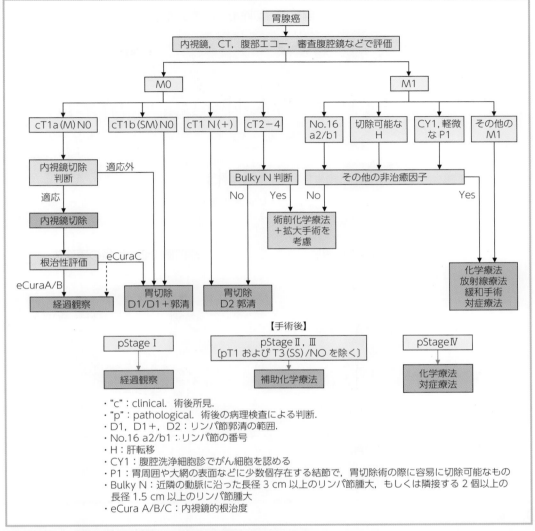

図Ⅶ-5-5　日常診療で推奨される治療選択のアルゴリズム

［日本胃癌学会（編）：胃癌治療ガイドライン医師用，第6版，p.2，金原出版，2021 より許諾を得て改変し転載］

　近年では，早期胃がんに対する内視鏡的治療として，内視鏡的粘膜下層剥離術（ESD），内視鏡的粘膜切除術（EMR）も行われている．

　胃全摘術を行うことで，胃が有する貯蔵，撹拌，消化，蠕動機能のほか，逆流防止機構，胃酸による細菌への防御機構も失われるため，それらの機能を少しでも代替するような再建法と術後の生活変容が必要となる．

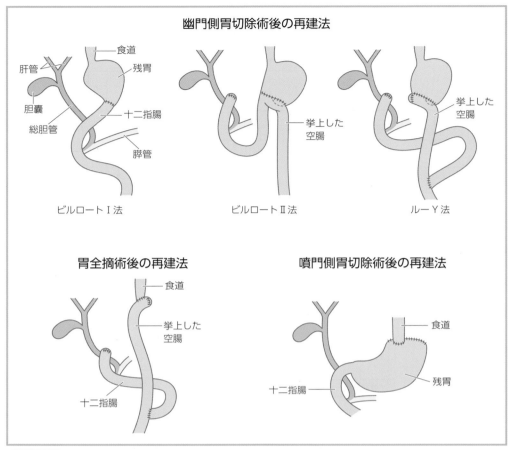

幽門側胃切除術後の再建法

肝管
胆嚢
総胆管
食道
残胃
十二指腸
膵管

ビルロートⅠ法

挙上した
空腸

ビルロートⅡ法

挙上した
空腸

ルーＹ法

胃全摘術後の再建法

食道
挙上した
空腸
十二指腸

噴門側胃切除術後の再建法

食道
残胃
十二指腸

図Ⅶ-5-6 胃切除後の再建法

D. 術前看護

1● 診断から手術までの経過

　胃がんの診断から治療を受けるまでの過程は，人によりさまざまである．胃部不快や心窩部痛，悪心・嘔吐，体重減少などの症状が出現し受診する場合もあるが，集団検診の普及に伴い，早期胃がんの場合はとくに顕著な自覚症状なく偶然発見されることもある．胃がんの診断を受けてから，治療を行いフォローアップにいたるまでの経過，および胃がんの診断に必要な検査を**図Ⅶ-5-7**に示す．

2● 術前の看護方針，看護問題と看護活動

看護方針

・患者とその家族が心身ともに最良の状態で手術にのぞむことができるよう，身体的・心理的状態を整える．

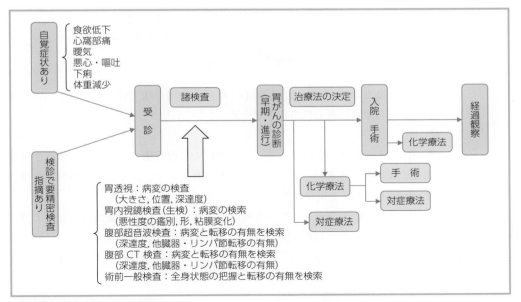

図Ⅶ-5-7　経過と検査のフロー

情報収集とアセスメント

①現病歴，諸症状の有無，出血（吐下血）の有無.

②検査値

・栄養状態：身長・体重，肥満度，体重減少，TP，Alb，血清電解質値，BS.

・貧血状態：RBC，Hb，Ht.

③疾患の状態，進行度：諸検査から腫瘍の大きさ，部位，転移の有無，狭窄の有無，出血の有無など.

④予定術式・麻酔内容と患者の理解.

⑤疾患あるいは症状に対してこれまで行われた処置，今後行われる予定の処置，過去の治療内容と成果，輸液・輸血の有無.

⑥既往歴と機能低下の有無：呼吸器系，循環器系，筋骨格系疾患の有無，ADL.

⑦不安内容と程度：術前説明の内容と受け止め，ストレス-コーピング，術前性格.

　これらの情報を基に，患者の栄養状態，身体的・精神的苦痛，合併症発症の危険性などについてアセスメントする.

看護問題

＃1　疾患，手術，麻酔に対する不安
＃2　検査，処置に伴う苦痛
＃3　疾患特性による栄養状態の低下
＃4　既往歴，患者属性による術後合併症の可能性

（看護活動）

　ここでは#3に焦点を当て，栄養状態の改善について述べる．

#3　疾患特性による栄養状態の低下

〈原　因〉

　疾患特性による消化吸収障害，悪心・嘔吐，心窩部痛，胃もたれなどの不快症状による食欲不振から栄養状態の低下を生じうる．

〈看　護〉

　手術に備え栄養状態を改善することを術前の看護目標とする．経口摂取が可能な場合は低残渣，低刺激，高タンパク，高エネルギー食により改善を図り，不可能な場合は高エネルギー輸液（IVH）を実施する．

　なお術前の消化管準備として，手術時に消化管内に食物残渣が残らないよう，前日の夕食以降禁飲食とする．ただし幽門狭窄などの通過障害がある場合には，早期から流動食もしくは禁食とする．前日に緩下薬を服用し，手術当日の朝には浣腸を行い，反応便を確認する．

〈Eさんへの看護の実際と評価〉

　Eさんは，半年で3kgの体重減少とヘモグロビン値の低下，またわずかではあるが血中アルブミン値，血中総タンパク値も低下しているものの，現時点においては栄養状態は保たれている．ただし，術前，術後の栄養管理がきわめて重要であるため留意する．

事例の概要❷ 術後（胃全摘術）

1）手術の概要

- 術式：胃全摘術（ルー Y 法による再建），腹部正中切開 25 cm.
- 麻酔：全身麻酔（吸入麻酔，静脈麻酔）＋硬膜外麻酔.
- 手術時間：4 時間
- 手術中の in-out バランス：輸液量 2,900 mL，出血量 180 g，尿量 765 mL.
- 手術所見：胃体部小彎に 3 cm 大の潰瘍限局型のがん病変（肉眼型分類 2 型）があり，胃全摘術（ルー Y 法による再建）を行った（T2N0P0H0*M0，Stage IB）.
- 手術中の一般状態：挿管時，血圧が一時上昇したが自然に下降し，その後 110〜130/70〜80 mmHg で経過した．体温，脈拍，心電図上とくに問題となる所見はみられなかった.
- 挿入されたチューブ類：左横隔膜下ドレーン，膀胱留置カテーテル，末梢静脈ライン，硬膜外カテーテル.

2）手術終了直後の様子

- 回復室から病棟への帰室後，呼名に対して応じるが，すぐに入眠する傾向があった．経鼻胃管および左横隔膜下ドレーンから，血性の排液が少量流出していた．手術直後より酸素 6 L/分を酸素マスクで投与した.

3）術後の経過

- 帰室後 2 時間を過ぎると覚醒し，創部痛を訴えた．硬膜外カテーテルから鎮痛薬を持続的に投与していることを伝え，そのうえで，硬膜外カテーテルに接続されている PCA（patient-controlled analgesia）のボタンを押すと鎮痛薬がまとめて注入されるので押してよいことを伝えた．痛みは PCA でコントロールされている．呼吸は浅く，呼吸音は全肺野で減弱している.
- 図Ⅶ-5-8 に，術後早期の時点での E さんの状況を整理した情報の関連図を示す.

---

*P0：腹膜転移なし，H0：肝転移なし

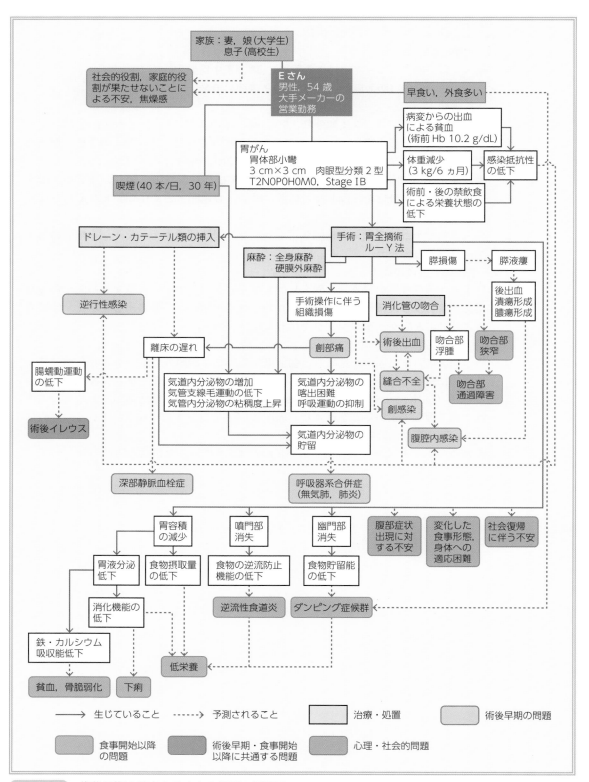

図Ⅶ-5-8　術後早期の時点のEさんの情報の関連図

E. 術後看護

1 ● 術後の一般的経過と看護方針

　　胃全摘術後の一般的経過を**表Ⅶ-5-1**に示す.

看護方針

・術後合併症を予防し，異常の早期発見に努めるよう援助する.

・患者が心身ともに順調な回復経過をたどり，変化した消化管の構造に合わせた食事習慣が確立できるよう援助する.

・患者が主体的に療養に取り組むことができ，退院後の日常生活上の変化を理解し対応できるよう援助する.

2 ● 術後早期の看護問題と看護活動

看護問題

> ＃1　胃切除術および全身麻酔に伴う術後合併症を生じる可能性
> 　　＃1-1　術後出血
> 　　＃1-2　呼吸器系合併症
> 　　＃1-3　縫合不全
> 　　＃1-4　術後イレウス
> 　　＃1-5　術後感染
> ＃2　創部痛

看護活動

　ここでは，胃全摘・切除術後の合併症として特徴的な＃1-3について述べる.

＃1-3　**縫合不全**

〈原　因〉

　縫合部位の血行障害，吻合部の過伸展，自己消化など，手術操作に伴う構造的問題のほか，術前・後の低栄養，貧血など全身状態に起因する問題が原因として挙げられる.

〈看　護〉

　炎症反応（体温上昇，WBC，CRP値上昇），腹痛の有無，ドレーン排液の量・性状の観察を行い，消化管内容物あるいは膿様のドレーン排液などの異常の早期発見に努める. 術後造影で縫合不全が確認された場合，禁飲食，輸液による栄養管理などが行われるため，確実なカテーテル・ドレーン類管理を行う.

〈Eさんへの看護の実際と評価〉

　Eさんの場合，ルーY法による胃の再建術を行ったため，吻合箇所が多く，縫合不全が起こる可能性が高い. 縫合不全を示唆する徴候として，腹痛，発熱，血液検査における炎症や感染を示す値の上昇が挙げられるが，とくに飲食再開となる時期にはこれらの所見がないか注意して観察を行った.

表Ⅶ-5-1　胃全摘術を受けた患者の一般的経過

		入院〜手術前日	手術当日	術後1日目	2日目	3日目	4日目	5日目	6〜7日目	8〜10日目	11日目〜
病棟		病棟	回復室→病棟	病棟							退院可
治療・処置	末梢静脈ライン（補液）	※就寝前に睡眠薬の内服	予防的に投与						→終了		
	抗菌薬投与			抜去							
	胃管					→抜去					
	硬膜外カテーテル						→抜去				
	腹腔内ドレーン										
	酸素療法			終了							
検査		前日までに術前一般検査	血液検査，胸・腹部X線	血液検査		血液検査			血液検査		
日常生活援助	清潔	入浴／シャワー浴，洗髪	全身清拭			→シャワー浴可					
	食事	手術前日の夕方〜流動食，21時〜絶食			→術後2〜4日目から食事開始						
	飲水	21時〜絶飲		術後1日目以降水分摂取開始							
	排泄	緩下薬内服	（術前）浣腸（術後）膀胱留置カテーテル挿入			→抜去					
	安静・活動	制限なし	床上安静	歩行訓練開始→病棟内フリー							
説明・教育		（手術前日までに）術前オリエンテーション（手術前日）麻酔科医訪問，手術室看護師訪問	術後の説明							食事指導	退院オリエンテーション

　腹痛を訴える場合には，生じている痛みが縫合不全やその他の合併症によるものなのか，創部痛であるのかをアセスメントする必要がある．このため，持続する発熱やドレーンからの排液の性状に変化がある場合には，感染を伴う合併症を疑い，早期に対応できるよう，継続して観察する．Eさんはとくに腹部症状や炎症所見なく順調に経過した．

3●食事開始以降の看護問題と看護活動

看護問題

#1　胃切除術に伴う消化器系合併症を生じる可能性
　#1-1　ダンピング症候群
　#1-2　吻合部狭窄・吻合部通過障害
　#1-3　術後イレウス
　#1-4　逆流性食道炎
　#1-5　下痢
#2　胃容積，食物摂取量の低下，消化機能の低下による栄養状態の低下の可能性
　#2-1　低栄養
　#2-2　貧血
　#2-3　骨脆弱化

表Ⅶ-5-2　術後食事摂取の目安

時　期	食事回数	1日あたり摂取エネルギー量
術後　　1, 2ヵ月	6回	1,400 kcal/日
～3, 4ヵ月	4～5回	1,600 kcal/日
～6, 7ヵ月	3～4回	1,800 kcal/日
～1年	3～4回	2,000 kcal/日

表Ⅶ-5-3　ダンピング症状の発症機序と看護

	早期ダンピング	後期（晩期）ダンピング
発症機序	高張な食物が小腸内に一気に入る→体液が腸管内へ移動→循環血漿量の減少→血圧低下に伴う血管運動性の症状と腸蠕動亢進に伴う腹部症状の出現	高張な食物が小腸内に一気に入る→血糖値が一時的に急上昇→インスリン分泌量増加→低血糖症状の出現
症　状	食後30分以内に出現 冷汗, 動悸, めまい, 倦怠感, 腹鳴, 腹痛, 下痢, 悪心	食後2～3時間に出現 冷汗, 悪心, めまい, 空腹感, 手指振戦
看　護	・症状発症時は全身症状と腹部症状のアセスメントを行い, 安静を図る ・発症予防として, 小腸内に一気に食物が降りないよう1回の食事量を減らして時間をかけてゆっくり摂取し, その分食事回数を増やすよう指導する ・また食物を水分で流し込まないよう, 食事中は水分摂取を控え, 食後20～30分は安静を保ち, 臥位あるいはセミファウラー位など上体を高くしないよう心がける	・血糖値が急激に変動しないよう摂取時間, 量, 内容をコントロールする. 低血糖症状発症時は, 経口あるいは点滴で糖分を与え血糖値の上昇を図る ・予防として, 食後2時間ごろに飴などで糖分を補うよう指導する

看護活動

　胃切除術後の食事開始にあたっては, 初めは少量の水分（さ湯, お茶）を摂取し, 腹部症状がないことを確認し, 流動食から3分粥, 5分粥, 7分粥, 全粥, 普通食へとステップアップする. また, 1回の食事量を少量に（これまでの一食量の1/2～1/3を目安に）, よく噛み, 時間をかけてゆっくりと摂り, 食事回数を増やす分食を基本とする（表Ⅶ-5-2）.

　なお, 食事指導の際には, 退院後に実際に食事をつくることもふまえ, 家族もともに理解できるよう説明することが大切である.

　ここでは＃1-3以外のすべての術後合併症について述べる.

＃1-1　ダンピング症候群

〈原因, 看護〉

　ダンピング症候群*とは, 高張な食物が小腸内に一気に入ることでさまざまな症状を呈する症候群を意味する. 発症のタイミングにより, 早期ダンピングと後期（晩期）ダンピングに分けられる. おのおのの発症機序と看護について表Ⅶ-5-3に示す.

〈Eさんへの看護の実際と評価〉

　Eさんは胃全摘術後であり, さらに元来早食いの傾向があるため, ダンピング症候群が

---

*ダンピング症候群の「ダンプ（dump）」とは, 積荷をどさっと降ろす, ドシンと落とすという状態を意味する.

あらわれやすい．とくに食事再開の時期には，食事の形態が術前と大きく変わり，量も少なく，丸呑みしやすいため，ゆっくりと少量ずつ摂取できるよう注意してかかわった．引き続き，冷汗，動悸，めまいなどのダンピング症状がないかを注意深く観察するとともに，食事の際の姿勢や咀嚼状況などをあわせて評価し，早期発見と予防につなげていく．

＃1-2　吻合部狭窄・吻合部通過障害

〈原　因〉

　術後流動食から固形食への食事形態の変化に伴い，腹部膨満感，悪心が生じることがある．これは術後の吻合部浮腫あるいは瘢痕形成により，食物が吻合部でつかえ下部へ通過しないことによる．

〈看　護〉

　浮腫は術後1週間をピークに徐々に軽減するため，症状が軽度のときはよく咀嚼し少量ずつ摂取するなどして経過観察するが，嘔吐やそれに伴う脱水や栄養状態の低下が認められるときは禁飲食とする．患者は禁飲食により落胆することが予測されるが，浮腫が改善されれば食事が再開されることを伝え，禁飲食に伴う栄養状態の悪化に注意し，苦痛の軽減に努める．

〈Eさんへの看護の実際と評価〉

　Eさんの場合，ルーY法による胃の再建を行っているため，術後しばらくしても通過がわるい場合には瘢痕形成による狭窄となり，治療が必要になる場合がある．このため，吻合部狭窄や通過障害を示す症状があらわれていないか留意して観察したが，大きな問題なく経過した．

＃1-4　逆流性食道炎

〈原　因〉

　噴門部を消失する術式，あるいは十二指腸と食道の間の距離を十分に確保できない場合に生じやすい．また噴門部を温存している場合にも，体位などによりHis角が消失するような力が加わることで生じやすくなる．このため，胃全摘術でルーY法で再建する場合には空腸脚を40cm以上置く，あるいは噴門側胃切除術の場合His角作成のための縫合を加えたりするなどの工夫を行う．

〈看　護〉

　症状は胸やけ，胃液や胆汁・膵液の逆流による酸味，苦味のある液が上がってくるなどである．とくに就寝時に生じることが多い．このため，患者の術式を把握し合併症発症の危険性を考慮したうえで，前述の症状の有無，食事摂取量，食事の時刻を確認し，食後は座位など逆流しにくい体位をとるよう工夫する．また睡眠前の食事は避ける，下部食道圧の低下につながる喫煙，チョコレート，コーヒーの摂取を控えるなどの指導を行う．苦痛症状に対し粘膜保護薬，制酸薬，タンパク分解酵素阻害薬を使用し，症状の緩和を図る．

〈Eさんへの看護の実際と評価〉

　Eさんの場合，胃全摘術後であり，逆流性食道炎の発生リスクが高い．そこで，とくに食後には頭部をやや高くして休むよう促した．引き続き，逆流性食道炎を示す症状が発生していないか観察し，適切な介入につなげていく．

#1-5　下　痢

〈原　因〉

　胃液分泌低下による消化不良，また食物が胃で十分に貯蔵されずに小腸内に降りることによる蠕動亢進から下痢を生じる．

〈看　護〉

　下痢を生じたときは，食事内容と食べ方を見直し，消化のわるい食物の摂取を避ける，やわらかく加熱調理したものを摂取する，十分に咀嚼することを心がける．また水分出納を確認し，脱水を起こさないよう水分補給を促す．

〈Eさんへの看護の実際と評価〉

　Eさんは胃全摘術を行っているため，摂取した食物がそのまま小腸に流れ込むため，容易に下痢に傾きやすい．下痢が持続すれば栄養状態回復を妨げる要因となるだけでなく，皮膚トラブルの発生や食べることへの不安にもつながりやすい．そこで，Eさんの食事摂取時には，十分に咀嚼できているかを観察し，また，下痢に伴う脱水を生じていないかにも留意し観察を行った．

#2-1　低栄養

〈原　因〉

　胃切除術後は，胃容量の減少，消化液の分泌減少に伴う消化機能の低下，総摂取量の低下から低栄養状態をきたしやすい．

〈看　護〉

　栄養価の高い食品の摂取を心がけ，一回量を少なく，摂取回数を多くすることが重要である．

〈Eさんへの看護の実際と評価〉

　胃全摘術後のEさんの回復の程度に合わせた食事内容・回数・量となるよう援助していく．消化がよく，油は控えめで，加熱調理をした食品を選び，必要に応じ，食事に加えて栄養機能食品や栄養補助食品を取り入れることも検討することとした．

#2-2　貧血，#2-3　骨脆弱化

〈原　因〉

　ビタミンB_{12}は赤芽球のDNA合成に必要であるが，胃切除によりビタミンB_{12}の吸収に関与する内因子の分泌が低下するため，手術後数年を経て巨赤芽球性貧血を生じることが多い．さらに胃酸分泌の低下により鉄分の吸収が阻害され，鉄欠乏性貧血も生じるほか，カルシウム，ビタミンDの吸収も低下し骨脆弱化が生じる．

〈看　護〉

　ビタミンB_{12}を定期的に与薬するなど治療的介入を行うほか，ビタミンB，D，鉄分，カルシウムを多く含有する食物を摂取するよう指導する．

〈Eさんへの看護の実際と評価〉

　Eさんは胃全摘術を受けたばかりであり，すぐに貧血や骨脆弱化が起こるわけではないが，合併症として生じる可能性がある旨の説明とともに，ビタミンB_{12}は食品にも含まれるが，定期的に血液検査を行い，貧血を呈している場合は注射で補う場合もあることを伝えた．また，ビタミンDやカルシウムが豊富な食事を積極的にとるよう伝えた．なお，説

明時は妻にも同席してもらった.

4 ● 術後の心理・社会的問題と看護活動

看護問題

#1　腹部症状出現に対する不安
#2　変化した食事形態, 身体への適応困難
#3　社会復帰に伴う不安
#4　再発への不安

看護活動

　ここでは#1, #2について述べる.

#1　腹部症状出現に対する不安

〈原　因〉

　胃切除術後は, さまざまな腹部症状を伴う合併症を発症する可能性がある. 一度不快な症状を経験すると, 再び苦痛症状が出現するのではないかと不安に感じ, 食事を摂ることが苦痛になったり, 摂取量を過度に減量したりすることにもつながる.

〈看　護〉

　入院期間中に患者に合う食べ方を患者とともに考え, 腹部症状出現時には摂取状況を把握したうえで, 再発を防止するよう働きかけることが大切である.

〈Eさんへの看護の実際と評価〉

　Eさんは, 術前に「仕事が気になるので早く職場に戻りたい」と話しており, 回復のためにも食事をとろうとする反面, 食事のたびに腸間が刺激され腹部症状が出現することで食事に対する苦痛を感じる可能性があった. 入院期間中にEさんに合う食べ方をともに考え, 腹部症状出現時には摂取状況を把握したうえで, 再発を防止できるようはたらきかけた.

#2　変化した食事形態, 身体への適応困難

〈原　因〉

　術後は, 患者の回復状態に合わせて食事形態を段階的にもとの食生活に戻していくこととなる. 患者は, その間にもさまざまな腹部症状を経験することが多く, その適応には時間がかかることもあるため, 社会復帰への不安につながる可能性がある.

〈看　護〉

　術後しばらくは避けたほうがよい食品や調理法はあるが, 徐々にもとの食生活に戻すことが可能であることを伝え, 手術を受けたことを否定的にとらえることがないよう禁止や制限を意味する表現を極力避けるよう努める.

〈Eさんへの看護の実際と評価〉

　Eさんの場合, 仕事柄外食することが多く, また早食いの習慣があったということから, 食事形態が段階的に進んでいくことへのいら立ちや, 退院後の食事に関する不安が生じる

可能性があった．入院期間中から，Eさんの思いを確認しながら，退院後を見据えたかかわりができるよう調整する．

F. 退院オリエンテーション

1 ● 短期的経過と長期的経過

　胃切除術後は消化機能に著しい変化が生じるため，体重が減少する．そのため，体重増加を回復状態のバロメーターにすると，患者は大きなストレスを感じることになる．体重を指標にせず，腹部症状なく食事が食べられればそれで十分であることを患者に伝えることが大切である．

　食事について，退院直後は1日6回程度の分割食を行い，半年から1年くらいかけ徐々に回数を減らし，1回の食事量を増やすようにする．退院後初回の外来受診時に回復状況を確認したうえで，徐々に社会復帰を進める．その際，仕事の労作量と回復状況に照らして復帰の時期を決定する．

2 ● 退院オリエンテーションの実際

　退院オリエンテーションの目的は，手術によって生じた身体的変化を患者が受け入れ，再びもとの生活環境に適応できるよう心身両面の方向付けを行うことである．退院オリエンテーションの実施にあたり，どのような生活を送ってきたのか，今後どのような環境に戻ることが予想されるのか（食生活，仕事，社会的役割など）について情報収集を行う．

　退院オリエンテーションの主たる内容は，手術により変化した消化機能の理解，食事の摂り方，術後合併症の原因と対処，社会復帰に向けた環境調整，今後の受療予定の確認などである．食事摂取については，変化した消化管に適応するため，消化のよいもの，少量で栄養価が高いもの，刺激の少ないものなどを具体的に例示する．また胃酸の分泌量が減少していることから，生ものは避け加熱調理をすすめるなど，調理法についても具体的に伝える．

　Eさんは仕事柄外食が多く，早食いの習慣がある．退院後の食事指導をEさんと家庭での主たる調理者（妻）に対して行い，自宅で消化のよい食事を少量ずつ分割して摂取することをすすめる．職場復帰については短時間勤務から徐々に時間を伸ばすこと，分割して食事ができるような環境をつくりだすことについてともに検討することも必要である．

　術後合併症として，ダンピング症状，逆流性食道炎，イレウスなどが生じうること，また発症時の対処と予防法について伝える．

練習問題

Q27 次の文を読み，[問1]，[問2]，[問3] に答えよ.

　　Aさん（55歳，男性）. 胃癌のため胃全摘出術を受けた. 術中の出血量は300 mLで，輸血は行われなかった. 既往歴に特記すべきことはない. 入院時身長166 cm，体重78 kg. 手術後1日，硬膜外持続鎮痛法が行われているが，Aさんは創部痛が強いため呼吸が浅く，離床はできていない. このときのバイタルサインは，体温37.1℃，呼吸数22/分，脈拍120/分，血圧162/90 mmHg，経皮的動脈血酸素飽和度〈SpO₂〉93%（鼻カニューラ2L/分 酸素投与下）. Hb 13.8 g/dL. 尿量60 mL/時. 意識清明，心音および呼吸音に異常なし. 頸動脈怒張なし. 下肢に浮腫なし. 創部に熱感や発赤を認めない. 腹腔ドレーンからは少量の淡血性排液があるが，膿性ではなく，異臭もない.

（第107回 看護師国家試験，2018）

[問1] このときのAさんのアセスメントで適切なのはどれか.

1. 貧血のため脈拍が速い.
2. 疼痛のため血圧が高い.
3. 創部感染のため体温が高い.
4. 心不全のため呼吸数が多い.

[問2] 手術後5日からAさんの食事が開始された. Aさんは食事の後に，めまい，顔面紅潮，動悸，下腹部痛を伴う下痢が出現し，冷汗がみられるようになった.
　　　現状で最も考えられるのはどれか.

1. 後術せん妄
2. 乳糖不耐症
3. 偽膜性大腸炎
4. ダンピング症候群

[問3] 手術後14日，Aさんは食後に出現していた症状が落ち着き，退院が決まった.
　　　Aさんへの退院指導の内容で適切なのはどれか.

1. 1回の食事量を増やす.
2. 海草を積極的に摂取する.
3. 食後の冷汗が出現した際には身体を温める.
4. 空腹時はコーヒーなどの刺激物の摂取を避ける.

[解答と解説 ▶ p.447]

▌引用文献▌
1) 国立がん研究センターがん情報サービス「がん統計」（厚生労働省人口動態統計）
　〔https://ganjoho.jp/reg_stat/statistics/dl/index.html#mortality〕（最終確認：2022年12月14日）
2) 国立がん研究センターがん情報サービス「がん統計」（全国がん登録）
　〔https://ganjoho.jp/reg_stat/statistics/dl/index.html#incidence〕（最終確認：2022年12月14日）

6 消化機能の再確立①
——肝切除術

この節で学ぶこと

代謝機能を担う肝臓を切除するという身体侵襲の大きい肝切除術を取り上げる．肝切除が行われる疾患は，肝細胞がん，肝内胆管がんなどの原発性のがんと，大腸がん肝転移などの転移性のがんがある．肝細胞がんで肝切除術を受けるために入院した患者の事例をとおして，健康状態が急激に変化する人とその家族の特徴を理解するとともに術前・術後の看護を学ぶ

事例の概要① 入院～術前

1）入院時の情報

・患者はFさん，60歳の男性，会社員．5年前の検診でB型肝炎を指摘され，経過観察中であった．2ヵ月前に，腹部超音波検査とCT検査で，肝S8区域に2cm大の肝細胞がんを指摘された．本人の希望もあり，手術目的で入院した．

・アルコール摂取は毎日ビール500mL程度，タバコは1日20本（喫煙歴30年）．高血圧の既往がある．

・娘2人は嫁いでそれぞれ別世帯で暮らしており，妻（58歳，ヘルパー）と2人暮らしである．

2）入院時のバイタルサインと検査データ

・バイタルサイン：体温36.8℃，脈拍数70回/分，呼吸数14回/分，血圧156/98mmHg.

・血液検査：WBC 6,000/μL，RBC 407万/μL，Hb 14.3g/dL，Ht 41.8%，Plt 174万/μL，TP 7.0g/dL，Alb 3.9g/dL，Na 140mEq/L，K 4.0mEq/L，Cl 100mEq/L，BUN 11mg/dL，Cr 0.57mg/dL，AST 37IU/L，ALT 43IU/L，LDH 177IU/L，ALP 312IU/L，γ-GTP 40IU/L，ChE 204IU/L，AMY 57IU/L，T-Bil 1.8mg/dL，D-Bil 0.1mg/dL，ZTT[*1] 15.1U，TTT[*1] 8.4U，TC 180mg/dL，TG 67mg/dL，HbA1c 5.0%，GLU 91mg/dL，CRP 0.31mg/dL，APTT[*2] 30.2秒，PT 14.4秒，PT活性値83%，ICG R$_{15}$[*3] 17.1%.

・動脈血ガス分析：pH 7.40，PaO$_2$ 82.0mmHg，PaCO$_2$ 41.0mmHg，HCO$_3^-$ 26mEq/L，SaO$_2$ 94%.

[*1] ZTT（チモール混濁試験），TTT（硫酸亜鉛試験）：血清タンパクの異常を反映する膠質反応検査で，高値の場合は肝機能障害が示唆される．

[*2] APTT（活性化部分トロンボプラスチン時間）：血管内の凝固因子の異常を判定する検査で，高値の場合は，血液凝固に要する時間が長いことを意味する．また，血液凝固因子のほとんどは肝臓でつくられるため，肝機能障害がある場合も高値となる．

[*3] ICG R$_{15}$（ICG15分停滞率）：ICG（インドシアニングリーン）という色素を体内に注入し，経時的な残留度を測定する試験で，高値の場合，肝機能障害を生じていることを示す．

・呼吸機能検査：％肺活量 96.7％，1秒率 75.3％
・心電図，尿検査，胸部X線検査：異常なし．
・体格：身長 170 cm，体重 64 kg，BMI 22.1（普通体重）．

3）病気の受け止め方と理解

・医師から，「B型肝炎が原因の肝細胞がん．今のところ2 cm大のものが1つだけ見えるので手術がよいと思う．肝機能も手術に耐えうると考える．手術後に肝細胞がんが再発する可能性は高いが，エタノール注入法などの局所的な治療よりは，手術のほうが根治の可能性が高い」と説明された．Fさんは，「手術は苦痛がどの程度なのかが不安だが，治る可能性があるなら，手術にかけてみようと思う」と語った．

A. 肝臓の位置・構造と機能

　肝臓は，周囲を肋骨に囲まれた，血流豊富な人体最大の実質臓器であり，糖の貯蔵やタンパク質の合成，解毒など生命の維持に必要不可欠な代謝機能を担っている．

肝臓の位置・構造

　肝臓は，右上腹部で肋骨弓に囲まれた横隔膜直下に位置し，成人では 1,200～1,500 g である（**図Ⅶ-6-1**）．

　肝臓は，門脈と肝動脈の二系統の血管に支配され，心拍出量の約 1/4 の血流を受ける血流豊富な臓器である．腸や脾臓を経て栄養を含んだ静脈血が門脈から流入し，肝動脈からは酸素を含んだ動脈血が流入しており，それぞれが肝臓への全流入血液量の約 70％ と約 30％ となっている．静脈血と動脈血は肝臓内で合流し，肝静脈から下大静脈へと流出する．

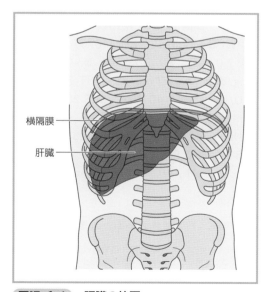

横隔膜
肝臓

図Ⅶ-6-1　肝臓の位置

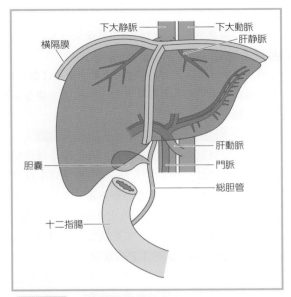

図Ⅶ-6-2　肝臓周辺の構造

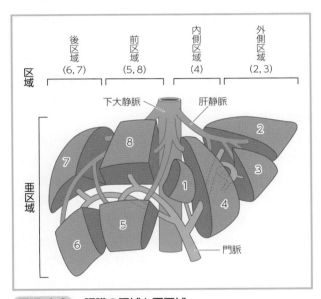

図Ⅶ-6-3　肝臓の区域と亜区域

　肝臓の下面には胆嚢があり，肝臓で合成された胆汁は，胆管を通り胆嚢へと運ばれ濃縮・貯蔵される（**図Ⅶ-6-2**）．

　肝臓は，グリソン系脈管群（門脈，肝動脈，胆管）と肝静脈によって，4つの区域，さらに8つの亜区域に分類される（**図Ⅶ-6-3**）．

肝臓の機能

肝臓は，以下の機能をもち，代謝の中枢を担っている．

a. 糖の貯蔵と供給

食事から摂った栄養分（タンパク質，脂肪，炭水化物）は，アミノ酸，脂肪酸，グルコースとして胃や腸などで吸収される．肝臓は，脳の主要なエネルギー源となるグルコースを常時貯蔵し，供給する．

b. タンパク質・脂肪・ビタミン・ミネラルの合成

肝臓は，胃や腸で吸収されたアミノ酸や脂肪酸を身体に必要な形に合成する．肝臓で合成されるタンパク質には，フィブリノーゲンやプロトロンビンなどの凝固因子，アルブミン，α グロブリン，β グロブリンなどがある．また，肝臓で合成される脂肪には，コレステロール，リン脂質，リポタンパクなどがある．その他，ビタミンDやビタミンK，また鉄や亜鉛などのミネラルを合成して貯蔵し，必要に応じて血液中に供給している．

c. アルコール・薬物・アンモニアの解毒

身体にとって有害なアルコールや薬物，アミノ酸の代謝の結果として発生する有毒なアンモニアなどの老廃物は，肝臓で解毒される．

d. 胆汁の生成と排泄

肝細胞において，胆汁酸，ビリルビン，コレステロール，リン脂質などから胆汁が生成される．胆汁は，胆嚢にいったん貯蔵され，食物が十二指腸に運ばれた際に大十二指腸乳頭（ファーター乳頭）から分泌され，胆汁酸が脂肪の消化を助ける．胆汁は1日に600〜800 mL 生成され，肝臓で処理された物質や不要な微量金属などの老廃物の排泄，腸管での脂肪の消化や吸収，脂溶性ビタミンの吸収などの役割を果たしている．

e. 肝臓の予備能

肝臓は，高い予備能を備えた臓器である．

肝細胞の傷害が進むと線維組織が増殖して硬くなり，肝硬変とよばれる状態となる．ところが予備能が高いために，肝細胞がある程度の傷害を受けても，傷害のない肝細胞の働きによって症状のない時期が長く続く．この時期を代償期とよぶ．症状の自覚がないまま肝硬変が進行し，徐々に予備能による代償がきかなくなると，出血傾向，黄疸，腹水，食道静脈瘤，肝性脳症などの症状が出現する．このような時期を非代償期とよぶ．

なお，肝臓の予備能を反映する検査項目として，アルブミン，コリンエステラーゼ，コレステロール，プロゲステロン，血小板などがあり，肝細胞の傷害時には生成が低下して，いずれも低値を示す．

B. 手術適応となる肝疾患

肝切除術が検討される疾患には，原発性肝がん（肝細胞がん，肝内胆管がん）と，転移性肝がんがある．

1 ● 肝細胞がん

肝細胞がんは，原発性肝がんのうち，肝細胞ががん化したものをいう．

a. 疫学

　肝細胞がんの発症の多くには，B型肝炎ウイルス（HBV）やC型肝炎ウイルス（HCV）が関与しており，日本における肝細胞がん患者の約70％は，B型あるいはC型慢性肝炎患者とされ[1]，肝硬変を背景にもつ場合が多い．また生活習慣の影響も大きく，ウイルス性肝炎以外にも，肝細胞がんの危険因子としてアルコール摂取，喫煙，肥満，脂肪肝，糖尿病などが挙げられる．そのほか，男性であること，高齢であることも，肝細胞がんの危険因子とされる．

b. 症状

　肝細胞がんは，初期には自覚症状がほとんどなく，これは肝臓が代償期にある場合が多いためである．進行期には，腫瘍の増大による腹部の圧迫感や痛みなどを自覚したり，非代償期の症状である出血傾向，黄疸，腹水，食道静脈瘤，肝性脳症などが見られる場合がある．

c. 検査，分類

　肝細胞がんの検査は，超音波検査，CT検査，MRI検査，腫瘍マーカー，血液検査，内視鏡検査，針生検などがある．針生検では，肝臓に針を穿刺して細胞や組織を採取し，原発性の肝細胞がんなのか，他臓器から転移した転移性肝がんなのか，また組織型，肝障害の程度などを調べる検査である．

　肝細胞がんの病期は，がんの大きさ，個数，がんが肝臓内にとどまっているか，他臓器への転移があるかによって決まる．病期分類の一例として，日本肝癌研究会による進行度分類（**図Ⅶ-6-4**）を示す．

d. 治療

　肝細胞がんの治療としては，肝切除が最も根治的な治療であるが，肝予備能の低下や再発をきたしやすいことを考慮して治療を選択する必要がある．治療アルゴリズム（**図Ⅶ-6-5**），肝障害度分類（**表Ⅶ-6-1**），また，肝硬変の重症度や臨床的肝障害度の評価指標であるチャイルド-ピュー（Child-Pugh）分類（**表Ⅶ-6-2**）を用いながら，肝切除のほか，ラジオ波焼灼療法や肝動脈塞栓療法などの治療法が検討される．

2●肝内胆管がん

　肝内胆管がんは，原発性肝がんのうち，肝臓内を通る胆管にがんが発生したものである．肝切除が唯一の根治可能性をもつ治療であるが，多くは無症状で経過するため早期発見が困難であり，実施率は低い．また，肝切除が実施できても，肝細胞がんと比べると5年生存率は低い．

3●転移性肝がん

　転移性肝がんは，ほかの臓器のがんが，経門脈性，経リンパ行性，経動脈性に転移したもので，とくに消化器がんの経門脈性転移が多い．原発のがんが根治できており，肝臓以外に転移がない場合は，肝切除の適応となる．肝切除が適応となる転移性肝がんは，大腸がんの転移が最も多い．切除後，残肝に再発した場合は，再度肝切除が検討されることもある．

〈肝細胞がんの進行度（Stage）〉

因子　Stage	T 因子	N 因子	M 因子
Stage Ⅰ	T1	N0	M0
Stage Ⅱ	T2	N0	M0
Stage Ⅲ	T3	N0	M0
Stage ⅣA	T4	N0	M0
	T1, T2, T3, T4	N1	M0
Stage ⅣB	T1, T2, T3, T4	N0, N1	M1

T 因子：
　TX：肝内病変の評価が不可能
　T0：肝内病変が明らかでない
　T1〜4：癌腫の「個数」，「大きさ」，「脈管侵襲」の 3 項目によって規定される．複数の癌腫は多中心性癌腫であっても肝内転移癌腫であってもよい．肝細胞癌破裂は S_3 と明記するが T 因子は変更しない.
N 因子：
　N0：リンパ節転移を認めない
　N1：リンパ節転移を認める
M 因子：
　M0：遠隔転移を認めない
　M1：遠隔転移を認める

〈T 因子の規定〉

	T1	T2	T3	T4
①腫瘍の個数：1 つ ②腫瘍の大きさ：腫瘍径 2 cm 以下 ③脈管侵襲：なし（門脈，肝静脈，胆管にがんが広がっていない）	①②③すべて合致 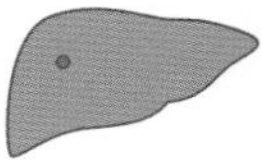	2 項目合致 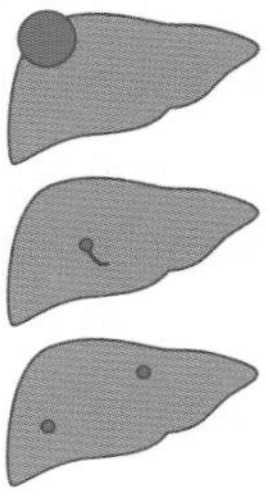	1 項目合致 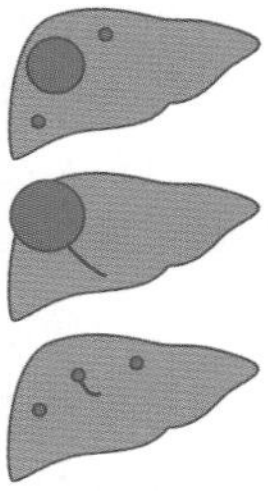	すべて合致せず 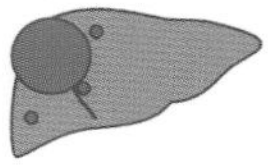

図Ⅶ-6-4　肝細胞がんの進行度分類

［日本肝癌研究会（編）：臨床・病理 原発性肝癌取扱い規約, 第 6 版補訂版, p.26-27, 金原出版, 2019 より許諾を得て改変し転載］

C.　術式の種類

　近年，腹腔鏡下肝切除術が行われるようになってきたが，技術的な問題や，複雑な手術には不向きであることから，限られた施設で，適応を十分検討された患者にのみ行われている．そのため，本項では，開腹による肝切除について述べる．

　肝切除の適応は，根治が望めることと，残肝機能が十分であることである．がんが複数あるなど広範囲の切除が検討される場合や，肝硬変をもつ患者の場合は，肝不全へ進展するリスクが高いため注意が必要となる．そのため，入念な肝予備能評価や疾患の進行度判定を行い，切除可能な範囲が決められる．

　肝臓は切除後に再生肥大が顕著な臓器である．肝硬変のない肝臓では，がんに侵されていない肝臓実質の約 60% までは肝機能にほとんど影響を与えずに切除でき，術後 1 週間で肝機能が正常化[2] する．また，正常肝では術後 2 ヵ月ほどで肝臓の再生肥大が停止する[3].

　肝臓のがんは，がんのある部位の門脈域から門脈の血流に乗って転移しやすい．そのため，がんの切除とともに微小肝転移を切除することを目的として，前述した 8 つの亜区域および 4 つの区域を単位として切除する．これを**系統的肝切除**という．たとえば，S4 区

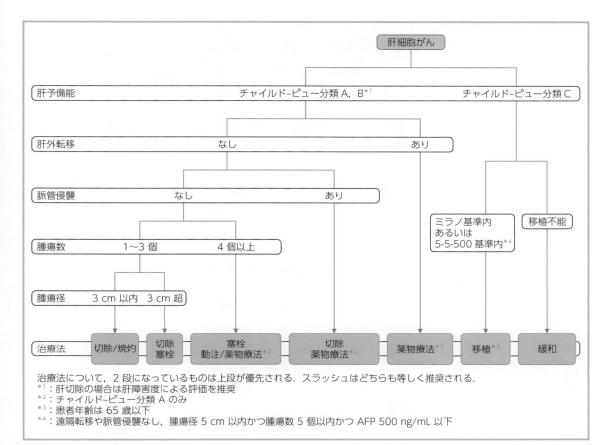

図Ⅶ-6-5　治療アルゴリズム

[日本肝臓学会（編）: 肝癌診療ガイドライン2021年版, p.76, 金原出版, 2021より許諾を得て転載]
・ミラノ基準内: 腫瘍数が3個以下で腫瘍径が3cm以内および腫瘍が1個ならば腫瘍径が5cm以内
・治療法の名称: 切除＝肝切除, 焼灼＝ラジオ波焼灼療法（RFA）, 塞栓＝肝動脈塞栓療法（TACE/TAE）, 動注＝肝動注化学療法

表Ⅶ-6-1　肝障害度分類

項　目 ＼ 肝障害度	A	B	C
腹　水	ない	治療効果あり	治療効果少ない
血清ビリルビン値（mg/dL）	2.0未満	2.0〜3.0	3.0超
血清アルブミン値（g/dL）	3.5超	3.0〜3.5	3.0未満
ICG R_{15}（%）	15未満	15〜40	40超
プロトロンビン活性値（%）	80超	50〜80	50未満

註: 2項目以上の項目に該当した肝障害度が2ヵ所に生じる場合には高い方の肝障害度をとる. たとえば, 肝障害度Bが3項目, 肝障害度Cが2項目の場合には肝障害度Cとする. また, 肝障害度Aが3項目, B, Cがそれぞれ1項目の場合はBが2項目相当以上の肝障害と判断して肝障害度Bと判定する.
[日本肝癌研究会（編）: 臨床・病理 原発性肝癌取扱い規約, 第6版補訂版, p.15, 金原出版, 2019より許諾を得て転載]

表Ⅶ-6-2 チャイルド-ピュー分類

項　目　　　　ポイント	1点	2点	3点
脳　症	ない	軽度	ときどき昏睡
腹　水	ない	少量	中等量
血性ビリルビン値（mg/dL）	2.0未満	2.0〜3.0	3.0超
血性アルブミン値（g/dL）	3.5超	2.8〜3.5	2.8未満
プロトロンビン活性値（%）	70超	40〜70	40未満

各項目のポイントを加算しその合計点で分類する.

チャイルド-ピュー分類	A　　5〜6点 B　　7〜9点 C　　10〜15点

域切除，後区域切除，肝右葉切除など，切除領域が術式名となる．肝予備能に応じて施行可能な術式を選択することが多い.

　なお，肝臓は肋骨に囲まれているため，開腹肝切除術では視野を得るために上腹部を大きく切開し，手術中は肋骨を上方向に牽引する.

D. 術前看護

1 ● 診断から手術までの経過

　肝予備能を評価し，がんの局所進展や全身転移を検索する．また，系統的肝切除の術前準備として，肝内脈管の走行や切除範囲の確認を行う.

(1) 肝予備能検査

　ICG 負荷試験（ICG15 分停滞率［ICG R_{15}]），血液検査（肝機能，腫瘍マーカー，凝固機能など）

(2) がんの進展・転移を調べる検査

　超音波検査，CT 検査，MRI 検査，PET，内視鏡（胃内視鏡，大腸内視鏡，内視鏡的逆行性胆管膵管造影［ERCP]），血管造影

(3) 術前一般検査

　血液検査・尿検査（腎機能，炎症反応など），呼吸機能検査，心電図，胸部 X 線検査

2 ● 術前の看護方針，看護問題と看護活動

看護方針

　患者とその家族が心身ともに最良の状態で手術に臨むことができるよう，また術後の回復が促進されるよう，術前から身体的・心理的状態を整える.

情報収集とアセスメント

①現病歴，諸症状の有無（発熱，倦怠感，黄疸，浮腫，腹部膨満感，易出血性，疼痛，悪

心・嘔吐，食欲不振），排便の状態（便秘，下痢，灰白色便），アルコール摂取や喫煙の有無．

②検査値

・栄養・貧血状態：身長・体重，肥満度，体重減少，TP，Alb，血清電解質，HbA1c，BS，RBC，Hb，Ht

・炎症反応：WBC，CRP，血清 AMY

・肝機能：AST，ALT，LDH，ALP，γ-GTP，ChE，T-Bil，D-Bil，ZTT，TTT，TC，TG，ICG R_{15}

・凝固能：Plt，APTT，PT，PT 活性値

・腎機能：BUN，Cr

③疾患の状態，進行度：諸検査から，腫瘍の大きさ，部位，個数，進展や転移の有無など．

④予定術式・麻酔内容と患者の理解．

⑤疾患あるいは症状に対してこれまで行われた処置，今後行われる予定の処置，過去の治療内容と成果，輸液・輸血の有無．

⑥既往歴と機能低下の有無：呼吸器系，循環器系．

⑦不安内容と程度：術前説明の内容と受け止め，身体的・精神的苦痛，不安内容，ストレスーコーピング，合併症発症の危険性，過去の手術体験など．

看護問題

> ＃1　手術方法・麻酔に対する不安
> ＃2　既往歴，患者属性による術後合併症の可能性
> ＃3　検査・処置に伴う苦痛

看護活動

　肝切除術を受ける患者に特徴的な問題として，ここでは，＃1，＃2について述べる．

＃1　手術方法・麻酔に対する不安

〈原　因〉

　肝切除術は，手術創が大きく出血量が多くなる場合があることや，残肝機能によっては肝不全など致命的な術後合併症が生じうるなど，侵襲が大きい手術の1つであり，患者の手術方法・麻酔に対する不安も大きいことが予測される．

　肝切除術の適応となる肝細胞がんや大腸がんなどの肝転移は，経門脈性，経リンパ行性，経動脈性に転移が生じやすく，複数の転移巣や画像上には描出されない微小転移がある場合がある．また，肝内胆管がんは，早期発見が困難であることから，発見時や手術時には播種性転移が生じている場合がある．そのため，肝切除術を受ける患者は，予定通りの術式となるか，また，がんが根治できるかという不安を抱えていると考えられる．

〈看　護〉

　手術方法・麻酔について患者が理解し，不安内容を表出し，必要とする情報が得られることを目標とする．また，がんの進行などの病状や，術前の肝機能などの術後合併症リス

クについて患者が理解し，適切な心的準備がなされることが目標となる．

　次の内容について，医師からどのように説明されているかを尋ね，その認識を確認するとともに，不安や疑問は抱いていないかなどを確認する．

　①病状

　②治療方法の選択までの経緯

　③手術方法や麻酔について

　④術後合併症リスクについて

　不安軽減のための看護として，本人のがんの病状や手術への認識を把握し，がんの病状や手術が本人と周囲をとりまく状況にどのように影響を及ぼすと表現し，意味づけているかを理解することが重要である．また，そのような表現や意味づけが事実に即しているか，または事実を過大や過小に評価してないかなどを確認し，背景にある身体的・心理的・社会的な負担や，本人や周囲がもっている力や資源をアセスメントする．術前に不安を抱くのは当然であることを伝え，現在行っている本人なりの努力や術後の行動目標を共有する．

〈Fさんへの看護の実際と評価〉

　Fさんは，「タバコを吸っていたから咳で苦しむかもしれないが，術後は医師におまかせしようと思う．手術をしても再発はする可能性があるということだから，入院を機に禁煙と禁酒をしようかなと思っている」と話した．病状や術後合併症のリスクについて，現実的に認識できていること，医師にまかせようとする態度はFさんなりの不安への対処方法であるとアセスメントした．術後の合併症予防や禁煙への姿勢をたたえ，排痰の方法について情報提供した．

#2　既往歴，患者属性による術後合併症の可能性

〈原　因〉

　肝切除術後には，術後出血，呼吸器合併症（無気肺・肺炎），創感染・縫合不全といった合併症が生じる可能性がある．とくに，肝炎や肝硬変など肝機能障害がある患者，高齢者，呼吸器疾患を有している患者，閉塞性黄疸がある患者，下肢の障害などで日常生活動作に支障があり早期離床困難が予測される患者などでは，術後合併症のリスクが高まる可能性がある．また高齢者では，術後せん妄を発症するリスクが高い．

〈看　護〉

　既往歴や検査データや日常生活動作，喫煙歴などの情報から，術後合併症が生じる可能性をアセスメントする．術後せん妄や早期離床困難が予測される場合は，多職種による早期からの介入を計画する．

〈Fさんへの看護の実際と評価〉

　Fさんは高血圧の既往と喫煙歴がある．降圧薬の常用の有無を確認し，術後の内服の再開日時を医師に確認し，Fさんと共有した．また，喫煙歴から痰が多く貯留すると予想されることや，排痰方法および排痰を促進する方法をFさんと共有し，術後の排痰を阻害する要因となる痛みを取り除くための鎮痛薬の投与経路についても情報提供を行った．

事例の概要❷　術後（肝前区域切除術）

1）手術の概要

- ・術式：肝前区域切除術
- ・麻酔：硬膜外麻酔（持続注入器，使用薬剤〔フェンタニル3A＋0.2％ロピバカイン150 mL，3 mL/時〕）＋全身麻酔
- ・麻酔時間：5時間15分.
- ・手術時間：4時間00分.
- ・手術中のin-outバランス：輸液量3,500 mL，輸血量 新鮮凍結血漿（FFP）12単位（1,440 mL）・人赤血球濃厚液6単位（840 mL），出血量680 g，尿量1,300 mL.
- ・手術所見：S8に2 cm大の腫瘍があり摘出した. 術中肝エコー[*1]を実施し，ほかに病変は見られなかった.
- ・手術中の一般状態：体温，脈拍，心電図上とくに問題となる所見はみられなかった.
- ・挿入されたチューブ類：経鼻胃管（左鼻腔から50 cm挿入し固定），左横隔膜下ドレーン，肝切離面ドレーン，モリソン窩ドレーン[*2]，膀胱留置カテーテル，中心静脈ライン（尺骨皮静脈から挿入），末梢静脈ライン，硬膜外カテーテル（Th 9/10に挿入）.

2）手術終了直後の様子

- ・回復室にて呼びかけに対して返答あり. 離握手や深呼吸の促しに応じることができていた. 経鼻胃管の排液はごく少量であったため当日抜去.
- ・帰室時，血圧135/87 mmHg，脈拍数98回/分，呼吸数22回/分，体温36.5℃，酸素マスク8 L/分でSpO₂95％であった. 呼吸困難の訴えなし.

3）術後の経過

- ・帰室後2時間ごろより覚醒し，創部痛を訴えた. 硬膜外カテーテルから持続的に鎮痛薬が注入されていることを説明し，さらにPCAのボタンを押してよいことを伝えた. その後，PCAも使用して疼痛はコントロールされている.
- ・呼吸音は全肺野で減弱しており，副雑音が軽度聴取された. 口腔ケアを行い，排痰を促した.
- ・術後1日目の朝，尿量は問題なし. 腸蠕動は弱く，排ガス・排便は認めていないが，腹部膨満感はない.
- ・図Ⅶ-6-6に，術後早期の時点でのFさんの状況を整理した情報の関連図を示す.

[*1]術中肝エコー：手術中に超音波検査を行うことをいう. これにより，肝内深くにある小腫瘍の検索や，腫瘍と脈管との位置関係の把握ができる.
[*2]モリソン窩ドレーン：モリソン窩とは，肝臓と右腎臓の間に存在する部位をさし，仰臥位時に右上腹部で最も低い位置となるため，体液が貯留しやすい. そこでこの部位にドレーンを留置し，血液などの排液をドレナージする.

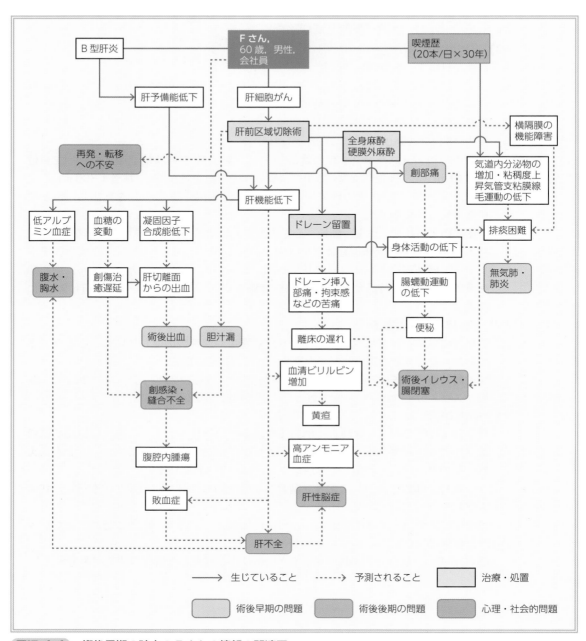

図Ⅶ-6-6　術後早期の時点のFさんの情報の関連図

E. 術後看護

1 ● 術後の一般的経過と看護方針

　肝切除術後の一般的経過を**表Ⅶ-6-3**に示す.

表Ⅶ-6-3　肝切除術を受けた患者の一般的経過

		入院～手術前日	手術当日	術後1日目	2日目	3日目	4日目	5日目	6日目
病棟		病棟	手術室→病棟	病棟	→				→
治療・処置	創部ドレーン		(術中より) ———→			抜去(モリソン窩ドレーン)	抜去(肝切離面ドレーン)	抜去(横隔膜下ドレーン)	
	硬膜外カテーテル		(術中より) ———→			抜去			
	胃管		(術中より) ———→	抜去					
	中心静脈ライン(点滴)		(術中より) ———→						抜去
	末梢静脈ライン(点滴)						抜去		
	酸素療法		———→ 終了						
	心電図モニター		———→ 終了						
	手術部位,創部の処置	(手術前日) 臍処置,必要時除毛		創部の観察					
	下肢の血栓予防		間欠的空気圧迫法 ———→		終了				
薬剤		(手術前日) 必要時睡眠薬	(術前) 前投薬,降圧薬など常用薬 (術後) 必要時鎮痛薬			常用薬の再開	緩下薬,整腸薬など		
検査		血液検査,尿検査,心電図,呼吸機能検査,胸・腹部X線など	血液検査,胸・腹部X線	血液検査,胸・腹部X線	血液検査	血液検査,胸・腹部X線		血液検査	
日常生活援助	清潔	入浴		全身清拭	全身清拭,洗髪,下半身シャワー浴	———→	全身清拭	全身清拭またはシャワー浴	———→
	食事・飲水	普通食,手術前日の21時～絶飲食	———→		水分摂取開始	排ガス確認後,流動食開始	3分粥	5分粥	7分粥
	排泄	(手術前日) 緩下薬	(術前) 朝,浣腸 (術後) 膀胱留置カテーテル挿入	抜去					
	安静・活動	制限なし	(術後) 床上安静,体位変換	坐位,立位,歩行					———→
説明・教育		医師による手術などの説明,看護師による入院生活・手術に備えた説明,麻酔科医訪問	(術後) 手術結果の説明など	回復過程について説明			退院指導		

看護方針

・術後合併症を予防し,異常の早期発見に努める.

・患者が心身ともに順調な回復経過をたどるよう援助する.

・患者が主体的に療養に取り組むことができ,退院後の日常生活を円滑に送ることができるよう援助する.

2 ● 術後早期の看護問題と看護活動

看護問題

#1　肝切除術および全身麻酔に伴う術後合併症を生じる可能性
　#1-1　術後出血
　#1-2　胆汁漏
　#1-3　呼吸器合併症（無気肺，肺炎）
#2　創部痛

看護活動

　ここでは，#1-1，#1-2，#1-3 について述べる.

#1-1　術後出血

〈原　因〉

　肝臓の切離時は，多くの血管や脈管が結紮または電気メスで処理される. そのため, 切離面が広くなるほど，出血のリスクは高くなる. また, 肝臓は凝固因子の合成を担うため, 肝予備能が低い場合や肝切除量が多い場合では, 凝固因子が相対的に不足し, 出血リスクは高くなる.

〈看　護〉

　血圧, 脈拍, 尿量, 創部やドレーンからの排液の性状・量, 創部痛, 皮膚冷感, 腹部膨満感を観察する. ドレーンからの正常な排液は，淡血性から漿液性であり, 時間の経過につれ血性は薄まっていく. 術後出血は術後1日以内に起こることが多く, 1時間あたり100 mL 以上の出血では，再手術が必要となる.

〈Fさんへの看護の実際と評価〉

　Fさんに対し帰室から15分後，30分後, 1時間後, 2時間後, 4時間後, その後は2時間ごとに血圧, 脈拍, 尿量, 創部やドレーンからの排液の性状・量, 創部痛, 皮膚冷感, 腹部膨満感を観察した. ドレーンからの排液は，帰室直後は血性であったため, 創部とともにとくに入念に観察した. 手術当日は，排液は徐々に血性が薄まり, バイタルサインは大きく変動することなく経過した. 術後1日目以降は，バイタルサインや尿量, 創部や排液の性状・量, 創部痛, 皮膚冷感, 腹部膨満感を1日4回観察・測定し, 術後出血が生じていないことを確認した.

#1-2　胆汁漏

〈原　因〉

　肝切離時に結紮や電気メスで処理された胆管から胆汁が漏れ出ることを胆汁漏という. 多くは自然消失するが, ドレナージが有効でない場合は, 胆汁が切離面や腹腔内にたまり, 腹腔内膿瘍の形成や, 創感染などを引き起こす場合がある.

〈看　護〉

　ドレーンからの排液の性状を観察する. 黄色や褐色の排液が見られる場合や, 排液の生化学検査でビリルビン値が高い場合は, 胆汁漏と判断される. ドレナージが適切に行われ

ていれば, 保存的に経過を観察する場合が多いが, ドレナージが不十分である場合はドレーン先端部の移動がないかを X 線で確認する.

〈Fさんへの看護の実際と評価〉

手術当日は 15 分後, 30 分後, 1 時間後, 2 時間後, 4 時間後, その後は 2 時間ごとにドレーンからの排液を観察した. 術後 1 日目以降は, 排液の性状・量を 1 日 4 回観察・測定し, 胆汁漏が生じていないことを確認した. 排液は, 淡血性から漿液性へと経過したが, 黄色や褐色の排液は見られなかった. 排液の生化学検査結果は, ビリルビン値は低値であった.

#1-3　呼吸器合併症（無気肺, 肺炎）

〈原　因〉

肝臓は, 横隔膜にある靱帯で固定されているため, 手術中に横隔膜が損傷した場合や, 術後の炎症が横隔膜まで波及した場合は, 呼吸機能の低下により, 肺炎や胸水, 無気肺などの合併症が生じるリスクが高い. また, 手術操作に伴う横隔膜の炎症による胸水の発生, 手術時の挿管や術後の水分バランスの変動による気道分泌物量や粘度の増加, 喫煙歴, 創部痛による排痰困難や離床の遅延なども呼吸器合併症リスクとなる.

〈看　護〉

呼吸音, SpO_2, 呼吸困難感や排痰状況についての観察, 胸部 X 線所見の確認を行う. 肝予備能の低下や喫煙歴により, 呼吸器合併症のリスクが高いと査定される場合は, 禁煙はもちろん, 術前から, 腹式呼吸練習, 排痰練習, 呼吸機器を用いた呼吸練習などの呼吸訓練を十分に実施し, 術後は早期から, 離床や, 呼吸訓練の再開がなされるよう援助する.

〈Fさんへの看護の実際と評価〉

手術当日は 15 分後, 30 分後, 1 時間後, 2 時間後, 4 時間後, その後は 2 時間ごと, 術後 1 日目以降は 1 日 4 回, 呼吸音, SpO_2, 呼吸困難感や排痰状況を観察した. 術後 1 日目の朝, ルームエアでの SpO_2 が 93％であったため酸素投与を続行した. 胸部の聴診で痰の貯留を認めたため, 排痰を促したが, F さんは「痛くてうまく痰が出せない」と言った. PCA を調整して創部痛の緩和を図り, 排痰の必要性を説明し, F さんが排痰に取り組めるよう働きかけた. 徐々に排痰ができるようになり, 術後 3 日目, ルームエアでの酸素飽和度が 97％となり, 酸素投与を終了した.

3 ● 術後後期の看護問題と看護活動

看護問題

#1　肝機能低下に伴う症状が生じる可能性
　#1-1　肝不全
　#1-2　腹水・胸水
　#1-3　肝性脳症
#2　創感染, 縫合不全が生じる可能性
#3　術後イレウス・腸閉塞が生じる可能性

看護活動

ここでは，#1-1，#1-2，#1-3，#2について述べる．

#1-1 肝不全

〈原 因〉

肝硬変のない肝臓では，切除術後1週間で肝機能が正常化する[2]と言われているが，肝切除量が多い場合や，肝予備能の低下が顕著な場合では，感染症や呼吸器合併症などの併発により，肝不全が生じるリスクが高い．

〈看 護〉

血液検査で，肝機能・血清ビリルビン・凝固能の推移や，バイタルサインの変動，腹水・胸水，黄疸，倦怠感，食欲不振，意識障害などの肝不全症状を観察する．ドレーンからの排液の性状・量の観察により，凝固能低下による血性排液の増加や，腹水による漿液性排液の増加がみられる場合がある．

術後肝不全は致命的であるが，その対策は，肝臓への血流や酸素供給の改善による肝再生の促進となる．呼吸器合併症や感染症の予防および治療，早期離床による全身循環の改善が肝不全予防につながる．

〈Fさんへの看護の実際と評価〉

術後1日目，Fさんは血液検査でAST 396 IU/L，ALT 420 IU/L，LDH 590 IU/L，T-Bil 2.4 mg/dL，PT活性値44%，アンモニア176 µg/dLであり，肝機能の低下が示唆され，新鮮凍結血漿（FFP）6単位（720 mL）を投与し，高アンモニア血症治療薬であるラクツロースの経口投与を開始した．バイタルサインや，ドレーンからの排液の性状や創部の観察，血液検査値の推移を把握し，ラクツロースが確実に経口投与できるよう援助した．術後3日目には肝不全徴候は認めず，順調に肝機能が回復していると査定した．呼吸器合併症の予防や早期離床を援助したことも肝不全予防につながった．

#1-2 腹水・胸水

〈原 因〉

肝機能の低下が著しい場合，タンパク合成機能の低下に伴う低アルブミン血症による腹水・胸水の貯留が生じる場合がある．また，手術操作による横隔膜の炎症が胸水の原因となることがある．

〈看 護〉

血液検査の推移や，バイタルサインや呼吸状態の変動，腹部膨満感や体重増加などの腹水・胸水の貯留の徴候を観察する．ドレーンからの排液の性状・量の観察により，腹水による漿液性排液の増加がみられる場合がある．

血液検査で低アルブミン血症が著しい場合は，アルブミン製剤や新鮮凍結血漿（FFP）が投与され，高タンパク食などの栄養管理が必要となる．腹水に対しては利尿薬が投与されることがあり，胸水に対しては胸腔ドレナージが行われることがある．

〈Fさんへの看護の実際と評価〉

術後1日目，Fさんは血液検査でアルブミン値が低下していたため，新鮮凍結血漿（FFP）が投与された．腹水や胸水は少量の貯留で経過し，穿刺（ドレナージ）にはいたらなかった．

#1-3　肝性脳症

〈原　因〉

　肝機能の低下が著しい場合，アンモニアの血中濃度上昇や血中での各アミノ酸の量の不均衡が生じ，肝性脳症が発生する場合がある．

〈看　護〉

　肝性脳症は睡眠リズムの変調から意識消失まで重症度に幅がある．肝機能の低下がある場合は，睡眠リズムの変調，記憶や行動の異変，手の振戦，便通，体重の増減など，肝性脳症の徴候を早期に発見することが大切となる．肝性脳症の治療としては，高アンモニア血症への対策として低タンパク食やラクツロースの投与，分岐鎖アミノ酸の投与がある．

〈Fさんへの看護の実際と評価〉

　術後1日目，Fさんは血液検査で肝機能の低下が示され，高アンモニア血症に対してラクツロースが開始となった．排便は毎日あり，肝性脳症の徴候はみられず，術後4日目にアンモニア値は正常となったことを確認した．

#2　創感染，縫合不全が生じる可能性

〈原　因〉

　肝臓は糖の貯蔵と供給を担っており，肝切除術後はその機能が障害されるため，血糖値のモニタリングやコントロールが必要となる場合がある．血糖コントロールを必要とする場合や胆汁漏がある場合は，創感染が生じるリスクが高くなる．

〈看　護〉

　血糖をモニタリングし，発熱や創部発赤などの感染徴候の早期発見に努める．

〈Fさんへの看護の実際と評価〉

　Fさんの血糖値は正常範囲で経過し，創部は感染徴候もなく，術後7日目に癒合を確認した．

4 ● 術後の心理・社会的問題と看護活動

看護問題

#1　再発・転移への不安

看護活動

#1　再発・転移への不安

〈原　因〉

　肝臓は血流豊富な臓器であり，肝細胞がん，肝内胆管がん，転移性肝がんで肝切除術を受けた患者では，再発や転移が生じる可能性が高く，不安を抱きやすい．

〈看　護〉

　手術後の経過の確認だけでなく再発・転移の検索のためにも定期受診は欠かさないよう説明する．再発や転移への不安を傾聴し，患者が必要としている情報を主治医から得られるよう，質問の機会を設けたり質問方法を具体的に提案し，医療者と患者，家族間の信頼

関係が構築されるようかかわる．また，院内で活用可能な相談窓口や患者支援事業などがあれば紹介する．

〈Fさんへの看護の実際と評価〉

　Fさんは「根治の可能性が高いと肝切除術を選択したが，この後も再発・転移が生じる可能性が高いと聞いている．その場合はどういう治療法があるのだろうか」と話していた．そこで，一緒に主治医に質問する機会を設けることを提案したところ，「治療法がないと言われるのは怖いので，もう少し身体が落ち着いたら質問してみます」と穏やかな表情で話した．Fさんなりに，再発・転移への不安に向き合っているものと評価した．

F. 退院オリエンテーション

1 ● 短期的経過と長期的経過

　ドレーン類が抜去され，食事摂取でき，肝不全や感染の徴候がないなどの場合は，1〜2週間ほどで退院となるが，肝再生には正常肝で術後2ヵ月ほど，肝炎など障害肝では4〜5ヵ月かかる[3]．

　創部痛，発熱，腹痛など体調不良時の対応を説明し，喫煙や飲酒など，肝再生を妨げうる生活習慣について伝える．また，残肝にがんが再発する可能性があることを説明し，CT検査などフォローアップのスケジュールを伝え，定期受診を欠かさないよう促すことが重要である．

2 ● 退院オリエンテーションの実際

a. 内　容

(1) 創部痛，発熱，腹痛などの体調不良時の対応について

　創部痛は数ヵ月続く可能性があるため，鎮痛薬の使用方法を説明する．発熱は創感染，腹腔内感染，肺炎などの徴候であることを説明し，発熱時はただちに受診するよう伝える．また，腹痛は術後イレウス・腸閉塞の可能性があるため，生じた場合は無理に摂食せず，症状が改善しない場合は受診するよう説明する．

(2) 食事や生活習慣について

　食事の制限はないが，術後イレウス・腸閉塞予防のため，タケノコやゴボウなど硬い繊維質の野菜，きのこ類，海藻類，ナッツ類，イカ，タコは，十分に咀嚼してから食べるように説明する．緩下薬や腸蠕動促進効果のある薬剤が処方されることが多いため，内服方法について説明する．喫煙は酸素の供給を妨げること，また，アルコールは肝臓で代謝されるため多量に摂取すると肝臓に負担をかけることになることを説明する．

(3) 活動や仕事について

　腹直筋切離がある場合は，回復するまでの2〜3ヵ月は腹筋を使う動作は可能な範囲で控えるよう説明する．仕事への復帰については，主治医と相談するよう説明する．筋力や肝機能の回復のため，徐々に活動範囲を広げること，十分な睡眠を確保すること，規則正しい生活を心掛けることを説明する．

b. 家族への援助

　患者への説明時に，可能ならば家族に同席してもらい，退院後の生活についてのイメージを共有することが望ましい．同居家族がいない場合では，家事の援助などの社会資源の活用を検討する．

練習問題

Q28　肝細胞がんで正しいのはどれか．（第96回 看護師国家試験，2007を一部改変）

1. 早期から黄疸が出現する.
2. 肝硬変を併発していることが多い.
3. 特異性の高い腫瘍マーカーはCEAである.
4. わが国ではアルコールに起因するものが最も多い.

［解答と解説 ▶ p.447］

引用文献

1) 日本肝臓学会（編）：肝癌診療ガイドライン2021年版，p.30，金原出版，2021
2) 若林　剛：肝臓．標準外科学，第14版（畠山勝義監），p.587，医学書院，2016
3) 山中若樹，岡本英三，田中　歩，ほか：ヒト肝切除後の再生動態—正常肝 vs 病的肝．肝臓 **36**（2）：128-130，1995

7 消化機能の再確立② ——腹腔鏡下胆囊摘出術

この節で学ぶこと

消化機能の再確立が必要となる手術の1つである胆囊摘出術を取り上げる．日本では，腹腔鏡下胆囊摘出術は1990年に行われて以来，低侵襲手術として急速に発達している．現在，本手術法は胆石症に対する手術法の第一選択となっている．全身麻酔下で腹腔鏡下胆囊摘出術を受けるために入院した患者の事例を取り上げ，手術侵襲により健康状態が急激に変化する人とその家族の特徴を理解するとともに術前・術後の消化機能の再確立のための看護を学ぶ

事例の概要❶　入院〜術前

1）入院時の情報

・患者はGさん，55歳の男性，地方公務員．3年前の検診で胆石症を指摘され経過観察中であった．1年に数回，食後や朝に上腹部から右背部にかけての痛みが出現していたが，2時間程度，横になって腹部を押さえながら安静にしていると治まっていた．

・1ヵ月前，37℃台の発熱と，食後に強い痛みが出現したため近医を受診した．胆囊炎と診断され，抗菌薬の投与を受け痛みは消失した．超音波検査の結果，胆囊内に胆石が複数見つかった．患者本人の希望もあり手術目的で入院した．

・入院前の3年間で体重が8 kg増加し，肥満と脂肪肝を指摘されたため，脂っこいものや濃い味付けの食事が好きであるが少し控えていた．仕事上，夕食は外食が多かった．アルコールは付き合い程度，タバコは1日20本（喫煙歴35年）．妻（50歳，パート勤務）と大学生の長男（長女は嫁いで別世帯で暮らしている）との3人暮らしである．

2）入院時のバイタルサインと検査データ

・バイタルサイン：体温36.5℃，脈拍数84回/分，呼吸数22回/分，血圧134/98 mmHg，SpO_2 95％．

・血液検査：WBC 8,500/μL，RBC 550万/μL，Hb 14.0 g/dL，Ht 41.0％，Plt 30万/μL，TP 6.8 g/dL，Alb 4.1 g/dL，Na 140 mEq/L，K 4.0 mEq/L，Cl 100 mEq/L，BUN 10.2 mg/dL，Cr 0.7 mg/dL，AST 30 IU/L，ALT 42 IU/L，CRP 0.3 mg/dL，T-Bil 0.7 mg/dL，D-Bil 0.2 mg/dL，TC 230 mg/dL，TG 155 mg/dL，LDL-C 149 mg/dL，HDL-C 40 mg/dL．

・呼吸機能検査：％肺活量102.9％，1秒率74.0％．

・心電図・胸部X線・尿検査：異常なし．

・体格：身長168 cm，体重78 kg，BMI 26.9（肥満1度）．

3) 病気の受け止め方と理解

・医師から,「胆囊に胆石がいくつもあり, いつ再び発作が起きるかわからない」と説明を受けた. 発作時の痛みの強さを考えると手術をすべきだと決断した. また,「手術方法は腹腔鏡下で胆囊摘出術を行う予定であるが, 合併症として出血や胆汁漏出などがある, 場合によっては急きょ開腹術ということもありうる」と説明を受けた. 患者は「ほかの手術より簡単だと思っていたのに, 手術はうまくいくだろうか. 痛みには弱いし……」と不安な思いを口にしていた.

A. 胆道系の位置・構造と機能

　　胆道系とは, 肝臓でつくられた胆汁を十二指腸へ排出させる管のことで, 一般に肝外胆管および胆囊のことをいう.

胆道系の位置・構造

　　胆道は, 上流は肝臓, 下流は膵臓内を通り, 門脈, 肝動脈という主要血管が近接する重要な位置に存在する. 肝臓でつくられた胆汁は, 左右肝管から総肝管, 胆囊から胆囊管と合流して（3管合流部）総胆管となり, 十二指腸の後面を通って膵臓内に入り膵管と合流して十二指腸に排出される. この開口部位を大十二指腸乳頭（ファーター乳頭）という（図Ⅶ-7-1）.

　　胆管は通常, 径 0.5〜0.8 cm くらいの太さであるが, 胆管内が結石や腫瘍などで閉塞されると拡張する. 1.0 cm を超えた場合には胆管の拡張を疑って検査することもある.

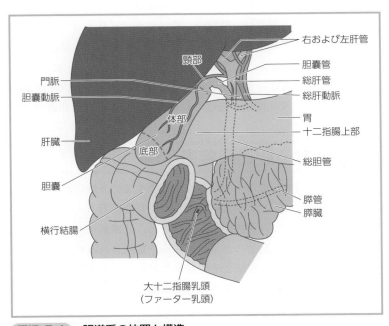

図Ⅶ-7-1　胆道系の位置と構造

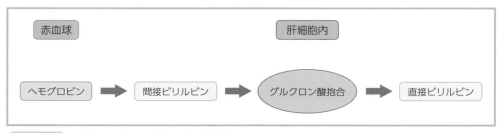

図Ⅶ-7-2　ビリルビンとグルクロン酸抱合

胆嚢は西洋梨状の袋で肝臓の右下面に固定された状態で存在する．胆嚢は頸部(けい)・体部・底部と区別される．胆嚢と総胆管を胆嚢管が連絡している．

胆道系の機能

胆汁は肝臓の肝細胞で産生される．胆汁の主な成分は，胆汁酸，リン脂質，コレステロール，胆汁色素などで，1日に約500〜1,000 mLほど分泌される．胆管は肝臓でつくられた胆汁を十二指腸へ排出させ，胆嚢は胆汁を貯留・濃縮（5〜10倍に濃縮）して十二指腸に送り出す働きをしている．胆汁の十二指腸への排出は，一般には，胆嚢の収縮とオッディ括約筋(しかん)（ファーター乳頭周囲に存在）の弛緩の協調運動によるものと考えられている．食事（とくに脂肪）が十二指腸に到達すると，小腸からコレシストキニンというホルモンが分泌され，この協調運動が起こることで胆汁が十二指腸に排出される．

排出された胆汁中の胆汁酸は，脂質と結合することで脂質の吸収を助ける働きがある．吸収されたあと再度，胆汁酸として腸管内に排出される．これを腸肝循環という．

胆汁色素は主にビリルビンである．赤血球中のヘモグロビンが間接ビリルビンに分解され，肝細胞内でグルクロン酸抱合を受けて直接ビリルビンとなる．よって，直接ビリルビンか間接ビリルビンかを調べることで黄疸(おうだん)（ビリルビンが過剰に存在する状態）の原因がどこにあるか予測できる（**図Ⅶ-7-2**）．

胆嚢では胆汁成分のうち，胆汁酸やコレステロール，胆汁色素はほとんど吸収されないが，水分やCl，重炭酸塩が吸収されることから，胆汁は胆嚢内で徐々に濃縮される．

B. 手術適応となる胆道系疾患

胆道手術の対象となる疾患は良性から悪性まで多岐にわたる．良性疾患としては胆嚢胆石症，胆嚢ポリープ，総胆管結石症，膵胆管合流異常，先天性胆道拡張症などがあり，また，悪性疾患としては胆嚢がん，胆管がん，乳頭部がんなどの胆道がんがある．疾患の種類やがんの進行度，病変の部位などから，選択される術式やその手術侵襲の程度は大きく異なる．したがって，疾患とその病態の理解はもとより，正確な術式と手術侵襲の大きさを理解することが，術前・術後の適切な援助をしていくうえで重要である．

表Ⅶ-7-1　結石の種類

存在部位	種類（胆石の成分）	成　因
①胆嚢結石	コレステロール胆石が多い	コレステロール過飽和
②総胆管結石	ビリルビンカルシウム石が多い	胆嚢結石の落下・胆管の流れの異常 胆道感染（大腸菌など）
③肝内結石		胆汁うっ滞

[吉澤浩次, 永井秀雄：なぜ？からわかる臓器別ケアの要点＆焦点—胆道編. 消化器外科 Nursing 9（6）：59-64, 2004 を参考に作成]

1 ● 胆石症

　胆石症とは，胆道系に固形物（胆石）が発生した状態である．症状の有無にかかわらず胆石があれば胆石症という．胆石は胆嚢や胆管に生じる結石で，胆汁に含まれるコレステロールやビリルビンの結晶からなる．胆石が胆管などを閉塞させると，激しい痛みや炎症などが起こる．胆石症は，40歳代，女性，肥満などの特徴がある人に好発するといわれている．また，脂肪の代謝に異常のある人，妊娠，急激なダイエット，胃切除術後などもコレステロール胆石の発生に関連があると指摘されている[1]．

a. 分　類

　結石の存在部位により肝内結石（3.7％），胆嚢結石（74.5％），総胆管結石（25.6％）[2] に分けられる（**表Ⅶ-7-1**）．また，胆石は成分によって，コレステロール胆石（約70％），色素胆石（約30％），まれな胆石に分類される．胆嚢結石にはコレステロール胆石が多く，胆管結石には色素胆石の1つであるビリルビンカルシウム石が多い．

b. 症　状

　胆石症の約半数の人は無症状で経過する．胆石が小さい場合や胆嚢内にある場合には，症状が出ないことが多い．

　主要な症状として上腹部痛，発熱，黄疸を呈し，これらの症状はシャルコー（Charcot）の三徴とよばれる．とくに疝痛発作とよばれる激しい右季肋部痛が代表的である．発熱と黄疸は，胆道の通過障害と感染を意味する．他覚症状として胆嚢部に圧痛や腫大した胆嚢を触れることがある．

　胆石症の合併症には，胆嚢炎，胆管炎，急性膵炎，胆石イレウス（胆石による腸管の閉塞）などがある．

c. 治療方法

　胆石症に対する治療法は，食事療法と薬物療法を中心とする保存的治療やコレステロール胆石溶解療法，体外衝撃波胆石破砕術，内視鏡的胆石除去術，胆嚢摘出術（腹腔鏡下手術と開腹手術）などがある．治療法は胆石の種類や大きさ，数，存在部位，疝痛発作などの症状の有無，胆嚢炎の既往などを考慮して決定される．

　胆嚢結石症の場合は，一般に無症状例を除き胆嚢摘出術の適応になる．その際，腹腔鏡下手術に十分な経験を有する施設では，胆嚢がんの疑いのある症例や妊娠例を除き腹腔鏡下胆嚢摘出術が第一選択の術式となる．総胆管結石症の場合は，治療の第一選択は内視鏡的逆行性胆管膵管造影（endoscopic retrograde cholangiopancreatography：ERCP），内

視鏡的乳頭切開術（endoscopic sphincterotomy：EST）による内視鏡的な結石の除去である．一度の治療で結石を除去できない場合（全身状態不良時，止血機能不良のため乳頭括約筋の切開が危険な場合など）には，内視鏡的経鼻胆管ドレナージ（endoscopic nasobiliary drainage：ENBD），内視鏡的逆行性胆道ドレナージ（endoscopic retrograde biliary drainage：ERBD）による胆道減圧のみを先行し，その後に結石の除去を行うこともある[3]．肝内結石症は，結石存在部位が限局性で肝実質の萎縮を伴う場合は肝切除術を行うが，経皮経肝胆道鏡による結石除去が一般的である．

d. 腹腔鏡下胆囊摘出術の適応

腹腔鏡下胆囊摘出術の適応は，右季肋部・心窩部痛，背部痛，発熱などの症状を呈する胆囊結石症，胆石胆囊炎などである．無症状胆囊結石に対する胆囊の摘出は慎重に選択すべきで，とくに糖尿病患者や小児，臓器移植患者には勧められない[2]．

C. 術式の種類

〈腹腔鏡下胆囊摘出術の術式〉

腹腔鏡下胆囊摘出術は全身麻酔下，腹腔鏡下に胆囊を摘出する手術であり，現在では胆囊結石症に対する第一選択の術式として位置づけられている．しかし，胆囊炎の程度，手術既往，併存疾患などによって手術の難易度に大きな差異がある．

手術に必要な装置・器具類は，画像機器（腹腔鏡，モニター，光源など），気腹装置，手術器具などである．腹腔内に炭酸ガスを注入し，充満したガスで腹腔内を拡張することにより術野を確保する方法（気腹法）と，気腹を行わず腹壁を吊り上げることにより術野を確保する方法（吊り上げ法）があるが，気腹法が主流である．炭酸ガスを使用する理由は，血液や組織に溶けやすく肺胞から排出される，血中に溶けても塞栓をつくらない，燃焼性がないなどの点からである．

手術手技は①ポート留置，②胆囊管，胆囊動脈の剥離，③胆囊管の切離，④胆囊動脈の切離，⑤肝床から胆囊の剥離，⑥胆囊を摘出，⑦ドレーン留置と閉創の順に実施される．

手術野を確保し，次に臍下部，上腹部に計4本程度のトロッカーを挿入し，腹腔鏡観察下に胆囊周囲を剥離，胆囊動脈および胆囊管を切離して胆囊を摘出する（**図Ⅶ-7-3**）[4]．また，手術中に総胆管結石が確認された場合，総胆管を切開または胆囊管を通して，胆道ファイバー下，または透視下で結石の摘出，破砕，十二指腸への圧出を行う．そして，結石が遺残していないことが確認でき，胆囊炎所見が軽微であれば，そのまま総胆管または胆囊管を閉鎖する．そうでない場合は，胆囊管（Cチューブ），または総胆管（Tチューブ）にチューブを留置し，術後の総胆管結石採石に備える．

腹腔鏡下手術の最大の利点は，従来の開腹術に比べて術後のQOLが向上することである．術創が小さいため低侵襲で美容上も優れており，術後の疼痛が少ない．また，離床や食事開始が早く早期退院・社会復帰が可能であり，術後の腸管癒着（ゆちゃく）が起こりにくい．一方，欠点としては，二次元画像を見ながら専用の長い鉗子（かんし）を操作して手術を行うため止血操作や縫合操作は開腹術に比べ困難である．術者が未熟な場合，出血や胆管損傷，他臓器損傷などの合併症を起こす危険性は高くなる．また，手術野を確保するために行う気腹に伴う

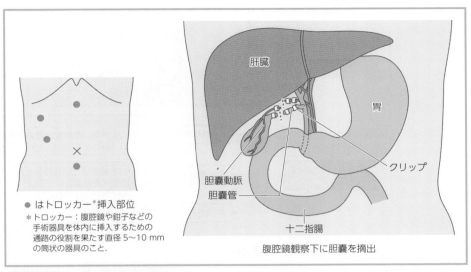

肝臓

胃

クリップ

胆嚢動脈
胆嚢管

十二指腸

● はトロッカー＊挿入部位

＊トロッカー：腹腔鏡や鉗子などの
　手術器具を体内に挿入するための
　通路の役割を果たす直径 5〜10 mm
　の筒状の器具のこと.

腹腔鏡観察下に胆嚢を摘出

図Ⅶ-7-3　腹腔鏡下胆嚢摘出術

合併症として，横隔膜上昇による無気肺が生じたり，腹腔内圧の上昇により下肢の深部静脈血栓が形成されやすくなり術後の肺塞栓の原因となりうる．炭酸ガスの圧が横隔膜の神経を刺激するために肩痛，皮下気腫などが出現する場合もある．

〈腹腔鏡下胆嚢摘出術における合併症〉

　合併症には，術中合併症として胆管損傷，出血，腸管損傷，腹腔内落石などがあり，術後合併症には後出血，胆汁漏，深部静脈血栓症・肺血栓塞栓症，創感染などがある．

D. 術前看護

1 ● 診断から手術までの経過

　胆石症の診断から治療を受けるまでの過程，および診断に必要な検査を**図Ⅶ-7-4**に示す.

(1) 問診，視診，触診

　胃十二指腸潰瘍，イレウス，急性虫垂炎，尿路結石などによる腹痛や発熱，また心筋梗塞や狭心症による右上腹部痛や放散痛との鑑別が重要である．

(2) 血液検査

　胆汁うっ滞があれば，胆道系酵素（ALP，LAP［ロイシンアミノペプチターゼ］，γ-GTPなど）や直接ビリルビン（D-Bil）が上昇する．閉塞性黄疸では，一過性に AST，ALTの上昇をみることもある．

(3) 画像検査

　腹部超音波検査，超音波内視鏡（endoscopic ultrasonography：EUS），腹部 CT，MRIを用いた胆管膵管造影（magnetic resonance cholangiopancreatography：MRCP）などがある．

　胆道 X 線造影法には，経口や静注で薬剤を投与する排泄性胆道造影法（間接法）と，胆

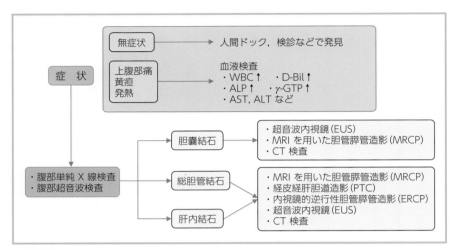

図Ⅶ-7-4　胆石症の診断と検査
[日本消化器病学会（編）：胆石症診療ガイドライン2021,改訂第3版,p.16-30,南江堂,2021を参考に作成]

管にカテーテルを挿入して造影を行う直接胆道造影法がある．間接造影法としての超音波内視鏡（EUS）は胆嚢結石を検出するのに有用である．また，直接造影法の内視鏡的逆行性胆管膵管造影（ERCP）や経皮経肝胆道造影（percutaneous transhepatic cholangiography：PTC）は，肝内結石の診断に有用である．

　超音波検査は侵襲性がないため最初に行われ，しかも胆嚢胆石の存在をほぼ確定できる．その画像は，特徴のある高エコー像と音響陰影（内部に硬いものがあり，ビームが突き抜けない．そのため後ろが無エコーになる）を示す．

2 ● 術前の看護方針，看護問題と看護活動

看護方針

・患者と家族が，予測される術後経過を理解したうえで治療方法を選択できるよう援助する．
・術前オリエンテーションおよび術前訓練を実施し，とくに早期離床については具体的なイメージがもてるよう指導する．

情報収集とアセスメント

①現病歴，右上腹部痛・発熱・黄疸の有無，悪心・嘔吐の有無，痛み（程度，持続時間，部位，誘発因子［食事，薬物，アルコールとの関係］，胆嚢部に圧痛や腫大の有無），皮膚瘙痒感・浮腫の有無.
②検査値
・栄養・貧血状態：身長・体重，肥満度，TP，Alb，血清電解質，Hb，Ht.
・炎症反応：WBC，CRP，AMY.
・胆汁うっ滞の有無：ALP，LAP，γ-GTP，T-Bil，D-Bil，TC，TG.
・閉塞性黄疸の有無：AST，ALT.

③疾患の状態，重症度：諸検査の結果から胆石の種類や大きさ，数，存在部位，疝痛発作の有無，胆嚢炎の既往など.

④予定術式・麻酔内容と患者の理解.

⑤疾患あるいは症状に対してこれまで行われた処置，今後行われる予定の処置，過去の治療内容と成果，輸液・輸血の有無.

⑥既往歴と機能低下の有無：呼吸器系・循環器系・腎機能および栄養状態.

⑦不安内容と程度：術前説明の内容と受け止め，ストレス-コーピング，術前性格.

　これらの情報を基に，患者の栄養状態，身体的・精神的苦痛，合併症発症の危険性などについてアセスメントする.

看護問題

> ＃１　手術方法・麻酔に対する不安
> ＃２　既往歴，患者属性による術後合併症の可能性
> ＃３　検査，処置に伴う苦痛

看護活動

　胆石症の診断と手術方法，全身麻酔の安全性の判断などのために検査が実施される. これらの検査が安全・確実に実施されるよう援助することが重要である. また，入院は通常，手術予定日の前日である場合が多く，術前期間は大変短い. そのなかで手術・麻酔，術後経過に対する理解を深め，前向きに手術にのぞむことができるよう援助することも重要である.

　ここでは，＃1について，術前の不安を軽減するために必要な援助を述べる.

＃１　手術方法・麻酔に対する不安

〈原　因〉

　腹腔鏡下胆嚢摘出術は低侵襲性手術ではあるが，手術の限界や合併症などの欠点もあるため，患者は手術や麻酔，術後の経過に関する不安を抱く.

〈看　護〉

　十分な理解や納得が得られないまま手術を受けることは，術後の心身の回復経過に影響を与える. 麻酔・手術方法について患者が了解・納得し，前向きな言葉が表出されることを目標とする. 次のような内容を本人および家族によく説明する.

①胆嚢摘出術の必要性.

②腹腔鏡下胆嚢摘出術の方法と利点.

③特有の合併症：気腹操作に伴う危険性（呼吸循環障害，血栓症・塞栓症，皮下気腫など），手術視野の限界と手術操作に伴う危険性（出血，臓器の損傷など）.

④開腹手術への移行の可能性（炎症による癒着や出血などにより，手術中に判断される）.

⑤胆嚢がんの危険性（胆石症があるからといって必ずしも胆嚢がんになりやすいとは限らない. しかし，胆嚢がんは胆嚢結石の合併が高率であることから，注意深い胆嚢壁の経過観察が必要である）.

⑥術前準備，術後経過など.

　看護師は，上記①～⑥を説明するとともに，患者・家族の反応を把握して，相談にのる，理解や納得が不十分な点について補足する，医師からの再度の説明を希望する場合などは医師への仲介を行うなどの看護を実施する．患者は不安な気持ちを表出しているので，その不安内容を明確にして対応することが必要である．

〈Gさんへの看護の実際と評価〉

　Gさんは，腹腔鏡下手術に対して抱いていたイメージと医師からの説明内容との違いに，手術がうまくいくだろうかと不安な思いを口にしていた．そこで，再び医師から手術の適応と必要性，術式の利点，手術に伴う危険性や合併症とその対処方法について，また看護師から術後疼痛を含む術後経過について，妻とともに説明を受ける機会を設けた．落ち着いた環境で，再度詳しい説明を受けたGさんは，「手術を受けて早く元気になって仕事に戻りたい」と話した．

事例の概要❷　術後（腹腔鏡下胆嚢摘出術）

1）手術の概要

・術式：腹腔鏡下胆嚢摘出術（気腹法）．
・麻酔：全身麻酔（セボフルラン［マイラン®］，プロポフォール，フェンタニル，エスラックス®）
・麻酔時間（麻酔開始から覚醒までの時間）：4時間10分．
・手術時間（手術開始から終了までの時間）：3時間10分．
・手術体位：仰臥位．
・気腹時間2時間15分，気腹圧4 mmHg．
・手術中のin-outバランス：輸液量3,000 mL，出血量125 mL（胆汁を含む），尿量550 mL．
・手術所見：胆嚢内に5 mm大のコレステロール胆石が13個．
・手術中の一般状態：血圧，体温，脈拍，心電図上は問題となる所見はみられなかったが，胆嚢周囲にやや癒着があり，処理に時間を要した．
・挿入されたチューブ類：腹腔ドレーン，末梢静脈ライン，膀胱留置カテーテル．

2）手術終了直後の様子

・回復室にて呼びかけに対して返答あり．離握手や深呼吸の促しに応じることができていた．経鼻胃管の排液はごく少量であったため当日抜去．帰室時，血圧110/56 mmHg，脈拍数90回/分，呼吸数22回/分，体温36.3℃，酸素マスクは4 L/分で開始，SpO$_2$が93％と低下したため6 L/分に増量した結果，SpO$_2$は96～98％であった．呼吸は浅表性，呼吸音は下肺で弱いものの副雑音はなし．呼吸困難の訴えなし．

3）術後の経過

・術後1日目の朝，酸素マスクを除去，ルームエア下でSpO$_2$の低下を認めないため酸素吸入は中止された．胸部の聴診にて痰の貯留を認めるが，患者はうまく咳嗽できず排痰ができていない．硬膜外カテーテルが挿入されていないが疼痛はあるも自制内．また，尿量は問題ないため，膀胱留置カテーテルは抜去．腸蠕動音は弱く，排ガス・排便は認めていないが，腹部膨満感はない．
・図Ⅶ-7-5に，術後早期の時点でのGさんの状況を整理した情報の関連図を示す．

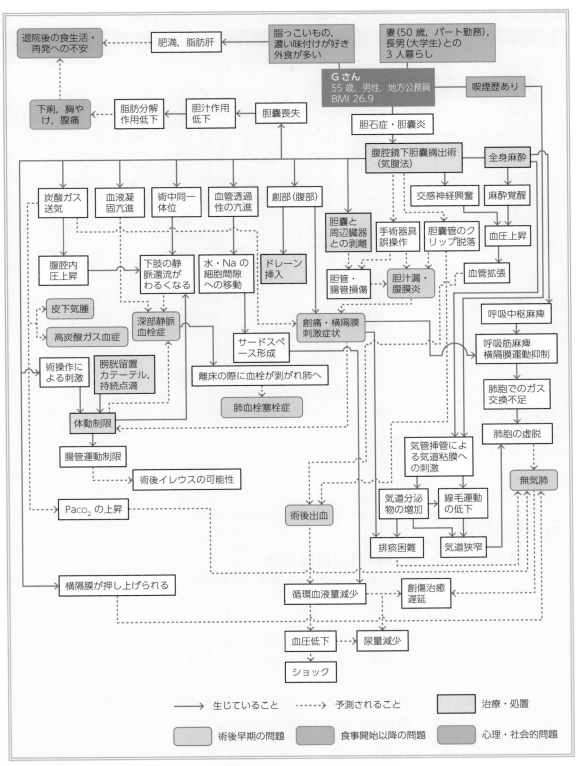

図Ⅶ-7-5　術後早期の時点のGさんの情報の関連図

表Ⅶ-7-2　腹腔鏡下胆嚢摘出術を受けた患者の一般的経過

		入院～手術前日	手術当日	術後1日目	2日目	3日目～
病棟		病棟	回復室→病棟	病棟	→	→
治療・処置	腹腔ドレーン* 硬膜外カテーテル* 末梢静脈ライン（点滴） 胃管* 酸素療法 心電図モニター 手術部位，創部の処置 下肢の血栓予防	※（入院後）禁煙，感染予防など，術前一般処置 （手術前日）臍処置，必要時除毛	（術直後）創部の消毒 （術前より）弾性ストッキング着用	→ 抜去 → 食事開始まで → 抜去 → 終了 → 終了 → 離床まで	抜去 創部の消毒	（抜糸は外来で実施）
薬剤		常用薬は医師の指示薬のみ内服，（手術前日）午前に緩下薬，睡眠前に睡眠薬	（術前）麻酔の前投薬の注射，（術直後）必要時鎮痛薬		必要時，常用薬の内服	
検査		血液検査，尿検査，心電図，呼吸機能検査，胸・腹部X線，超音波，CT，MRI，上部消化管内視鏡検査	（術直後）血液検査，胸・腹部X線	血液検査，胸・腹部X線		血液検査，胸・腹部X線
日常生活援助	清潔	（手術前日）入浴（臍処置）		全身清拭	腹腔ドレーン抜去後，シャワー浴可	
	食事・飲水	（手術前日）21時以降絶飲食	→	水分摂取可，昼～5分粥	全粥，米飯（夕～）	
	排泄		（術前）朝に浣腸 （術後）膀胱留置カテーテル挿入	抜去		
	安静・活動	制限なし	床上安静，（術直後）体位変換	坐位，歩行	病棟内	制限なし
説明・教育		・術前オリエンテーション，麻酔科医診察など	・手術・回復過程に関する説明		・退院指導（再発予防のための生活指導，定期受診の必要性など） ・外来診察日の決定	

※開腹手術へ移行した場合は，この予定より経過が遅くなる傾向がある．
*腹腔ドレーン，硬膜外カテーテル，胃管は挿入しない症例もある．

E. 術後看護

1 ● 術後の一般的経過と看護方針

　腹腔鏡下胆嚢摘出術後の一般的経過を**表Ⅶ-7-2**に示す．

看護方針

・患者の術後合併症を予防し異常の早期発見に努める．
・患者が心身ともに順調な回復経過をたどり，変化した消化機能に合わせた食生活および日常生活を再確立できるよう援助する．
・患者が主体的に療養に取り組むことができ，入院期間の短縮による影響や退院後の日常生活の変化を理解し対応できるよう援助する．

2 ● 術後早期の看護問題と看護活動

看護問題

＃1　腹腔鏡下胆嚢摘出術（気腹法）および全身麻酔に伴う術後合併症が生じる可能性
　　＃1-1　無気肺
　　＃1-2　深部静脈血栓症・肺血栓塞栓症
　　＃1-3　腹腔内出血（術後出血）
　　＃1-4　術後胆汁漏
　　＃1-5　皮下気腫
　　＃1-6　高炭酸ガス血症
　　＃1-7　創痛・横隔膜（横隔神経）刺激症状（肩痛）

看護活動

＃1-1　無気肺
〈原　因〉

　全身麻酔下の手術では，気管挿管や麻酔薬などの影響から呼吸器系の合併症が起こる可能性がある．また，腹腔鏡手術では気腹法（炭酸ガス使用）によって横隔膜が押し上げられ，呼吸運動が抑制され肺の換気量が減少しやすい．喫煙歴が長い場合には，気道分泌物が非喫煙者に比べ多くなっていたり，線毛運動が低下している可能性がある．加えて，開腹術よりも痛みが少ないとされるものの，痛みの感覚は個人差が大きい．このため，痛みによる呼吸運動の抑制や排痰が十分にできない可能性もある．

〈看　護〉

　術直後から3日間，呼吸状態を十分に観察する．術前に練習した深呼吸，咳嗽・排痰を積極的に促す．薬液吸入，体位変換，含嗽などを定期的に実施する．疼痛管理をしながら離床を促すことが重要である．

〈Gさんへの看護の実際と評価〉

　Gさんは喫煙歴が長く，気道分泌物の増加や線毛運動の低下があることを考え，術直後から呼吸状態を十分に観察した．術直後はやや浅い呼吸であったが，深呼吸を促すとGさんは積極的に応じて深呼吸を行っていた．術直後は排痰がうまくできなかったが，体位変換や含嗽を何度も行うことで，少しずつ排痰できるようになった．無気肺を発症することなく経過した．

＃1-2　深部静脈血栓症・肺血栓塞栓症
〈原　因〉

　手術中は，同一体位（頭高位）により下肢の静脈還流がわるくなり，血液の停滞が生じ血栓が形成されやすくなる．また，手術侵襲による凝固機能の亢進も要因となり，術後の安静臥床期間の影響も受けて血栓が形成されやすい．しかも，胆石症患者は肥満傾向にあり，腹腔鏡下の手術では，気腹によって腹腔内圧が陽圧になるために下肢の静脈還流がわるくなる可能性が高まる．この深部静脈血栓を起因として，肺血栓塞栓症を引き起こす場合がある．

〈看 護〉

深部静脈血栓症の予防には，詳細な観察と段階的な離床が重要である．術前に深部静脈血栓症のリスクを評価する．術中・術後のベッド上安静期間における下肢静脈の還流を促進するために，手術直前から弾性ストッキングを着用し，間欠的空気圧迫法を実施する．術後は，頻回の体位変換，下肢の自動運動・他動運動，早期離床をすすめる．ホーマンズ徴候（足関節の背屈での腓腹部の疼痛，腓腹部の触診時の圧痛など）の有無，足背脈の触知のほか，歩行開始時などの症状（呼吸困難，胸痛，SpO_2 の低下，意識消失など）の出現にも十分に注意する．

〈Gさんへの看護の実際と評価〉

Gさんは弾性ストッキングを術前から術後1日目まで着用した．術後1日目の離床前に，ベッド上での下肢の自動運動（膝関節・足関節の屈伸運動）を促した．離床前にはホーマンズ徴候が陰性であることを確認し，足背動脈の触知を行ったうえで歩行を段階的に進めていった．歩行中にも注意して観察を行ったが，症状は出現しなかった．

#1-3　腹腔内出血（術後出血）

〈原 因〉

術直後から術後1日目までに起こることが多く，胆嚢動脈，胆嚢床（肝臓）剥離部，腹壁創からの出血の可能性がある．炎症があると胆嚢と周辺臓器に癒着がみられることがあり，剥離面である肝床部の損傷から出血が起こる危険性がある．また，胆嚢動脈を切離する際，結紮糸を使わずクリップだけで行われることがある．術後にクリップが脱落したときには動脈性の出血が起こってしまう．急激な血圧の低下や頻脈がみられ，出血が止まらない場合は再手術で止血する必要がある．

〈看 護〉

血圧，脈拍数，尿量，皮膚冷感，腹痛・腹部膨満感，創部およびドレーンの排液量と性状のチェックを1〜2時間ごとに行う．正常なドレーンの排液は淡血性〜漿液性で，血性は徐々に薄くなっていく．血性が強いままで遷延していたり，凝血塊が認められたりする場合，術後出血が疑われる．1時間に100 mL 以上の出血は，再手術（止血術）が必要となる．腹腔ドレーンが挿入されていない場合は腹部の外形変化，腹部膨満，圧痛など腹腔内出血の有無を観察する．

〈Gさんへの看護の実際と評価〉

Gさんは，胆嚢炎を併発しており癒着の影響で手術中は剥離操作に時間がかかったことから，術後出血の危険性があったため，術直後の循環状態の確認とともに創部およびドレーンからの排液の観察を行った．ドレーンからの排液は少なく，抜去するまでに淡血性で40 mL となっており，チューブ内の排液も漿液性で術後出血が生じることはなかった．

#1-4　術後胆汁漏

〈原 因〉

胆汁漏が起こる原因として，胆嚢管切離に用いたクリップの閉塞不全または脱落，胆嚢と肝床部の癒着剥離の際に生じた細胆管の損傷，手術器具の誤操作による胆管あるいは腸管損傷が考えられる．術後数時間から数日までの時期に，腹痛，発熱，腹部膨満がみられたり，ドレーンからの排液の性状が胆汁様・便汁様に変化したときは，胆汁漏が起こって

いると推測される．さらに胆汁性腹膜炎を起こす場合もある．このような場合，緊急ドレナージや開腹手術となる可能性がある．

〈看　護〉

　術直後からドレーン抜去まで，血圧，呼吸状態，発熱，心窩部〜右上腹部痛，（肝床部）ドレーンの排液量，性状の観察を行う．

〈Gさんへの看護の実際と評価〉

　胆汁漏の徴候の早期発見のため，観察を注意深く行った．とくにドレーンからの排液の観察とともに，上腹部痛と発熱には注意した．その結果，胆汁漏を疑う所見はみられず経過した．

#1-5　皮下気腫

〈原　因〉

　手術中の気腹操作によってトロッカー挿入部周囲に起こりやすい．炭酸ガスが腹腔内腔から皮下へ流れ込み，皮下にたまり皮下気腫となる．また，皮下から二酸化炭素が吸収され，血中の二酸化炭素濃度が高い状態になり，呼吸状態に問題が生じる場合もある．しかし普通は軽度で自然に吸収消失する．

〈看　護〉

　皮下気腫の範囲を視診・触診で確認し，辺縁部をマーキングして変化を観察する．患者と家族へ，皮下気腫の原因，および通常は数日で消失することを説明して不安の軽減を図る．

〈Gさんへの看護の実際と評価〉

　術直後から，胸部および腹部の皮膚の色や腫脹を見て触れて観察した．触診では皮下気腫を示す圧迫による痛みはなく，また異常呼吸音（捻髪音）の聴取もされなかった．

#1-6　高炭酸ガス血症

〈原　因〉

　CO_2（炭酸ガス）は，腹膜から容易に吸収されやすく，高炭酸ガス血症となるため，全身麻酔中は十分に換気を行い，CO_2の体外への排出を促す．しかし，少量ではあるが腹腔内にCO_2が残存し，$PaCO_2$や$ETCO_2$（呼気終末CO_2濃度）が上昇している場合がある．

〈看　護〉

　$PaCO_2$が上昇している場合は，呼吸状態を観察するとともに深呼吸を促し，十分に換気できるようにする．CO_2が腹腔内に残存している場合，患者は腹部膨満感を訴えるため，腹部所見もていねいに観察する．また，CO_2は血液中に吸収され，肺から体外へ排出されるため，換気量を増やす目的から離床が重要であることを患者に（術前・後に）説明し，体動を促す．

〈Gさんへの看護の実際と評価〉

　Gさんに対し，離床および深呼吸の必要性について術前・後に説明を実施した．その結果，Gさんは深呼吸を積極的に行っていた．また，術後1日目に軽い腹部膨満感を訴えたが，初回歩行がスムーズに進み，消失した．軽度の術後疼痛があったが，離床の重要性を理解し身体を動かすことに前向きであった．

＃1-7　創痛・横隔膜（横隔神経）刺激症状（肩痛）

〈原　因〉

　手術手技に伴う4ヵ所の小切開創，ドレーンの挿入などから生じた組織損傷による痛みが生じるが，そのピークとしては手術当日〜術後1日目と，開腹手術と比べて期間が短い場合が多い．しかし，腹腔鏡下胆嚢摘出術は低侵襲を利点とし，術後疼痛が少ないと説明を受けていれば，患者・家族は十分な疼痛管理を望んでいると考えられる．疼痛による呼吸，睡眠，離床などへの影響もある．また，気腹法に用いた炭酸ガスの圧が横隔膜に分布する横隔神経を刺激するために，肩痛が術後2〜7日ほど続く場合がある．

〈看　護〉

　疼痛の部位，強さ，性質，持続期間や疼痛に対する患者の反応，疼痛を増強させる因子，鎮痛薬の使用頻度と効果，精神状態，睡眠状況などを観察する．状況に応じて鎮痛薬の投与，体位変換，リラクセーション法などを実施する．また離床との関係を考慮する．肩痛が強い場合は抗炎症薬，湿布薬の貼付で緩和を図り，手術と痛みとの関係を説明し不安を軽減する．

〈Gさんへの看護の実際と評価〉

　Gさんの疼痛，および疼痛に影響する要因に関して観察を行った．創部痛はあったものの安静時には治まっていたため，鎮痛薬は用いなかったが，Gさんの疼痛に関する心配事に注意深く対応した．

　術後2日間は背部から肩にかけて痛みを訴えていたため，湿布薬を貼用した．また，夜間の不眠があったが，睡眠薬が投与されて入眠困難が緩和された．術前から術後疼痛に対する不安を表出していたことから，積極的に対応することができた．

3 ● 食事開始以降の看護問題と看護活動

（看護問題）

＃1　下痢・胸やけ・腹痛などの消化器症状の出現の可能性

（看護活動）

＃1　下痢・胸やけ・腹痛などの消化器症状の出現の可能性

〈原　因〉

　胆嚢の喪失により胆汁濃縮ができず，胆汁の脂肪分解作用が減弱するために，胸やけや腹痛，下痢などの症状を起こす可能性がある．また，それまでの食生活で脂肪分を多くとっていた場合は，入院前と同様の食生活を送ると，これらの症状が出現する可能性が高まる．

〈看　護〉

　症状の観察を行う．食事と症状との関連をチェックする．脂肪分の少ない食事を提供する場合もある．

〈Gさんへの看護の実際と評価〉

　Gさんは術後1日目の午後から水分摂取が許可され，夕方には一般食の5分粥を1/2ほ

ど摂取した. 食前・食後に消化器症状は認められなかった. Gさんから「胸やけや腹痛が出るのが怖いから食べるのは少なくする」と, 食事摂取による消化器症状出現への不安が聞かれた. 不安を軽減し, 十分に食事摂取ができるよう, 食事指導を行うこととした.

4 ● 術後の心理・社会的問題と看護活動

看護問題

#1　退院後の自己管理に関する知識不足による食生活・再発への不安

看護活動

#1　退院後の自己管理に関する知識不足による食生活・再発への不安

〈原　因〉

胆嚢摘出が消化吸収機能を低下させるかどうかは明らかにされていないが, 胆石症の発症には食生活や肥満症が影響していることから, 再発予防の意味からも入院前の食生活・活動習慣を患者本人が見直す必要がある. また, 胆嚢を摘出しても肝臓と胆管に胆石ができる原因は残っていると考えられるため, 胆管結石が再発する確率は比較的高い.

〈看　護〉

退院に向け, 患者および家族に生活習慣を整えるための指導を行う. 具体的には, 規則正しい時間に食事を摂る, ゆっくりよく噛んで食べる, コレステロールや脂質の摂りすぎに注意する, 水分を十分に摂るなどを指導する. さらに, 活動と休息のバランスのとり方, 職場復帰の進め方, 異常の早期発見などに関する知識提供も行う. 本人が入院前の生活を振り返り, 意欲的に取り組めるようはたらきかける.

〈Gさんへの看護の実際と評価〉

Gさんは今回の入院によって, 自分のそれまでの仕事や食生活を含めた生活全般を見直すことになった. 家族を含めて退院オリエンテーションでの指導を受けることで, Gさんは具体的に退院後の生活をイメージしながら, どのような取り組みを行っていくかについて発言することができた.

F.　退院オリエンテーション

1 ● 短期的経過と長期的経過

現在の平均の入院期間は1週間程度で, クリニカルパスの普及により効率的に治療・看護が実施される状況にある. 順調に回復すれば, 退院は術後5日目ごろになるので, 術後2日目以降に退院指導を実施するとよい. 急性胆嚢炎の所見があった場合や総胆管切開術を行った場合では, 合併症のリスクが高くなるので回復状況に応じて退院指導を行うようにする.

2 ● 退院オリエンテーションの実際

a. 内　容

(1) 創部管理

　抜糸していない場合でもとくに消毒の必要はない．創部を強くこすらなければ創保護テープを用いシャワー浴は可能であり，抜糸がすめば翌日から入浴してもよい．創部痛の増強や皮膚の発赤，腫脹，滲出液がある場合は，創感染や創離開の徴候なので，すぐに受診するように指導する．

(2) 食事指導

①食事は暴飲暴食を避け1日3回摂取する：食事を摂取すると胆汁が十二指腸に流れていき，胆道内圧が下がることになる．よって，朝食を抜くなど空腹の時間が長くなることを避けるようにし，1日3回の食事を規則的にとることが重要である．

②入院前の食生活を見直す：胆石症の発症には食生活が影響していることから，入院前の食生活を見直す（食事は規則正しくよく噛んで食べる，脂っこい食事を避ける，食物繊維の多い食品を食べるなど）ことが重要である．

③水分を十分にとる：脂肪を控えた食事を長く続けると便秘に傾くことがあるため，水分をとることを心がけるよう指導する．便秘予防，深部静脈血栓症の予防の面からも水分をとることは重要である．

(3) 活動・仕事に関する指導

　生活の中に運動を取り入れるよう指導する．歩行により消化管の蠕動運動も活発になり，術後イレウスの予防，便秘予防，胆石症の要因である肥満改善にもつながる．日常の生活行動は歩行運動から始め，徐々に運動量や運動強度を増やすよう説明する．術後1～2週間程度は腹圧がかかる動作は避けるよう指導する．職場復帰は一般的に，軽い労作は術後10日前後から，重い労作は術後3～4週から可能であるが，医師に相談するようすすめる．

(4) 異常徴候への対処

　退院後に発熱，上腹部痛，腹部膨満，腹壁緊張，黄疸などの症状が持続する場合がある．これは，遺残結石や再発結石，胆道狭窄，胆道炎などの胆道系の病変が原因で起こる場合と，それ以外の機能的な原因で起こる場合があり，胆嚢摘出後症候群とよばれている．症状があらわれた場合は早急に受診するよう指導する．

(5) 再発防止

　胆嚢と胆管の両方に胆石があった場合，胆嚢を摘出しても肝臓と胆管に胆石ができる原因は残っていると考えられるので，胆管結石が再発する確率は比較的高い．通常の健康診断に加えて，適宜，腹部の超音波検査を受けることを勧める．

b. 家族への援助

　患者の食生活や生活行動の変更には，家族のサポートが欠かせない．退院オリエンテーションは家族とともに実施する．

練習問題

Q29 次の文を読み，[問1]に答えよ．

　　Aさん（56歳，女性，主婦）は，胆石症と診断され，腹腔鏡下胆囊摘出術予定で入院した．Aさんは身長152 cm，体重70 kgである．Aさんは，数年前に脂質異常症を指摘されたが，治療は受けていない．Aさんにその他の特記すべき既往歴はない．（第103回 看護師国家試験, 2018）

[問1] Aさんは，全身麻酔下で気腹法による腹腔鏡下胆囊摘出術を受けた．

　　　手術中にAさんに最も生じやすいのはどれか．

1. 褥瘡
2. 高体温
3. 無気肺
4. 脳梗塞

[解答と解説 ▶ p.447]

■引用文献

1) 正田純一：胆石の種類と成因．胆道 **27**(4)：672-679, 2013
2) 日本消化器病学会（編）：胆石症診療ガイドライン2021, 改訂第3版，南江堂，2021
3) 山木　壮，三浦慎之介：プロフェッショナル・ケア消化器（権雅憲監），p.303, メディカ出版，2015
4) 森俊幸，梅澤昭子（編）：ラパコレを究める，動画1〜19, 南江堂，2020

8 運動機能の再確立 ──人工股関節全置換術

この節で学ぶこと

運動機能の再確立が必要となる手術の1つとして人工股関節全置換術を取り上げる．人工股関節全置換術を受けるために入院した患者の事例を通じて，健康状態が急激に変化する人とその家族の特徴を理解し，術前・術後の看護を学ぶ

事例の概要❶　入院～術前

1）入院時の情報

・患者はHさん，63歳の女性．専業主婦である．
・20年前から両側の変形性股関節症を指摘されている．右股関節の疼痛が増強し，歩行困難となったため，右股関節は手術適応と診断され，手術目的で入院した．入院時の主訴は，歩行時の右股関節の痛みであり，歩行時にはT字杖を使用している．臥床して過ごすことが多い．左股関節の疼痛は我慢できる範囲であるが，変形が進行すればいずれ手術の適応も考えられる．
・これまで大きな既往歴はない．子ども2人は独立し，夫（67歳，工務店経営）と2人暮らしである．

2）入院時のバイタルサインと検査データ

・バイタルサイン：体温36.5℃，脈拍数78回/分，呼吸数16回/分，血圧148/78 mmHg.
・血液検査：WBC 6,500/μL，RBC 390万/μL，Hb 10.4 g/dL，Ht 35.8 %，Plt 32.8万/μL，TP 7.0 g/dL，Alb 4.1 g/dL，Na 138 mEq/L，K 4.2 mEq/L，Cl 97 mEq/L，BUN 15.1 mg/dL，Cr 0.8 mg/dL，AST 26 IU/L，ALT 22 IU/L.
・呼吸機能検査：%肺活量81%，1秒率74%.
・心電図・胸部X線検査・尿検査：異常なし．
・体格：身長158.0 cm，体重63.0 kg，BMI 25.2（肥満1度）.

3）病気の受け止め方と理解

・医師から「股関節の変形が進み，体重がかかる際に痛みを生じている．人工の股関節に置き換え，自分の骨や医療用セメントで隙間を埋めて補強する予定である．手術後は人工股関節の定着を確認しながらリハビリテーションを進め，杖を使用せず歩行が可能な状態まで回復することを目標としている」と説明を受けた．手術自体への不安はあるが，予後については希望をもっているので，手術を受け入れ，前向きにのぞんでいる．

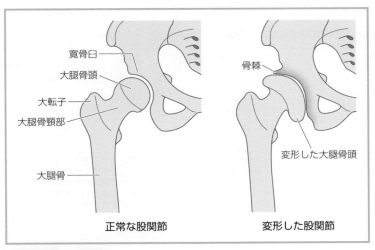

図Ⅶ-8-1 股関節

A. 股関節の位置・構造と機能

股関節の位置・構造

　股関節は骨盤（寛骨臼）と下肢（大腿骨頭）をつなぐ球関節であり，体重がかかる荷重関節である．大腿骨頭は約 2/3 がほぼ完全な球形である．寛骨臼は腸骨，坐骨，恥骨が癒合してできたもので，半球形にくぼんでいる．前額面からみると斜め外下前方を向いている．深く大腿骨頭を収納し，大腿骨頭が容易に脱臼しないようなしくみになっている．両者の関係性から大腿骨頭は関節頭，寛骨臼は関節窩とよばれる（**図Ⅶ-8-1**）．

股関節の機能（動き）

　股関節は肩関節と同様に，どの方向にも動かすことができる多軸性の関節に分類される．さらに，その形状から球関節とよばれるが，なかでも股関節は関節窩が関節頭を包むようにくぼみが深いことから臼状関節とよばれることもある．深く包み込むことによって，確実に体重を支え安定性を得ている．

　股関節は多軸性の関節であるため，多様な動きが可能である．屈曲 125°，伸展 15°，外転 45°，内転 20°，外旋 45°，内旋 45° まで可能である．下肢や体幹を多様な方向に動かし，荷重を安定的に保つ機能を果たしているといえる（**図Ⅶ-8-2**）．

B. 手術適応となる股関節疾患

1 ● 変形性股関節症

　変形性股関節症とは，関節軟骨の変性により関節の破壊が生じて，場合によっては骨硬化や骨棘（靱帯付着部や関節から骨が突起のように増殖すること）などの骨増殖を伴い，

部位名	運動方向・参考可動域角度	基本軸	移動軸	測定肢位および注意点	参考図
股	屈曲 125° 伸展　15°	体幹と平行線	大腿骨 （大転子と大腿骨外顆の中心を結ぶ線）	骨盤と脊柱を十分に固定する 屈曲は背臥位，膝屈曲位で行う 伸展は腹臥位，膝伸展位で行う	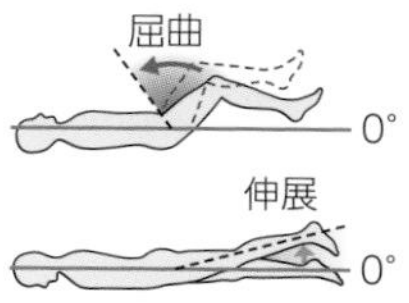
	外転 45° 内転 20°	両側の上前腸骨棘を結ぶ線の垂直線	大腿中央線 （上前腸骨棘より膝蓋骨中心を結ぶ線）	背臥位で骨盤を固定する 下肢は外旋しないようにする 内転の場合は，反対側の下肢を屈曲挙上してその下を通して内転させる	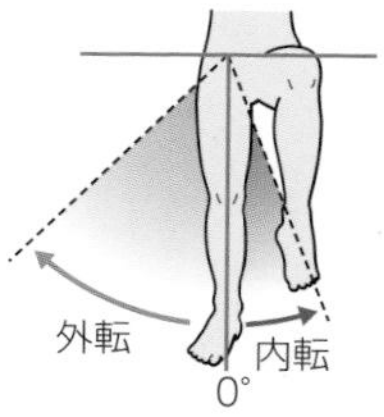
	外旋 45° 内旋 45°	膝蓋骨より下ろした垂直線	下腿中央線 （膝蓋骨中心より足関節内外顆中央を結ぶ線）	背臥位で，股関節と膝関節を90°屈曲位にして行う 骨盤の代償を少なくする	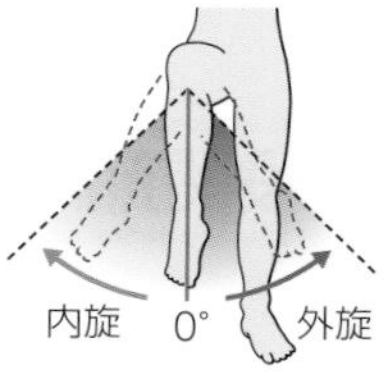

図Ⅶ-8-2　関節可動域および測定法
［日本整形外科学会, 日本リハビリテーション医学会, 日本足の外科学会:関節可動域表示ならびに測定法, 2022 を参考に作成］

関節が変形していく疾患である．発症として，一次性（原発性，真性），二次性（原疾患に続発）に分けられる．一般的には局所性，非炎症性，進行性という特徴をもっている．日本では，寛骨臼形成不全による二次性股関節症が大部分であり，女性が 80％以上を占め[1]，発症年齢は平均 40～50歳[2] である．

　臨床症状として，大腿前面，膝などの鈍痛を自覚し，股関節部痛に限局している．進行に伴って，運動時痛のみならず自発痛を訴えるようになる．歩行能力低下および種々のタイプの跛行，脚短縮，関節拘縮，関節可動域の制限（とくに内旋，外転，屈曲，伸展制限），下肢筋（大腿四頭筋，大殿筋，股関節周囲筋など）の萎縮，トレンデレンブルグ歩行（患側の足に体重がかかったときに反対側の骨盤が下がり，上体は同時に患側に傾く特徴的な跛行）を観察することがある．国内では日本整形外科学会の股関節機能判定基準を用いて臨床的に評価される（**表Ⅶ-8-1**）．

　X 線所見として，荷重部の関節裂隙[*]は著明に狭小化し，非荷重部は関節裂隙が残され，骨棘などの増殖性変化をみる．

　病期は，日本整形外科学会の変形性股関節症 X 線評価により，前股関節症，初期股関

[*]関節裂隙：骨と骨の間にある隙間のことをいうが，実際には軟骨の厚さを指す．摩耗していると狭く見え，液体がたまると広がって見える．

表Ⅶ-8-1　股関節機能判定基準（日本整形外科学会）

疼　痛	右	左
股関節に関する愁訴が全くない.	40	40
不定愁訴（違和感，疲労感）があるが，痛みはない.	35	35
歩行時痛みはない. ただし歩行開始時あるいは長距離歩行後疼痛を伴うことがある.	30	30
自発痛はない. 歩行時疼痛はあるが，短時間の休息で消退する.	20	20
自発痛はときどきある. 歩行時疼痛があるが，休息により軽快する.	10	10
持続的に自発痛または夜間痛がある.	0	0
具体的表現		

可動域	右	左
屈　曲		
伸　展		
外　転		
内　転		
点　数注) 屈曲		
点　数注) 外転		

注）関節角度を10°刻みとし，屈曲には1点，外転には2点与える. ただし屈曲120°以上はすべて12点，外転30°以上はすべて8点とする. 屈曲拘縮のある場合にはこれを引き，可動域で評価する.

歩行能力	
長距離歩行，速歩が可能，歩容は正常.	20
長距離歩行，速歩は可能であるが，軽度の跛行を伴うことがある.	18
杖なしで，約30分または2km歩行可能である. 跛行がある. 日常の屋外活動にはほとんど支障がない.	15
杖なしで，10〜15分程度，あるいは約500m歩行可能であるが，それ以上の場合1本杖が必要である. 跛行がある.	10
屋内活動はできるが，屋外活動は困難である. 屋外では2本杖を必要とする.	5
ほとんど歩行不能.	0
具体的表現	

日常生活動作	容易	困難	不能
腰かけ	4	2	0
立ち仕事（家事を含む）注1)	4	2	0
しゃがみこみ・立ち上がり注2)	4	2	0
階段の昇り降り注3)	4	2	0
車，バスなどの乗り降り	4	2	0

注1）持続時間約30分. 休息を要する場合，困難とする. 5分くらいしかできない場合，不能とする.
注2）支持が必要な場合，困難とする.
注3）手すりを要する場合は困難とする.

［股関節機能判定基準委員会：日本整形外科学会股関節機能判定基準. 日本整形外科学会誌69(9)，1995より引用］

節症，進行期股関節症，末期股関節症の4期に分類される（**表Ⅶ-8-2**）. ただし，臨床所見とX線所見は一致しないこともあるので，病状は総合的に判断する必要がある.

　治療は，運動療法，薬物療法，日常生活指導（体重コントロールや杖の使用）などの保存的療法と，手術療法がある.

2●関節リウマチ

　関節リウマチとは，多発性の非化膿性関節炎を主徴とする原因不明の慢性の全身性疾患である. 滑膜炎を発症し，軽快（寛解）と増悪（再燃）を繰り返して軟骨や骨を破壊し運動障害をきたす. 末梢の小関節から全身の関節へと破壊は次第に広がっていく. とくに

表Ⅶ-8-2　変形性股関節症 X 線評価（日本整形外科学会）

判定＼項目	関節裂隙	骨構造の変化	臼蓋および骨頭の変形
4	ほぼ正常	ほとんどなし	ほぼ正常
3 （前股関節症）	狭小化なし （軽度）	骨梁[*1]配列の変化がありうる	先天性，後天性の形態変化あり
2 （初期）	部分的な狭小化	臼蓋の骨硬化	軽度の骨棘形成
1 （進行期）	高度の狭小化 部分的軟骨下骨質の接触	臼蓋の骨硬化 臼蓋や骨頭の骨嚢胞	骨棘形成あり 臼底[*2]の増殖性変化
0 （末期）	荷重部関節裂隙の広範な消失	臼蓋の骨硬化 巨大な骨嚢胞	著明な骨棘形成 臼底の二重像 臼蓋の破壊

[*1] 骨梁：骨の内部にある海綿質を構成する支柱のような要素のこと．連結することで骨の強度が増す．
[*2] 臼底：寛骨臼の内側（骨盤腔側）の部分のこと．
［上野良三：X 線像からの評価．日本整形外科学会誌 10：22-29, 1971 より引用］

30～50 歳代の女性に好発する．

　治療として，非ステロイド性抗炎症薬，抗リウマチ特殊薬剤，ステロイド薬，生物学的製剤などによる薬物療法，関節や筋肉に対する局所保存療法，また関節に対する手術療法では，破壊された関節に対し人工関節置換術を行うものがある．

3 ● 大腿骨近位部骨折

　大腿骨近位部骨折は，高齢者に多発する骨折である．大腿骨近位部は大腿骨頭，頸部，転子部，転子下から構成され，体重を支えているにもかかわらず，頸部がくびれた形状である．骨粗鬆症が存在すること，そこに転倒や無理な姿勢などで外力が一気に加わると，その負荷に耐えきれずに骨折する．大腿骨頸部および骨頭が大腿骨骨幹部上端から斜内方に張り出すような形状をしていることから，ずれる力（剪力）が働き骨片転位を強くする傾向にある．関節包内で起きた骨折（骨頭骨折，頸部骨折）は大腿骨頸部骨折，関節包外で起きた骨折（転子部骨折，転子下骨折）は大腿骨転子部骨折と区分される（**図Ⅶ-8-3**）．

4 ● 大腿骨頭壊死症

　大腿骨頭壊死症とは，大腿骨頭への血流が遮断されて，骨が壊死した状態を指す．原因が明確な症候性大腿骨壊死症と，原因が明確でない特発性大腿骨壊死症（指定難病）に分類される．壊死範囲の拡大，壊死部の圧潰，変形性関節症へと進行する．症状として，股関節の疼痛，関節可動域の制限（股関節の外転制限，内旋制限）を招く．治療には，保存的療法と手術療法があり，関節の壊死，圧潰，変形が重度の場合，あるいは高齢者では人工股関節全置換術が行われる．

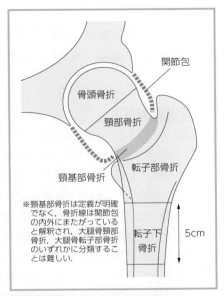

関節包

骨頭骨折

頸部骨折

頸基部骨折

転子部骨折

※頸基部骨折は定義が明確でなく，骨折線は関節包の内外にまたがっていると解釈され，大腿骨頸部骨折，大腿骨転子部骨折のいずれかに分類することは難しい．

転子下骨折

5cm

図Ⅶ-8-3 大腿骨近位部骨折

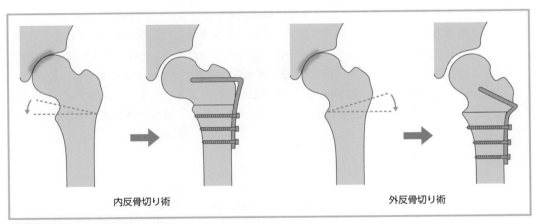

内反骨切り術

外反骨切り術

図Ⅶ-8-4 大腿骨の骨切り術

C. 術式の種類

1 ● 関節温存手術

a. 骨切り術

　一般的には，大腿骨の股関節付近の骨をくさび状に切り，骨頭の向きを変えて金属プレート，金属釘などで固定する手術である（**図Ⅶ-8-4**）．大腿骨を内側に傾ける（内反骨切り術），外側に反らせる（外反骨切り術），回転させる（回転骨切り術）ことで，骨頭の健常な部分を関節面にもってきたり，接触面積を広げたりできる．これにより体重の支え方が改善される．また，股関節を形成する相手である骨盤側（寛骨臼）を骨切りして，骨頭を包み込むように回転させる場合もある．

b. 筋解離術

　若年者の末期股関節症に適応となる．関節周囲筋の拘縮を除き，関節内圧を下げる目的で，内転筋群，大腿直筋長頭起始部，腸腰筋，関節包の前内側部を切除する方法（オマリー法）である．

2 ● 人工股関節全置換術

　人工股関節全置換術（total hip arthroplasty：THA）とは，寛骨臼と大腿骨頭の両方を人工物（**図Ⅶ-8-5**）に置き換え，股関節をつくりかえる方法である．

　人工骨頭のステムを埋めこむ際に，骨セメントを用いる方法と用いない方法がある（**図Ⅶ-8-6**）．骨セメントは大腿骨内でのステムの固定を促す目的で使用され，接着剤の役割を果たすといえる．同様に寛骨臼側（カップ側）に骨セメントを使用する場合もある．使用しない場合は，大腿骨内で金属製のステムの周囲に骨が形成するのを待つため，骨セメント使用の場合に比べ長い安静期間が必要になる．高齢者の場合，早期離床を目的として骨セメントを使用することがある．一方，若年者や運動量が多く，将来人工関節を再置換する可能性がある人には使用しないことが多い．近年では，ステム側，カップ側のどちらか片側のみに骨セメントを使用するハイブリッド型が増えている．

　人工股関節全置換術は，手術時の股関節までのアプローチ法により，前方アプローチ法，前側方アプローチ法，後方アプローチ法に分類される．このアプローチ法により脱臼の危険肢位が異なる．前方アプローチ法，前側方アプローチ法の場合の脱臼危険肢位は，股関節の外旋，伸展，内転（**図Ⅶ-8-2**）である．後方アプローチ法の場合は，股関節の内転，内旋，屈曲である（**図Ⅶ-8-2**）．そのため，術前より予定されているアプローチ法を確認のうえ，それぞれに応じた術前オリエンテーション，術前訓練を実施する必要がある．

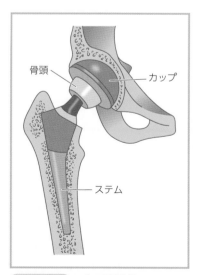

骨頭
カップ
ステム

図Ⅶ-8-5　人工股関節

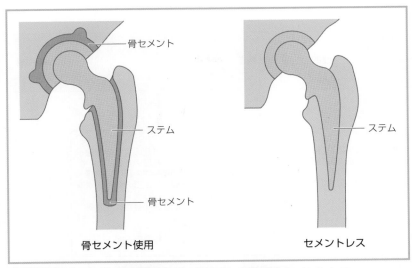

骨セメント使用　　　　　　　　　　セメントレス

図Ⅶ-8-6　人工股関節置換術──骨セメント使用とセメントレス

3 ● 人工骨頭置換術

　人工骨頭置換術は，股関節を形成する大腿骨側のみを人工物に置き換える手術である．骨盤側（寛骨臼側）は置換しないので，患者自身の軟骨が人工の骨頭と接触することになる．人工骨頭のステムを大腿骨に埋め込む際に，そのまま固定する場合と骨セメントを使って大腿骨と人工物の接着を促す場合がある．骨セメントを使用した場合は再置換が困難になるため，年齢，骨の状態などを考慮して選択される．

4 ● 股関節固定術

　若年者の末期股関節症で，反対側の股関節，膝関節，腰椎などに，重度の障害（関節変化）がない場合に適応される．屈曲 20〜30°，内・外旋中間位および内・外転中間位で股関節を固定する方法である．

D. 術前看護

1 ● 診断から手術までの経過

　整形外科領域の治療は手術療法（観血的治療）と保存的療法（非観血的治療）に大別されるが，同一の疾患や障害でも病態に合わせていくつかの治療法が組み合わされて展開される．そのため治療の経過が長くなる傾向にある．手術後に局所の安静期間を経たあと，骨や周囲の組織を強化し，運動機能を回復するために運動療法を行うのも治療経過が長くなる原因の1つである．

　人工股関節全置換術の適応を診断されてから実際に手術を受けるまでの期間も長く，その間，患者は，病変部に荷重がかかることによって生じる疼痛と運動機能障害を抱えながら生活することになる．一般的な術前準備を整えるほかに，手術後の安静や運動療法の必

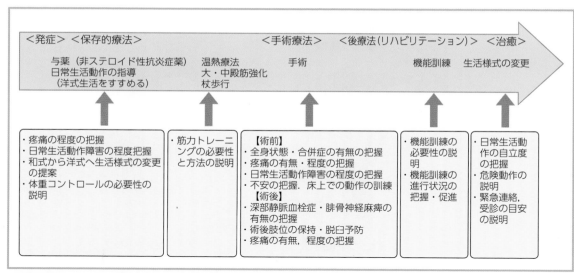

図Ⅶ-8-7　変形性股関節症の治療経過と看護援助

要性と経過を説明し，受け入れてもらう必要がある（**図Ⅶ-8-7**）.

2 ● 術前の看護方針，看護問題と看護活動

看護方針

・手術と運動療法などの一連の治療過程の目的と経過を理解すること，身体的にも精神的にも良好な状態で手術を受けられるように準備を整えることを目指す.

・とくに術後は脱臼予防が重要になるので，予定される術式に応じて脱臼しやすい肢位を説明したうえで，術後の望ましい姿勢の取り方，体位変換や，術後に必要となる車椅子への移乗動作，杖の使用方法などを練習しておくこともある.

情報収集とアセスメント

①現病歴，諸症状の有無.

②検査値

・栄養状態：身長・体重，BMI，肥満度.

・血液一般：RBC，WBC，Ht，Hb，Plt.

・血液生化学：TP，Alb，T-Bil，AST，ALT，血清電解質値，BUN，Cr，BS.

・凝固検査：出血時間，凝固時間，活性化部分トロンボプラスチン時間，PT，Dダイマー.

③疾患の状態

・運動機能：日常生活動作の自立度と疼痛の有無，筋力低下の有無.

④予定術式・麻酔内容と患者の理解.

⑤疾患あるいは症状に対してこれまで行われた処置，今後行われる予定の処置，過去の治療内容と成果，輸液・輸血の有無.

⑥既往歴と機能低下の有無.

⑦不安内容と程度：術前の内容と受け止め，ストレス-コーピング，術前性格.

⑧家族構成，キーパーソン

⑨家屋構造

⑩社会生活で担っている役割や今後やりたいと考えていること.

　これらの情報を基に，患者の栄養状態，身体的・精神的苦痛，合併症発症の危険性などについてアセスメントする.

看護問題

＃1　股関節部の疼痛による運動機能の低下

＃2　既往歴，患者属性による術後合併症の可能性（術後の肢位保持困難など）

＃3　疾患，手術，麻酔に対する不安（精神面の安定の確保）

＃4　検査，処置に伴う苦痛

看護活動

　ここでは，人工股関節全置換術を受けるHさんに特徴的なこととして，＃1について述べる.

＃1　股関節部の疼痛による運動機能の低下

〈原　因〉

・日常生活行動における荷重に伴い，疼痛を生じ運動機能が低下するおそれがある.

・術前の運動機能が術後のゴール設定に影響を及ぼす.

・運動器疾患の場合，手術を受けただけで最大の効果があらわれるわけではなく，術後の後療法すなわちリハビリテーションを経て治療効果が上がることが多い．術後の経過や訓練についての理解が，術後経過の受け入れ，誤解のない療養生活につながる.

〈看　護〉

(1) 術前の運動機能の維持

・手術前に日常生活行動を含めた運動機能のアセスメントを行う.

・動作と痛みの関係を把握しておく.

(2) 術後リハビリテーションに向けての準備

・術後のゴールを設定する.

・術後リハビリテーションによって運動機能を回復することを理解するよう説明する.

・術後不可欠となる脱臼予防のための肢位保持の意義，体位変換時の注意事項について説明し，場合によっては練習し習得しておくよう支援する.

〈Hさんへの看護の実際と評価〉

　Hさんは歩行時の右股関節の痛みがあり，臥位で過ごすことが多いが，左股関節痛は我慢可能な程度であった．一部介助を要するが，ゆっくりではあるものの日常生活行動はほぼ自力で行えていた．Hさんは術前の運動機能が著しく低下しているわけではないことから，術後は杖を使用せず日常生活行動はほぼ自立するというゴールを設定した.

事例の概要❷ 術後（人工股関節全置換術）

1）手術の概要

- 術式：人工股関節全置換術（後方アプローチ），大腿骨ステム挿入部に骨セメント使用，大転子部に切開18 cm.
- 麻酔：全身麻酔（GOS），硬膜外麻酔.
- 手術時間：2時間30分.
- 手術中のin-outバランス：輸液1,000 mL，出血量500 mL，尿量300 mL.
- 手術中の一般状態：セメント注入時に血圧が一時下降したがその後回復した．術中をとおして体温，脈拍数，呼吸数，血圧は安定して経過し，問題となる所見はみられなかった．
- 挿入されたチューブ類：股関節内ドレーン，膀胱留置カテーテル，末梢静脈ライン，硬膜外カテーテル.

2）手術終了直後の様子

- 帰室後，声かけに対して応じるが，すぐに入眠する傾向があった．股関節内ドレーンから，血性の排液が少量流出していた.

3）術後の経過

- 酸素マスク（3L/分）で3時間酸素吸入を行ったが，呼吸は規則的で安定している.
- 図Ⅶ-8-8に，術後早期の時点でのHさんの状況を整理した情報の関連図を示す.

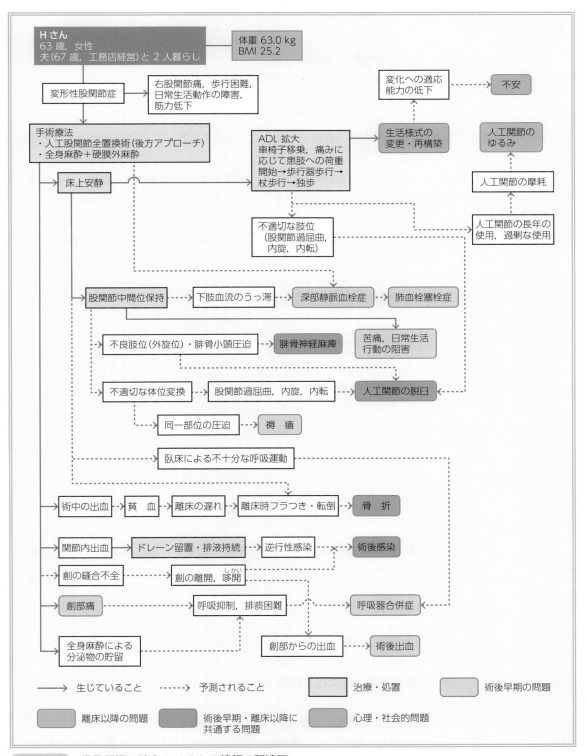

図Ⅶ-8-8　術後早期の時点のＨさんの情報の関連図

E. 術後看護

1 ● 術後の一般的経過と看護方針

人工股関節全置換術後の一般的経過を**表Ⅶ-8-3**に示す.

看護方針

・患者の術後合併症を予防し，異常の早期発見に努める．とくに安静臥床による深部静脈血栓症に留意する.

・患者が心身ともに順調な回復経過をたどり，置換した人工股関節が定着し，長く保持される生活習慣を確立できるよう援助する．そのため，脱臼しやすい危険な肢位と体重コントロールの必要性を説明する.

・患者が主体的に療養に取り組むことができ，退院後の日常生活上の変化を理解し，対応できるよう援助する.

2 ● 術後早期の看護問題と看護活動

看護問題

＃1 人工股関節全置換術および全身麻酔に伴う術後合併症が生じる可能性
 ＃1-1 深部静脈血栓症，肺血栓塞栓症
 ＃1-2 人工関節の脱臼
 ＃1-3 腓骨神経麻痺
 ＃1-4 術後感染
 ＃1-5 術後出血
 ＃1-6 呼吸器合併症
 ＃1-7 骨折
 ＃1-8 褥瘡
＃2 創部痛
＃3 股関節中間位保持による苦痛，日常生活行動の阻害（外転枕の固定による体動制限に関連した身体可動性の障害）

看護活動

ここでは，人工股関節全置換術を受けた患者に特徴的なこととして，＃1-1，＃1-2，＃1-3について述べる.

＃1-1 深部静脈血栓症，肺血栓塞栓症

〈原　因〉

手術中の脱臼肢位，骨頭切除，大腿骨内の操作などは血流の停滞を引き起こす．さらに手術後，外転枕を装着し仰臥位での安静が強いられるために静脈のうっ滞，血流の緩徐化，静脈内皮の変化などで静脈内腔に血栓が生じる．深部静脈血栓症の症状として，患肢の腫脹・疼痛，鼠径部の圧痛，ホーマンズ徴候（足関節の背屈での腓腹部の疼痛，腓腹部の触

表Ⅶ-8-3 人工股関節全置換術を受けた患者の一般的経過

		手術当日	術後1日目	2日目	3日目~	1週目	~2週目	~3週目
治療・処置	股関節内ドレーン			→ 抜去				
	硬膜外カテーテル			→ 抜去				
	末梢静脈ライン		→ 抜去					
	下肢の血栓予防	弾性ストッキング着用 間欠的空気圧迫法 (フットポンプ)					→	
薬剤	抗菌薬 (点滴, 内服)		→					
	抗血栓薬 (内服)				ドレーン抜去翌日 →			
検査		術後に血液検査, X線検査	血液検査			血液検査, X線検査		
日常生活援助	清潔	発汗があれば全身清拭	全身清拭, 洗髪*	→			抜糸後シャワー浴	→
	食事	絶食	全粥または常食	→				→
	排泄	膀胱留置カテーテル挿入	抜去後, 車椅子移動で車椅子用トイレ	車椅子移動または歩行器で車椅子用トイレ				→
	安静・活動 (リハビリテーション)	床上安静	車椅子乗車	車椅子乗車→歩行器歩行	歩行器歩行	歩行器歩行→両松葉杖歩行	片松葉杖歩行→T字杖歩行	T字杖歩行
説明・教育			脱臼予防の指導					退院指導

*後方アプローチを実施した場合は, 洗髪台で前屈姿勢をとると脱臼肢位となるため洗髪台で前傾姿勢となる洗髪は禁止.

診時の圧痛など) を示す. 離床時, リハビリテーション開始時には血栓が肺へ行き, 肺血栓塞栓症を発症するおそれがあるので注意する.

〈看　護〉

　末梢循環を促進させるため, フットポンプ (間欠的空気圧迫装置), 弾性ストッキングを装着する. フットポンプ使用中, まれに腓骨神経麻痺を起こすこともあるので, 神経症状の観察が必要である. また, 手術直後からの足関節の底背屈運動 (自動運動) を促す. 循環血液量を増やすために, 手術前より水分の摂取の必要性を説明し, 手術後の腸蠕動を確認し, 水分摂取を促す.

〈Hさんへの看護の実際と評価〉

　帰室時より両下腿には末梢循環を促進するためにフットポンプが装着された. 麻酔覚醒後は足関節の底背屈運動を行うようHさんに説明し, 腸蠕動が確認されてからは少しずつ経口による水分摂取を援助した. また, 患肢の腫脹, ホーマンズ徴候の有無など深部静脈血栓症の予防と早期発見に努め, 深部静脈血栓症の徴候は見られず経過した.

#1-2　人工関節の脱臼

〈原　因〉

　人工物と自身の骨, 軟部組織との融合が完了するまでは支持力が弱いため, 不適切な肢位をとることで脱臼を起こす. ひとたび脱臼を起こせば, 激しい股関節痛, 足を動かす際にコキンコキンと音がする, 足が動かない, 足の長さが左右で異なるなどの症状があらわれる.

〈看　護〉

・適切な肢位の保持に努める.

・股関節30°屈曲, 軽度外転位・回旋中間位を保持する (図Ⅶ-8-9).

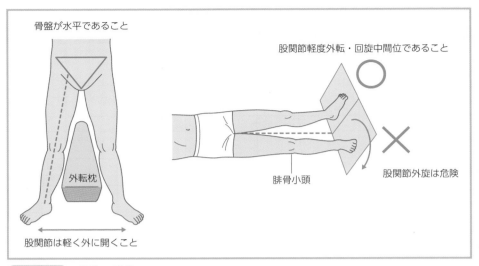

骨盤が水平であること

股関節軽度外転・回旋中間位であること

○

外転枕

腓骨小頭

股関節外旋は危険

×

股関節は軽く外に開くこと

図Ⅶ-8-9　術後の肢位

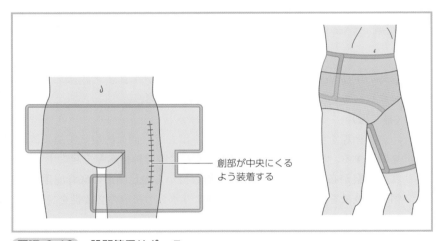

創部が中央にくる
よう装着する

図Ⅶ-8-10　股関節用サポーター

・仰臥位から側臥位への体位変換は，指示があるまで看護師介助のもとで行う．必ず患肢が上になるようにする．外転枕を装着したままとする．

・離床期に入っても関節包が再癒合する6ヵ月ごろまでは，関節周囲筋の筋力低下による脱臼を予防するために，股関節用サポーター（**図Ⅶ-8-10**）を使用し，股関節の安定を保つことがある．

〈Hさんへの看護の実際と評価〉

　Hさんは手術室より両下腿の間に外転枕を挿入した状態で帰室した．外転枕の位置にズレがないこと，危険肢位（内転，内旋，過屈曲）になっていないことを確認し，肢位が安定するよう調整した．その結果，患肢である右下肢は良肢位を保持することができ，脱臼を起こさず，離床まで過ごすことができた．

＃1-3　腓骨神経麻痺

〈原　因〉

　手術後の床上安静時は軽度外転し，回旋中間位を保持する必要があるが，その際下肢が外側に倒れてしまい不適切な肢位（外旋位）を持続することによって，マットレスや肢位の調整のために挿入している枕で腓骨小頭が圧迫される．この圧迫の持続によって，下腿外側から母，示趾間のしびれ，知覚鈍麻，腓骨頭圧痛，足関節運動の低下，母趾背屈運動不可などの症状を呈する．

〈看　護〉

　運動の確認（足関節の屈曲，母趾の背屈の有無），知覚の確認（母趾と示趾の間に触れて知覚低下や疼痛の有無を確認する），主訴の確認（母趾，足部の知覚異常，しびれ，疼痛），膝周囲の除圧の確認を定期的に行い，異常の早期発見に努める．

〈Hさんへの看護の実際と評価〉

　術後は両下腿の間に外転枕が挿入された．患側下肢が外旋し，腓骨小頭がマットレスで圧迫されることを避けるため，患肢が回旋中間位になるよう肢位調整し，下腿外側から足背にかけての知覚鈍麻の有無，足趾・足関節の底背屈運動の可否を確認した．Hさんは腓骨神経麻痺を起こすことなく経過した．

3 ● 離床以降の看護問題と看護活動

看護問題

＃1　行動範囲の拡大に伴う人工股関節全置換術後の晩期合併症が生じる可能性
　　＃1-1　人工関節の脱臼
　　＃1-2　術後感染
　　＃1-3　腓骨神経麻痺
　　＃1-4　骨折
　　＃1-5　人工関節のゆるみ

看護活動

　リハビリテーションが進み，行動範囲が拡大していくことに伴い，人工股関節全置換術後晩期の合併症として，上記が問題となる．ここでは，人工股関節全置換術を受けた患者に特徴的なことであり，本人の努力で予防できる＃1-1について述べる．

＃1-1　人工関節の脱臼

〈原　因〉

　日常生活を送るなかで，股関節に過剰な負荷がかかることで生じる．具体的には，股関節の内転，内旋，90°以上の屈曲や，無理な体勢で体重がかかることが原因となる．

〈看　護〉

（1）日常生活行動の指導

　脱臼予防を中心とした日常生活行動を習得できるように指導を行う．

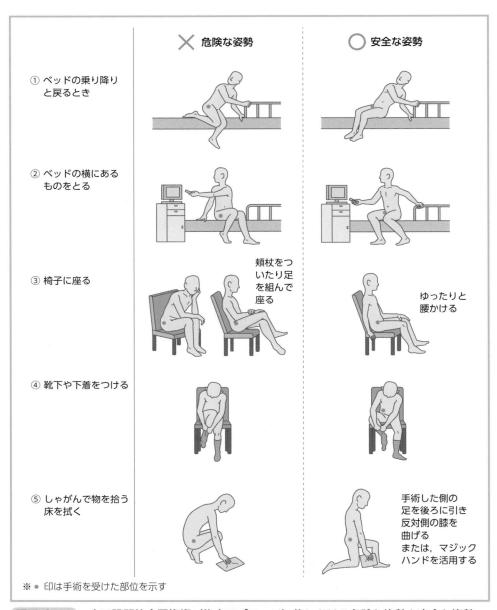

図Ⅶ-8-11　人工股関節全置換術（後方アプローチ）後における危険な姿勢と安全な姿勢

・起居・移動：椅子，ベッドなど洋式の生活をすすめる．
・排泄：和式便器にしゃがみこむことは避け，洋式便器をすすめる．
・清潔：入浴時は椅子に腰かけて前傾しないように洗う．
・更衣：靴下や下着に患肢を通す際は，椅子やベッドの端に腰かけて安定した状態で行う．
・松葉杖歩行：杖の高さの調整，体重のかけ方，注意事項を説明する．
・禁忌動作の理解を促す：危険な姿勢を**図Ⅶ-8-11**に示す．
・股関節の負担を減らすため体重をコントロールする．

（2）環境整備の指導

・脱臼を起こしやすい姿勢（前傾姿勢や内股，過屈曲）をとらないでよいよう，物品を配置するよう指導する．

〈Hさんへの看護の実際と評価〉

　Hさんの場合，後方アプローチで手術を行ったため，患部の内転，内旋，過屈曲が危険肢位である．入院前のHさんが日常生活にて起居・移動，排泄，清潔，更衣などの動作をどのように行っていたのかを確認したうえで，患部が危険肢位になる動作について指導した．指導の際は，Hさんの脱臼に対する恐怖や不安が軽減できるよう，脱臼が起こる理由と危険肢位の説明に加え，脱臼を回避する方法や行ってよいことも認識できるよう心がけた．その結果，Hさんは日常生活における望ましい動作を獲得することができた．

4 ● 術後の心理・社会的問題と看護活動

看護問題

> ＃1　手術による環境の変化に対する適応能力の低下に伴う不安の増強
> ＃2　人工股関節置換による身体機能，生活様式の変更

看護活動

　ここでは，＃2について述べる．

＃2　人工股関節置換による身体機能，生活様式の変更

〈原　因〉

　術後は，人工股関節が脱臼するリスクがあるため，危険肢位となる動作をせずに生活することが必要となる．日常生活上での動作の際には危険肢位となることが多く，新たに獲得することが必要な動作もある．また，これまでどおりに使用できない物や場所もある．

〈看　護〉

　今後についてどのような不安を抱いているか精神面のアセスメントを行う．日常生活上の動作は，体得するまで練習が必要な場合がある．場合によっては家族に環境調整の協力を得る．

〈Hさんへの看護の実際と評価〉

　Hさんは，今後一生，人工股関節と付き合いながら生活をしていくこととなる．これまでの生活環境や生活様式，活動の変更を要することもある．Hさんの入院前の生活環境や行っていた活動，趣味・生きがいなどを確認し，Hさんが望む生活ができるよう援助を行った．自宅の環境調整については，工務店を営んでいる夫の協力を得て，手すりの設置などを行った．また，自宅の構造や入院前の生活・活動に合わせた動作の獲得への援助を進めた．その結果，Hさんからは，「足の痛みもなくなったし，正しい姿勢で身の回りのことができるようになってきた．退院したら，今まで痛みがあってできなかったことをしたり，行くことができなかった場所にも行けそう」と前向きな言葉が聞かれるようになった．

F. 退院オリエンテーション

　前述したように，運動器の疾患は後療法（リハビリテーション）を経て治療効果が上がる点が特徴である．入院中に回復した機能を維持・向上させるとともに人工関節を定着させ，長く使い続けられるように，退院後の生活においても適切な動作を継続することが望まれる．退院後の生活を安全に送れるよう，次のことを説明し理解を得る．

(1) 疾患，手術の特徴

①関節可動域と筋力の維持・向上を目指して，運動療法を継続することが必要である．
②体重増加は人工関節の負担を増すので，常に体重コントロールの必要性がある．

(2) 行動上の注意

①日常生活動作全般において常に危険肢位となる動作は避ける．
②転ばないように注意を促す．
③全身における感染予防には常に注意を図る．
④受診の目安を知っておき，次の症状に気づいたら受診するようにする．
・手術した関節の痛みの増強
・下腿や下肢の痛みや腫れ
・術創部の異常（発赤，熱感，膿や出血など）
・呼吸困難や胸の痛み

(3) 生活環境の調整

①家屋の改造などへの公的補助，そのほか必要な社会資源を紹介する．
②身体障害者手帳4級，5級，7級を取得できることがある．

練習問題

Q30 人工股関節全置換術後の看護で適切なのはどれか．（第94回 看護師国家試験，2005）
1．患者の股関節は軽度内転位を保つ
2．患側の膝関節は伸展位を保つ
3．術後1日は患肢を保持して体位変換をする
4．大腿四頭筋等尺運動は術後1週間から開始する

Q31 Aさんは右側の人工股関節全置換術（後方アプローチ）を受けた．
Aさんへの脱臼予防の生活指導で適切なのはどれか．
（第110回 看護師国家試験，2021）
1．「靴はしゃがんで履いてください」
2．「右側に身体をねじらないでください」
3．「椅子に座るときは足を組んでください」
4．「浴室の椅子は膝の高さより低いものを使ってください」

［解答と解説 ▶ p.448］

┃引用文献┃
1) 山田　晋：変形性股関節症. 整形外科看護 21(5)：p.17, 2016
2) 日本整形外科学会, 日本股関節学会（監）：変形性股関節症診療ガイドライン2016, 改訂第2版, p.13, 南江堂, 2016

生殖機能の再確立①
——乳房部分切除術

この節で学ぶこと

乳房部分切除術を受ける患者の事例をとおし，手術によって外見的変化をもたらすことの患者にとっての意味，家族・社会生活のなかでの役割の変化や生活の再構築を支援していくことについて学ぶ

事例の概要① 入院～術前

1）入院時の情報

- 患者はⅠさん，42歳の女性．スーパーマーケットで週3回パートの仕事をしている．
- 1ヵ月前，入浴中に何気なく乳房を触れたときに偶然左乳房の外側上部に腫瘤を自覚し，近医を受診したところ乳がんを疑われて大学病院の乳腺外科を紹介受診した．乳房超音波検査で左乳房外側上部（C領域）に，16.8 × 11.9 × 14.7 mmの病変が認められ，穿刺吸引細胞診でclass Ⅴ，針生検で浸潤性乳管がん，乳頭腺管がん，ER陽性，PgR陽性，HER2陰性，Ki67：10％[*1]，左乳がんT1N0M0，Stage Ⅰと診断され，手術目的で入院となった．
- 入院時の主訴は，がんと診断されて以来自覚している左乳房の腫瘤周辺の鈍痛であり，腫瘤も若干増大してきたような気がすると話している．
- 夫（45歳，会社員）と2歳の子ども（男児）との3人暮らしで，子どもを抱き上げる動作が多い．また，スーパーでは飲料水の入った箱を運ぶなどの力仕事も行っている．喫煙歴はなく，飲酒は付き合い程度である．

2）入院時のバイタルサインと検査データ

- バイタルサイン：体温（腋窩）37.2℃，脈拍数88回/分，呼吸数18回/分，血圧（右上肢）126/68 mmHg.
- 血液検査：WBC 5,300/μL，RBC 423万/μL，Hb 13.5 g/dL，Ht 44.3％，Plt 29万/μL，AST 14 IU/L，ALT 10 IU/L，TP 8.0 g/dL，Alb 4.7 g/dL，UA 3.0 mg/dL，BUN 15 mg/dL，Cr 0.7 mg/dL，Na 139 mEq/L，K 4.0 mEq/L，Cl 103 mEq/L，CRP 0.0 mg/dL.
- 腫瘍マーカー[*2]：CEA 0.9 ng/mL，CA15-3 11.1 IU/mL，BCA225 81 IU/mL，NCC-ST-439 4.6 IU/mL.

[*1]・ER（エストロゲン受容体）とPgR（プロゲステロン受容体）とよばれる女性ホルモンの受容体が陽性か陰性かを示すもの．陽性の場合，ホルモン療法が有効と判断される．
　・HER2とは，細胞の表面に存在するタンパクのこと．HER2陽性の場合，抗HER2治療薬の効果が期待できる．
　・Ki67はがん細胞の増殖活性の程度を示す．Ki67 20～25％程度を基準にして，それ以下なら低悪性度，それ以上なら高悪性度と一般的には判断される．
[*2]各マーカーの基準値：CEA 5.0 ng/mL以下，CA15-3 27.0 IU/mL以下，BCA225 160 IU/mL未満，NCC-ST-439 7.0 IU/mL以下

・呼吸機能検査・心電図・尿検査・胸部X線検査：異常なし.
・体格：身長163.3 cm, 体重65 kg, BMI 24.4（普通体格）.

3）病気の受け止め方と理解

・Iさんは外来でひととおりの検査が終わったあとに, 夫とともに主治医から説明を受けた. 左乳房のしこりはがんであること, 手術をすれば治る可能性が高く, 乳房も温存できると説明された.「術後は左手にあまり負荷をかけすぎないほうがよいと言われたが, そうなると, 子どもも抱き上げられなくなるし, 仕事にも復帰できなくなるかもしれない. 元の生活に戻れるのかどうかがとても心配だ」と話していた. 手術前に主治医から複数の術式の選択肢を提示されたが, 外来で看護師に相談し, 夫とも話し合って決めてきた, とのことである.

A. 乳房の位置・構造と機能

乳房の位置・構造

　成人女性の乳房は, 第2肋骨から第6肋骨の高さの, 胸骨と腋窩中線の間の前胸部に位置する. 乳腺は乳房の脂肪組織中にある皮膚腺であり, 女性でとくに発達する. 乳房のほぼ中央にある隆起を乳頭という. 乳頭とその周囲の乳輪は色素に富み, その直下には平滑筋がある. 間質と皮下組織は, 結合組織, 神経, 血管, リンパ管, 脂肪で構成されている. 乳腺実質は, 10～20の乳腺小葉と乳管より構成され, 乳頭を中心として放射状に配列する（**図Ⅶ-9-1**）.

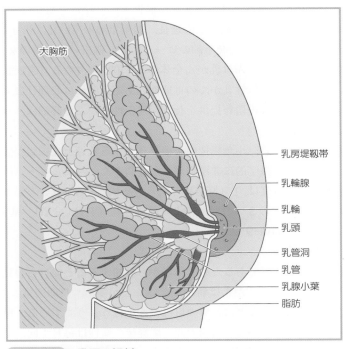

大胸筋

乳房堤靱帯
乳輪腺
乳輪
乳頭
乳管洞
乳管
乳腺小葉
脂肪

図Ⅶ-9-1　乳房の解剖

乳房の機能

　日本人女性では 8〜10 歳ごろから性腺刺激ホルモン（卵胞刺激ホルモン［follicle stimulating hormone：FSH］，黄体形成ホルモン［luteinizing hormone：LH］）の分泌が起こり，卵巣から女性ホルモン（エストロゲン，プロゲステロン）の分泌が始まる．これに伴い乳房の発育が始まり，13 歳ごろには成人に近い形まで発育する．非妊時の女性の乳房では，腺組織よりも脂肪組織のほうが多く，腺細胞より導管が優位である．妊娠により胎児・胎盤系からエストロゲン，胎盤からプロゲステロン，胎盤性ラクトゲン，母体下垂体からプロラクチンが分泌され，妊娠後期には乳管や腺房が完成し授乳を待つ状態になる．分娩が終了してエストロゲン，プロゲステロンが低下すると，プロラクチンの作用で通常産褥 2 日目から乳汁の産生・分泌が始まり，約 1 週間で乳汁の分泌が完成する．ストレスやドパミン代謝に影響を与える薬剤などは乳汁分泌に影響を与える可能性が高いといわれる．

　30 歳代半ば以降，卵巣機能が低下し始めると乳腺は次第に萎縮し始め，脂肪組織に置き換わってくる．

B. 手術適応となる乳房疾患

1 ● 乳腺悪性腫瘍

　乳腺に発生する悪性腫瘍は，上皮性と非上皮性に大別される．乳腺悪性腫瘍の 99％ は上皮性腫瘍である乳がんが占める．乳房の非上皮性腫瘍として間質肉腫，血管肉腫，線維肉腫などがあるが，ここでは乳がんについてのみ述べる．

　乳がんは，全世界において女性が罹患するがんの中で最も多く，日本では 9 人に 1 人が罹患する疾患である．日本の乳がん罹患率は上昇の一途をたどっており，その背景には，食生活の欧米化，有月経年数の延長，初産年齢の高齢化，出産数の減少があるとされる．乳がんは 45 歳前後を好発年齢のピークとし，幅広い年齢層の女性が罹患する．

　なお，遺伝性乳がんは乳がん全体の 5〜10％ を占める．家族歴の聴取などからスクリーニングを行い，遺伝性乳がんの可能性のある患者には心理社会面・倫理面に配慮しながら遺伝学的検査などの情報提供を行う．遺伝性乳がんの詳細は，専門書を参照されたい．

a. 分 類 [1]

　乳がんは，乳管，小葉構造の末梢に存在する乳管上皮細胞が悪性化したものである．また乳がんは，組織学的に非浸潤がん，浸潤がん，パジェット（Paget）病に大別される．

　乳がんの進行度は，T（原発巣の大きさや状態），N（リンパ節転移の有無と部位），M（遠隔転移の有無）の 3 つの要素により評価され（TNM 分類），病期（Stage）は 0 から Ⅳ に分類される（**図Ⅶ-9-2**）．

b. 好発部位

　乳房は表在臓器であるため，体表から触知することで自ら発見することができるがんである．その一方で乳がんは痛みがないことが多く，長期間気づかないこともある．成人女性には，入浴時などに乳房の自己検診を行うようすすめる．閉経前の女性は月経開始日から数えて 5 日目から 1 週間の間，閉経後の女性は毎月 1 回，誕生日の日付を自己検診日にするなど，忘れず定期的に行えるよう助言する必要がある．

	大きさ(mm)	胸壁固定[注2]	皮膚の浮腫，潰瘍，衛星皮膚結節
TX	評価不可能		
Tis	非浸潤がんあるいはパジェット病[注3]		
T0	原発巣を認めず[注4, 5]		
T1[注6]	≦20	−	−
T2	20<≦50	−	−
T3	50<	−	−
T4 a	大きさを問わず	+	−
T4 b		−	+
T4 c		+	+
T4 d	炎症性乳がん[注7]		

T：原発巣[注1]

TNM分類

転移＼腫瘍	T0	T1	T2	T3	T4
M0 N0					
M0 N1					
M0 N2					
M0 N3					
M1					

病期0*　Tis 非浸潤がん

該当せず ☒
病期Ⅰ*
病期ⅡA
病期ⅡB
病期ⅢA
病期ⅢB
病期ⅢC
病期Ⅳ

浸潤がん

*わが国では早期乳がんと定義づけられる

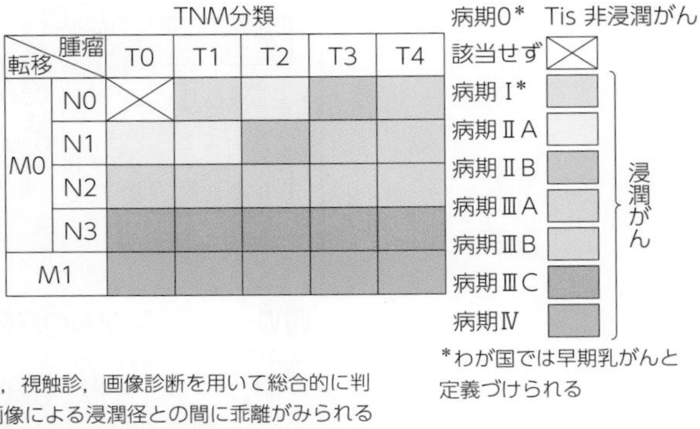

注1：Tの大きさは原発巣の最大浸潤径を想定しており，視触診，画像診断を用いて総合的に判定する．乳管内成分を多く含む癌で，触診径と画像による浸潤径との間に乖離がみられる場合は画像による浸潤径を優先する．乳腺内に多発する腫瘍の場合は最も大きいTを用いて評価する．
注2：胸壁とは，肋骨，肋間筋および前鋸筋を指し，胸筋は含まない．
注3：浸潤を伴わない場合．
注4：視触診，画像診断にて原発巣を確認できない場合．
注5：異常乳頭分泌例，マンモグラフィの石灰化例などはT0とはせず判定を保留し，最終病理診断によってTis，T1miなどに確定分類する．
注6：mi(≦1 mm)，a(1 mm <≦5 mm)，b(5 mm <≦10 mm)，c(10 mm <≦20 mm)に亜分類する．
注7：炎症性乳癌は通常腫瘤を認めず，皮膚のびまん性発赤，浮腫，硬結を示すものを指す．腫瘤の増大，進展に伴う局所的な皮膚の発赤や浮腫を示す場合はこれに含めない．

図Ⅶ-9-2　乳がんの TNM 分類
［日本乳癌学会（編）：乳癌取扱い規約，第18版，p.4, 6，金原出版，2018 より許諾を得て改変し転載］

　　厚生労働省は，「がん予防重点健康教育及びがん検診実施のための指針」を定め，市町村による科学的根拠に基づくがん検診を推進している．そのなかで，乳がん検診については40歳以上を対象に2年に1回，問診および乳房X線検査（マンモグラフィ）の実施が定められている[2]．

　　乳がんの好発部位は，外側上部（C領域）に最も頻度が高く，次いで内側上部（A領域），外側下部（D領域），内側下部（B領域），乳輪下（E領域），そして複数領域である[3]（**図Ⅶ-9-3**）．

c. 症　状

　　乳がんの症状には，腫瘤触知のほか，乳房皮膚の陥凹，乳頭の陥凹，乳頭からの血性分泌物，乳頭・乳輪部のびらん，皮膚の発赤，浮腫，皮膚の隆起や潰瘍，所属リンパ節の腫大などがある．乳がんは早期発見により90％以上が治癒するとされる疾患であり，自覚症状のない状態で画像診断により発見する必要がある．早期発見，早期治療により乳がん死亡率を減少させることを目的に，日本でも検診が普及してきている．

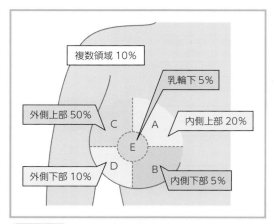

図Ⅶ-9-3　乳がんの好発部位

［福富隆志：特集 乳がんのすべて―乳がんの検査法と診断の
実際. ナーシング **24**（2）：27, 2004 より引用］

d. 治療方法

　乳がんの治療は，局所治療と全身治療に大別される．局所治療としては手術療法と放射
線療法，全身治療としては化学療法とホルモン療法，分子標的治療，免疫療法がある．乳
がんの治療は，これらの治療法を適切に組み合わせて行うことで再発を予防することが推
奨されている．

C.　術式の種類

　乳がんの手術療法は，乳房に対する手術と所属リンパ節に対する手術から構成される．

1 ● 乳房に対する手術

　乳房に対する手術には，乳房切除術または乳房部分切除術がある．乳房切除術は，かつ
ては胸筋を合併切除する術式も実施されていたが，現在は胸筋温存乳房切除術（大胸筋お
よび小胸筋を温存する術式）が標準となっている．

　乳房に対する手術は，切除範囲を可能な限り少なくする縮小手術が行われるようになり，
現在は胸筋温存乳房切除術と乳房部分切除術が標準となっている．乳房部分切除術では，
術後残存乳房に放射線照射を加えることが現段階では必須とされ，乳房部分切除術に術後
放射線療法を組み合わせたものが乳房温存療法とよばれる．1980 年代の欧米における無
作為化比較試験により，適応を限定すれば乳房温存療法と乳房切除術は生存率に統計学的
有意差がないことが報告された．このことから乳房温存療法の一般化にいたった．「乳癌
診療ガイドライン」によると，乳房温存療法は Stage Ⅰ およびⅡの乳がんの標準療法と考
えられ，整容性が保たれれば積極的に行われている．なお，Stage Ⅰ およびⅡの浸潤性乳
がんに対する乳房温存療法を適応除外とすべき条件として，以下が挙げられている[4]．

〈浸潤性乳がん（Stage ⅠおよびⅡ）に対する乳房温存療法を適応除外とすべき条件〉
1. 多発がんが異なる乳腺腺葉領域に認められる
2. 広範囲にわたる乳がんの進展が認められる（主にマンモグラフィで広範囲にわたる微細石灰化が認められる場合）
3. 温存乳房への放射線療法が行えない（活動性の全身性エリテマトーデス，強皮症など）
4. 腫瘍径と乳房の大きさのバランスから整容的に不良な温存乳房の形態が想定される
5. 患者が乳房温存療法を希望しない

※ 年齢，皮膚への不完全固定，浸潤性乳管がん以外の組織型（小葉がんなど），小範囲の乳管内進展，腋窩リンパ節転移陽性，腫瘍占居部位（乳輪下），乳がんの家族歴，全身再発の高リスク群などは必ずしも乳房温存療法の禁忌ではない.

　また，乳房切除術を受けた患者の乳房の欠損や変形を人工乳房（インプラント）や自家組織（広背筋皮弁や腹直筋皮弁など）を用いて修正し，形成する**乳房再建術**がある. 乳房再建術は，乳がんの手術後，時期を問わずに受けることができ，乳がんの手術と同時に再建手術を行うこともある.

2 ● 所属リンパ節の手術

　画像診断により，リンパ節転移が疑われる場合は，主病巣とともに，転移の可能性のある所属リンパ節を脂肪組織ごと切除する腋窩リンパ節郭清が行われる. 腋窩リンパ節は，レベルⅠ（小胸筋外側），レベルⅡ（小胸筋裏および大小胸筋間の Rotter リンパ節），レベルⅢ（小胸筋内側）に分けられる（**図Ⅶ-9-4**）.

　腋窩リンパ節郭清の後遺症には患側上肢の運動制限，知覚異常，リンパ浮腫，胸筋萎縮などがある. これらのリスクを低下させ，患者の術後の QOL を向上する目的で，腋窩リンパ節の手術も縮小化している. がんからのリンパ流を最初に受けるリンパ節（センチネルリンパ節）をラジオアイソトープと色素法で同定し摘出する，センチネルリンパ節生検とよばれる方法である. センチネルリンパ節生検において，摘出したリンパ節に転移が認められなければ，腋窩リンパ節の郭清を省略する. 臨床的にリンパ節転移を認めない症例が適応となる.

D. 術前看護

1 ● 診断から手術までの経過

　乳房は他臓器と異なり体表にある臓器のため，術前に確定診断をつけることが可能である. 乳がん診断のために必要な検査とその目的（**表Ⅶ-9-1**）と，診断・治療方針決定までの検査の流れを示す（**図Ⅶ-9-5**）.

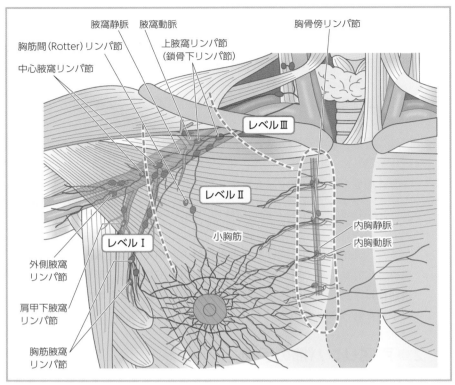

図Ⅶ-9-4　腋窩リンパ節

表Ⅶ-9-1　乳がんの診断に必要な検査と目的

検査・診断	目　的
問診	家族歴，月経・結婚・出産歴，検診歴，既往歴，内服歴，生活歴
視診・触診	問診の情報から病状を予測，疼痛・皮膚所見・分泌物の確認
マンモグラフィ	腫瘤，石灰化，そのほかの所見（乳腺実質や皮膚，リンパ節）
超音波検査	マンモグラフィの結果の精密検査，切除範囲の決定，対側乳房の病変検索
MRI検査	乳房内のがんの広がりの診断，病変の質的診断
CT検査	乳房内のがんの広がりの診断，病変の質的診断，転移の診断
骨シンチグラフィ	骨転移の診断
PET検査	良性・悪性の鑑別，病期診断，術後の再発・転移診断
細胞診	嚢胞性疾患との鑑別，センチネルリンパ節生検の適応決定
組織診	最も確実な診断法．良性・悪性の鑑別および病変の性質の精査
病理診断	組織型による予後予測，その後の治療方針計画

[阿部恭子，矢形　寛（編）：乳がん患者ケア，p.26–82，学研メディカル秀潤社，2012を参考に作成]

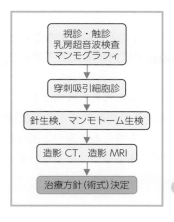

図Ⅶ-9-5 乳がんの診断・治療方針決定までの検査の流れ

2● 術前の看護方針，看護問題と看護活動

看護方針

・術前の外来看護では，患者が自身の疾患を十分理解し，術後の生活をイメージしたうえで，自分にとって納得のいく手術方法を選択することができるよう支援する．

情報収集とアセスメント

①現病歴，諸症状の有無．
②疾患の状態，病期：腫瘍の大きさ，占居部位，腋窩リンパ節，多臓器転移の有無．
③全身状態：身長，体重（肥満度），血液検査，腫瘍マーカー，尿検査，心電図，胸部Ｘ線，呼吸機能検査の結果．
④既往歴とその転帰．
⑤家族構成，家庭あるいは社会的役割．
⑥生来の乳房の大きさや形，乳房に対して患者がもつ価値観．
⑦年齢，今後の挙児希望の有無．
⑧予定術式，麻酔内容，主治医から提供された情報と患者の受け止めた内容．
⑨患者の不安とその内容：生来の性格，ストレス-コーピング．
⑩居住地：通院時間，通院のための交通手段．
⑪生活習慣：日常生活動作，とくに重量物をもつ動作やその頻度．

　これらの情報を基に，患者の身体的・心理的苦痛，術後予測される合併症・後遺症をアセスメントし，患者の生活背景や価値観に最も合致する術式を患者が自ら選択できるよう計画を立てる．

看護問題

＃1　疾患や治療に対する不安
＃2　複数の術式の選択肢とその結果に対する知識不足からくる意思決定上の葛藤

看護活動

　ここでは，乳房部分切除術を受けるＩさんに特徴的なこととして，#2について述べる.

#2　複数の術式の選択肢とその結果に対する知識不足からくる意思決定上の葛藤

〈原　因〉

　乳がんの治療の選択肢は手術療法に限られるわけではなく，また，手術を受けた後の治療も長期にわたる. Ｉさんは，医師から乳房切除術か乳房部分切除術か，さらに乳房再建術を希望するか否か，乳房再建術をする場合の時期や方法などの説明を受けた. 初めての経験であり，知識不足，家族や職場に迷惑をかけたくないという思い，再発・転移への不安などから術式選択に迷いや葛藤が生じている.

〈看　護〉

(1) 情報の理解の促進

・主治医から受けた説明の理解と手術に対する認識を尋ねる.

・患者が受け止めた内容に誤りがある場合は訂正し，疑問があれば主治医から再び説明が受けられるよう調整する.

・術式によって乳房（胸部）がどの程度変形するのかを具体的にイメージできるよう図を用いて説明し，乳房の補整に用いる専用のパッドと下着を紹介する.

・乳がんの手術後に起こりうる後遺症（患側上肢の運動制限・知覚異常・リンパ浮腫，胸筋萎縮など）について情報提供を行う.

(2) 意思決定の支援

・患者の思いを受け止め，納得のいく治療法を選択できるよう最大限支援することを伝える.

・患者の思いの表出が促されるようかかわる.

・治療について，夫や家族と十分に話し合うことを提案する.

〈Ｉさんへの看護の実際と評価〉

　Ｉさんは，「私の場合は，術後に放射線療法が必要だけど，乳房も温存できると説明を受けました. 乳房は残せるなら残したいけれど，経済面や通院で夫に負担をかけたくありません…. だけど入院までの間に夫ともよく話し合って，乳房を温存する手術を受けることを決めました. でもやっぱり，リンパ節の郭清をしたら子どもを抱けなくなったり，仕事でも重いものをもてなくなるのかと，心配です」と話した. そこで，リンパ浮腫や患側上肢の運動制限などが生じる理由や，センチネルリンパ節生検と腋窩リンパ節郭清でのリンパ浮腫のリスクを改めて説明し，実際には腋窩リンパ節郭清が省略されたとしてもリスクはゼロではないことを伝えた. また，術後にリンパ浮腫の発症を防ぐための日常生活上での注意事項，日常的に行う必要のあるセルフケアについても説明を行った. Ｉさんはリンパ節に転移が確認されたら郭清することになることも納得したうえで，乳房部分切除術＋センチネルリンパ節生検を受けることを決めることができた.

事例の概要❷ 術後（乳房部分切除術）

1）手術の概要

- 術式：左乳房部分切除術（左乳腺円状部分切除），センチネルリンパ節生検にてリンパ節転移が確認されたため，腋窩リンパ節郭清実施.
- 麻酔：全身麻酔.
- 手術時間：1時間39分.
- 手術中のin-outバランス：出血量25 g，輸液量2,950 mL，尿量125 mL.
- 手術中の一般状態：体温，脈拍数，心電図上，とくに問題となる所見は認められなかった.
- 挿入されたチューブ類：右上肢に末梢静脈ライン，左腋窩に持続低圧吸引ドレーン，膀胱留置カテーテル.

2）手術終了直後の様子

- 麻酔全覚醒で帰室する．創部痛に対しNSAIDs（非ステロイド性抗炎症薬）が予防的に投与されてから帰室したが，帰室してすぐは創部痛を訴えていた．左腋窩に挿入された持続低圧吸引ドレーンチューブからの排液は淡血性から淡々血性，10〜20 mL程度の流出があり，挿入部周囲の皮膚の腫脹は認められず，血圧の低下はなかった.

3）術後の経過

- 帰室して30分すると創部痛は落ち着き，面会に訪れた夫と話ができるようになった．帰室後3時間で酸素投与は中止となり，麻酔覚醒が良好であったため膀胱留置カテーテルも抜去されてトイレ歩行が許可となった.
- 図Ⅶ-9-6に，術後早期の時点でのIさんの状況を整理した情報の関連図を示す.

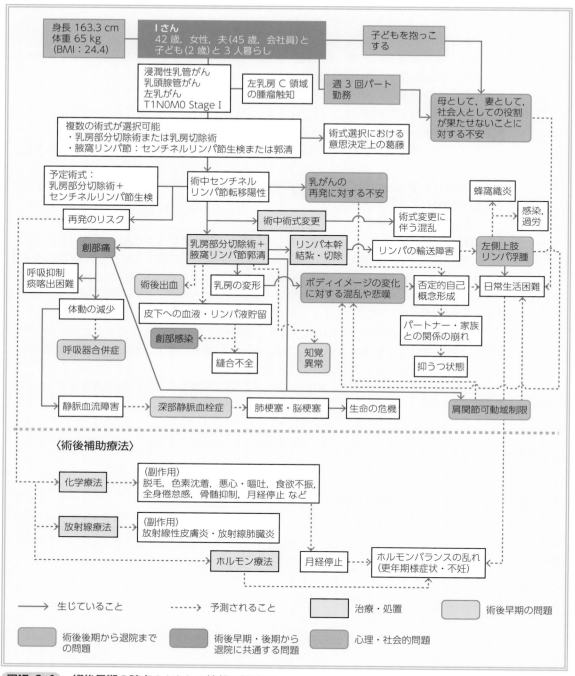

図Ⅶ-9-6　術後早期の時点のⅠさんの情報の関連図

E. 術後看護

1 ● 術後の一般的経過と看護方針

乳房部分切除術後の一般的経過を**表Ⅶ-9-2**に示す.

看護方針

・術後合併症を予防し，患者（Ⅰさん）が心身ともに順調な回復経過をたどり，変化したボディイメージを受け入れられるよう支援する.
・術後生じた機能障害に対して必要なセルフケアを理解し適切に実践することができるよう，そして主体的に療養に取り組み，退院後すみやかに家庭生活・社会生活に復帰できるよう支援する.

2 ● 術後早期の看護問題と看護活動

看護問題

#1　全身麻酔および乳房部分切除術に伴う合併症の可能性
　#1-1　術後出血
　#1-2　呼吸器合併症
　#1-3　深部静脈血栓症
　#1-4　創部感染
#2　創部痛

看護活動

ここでは，Ⅰさんに特徴的なこととして，#1-1について述べる.

#1-1　術後出血

〈原　因〉

手術当日の出血は手術操作に起因するものである.

〈看　護〉

リンパ節郭清後に腋窩に挿入された持続低圧吸引ドレーンバッグが，常に陰圧になっているか，排液の流出が認められるかに注意する．ドレナージチューブが組織片や血栓で閉塞している場合があるので，適宜ミルキングを行う．ドレナージチューブ挿入部周囲の腫脹や熱感，創部痛の増強がないかどうか，またバイタルサインの変化（血圧低下，脈拍増加）や，出血に伴う血圧低下による尿量の減少にも注意する必要がある．排液の性状は，腋窩リンパ節郭清後であり血液のほかリンパ液も同時に流出するため，通常淡々血性である．徐々に性状が濃くなってきたり量が増えてきたりしたら要注意である．持続する100 mL/時以上の後出血，または血圧低下などバイタルサインに変動があった場合は再開創・止血処置が必要となる.

表Ⅶ-9-2　乳房部分切除術を受けた患者の一般的経過

		手術前日（入院日）	手術当日	術後1日目	2日目	3〜6日目	7日目	8日目
治療・処置	末梢静脈ライン（点滴）腋窩ドレーン			▶朝まで			▶抜去（排液量50 mL以下）	
	酸素療法（酸素マスク）		▶術後〜帰室後3時間で終了（医師の指示による）					患者の受け入れ状況に応じて看護師と一緒に創部を見る
	手術部位，創部の処置	腋窩の除毛（入浴時），両側上肢周囲経の測定	（術後）創部の観察					
	下肢の血栓予防		（術前より）弾性ストッキング着用▶	初回歩行まで				
検査				胸部X線検査				
日常生活援助	清潔	入浴		全身清拭	下半身入浴，洗髪		全身浴可	
	食事・飲水	21時〜絶飲食（常用薬があれば少量の水で服用）	帰室後3時間で水分摂取可（医師の指示による）	普通食				
	排泄	緩下薬，浣腸	膀胱留置カテーテル挿入→覚醒後，抜去 トイレ歩行 蓄尿	（前日に抜去できなければ朝食前に抜去）トイレ ▶終了				
	安静・活動	制限なし	歩行開始	制限なし				
説明・教育		・医師による術式，治療の説明 ・看護師による術後の状態，リハビリテーションの説明			・補整下着やパッドなどの紹介，試着 ・自己検診方法の説明 ・リンパ浮腫予防方法，セルフケア方法の説明 ・上肢の運動障害を予防するためのリハビリテーションの実施 ・退院後の治療の説明 ・次回外来受診日の決定			

〈Ｉさんへの看護の実際と評価〉

　Ｉさんのドレーンからの排液の性状はとくに問題なかったが，術後24時間は術後出血のリスクがあるため十分に注意して観察を続けた．帰室直後，30分後，1時間後，その後は2時間ごとにバイタルサイン測定，創部出血やドレーンからの排液，創部痛などの苦痛の有無のチェックを行い，異常はみられず経過して急性期を脱した．

3 ● 術後後期から退院までの看護問題と看護活動

看護問題

＃1　創部感染が生じる可能性
＃2　創部痛
＃3　患側上肢の機能障害が生じる可能性
　＃3-1　運動障害（肩関節可動域制限）
　＃3-2　知覚異常
　＃3-3　リンパ浮腫

看護活動

　ここではI さんに特徴的なこととして，#3-3 について述べる.

#3-3　リンパ浮腫

〈原　因〉

　健康な身体では，動脈から体循環に送り出された酸素と栄養分を含む動脈血が各組織で利用され，二酸化炭素と老廃物を含んだ体液のうちの約 90% が静脈から，残りの 10% がリンパ系から右心房へ還流する．一方，がんの手術においては，病巣とともに転移の可能性のある所属リンパ節の郭清が行われる．乳がんの場合は腋窩リンパ節郭清である．リンパ節郭清後の組織循環は，**図Ⅶ-9-7** に示したとおりである．つまり，動脈から送り出された血液が組織で利用されたあと，心臓に戻る途中でリンパ節郭清により還流が妨げられ，リンパ系から戻る分の 10% が慢性的に戻りづらくなっている状態であるといえる.

〈看　護〉

　腋窩に挿入されたドレーンは，術後約 1 週間ごろに，1 日の排液量が 50 mL 以下になったのを目安に抜去される．ドレーン留置中にあまり積極的に患肢を動かすと，ドレーンからの排液量の増加や疼痛が生じる可能性がある．まずはあまり患肢を大きく動かさずにリンパの還流を促すことのできる肩回しと腹式呼吸をすすめる．肩回しは，1～2 秒に 1 回程度の速度で，肩をゆっくり前から後ろに回す動作を 1 セット 10 回程度行う．これは，鎖骨上リンパ節を刺激することによってリンパの還流を促すことを目的とする．また，腹式呼吸は腹部に手を当てて，吸気のときに腹部が膨満するよう意識して 1 セット 3～5 回行う．これは，腹式呼吸により乳び槽が刺激され，その結果リンパの還流が促されるもの

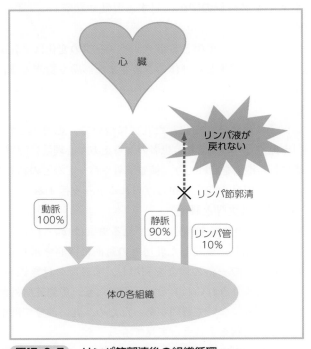

心　臓

リンパ液が
戻れない

✕ リンパ節郭清

動脈
100%

静脈
90%

リンパ管
10%

体の各組織

図Ⅶ-9-7　リンパ節郭清後の組織循環

である．創部痛が強いときは，必要に応じ鎮痛薬を使用しながら行う．これらは退院後，日常生活のなかでも容易にできる動作である．入院中に毎日，気がついたときに行うよう意識するように促し，退院してからも習慣化できるように働きかける．

〈Ⅰさんへの看護の実際と評価〉

Ⅰさんの場合，センチネルリンパ節生検の結果リンパ節転移が見つかり，腋窩リンパ節郭清が行われたため，リンパ浮腫のリスクはより高い．

創部痛が増強しないよう，あらかじめ鎮痛薬の内服を促してから，苦痛が強くならない程度に少しずつ肩回し，腹式呼吸，患肢の挙上を促したことにより，現在までにリンパ浮腫は認められず，その後は自主的に取り組む姿が見られた．

4 ● 術後の心理・社会的問題と看護活動

看護問題

＃1　術式変更に伴う混乱
＃2　ボディイメージの変化に対する混乱や悲嘆
＃3　退院後に役割が果たせなくなることへの不安
＃4　乳がんの再発に対する不安

看護活動

ここでは＃2について述べる．

＃2　ボディイメージの変化に対する混乱や悲嘆

〈原　因〉

乳がんの手術によって生じるボディイメージの変化は，乳房の喪失または変形だけではなく，手術によって生じる身体のさまざまな形態や機能の変化（運動障害やリンパ浮腫など）にまで及ぶ．

〈看　護〉

まずは，手術によって変化した乳房について，患者がどのようにとらえているか尋ね，語りを引き出す．そのうえで，患者のとらえ方や心理面に配慮しながら，術後の乳房を看護師と一緒に見る機会を設けたり，補整下着やパッドなどの紹介をとおして，ボディイメージの変化に対する混乱や悲嘆を和らげられるよう支援する．

〈Ⅰさんへの看護の実際と評価〉

Ⅰさんは「術後の乳房を自分1人で見る勇気はないけれど，看護師さんと一緒なら大丈夫そうです」と話し，変化した乳房との対面に関心を示していることが確認されたため，術後2日目のシャワー浴の機会を利用し，看護師の付き添いのもとで乳房を観察した．Ⅰさんは「思ったよりきれいね」と言いながらも，患側乳房外側のくぼみを気にしている様子で，乳房の補整について質問があったため，乳房部分切除術後用の補整下着とパッドの見本を紹介し，実物を手にとって見てもらった．

Ⅰさんが乳房との対面に関心をもった時期に，看護師が寄り添い感情表出を促したこと

により，Iさんは無理なく術後の乳房を直視し，冷静に受け止めることができた．また，退院後の乳房の補整の方法について知ったことで，漠然とした不安は軽減したと考えられる．

F. 退院オリエンテーション

1 ● 短期的経過と長期的経過

　Iさんの場合，経過が順調であれば術後7日程度でドレーンが抜去され，退院となる．退院後の術後補助療法は，切除標本の病理検査の最終結果で決定する．術後1日目に，センチネルリンパ節生検でリンパ節転移が認められたため腋窩リンパ節郭清を行ったこと，退院後，放射線療法に先行し化学療法を行うことが説明された．化学療法を約6ヵ月，放射線療法は5〜6週間行われる予定である．ホルモン感受性があったのでホルモン療法が5年間行われる．後遺症の1つであるリンパ浮腫は，生涯にわたりセルフケアの継続が必要である．

2 ● 退院オリエンテーションの実際

a. 退院後に行われる治療の概要と治療中のセルフケア

　術後補助療法は，指標やサブタイプ分類とTNM分類などに基づく再発リスク，合併症および患者の意向などを勘案して判断される．

　Iさんの場合，最終的な病理検査結果がわかるのは約1ヵ月後で，退院の時点で化学療法が必要かどうかはまだ不明であったため，術後補助療法の具体的な内容は退院後に説明してもらうよう，外来看護師に引き継いだ．1ヵ月後，術後補助療法の方針が決定し，Iさんには放射線療法とホルモン療法が行われることとなった．

b. がんの再発・転移の早期発見への援助

　乳がんは自分で発見することのできる数少ないがんである．今後も月に1回自己検診を実施することを習慣化するよう促すとともに，定期受診を欠かさないよう伝える．

c. 乳房の補整への援助

　補整下着やパッドは，創部が圧迫や下着の摩擦で苦痛を感じなければ装着可能であることを伝える．

　Iさんは放射線療法を控えていたが，放射線療法中は照射野の皮膚障害や乳房の腫脹の可能性，また照射野のマーキングで下着が汚れることもあるため，放射線療法中は安価な柔らかい素材の下着を使用するなどの工夫をすすめた．

d. 上肢の機能障害・リンパ浮腫予防のためのセルフケア教育

　リンパ浮腫が発症した場合の保存的治療法として，「スキンケア」「徒手リンパドレナージ」「圧迫療法」，また「圧迫下での運動療法」の要素に「日常生活指導」を加えた「複合的治療」が知られている．リンパ浮腫の顕在化を予防するために，この理論に基づいて日常的にセルフケアを実践するようすすめる．リンパ浮腫の発症予防目的のセルフケアには，以下の要点がある．

(1) スキンケア

　患肢の皮膚をよく観察し，皮膚の清潔，保湿，保護に努める．日常的に家事を行ってい

れば，患肢を包丁などで傷つけたりすることも少なくないので，患肢に傷ができないよう注意するだけでなく，傷ができたときはすみやかに消毒し清潔な絆創膏で保護するなどの方法を助言する．また，化学療法のときは，点滴を健側で実施するよう指導する．

(2) リンパの還流を妨げないための工夫

患肢を部分的に締めつけるような袖口の締まった服を避けるほか，リンパの副行路となる体幹部も締めつけないほうがよい．袖口などが締まっていないもの，また下着は自分の体に合ったものを選ぶ．

(3) リンパの還流を促すための工夫

術後に指導した肩回しや腹式呼吸を退院してからも日常的に行うよう促す．そのほか，自己で行える簡易リンパドレナージの方法を指導する．入浴時に，石けんで泡立てた手またはスポンジでリンパを誘導する方向に身体を洗うなど，日常生活のなかに取り入れやすく，毎日継続しやすい方法を提案する．

(4) 適度な運動

じっとしていることはリンパの還流の妨げになる．適度に行う家事や患肢の運動は，リンパ還流を促すうえで重要である．

(5) 自己の体調の日常的なモニタリング（日常生活指導）

リンパ浮腫の初期症状には，患肢の重だるさや違和感，皮膚の突っ張り感，患側の肩こりなどがあり，この段階で対処すれば重症化を予防できると考えられる．普段から体調を良好に保つよう，過労を避けることが重要である．患肢の自覚症状をモニタリングし，患者の生活全体を整えられるよう支援することが重要である．

e. 退院後の生活の再構築への援助

地域社会や職場との結びつきは，患者にとって生活を再構築していくうえで重要な因子であるといえる．職場復帰後，仕事内容の変更など相談の必要も生じることが考えられる．ただ，禁止事項を多くして患者が自らに不必要な制約を課し，生活を不自由にしてしまわないよう配慮し，地域社会活動へスムーズに復帰できるよう助言する．

コラム

リンパ浮腫と予防的セルフケア教育について

　がん患者におけるリンパ浮腫は，主に手術，術後の放射線療法などが原因となって生じる．リンパ浮腫発症のリスクは，治療後生涯にわたり続くものであるが，適切なリスク管理は有効な発症抑止となるとされる．患者が日々の生活のなかで適切に予防的セルフケア行動をとり，また発症を早期に発見し対処できるよう適切に教育していくことが必要である．

　現在，手術のための入院時と退院後外来で，子宮悪性腫瘍，子宮付属器悪性腫瘍，前立腺悪性腫瘍または腋窩リンパ節郭清を伴う乳腺悪性腫瘍に対する手術前後の患者に対し，医師または医師の指示に基づき看護師・理学療法士・作業療法士がリンパ浮腫の重症化などを抑制するための指導を実施した場合に，それぞれ1回ずつ，100点のリンパ浮腫指導管理料の算定が認められており，以下の指導を行うよう定められている．

> **リンパ浮腫指導管理料算定のために必要な指導内容**
> ア．リンパ浮腫の病因と病態
> イ．リンパ浮腫の治療方法の概要
> ウ．セルフケアの重要性と局所へのリンパ液の停滞を予防及び改善するための具体的実
> 　　施方法
> 　　（イ）リンパドレナージに関すること
> 　　（ロ）弾性着衣又は弾性包帯による圧迫に関すること
> 　　（ハ）弾性着衣又は弾性包帯を着用した状態での運動に関すること
> 　　（ニ）保湿及び清潔の維持等のスキンケアに関すること
> エ．生活上の具体的注意事項
> 　　リンパ浮腫を発症又は増悪させる感染症又は肥満の予防に関すること
> オ．感染症の発症等増悪時の対処方法
> 　　感染症の発症等による増悪時における診察及び投薬の必要性に関すること

　また，リンパ浮腫を発症した患者に対する治療である「複合的治療」について，2016（平成28）年度より下記のとおりリンパ浮腫複合的治療料が新設された．

> **リンパ浮腫複合的治療料**
> 1．重症の場合200点（1回40分以上）
> 2．1以外の場合100点（1回20分以上）

　複合的治療とは，①スキンケア，②用手的リンパドレナージ，③圧迫療法（包帯，スリーブ，ストッキング），④圧迫下での運動療法，⑤日常生活指導を構成要素としており，これらを適切に組み合わせ指導するものである．一定の研修を修了した医師または医師の指示に基づき研修を修了した看護師・理学療法士・作業療法士が実施できる．なお，一連の治療において，患肢のスキンケア，体重管理などのセルフケア指導は必ず行うこととなっている．また重症の場合は，毎回の治療において弾性着衣または弾性包帯による圧迫を行う．

練習問題

Q32 右乳癌のために胸筋温存乳房切除術と腋窩リンパ節郭清術とを受けた患者．呼吸循環機能は安定しており，右腋窩部と乳房皮下とにドレーンが挿入されている．術後1日の看護で適切なのはどれか．（第102回 看護師国家試験，2013）

1. 右側臥位を勧める
2. 右肘関節の回内・回外運動を勧める
3. 右上肢の中枢から末梢に向かってマッサージをする
4. 右上肢の前方挙上は術後10日間行わないよう指導する

［解答と解説 ▶ p.448］

┃引用文献┃

1) 日本乳癌学会（編）：乳癌取扱い規約，第18版，p.4, 6，金原出版，2018
2) 厚生労働省：がん検診
　〔https://www.mhlw.go.jp/stf/seisakunitsuite/bunya/0000059490.html〕（最終確認：2022年12月14日）
3) 福富隆志：乳がんの検査法と診断の実際．ナーシング**24**(2)：27-31，2004
4) 日本乳癌学会（編）：乳癌診療ガイドライン1治療編2018年版，第4版，p.213-215，金原出版，2018

10 生殖機能の再確立②——子宮摘出術

この節で学ぶこと

子宮摘出術を受ける患者の事例を通じて，生殖機能を喪失する患者とその家族の特徴を理解し，術前・術後の看護を学ぶ

事例の概要❶　入院～術前

1）入院時の情報

- ・患者はJさん，31歳の女性．結婚1年未満，夫（32歳，地方公務員）と2人暮らしである．会社員であったが結婚後退職し，現在は専業主婦である．
- ・不正性器出血がみられ，婦人科を受診したところ，子宮頸部細胞診で扁平上皮がんと指摘される．がん専門病院を紹介され，精査の結果，子宮頸がんIB1期と診断され，広汎子宮全摘出術適応であると説明を受けた．
- ・本人，夫ともに子どもを強く望んでいたため，他院にセカンドオピニオンを求めたが，やはり同様の診断を受け，手術目的で入院となる．飲酒は付き合い程度．タバコは1日20本（約7年）．既往歴はない．

2）入院時のバイタルサインと検査データ

- ・バイタルサイン：体温36.5℃，脈拍数70回/分，呼吸数18回/分，血圧100/70 mmHg.
- ・血液検査：WBC 6,900/μL，RBC 430万/μL，Hb 13.9 g/dL，Ht 37%，Plt 27万/μL，TP 7.3 g/dL，Alb 4.2 g/dL，Na 138 mEq/L，K 4.6 mEq/L，Cl 106 mEq/L，BUN 11 mg/dL，Cr 0.7 mg/dL，AST 15 IU/L，ALT 15 IU/L.
- ・呼吸機能検査：%肺活量90%，1秒率85%.
- ・心電図・胸部X線・尿検査：異常なし．
- ・体格：身長160 cm，体重51.0 kg，BMI 19.9（普通体重）．

3）病気の受け止め方と理解

- ・入院後（手術2日前），Jさんと夫に医師から手術について詳しく説明が行われた．Jさんは，卵巣を残せないと改めて認識し，なんとかして卵子の凍結保存ができないか考えたが，その場合，手術が延期となりがんが進行する危険性が高くなってしまうことから，凍結保存を断念した．夫の子どもを産めなくなることを気にしていた．

A. 子宮の位置・構造と機能

子宮の位置・構造

　子宮は膀胱の後方，直腸の前方に位置する空洞器官で，鶏卵ほどの大きさ（7 cm 大）である．胎児を育成する子宮体部と胎児の通過管である子宮頸部の2つに大別される．靱帯や筋肉などもろもろの組織で保持されており，子宮体部を前方に屈した状態にある（**図Ⅶ-10-1**，**図Ⅶ-10-2**）．膀胱と子宮の間は膀胱子宮窩，直腸と子宮の間は直腸子宮窩（ダグラス窩）とよばれる．とくに直腸子宮窩は，立位でも臥位でも低位となるため，膿や血液が貯留しやすく，異常所見の早期発見に重要な部位である．

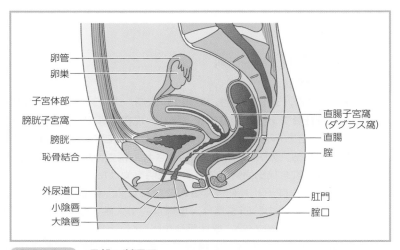

図Ⅶ-10-1　骨盤の断面図

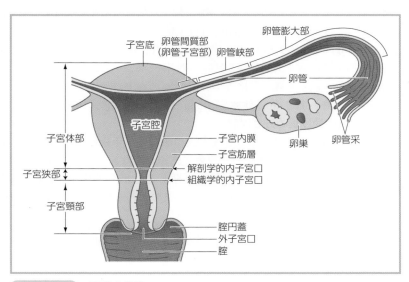

図Ⅶ-10-2　子宮の構造

子宮の機能

　卵巣から排卵された成熟卵は精子と受精後，卵割しながら子宮腔内に到着する．子宮は，この受精卵を子宮内膜に着床させる（妊娠の成立）．そして胎児を胎外生活が可能な状態になるまで育成する．分娩の際には，子宮平滑筋が収縮し，胎児を娩出する．卵が着床しなかった場合は，子宮内膜は血液とともに脱落し，月経として排出される．

a. 月経周期と卵巣・子宮の変化

　月経や排卵は，以下の機序で，ほぼ28日を単位として周期的に繰り返される．視床下部で合成された性腺刺激ホルモン放出ホルモン（gonadotropin releasing hormone：GnRH）は，下垂体前葉に作用し，性腺刺激ホルモン（卵胞刺激ホルモン［FSH］，黄体形成ホルモン［LH］）の分泌を促進する．これら性腺刺激ホルモンは，卵巣に作用し，女性ホルモン（エストロゲン，プロゲステロン）の分泌を促し，卵胞の発育や排卵・黄体形成をつかさどる．月経開始から約2週間でエストロゲンが優位となり（卵胞期），排卵にいたったのち，プロゲステロンが優位となって子宮内膜を肥厚させる（黄体期）．こうして月経の周期が形成され，それに応じて子宮内膜や頸管粘液が変化する（図Ⅶ-10-3）．

b. 人間における子宮・卵巣の意味

　子宮は妊娠・出産に必要な臓器であり，子どもを産む，産まないにかかわらず，女性性のシンボルとして重要な意味をもつ．また，子宮の付属器である卵巣は，卵巣ステロイドホルモンを分泌する器官であるため，卵巣の摘出に伴い，ホルモン分泌のバランスが崩れ，のぼせ，発汗，憂うつ，腟粘膜の萎縮，脂質異常症などの卵巣欠落症状が引き起こされる．これらのことから，子宮や卵巣を摘出するということは，単に臓器の喪失を意味するばかりではなく，生殖機能の喪失によりその後の人生設計に影響を及ぼしたり，さまざまな身体症状やボディイメージの変化を引き起こしたりする．

B. 手術適応となる子宮疾患

1● 子宮筋腫

　子宮筋腫とは子宮筋層内の平滑筋から発生する良性の腫瘍である．性成熟期女性の約20〜40％に存在する．主な症状としては，月経異常，疼痛，腰痛，近隣臓器の圧迫による排尿・排便障害などが挙げられる．自覚症状がなく，筋腫が小さい場合は経過観察となるが，筋腫が大きい，過多月経や月経痛が強い，悪性が疑われる，不妊の原因となるなどの場合は，手術適応（単純子宮全摘出術または子宮筋腫核出術）となる．

2● 子宮がん

a. 子宮頸がんと子宮体がん

　子宮がんは，子宮に発生する悪性腫瘍であり，子宮頸部の上皮に発生する子宮頸がんと，子宮体部の子宮内膜に発生する子宮体がんとに分けられる．

　子宮頸がんの罹患率は昔に比べると減少してきたが，子宮頸がんは年間約1万人が罹患し，2000年以降は20〜30歳代の発症が増加している．増加していた死亡率は2015年にいったん落ち着いたが，2017年から再び増加傾向である[1]．これには，若年者の性行為の活発化によっ

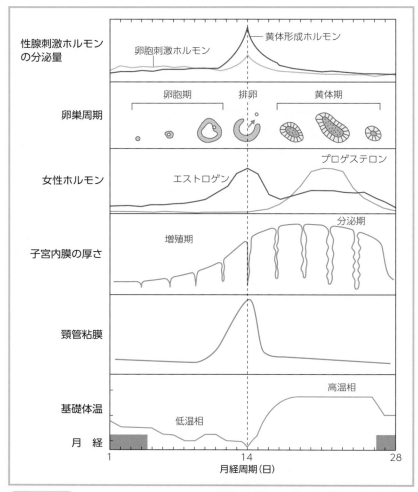

図Ⅶ-10-3　月経周期に伴うホルモンの変動と卵巣・子宮の反応性変化

て，ヒトパピローマウイルス（HPV）感染が増加していることが関与している．そのほか，子宮頸がんの発症要因として，ヘルペスウイルス感染，ビタミン A の欠乏，喫煙などが挙げられる．子宮体がんの罹患率も，ライフスタイルの欧米化に伴い年々上昇し 2010 年の罹患数は年間 1 万人であったが，2019 年現在は 50 歳代をピークに年間約 1.7 万人が発症している[2]．国際的にみると，途上国では子宮頸がんが多く，欧米などの先進国では子宮体がんが多い傾向がある．日本においては，子宮頸がんと子宮体がんの罹患数の割合は 1990 年代初めには 7：3 程度であったものが，2019 年現在は 4：6 となり[2]，子宮体がんが子宮頸がんを上回っている．

b. 進行期分類

　子宮頸がんは，前がん病変である異形成（子宮頸部上皮で通常とは異なる種類の細胞が増殖した状態）から始まり，上皮内がん（がん細胞が子宮頸部の粘膜表面にとどまっている状態）を経て，さらに進展して浸潤がん（Ⅰ〜Ⅳ期）へと移行する（**表Ⅶ-10-1**，**図Ⅶ-**

表Ⅶ-10-1　子宮頸がんの進行期分類（日本産科婦人科学会 2020，FIGO 2018）

Ⅰ期			がんが子宮頸部に限局するもの（体部浸潤の有無は考慮しない）
	ⅠA		病理学的にのみ診断できる浸潤がんのうち，間質浸潤が 5 mm 以下のもの 浸潤がみられる部位の表層上皮の基底膜より計測して 5 mm 以下のものとする．脈管（静脈またはリンパ管）侵襲があっても進行期は変更しない．
		ⅠA1	間質浸潤の深さが 3 mm 以下のもの
		ⅠA2	間質浸潤の深さが 3 mm をこえるが，5 mm 以下のもの
	ⅠB		子宮頸部に限局する浸潤がんのうち，浸潤の深さが 5 mm をこえるもの（ⅠA 期をこえるもの）
		ⅠB1	腫瘍最大径が 2 cm 以下のもの
		ⅠB2	腫瘍最大径が 2 cm をこえるが，4 cm 以下のもの
		ⅠB3	腫瘍最大径が 4 cm をこえるもの
Ⅱ期			がんが子宮頸部をこえて広がっているが，腟壁下 1/3 または骨盤壁には達していないもの
	ⅡA		腟壁浸潤が腟壁上 2/3 に限局していて，子宮傍組織浸潤は認められないもの
		ⅡA1	腫瘍最大径が 4 cm 以下のもの
		ⅡA2	腫瘍最大径が 4 cm をこえるもの
	ⅡB		子宮傍組織浸潤が認められるが，骨盤壁までは達しないもの
Ⅲ期			がん浸潤が腟壁下 1/3 まで達するもの，ならびに/あるいは骨盤壁にまで達するもの，ならびに/あるいは水腎症や無機能腎の原因となっているもの，ならびに/あるいは骨盤リンパ節ならびに/あるいは傍大動脈リンパ節に転移が認められるもの
	ⅢA		がんは腟壁下 1/3 に達するが，骨盤壁までは達していないもの
	ⅢB		子宮傍組織浸潤が骨盤壁にまで達しているもの，ならびに/あるいは明らかな水腎症や無機能腎が認められるもの（がん浸潤以外の原因による場合を除く）
	ⅢC		骨盤リンパ節ならびに/あるいは傍大動脈リンパ節に転移が認められるもの（r や p の注釈をつける）
		ⅢC1	骨盤リンパ節にのみ転移が認められるもの
		ⅢC2	傍大動脈リンパ節に転移が認められるもの
Ⅳ期			がんが膀胱粘膜または直腸粘膜に浸潤するか，小骨盤腔をこえて広がるもの
	ⅣA		膀胱粘膜または直腸粘膜への浸潤があるもの
	ⅣB		小骨盤腔をこえて広がるもの

［日本産科婦人科学会・日本病理学会・日本医学放射線学会・日本放射線腫瘍学会（編）：子宮頸癌取扱い規約 臨床編，第 4 版，p.4，金原出版，2020 より許諾を得て転載］

10-4）．これまで，上皮内がんは進行期 0 期として取り扱われていたが，現在は進行期から除外されている[3]．

子宮体がんも Ⅰ〜Ⅳ 期まで分類される（**表Ⅶ-10-2**）．

c. 症　状
(1) 子宮頸がん
　初期症状としては，不正性器出血（性交時の出血など），帯下（たいげ）の増加が多く見られる．がんが進行し，周囲の臓器である膀胱や直腸へ浸潤すると，疼痛，血尿，排尿障害，排便障害（便秘）などが出現する．肺や肝臓，骨などへ遠隔転移を起こすと，呼吸困難，肝不全，骨折，転移部の疼痛などが出現する．

(2) 子宮体がん
　不正性器出血，帯下の増加，疼痛（シンプソン徴候*）などが見られる．

---

*シンプソン徴候：陣痛様下腹部痛および膿性帯下をきたす現象のこと．がんの増殖に伴い子宮頸部にがんが浸潤して狭窄し，膿性帯下が子宮内に貯留してしまうと，帯下を排出しようと子宮が収縮する．このとき，陣痛様の下腹部痛と分泌物の排出が見られる．

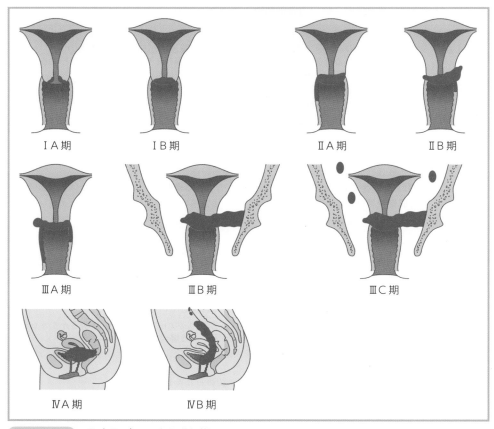

図Ⅶ-10-4　**子宮頸がんの臨床進行期分類**

表Ⅶ-10-2　**子宮体がんの手術進行期分類（日本産科婦人科学会 2011，FIGO 2008）**

Ⅰ期	がんが子宮体部に限局するもの		
	ⅠA	がんが子宮筋層1/2未満のもの	
	ⅠB	がんが子宮筋層1/2以上のもの	
Ⅱ期	がんが頸部間質に浸潤するが，子宮をこえていないもの[＊]		
Ⅲ期	がんが子宮外に広がるが，小骨盤腔をこえていないもの，または領域リンパ節へ広がるもの		
	ⅢA	子宮漿膜ならびに/あるいは付属器を侵すもの	
	ⅢB	腟ならびに/あるいは子宮傍組織へ広がるもの	
	ⅢC	骨盤リンパ節ならびに/あるいは傍大動脈リンパ節転移のあるもの	
		ⅢC1	骨盤リンパ節転移陽性のもの
		ⅢC2	骨盤リンパ節への転移の有無にかかわらず，傍大動脈リンパ節転移陽性のもの
Ⅳ期	がんが小骨盤腔をこえているか，明らかに膀胱ならびに/あるいは腸粘膜を侵すもの，ならびに/あるいは遠隔転移のあるもの		
	ⅣA	膀胱ならびに/あるいは腸粘膜浸潤のあるもの	
	ⅣB	腹腔内ならびに/あるいは鼠径リンパ節転移を含む遠隔転移のあるもの	

＊ 頸管腺浸潤のみはⅡ期ではなくⅠ期とする.　　　　　　　　　　　　　　　　　　　（分類は省略）

［日本産科婦人科学会・日本病理学会（編）：子宮体癌取扱い規約 病理編, 第5版, p.16-17, 金原出版, 2022 より許諾を得て転載］

d. 治療方法

　手術療法，化学療法，放射線療法があり，子宮体がんでは子宮内膜全面掻爬を含む黄体ホルモン療法も用いられる.

　子宮頸がんでは手術療法または放射線療法が第一選択となる. 子宮体がんでは手術が基本的治療法となる. いずれも妊娠の希望がある場合は可能な限り妊孕性（妊娠する能力）を温存するなど，慎重に治療方針を決定する.

C. 術式の種類

　子宮の手術は，砕石位で行われ，切除部位・範囲によって図Ⅶ-10-5 に示すようないくつかの種類に分けられる. また，子宮に到達する方法には腹式，腟式，腹腔鏡下がある.

　広汎子宮全摘出術では，豊富な血管や骨盤神経叢を操作するため，術後に静脈血栓症や

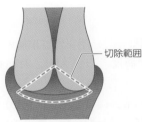

子宮頸部円錐切除術

腟式で円錐形に切除. 子宮頸がんの診断確定や，上皮内がん，ⅠA1 期に適応

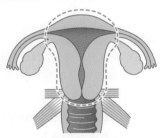

単純子宮全摘出術

子宮を支えている組織（靱帯や腹膜）と腟を子宮の近くで切断し，子宮のみを摘出する

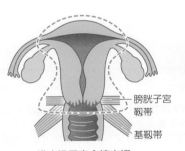

準広汎子宮全摘出術

単純子宮全摘出術と広汎子宮全摘出術の中間的な手術. 全子宮支帯（子宮頸部周辺にある子宮を支えている靱帯：膀胱子宮靱帯，基靱帯，仙骨子宮靱帯からなる）と腟を子宮頸部からやや離れて切断して，子宮を摘出する. 必要に応じて骨盤リンパ節郭清を行う. 子宮頸がんⅠA2 期に適応

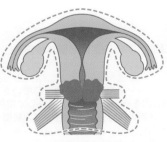

広汎子宮全摘出術

尿管や膀胱や直腸を剥離して，全子宮支帯をできるだけ病巣から離れて切断し，腟の一部とともに子宮を摘出する. 骨盤リンパ節郭清も行う. 子宮頸がんⅠB〜Ⅱ期に適応. 図は付属器切除を同時に行った場合の切除範囲を示す

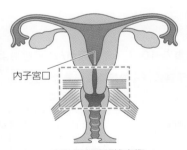

広汎子宮頸部摘出術

がんの根治と妊孕性温存を目的とした手術. 広汎子宮全摘出術に準じて子宮頸部の摘出と骨盤リンパ節郭清を行い，残した子宮体部と腟を縫合する

図Ⅶ-10-5　子宮の術式の種類と切除範囲

縫合不全，神経損傷による排尿障害や排便障害が起こりやすい．よって，術後のQOLを維持するためには慎重に手術操作を行うことが重要となる．そのほか，卵巣摘出による卵巣欠落症状や骨盤リンパ節郭清による下肢リンパ浮腫なども起こりうる．

D. 術前看護

1 ● 診断から治療までの経過

　子宮頸がんの診断および進行期の決定に必要な検査は**表Ⅶ-10-3**のとおりである．また，治療方針決定の流れを**図Ⅶ-10-6**，**図Ⅶ-10-7**に示す．

2 ● 術前の看護方針，看護問題と看護活動

看護方針

・患者と家族が，身体的・心理的・社会的に良好な状態で手術にのぞめるように支援する．

情報収集とアセスメント

①現病歴，疼痛の有無，帯下の状態（性状，量），不正性器出血の有無．
②全身状態：栄養状態（身長，体重，肥満度，TP，Alb），貧血状態（RBC，Hb，Ht），血清電解質値，BS，倦怠感の有無．
③排泄状況：排尿回数，血尿や排尿障害の有無，排便障害（便秘）の有無．
④疾患の状態，自覚症状の有無，組織診断，進行期分類（腫瘍の広がり，転移の有無）．
⑤予定術式とそれに対する患者の理解度．
⑥手術にいたるまでに受けた検査や処置，今後受ける検査や処置，輸液・輸血・自己輸血の有無．

表Ⅶ-10-3　子宮頸がんの診断および進行期の決定に必要な検査

子宮頸がんの診断に必要な検査	
細胞診	目的：子宮がんのスクリーニングや組織診の補助に用いる 方法：子宮頸部および頸管内をヘラやブラシで擦過して細胞を採取後，スライドグラスに塗抹する．または，液状化検体細胞診用の保存液ボトル内に撹拌懸濁して固定する ※子宮頸がんは，外子宮口付近からの発生率が高いため，簡易に早期スクリーニングができる検査法として，がん検診でも用いられる．
コルポスコピー （腟拡大鏡診）	目的：子宮頸部を8～16倍で拡大して観察し，病変の程度・局在・広がりを確認する．さらに最強病変部位を決定して生検する 方法：まずコルポスコープ（腟拡大鏡）で観察し，その後，3％の酢酸液を子宮頸部につけ異常所見の有無を観察する．そして子宮頸部組織の狙い生検を行う
組織診	目的：確定診断の根拠とする 方法：生検や頸管内掻爬，子宮頸部円錐切除術により，病変部分の組織を採取する
がんの浸潤・転移や大きさの評価に用いられる検査	
内診，経腟・経腹超音波，肺・骨のX線検査，CT，MRI，排泄性尿路造影，膀胱鏡，直腸鏡，直腸診，腫瘍マーカー（SCC，βHCG）	

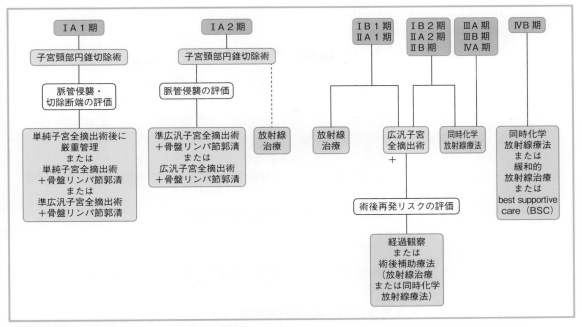

図Ⅶ-10-6　子宮頸がん（Ⅰ～Ⅳ期）の治療
［日本婦人科腫瘍学会（編）：子宮頸癌治療ガイドライン2022年版, p.18-22, 金原出版, 2022を参考に作成］

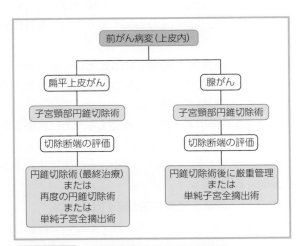

図Ⅶ-10-7　子宮頸部前がん病変の治療
［日本婦人科腫瘍学会（編）：子宮頸癌治療ガイドライン2022年版,
p.18, 金原出版, 2022を参考に作成］

⑦深部静脈血栓症の危険性：体重，肥満度，経口避妊薬の服用歴，脱水の有無，静脈血栓
症の既往．

⑧喫煙歴による呼吸器合併症の危険性：喫煙歴，禁煙の有無，痰の性状・量．

⑨不安の内容と程度：表情，言動，口調，気がかりな内容．

⑩子宮喪失・生殖能力喪失・性に対する受け止め．

⑪パートナーや家族との関係性.
⑫精神的サポートの有無.
⑬社会生活における役割：仕事の有無や内容，家庭での役割.

看護問題

#1　がんという疾患に罹患したことによる不安，手術を受けることによる不安，全身麻酔を受けることによる不安
#2　若年で子宮を失うことに伴う予期的悲嘆
#3　術前検査（内診，経腟・経腹超音波検査など）や術前処置（腸管処置，除毛など）に伴う苦痛
#4　喫煙歴があることによる術後の呼吸器合併症のリスク

看護活動

　ここでは，子宮全摘出術を受けるＪさんに特徴的なこととして，#2，#3について述べる.

#2　若年で子宮を失うことに伴う予期的悲嘆

〈原　因〉

　患者にとって生殖能力の喪失は自分自身の存在をも揺るがす重大な出来事となりうる.また，患者が，子宮に対してどのような意味づけをしていたかによっては，子宮を摘出することにより，女らしさがなくなってしまうという女性性の喪失感を抱くこともある.

〈看　護〉

(1) 手術後の身体の変化・機能の変化を正しくイメージできるように促す

・手術や術後の経過，起こりうる術後合併症（排尿障害，卵巣欠落症状，性機能障害，リンパ浮腫など）について説明する.
・術後の経過のなかで生じる問題を解決するために医療者が行う支援を説明し，それらの問題に患者がどのように取り組んでいけばよいかがイメージできるよう話し合う.
・とくに性機能障害についてはパートナーとの性生活にかかわるため，パートナーも同席のうえ説明を行う.

(2) 手術を受ける前に，悲嘆や苦悩の表出を促す

・患者のそばに寄り添い，子宮喪失に対する思いを傾聴し，わき出るさまざまな感情を受け止めていく.

(3) 子宮喪失に対する心の準備を整える

・悲嘆のプロセスのどの段階にいるかを見極め，その段階に応じて支援していく.
・子宮や卵巣を摘出しても女性らしさや女性としての価値は変わらないことを，誠意をもって伝える.

〈Ｊさんへの看護の実際と評価〉

　Ｊさんは結婚１年未満であり，夫ともども子どもが欲しいと強く希望していた.しかし，がん治療のために，子宮と卵巣を摘出しなければならないという事態となった.Ｊさんには現時点で心の整理がつかないことは当然であるということを伝えながら，今の本人の思

いを受け止め，今後の治療への意欲につながるようケアした．また，手術および治療への決断に対して敬意を表し，今後の療養に向けて十分なサポート体制が準備されていることを理解してもらえるようかかわった．Jさんは苦しい思いを表出しながら「どうして私が，とは思う．でも，夫とのこれからも大事にしないと」と手術を受ける決意を述べた．

#3　術前検査や術前処置に伴う苦痛

〈原　因〉

女性生殖器疾患の検査に特有な内診や経腟超音波などは羞恥心を伴う．また，手術前の緩下薬や浣腸による処置や除毛も苦痛を伴う．このような検査や処置を受ける患者の身体的精神的苦痛に配慮した対応が必要である．

〈看　護〉

(1) 検査や処置に対する理解を促す

・術前の検査の必要性や方法，所要時間，注意事項などをていねいに説明する．

・必要なときにいつでも読み返すことができるようパンフレットなどを利用する．

(2) 不安や羞恥心の軽減に努める

・内診台での検査や体毛処理，腸管処置など，羞恥心を伴うものについては，プライバシーの保護に十分注意し，露出する部分はできるだけ少なく，短時間ですむように配慮する．

・とくに内診台における検査時は，医師の診察の介助のみに集中するのではなく，患者に声をかけ，これから何をするのか，今何をしているのかを伝え，時には手を握るなどして，不安や恐怖心の軽減に努める．

(3) 検査や処置に伴う身体的苦痛を最小限にする

・内診は緊張により痛みを感じやすくなるので，リラックスできるような声かけをする．

・内診後は微出血を伴うこともあるため，必要に応じて患者に説明するなどして，その後の保清や不安軽減に努める．

・処置は，排便状況に応じて緩下薬の内服や浣腸の量を調節する．浣腸時は一時的な血圧低下によりふらつきを起こすことがあるので，患者の状態を注意深く観察する．腹痛出現時は温罨法などを行う．

・検査や処置が続き，倦怠感があるときには，休息できるように環境を整える．

〈Jさんへの看護の実際と評価〉

Jさんに対しては，細やかな言葉かけや説明をし，あたたかい接し方に留意して情緒の安定を図りながら処置を進めた．とくに内診時にはJさんが羞恥心を感じることがないよう，配慮した．検査・処置の終了後は，痛みがないか，内診後の出血が続いていないかなど，身体的・精神的苦痛が軽減されているかどうかの評価を随時行った．その結果，Jさんから「内診は正直慣れませんね．でも，次に何をするか伝えてくれるから安心できます．手術のために必要な処置も，行う理由がわかるとがんばれますよ」という言葉が聞かれた．

事例の概要❷　術後（広汎子宮全摘出術）

1）手術の概要

- 術式：広汎子宮全摘出術（骨盤リンパ節郭清，両側付属器摘出術を含む）．
- 麻酔：全身麻酔＋硬膜外麻酔．
- 手術時間：5時間30分．
- 手術中のin-outバランス：輸液量4,200 mL，出血量480 g，尿量905 mL．
- 手術所見：腹腔内淡血性腹水少量貯留あり．腹水迅速細胞診にて悪性所見なし．子宮の外見・大きさ正常．卵巣大きさ正常．腫大リンパ節なし．
- 病理診断：扁平上皮がん，ⅠB1期．
- 手術中の一般状態：血圧100〜110/50〜60 mmHg，脈拍数50〜70回/分，体温36.8℃前後，SpO_2 100％で経過した．
- 挿入されたライン類：経鼻胃管，硬膜外カテーテル，末梢静脈ライン，膀胱留置カテーテル，経腟ドレーン．

2）手術終了直後の様子

- 声かけに反応するが，すぐにうとうとする．酸素6 L/分投与でSpO_2は100％，呼吸音は異常なし．

3）術後の経過

- 帰室して1時間後，咳嗽が誘因となり創部痛が出現し，PCAシステムから1回分の鎮痛薬を投与する．痛みは軽減し，咳嗽で排痰できる．帰室直後は経腟ドレーンから血性の排液が見られたが，徐々に淡血性になる．排液量は術後4時間で100 mLであった．
- 図Ⅶ-10-8に，術後早期の時点でのJさんの状況を整理した情報の関連図を示す．

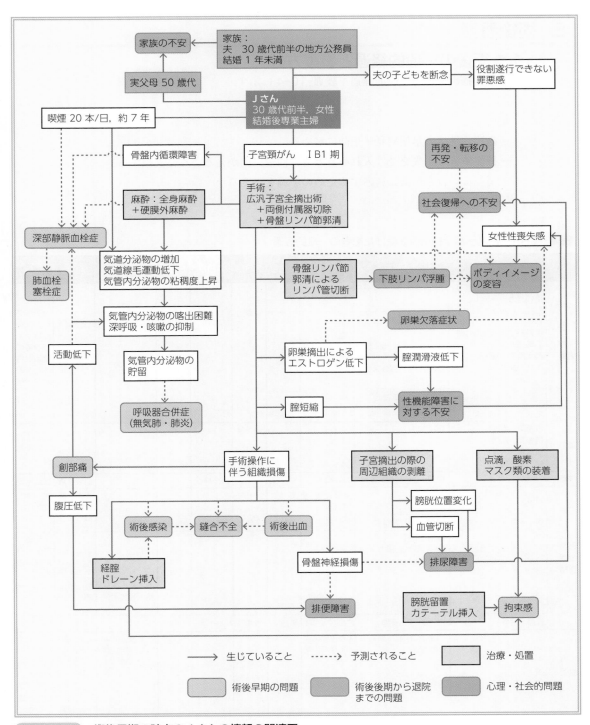

図Ⅶ-10-8　術後早期の時点のJさんの情報の関連図

E. 術後看護

1 ● 術後の一般的経過と看護方針

子宮摘出術後の一般的経過を**表Ⅶ-10-4**に示す.

看護方針

・術後合併症の早期発見・予防に努める.
・機能障害・喪失を受け入れ心身ともに回復に向かえるように支援する.
・退院後の日常生活に適応するための準備を整える.

表Ⅶ-10-4　広汎子宮全摘出術を受けた患者の一般的経過

		手術当日	術後1日目	2日目	3日目	4日目	5日目	6日目	7日目	8～14日目
治療・処置	末梢静脈ライン（点滴）	（術前より）———————→			抜去					※退院時に創部の診察や内診台での検査を含めた全般的な診察を行う
	硬膜外カテーテル				抜去					
	経腟ドレーン				抜去					
	胃管		抜去							
	手術部位，創部の処置								抜鉤	
	心電図モニター		終了							
	酸素療法（酸素マスク）		終了							
	下肢の血栓予防	（術前より）弾性ストッキング着用			終了					
		（術後）間欠的空気圧迫法			終了					
	ネブライザー吸入				終了					
薬剤	抗菌薬（点滴）	（術前より）—————————→								※退院時処方薬あり
	抗菌薬（内服）				———————————→					
	鎮痛薬（内服）				———————————————→					
	緩下薬（内服）				必要時 ———————————→					
検査		（術後）血液検査，X線	血液検査			血液検査			血液検査	血液検査
日常生活援助	清潔		全身清拭，更衣，陰部消毒	シャワー浴						※入浴は初回外来診察時の指示に従う
	食事・飲水	（術前より）禁飲食	水分摂取可	流動食→3分粥→5分粥→全粥→				普通食		
	排泄	（術前）浣腸（術後）膀胱留置カテーテル挿入						抜去		必要時，間欠的自己導尿の指導
								飲水量・排尿量・残尿測定（6回/日～）	残尿量に応じて残尿測定	
	安静・活動	（術後）床上安静	立位可（歩行可）	歩行可～病棟内フリー					フリー	
説明・教育		・医師による手術結果の説明	・看護師による陰部消毒法の指導					・看護師による排尿訓練の指導	・看護師による退院後の生活指導・（退院前もしくは初回外来診察時）医師による手術結果，病理検査結果の説明	

2 ● 術後早期の看護問題と看護活動

看護問題

＃1　広汎子宮全摘出術および全身麻酔に伴う術後合併症
　　＃1-1　術後出血
　　＃1-2　深部静脈血栓症，肺血栓塞栓症
　　＃1-3　縫合不全
　　＃1-4　呼吸器合併症（無気肺，肺炎）
　　＃1-5　術後感染
＃2　創部痛
＃3　ドレーン類挿入による拘束感・苦痛

看護活動

　ここでは，＃1-1 について述べる．

＃1-1　術後出血

〈原　因〉

　女性の骨盤腔の血管はきわめて豊富であり，静脈叢の発達が著しい．骨盤内の手術のなかでも広汎子宮全摘出術は切除範囲が広く，手術操作による血管損傷や止血不十分による出血が起こりやすい．

〈看　護〉

(1) 出血の有無を確認する

・創部からの出血（腹部創からの出血，腟断端からの出血）を観察する．
・経腟ドレーンからの排液量・性状を経時的に観察する．
・膀胱留置カテーテルを経時的に観察し，尿管損傷による血尿の有無を観察する．

(2) 全身状態から出血の徴候を早期に発見する

・バイタルサイン（血圧，体温，呼吸，脈拍），SpO_2，チアノーゼの有無などを定期的に測定する．
・腹部膨満感，腹痛の有無を観察する．
・出血に関連する血液データ（RBC，Hb，Ht，BUN，Plt など）を観察する．

(3) 出血量の増加や血圧低下など，異常時は医師に報告する

〈Jさんへの看護の実際と評価〉

　Jさんの経腟ドレーンの排液量は，術後4時間で100 mL であり，バイタルサインも安定しているため，このまま引き続き経過観察する．

3 ● 術後後期から退院までの看護問題と看護活動

看護問題

＃1　広汎子宮全摘出術による排尿障害
＃2　広汎子宮全摘出術による排便障害
＃3　骨盤リンパ節郭清による下肢リンパ浮腫
＃4　両側卵巣摘出に伴う卵巣欠落症状

看護活動

＃1　広汎子宮全摘出術による排尿障害

〈原　因〉

　広汎子宮全摘出術では，膀胱や尿管を剥離するため，骨盤神経叢の損傷や膀胱の位置変化，栄養血管の切断などが生じる．それにより排尿筋の機能の低下や膀胱知覚の欠如が起こり，尿意の低下，膀胱収縮力の低下，残尿，尿失禁，尿閉などの排尿障害が引き起こされる．術後早期は，膀胱を減圧して創傷の治癒を図るために，膀胱留置カテーテルが挿入されるが，術後6日目前後に抜去される．

〈看　護〉

（1）排尿障害の有無・程度を把握する

・尿意，排尿困難，尿失禁，尿閉，頻尿の有無と程度を観察する．
・残尿測定を行う．
・残尿が多く（50 mL 以上），続く場合は自己導尿が必要になる．

残尿測定の方法（例）

・1日 1,000～1,500 mL の飲水を促す．残尿による頻回の尿意や，夜間頻尿をきたさないよう，就寝前は飲む量を控える．
・尿意や腹部の張りを感じたらそのつどトイレに行くよう促す．
・決められた時間に残尿測定をするため，その時間になったら排尿をすませ，看護師を呼んでもらう．
・残尿測定は，以下①～④のように段階に応じた基準を目安に実施する．なお，①②の段階では，患者が実施可能な場合は携行できる自己導尿セットを用いた簡易的な自己導尿を患者に行ってもらう．③の段階になっても残尿量が 50 mL より減らなかった場合は，退院後を見据えた自己導尿の方法を指導する．
①膀胱留置カテーテル抜去後
　4時間ごとに，残尿を測定する（例：6時，10時，13時，17時，20時，24時）
②残尿 100 mL 以下になったら
　6時間ごとに，残尿を測定する（例：6時，12時，18時，24時）
③さらに残尿が減ってきたら
　12時間ごとに，残尿を測定する（例：9時，21時）

④残尿 50 mL 以下になったら
　残尿 50 mL 以下が 2～3 日続けば残尿測定は終了

(2) 自然排尿を促す*

・尿意がある場合はそのつどトイレに行く.
・尿意がなくても時間を見計らってトイレに行き,膀胱内圧上昇を予防する.
・便座に座り,軽く前かがみになったり,腰を浮かしたりして排尿を試みる.
・外陰部に温水洗浄便座の温水をかけて刺激する.
・流水音を聞いて,排泄時の緊張を和らげる.
・リラックスできるようにかかわる.

(3) 自己導尿の手技の習得を支援する

・まずは看護師とともに,導尿の一連の行為を実施する.次第に 1 人で実施できるところは見守り,できないところは一緒に行っていき,自立を促す.
・慣れるまでは鏡を使用したり手で確認したりして,尿道口の位置の感覚を自分でつかめるように指導する.
・患者の生活環境に合った方法を習得できるよう,体位や場所を工夫する.
・尿路感染を起こさないように,清潔操作や,陰部の清潔保持について説明する.尿量を増やして自浄作用を高めるために飲水を促す.

(4) 排尿障害に伴う心理的苦痛を軽減する

・自力で排尿できない苦痛や,いつまで自己導尿が続くかわからない不安やあせりを抱いていることを理解していることを伝える.
・排尿障害からの回復には個人差があるため,患者のペースに合わせ温かく見守る.

〈J さんへの看護の実際と評価〉

　J さんは膀胱留置カテーテルを抜去後 1 週間経過しても残尿が 50 mL 以上であったため,退院に向けて自己導尿を指導した.数日間で自己導尿の手技を習得できた.

#2　広汎子宮全摘出術による排便障害

〈原　因〉

　手術時に骨盤神経叢を損傷することによって,直腸の排便機能が低下し,また,術後疼痛や痛みが出現するのではないかというおそれから,腹圧をかけにくくなり,便秘が生じる.

〈看　護〉

(1) 排便障害の有無・程度を把握する

・排ガスの有無や,腸蠕動の状態,排便回数,便性状を観察する.

(2) 便の性状を整える

・十分な水分摂取を促す.
・食事はタンパク質・糖質・脂質・ビタミン・ミネラルなどをバランスよく摂取すること,食物繊維に富む食品を適度に摂取することを指導する.

---

*排尿時に,用手的に膀胱を押したりいきんで腹圧をかけたりすると,膀胱内圧が上昇して膀胱壁の虚血状態ならびに膀胱尿管逆流や水腎症を引き起こし,ひいては排尿障害の悪化や尿路感染症を引き起こすといわれている.そのため,無理に圧迫したりいきんだりすることは避け,排尿がみられないときは,ほかの方法を取り入れながら尿意や排尿の感覚をつかんだり,導尿により残尿をなくして膀胱機能を回復させたりすることが大切である.

（3）排便を促す

・早期離床と積極的な体動を促す．

・排便困難な場合は，緩下薬や漢方薬内服を促し，排便コントロールを図る．

・精神的にリラックスして生活できる方法をともに考える．

〈Jさんへの看護の実際と評価〉

　Jさんはもともと便秘症であったため，食事開始後早期に緩下薬（酸化マグネシウム）を内服し，それでも排便困難な場合はピコスルファートナトリウム水和物やセンノシドなどの緩下薬を調節するよう指導し，1〜2日ごとに排便がみられた．

＃3　骨盤リンパ節郭清による下肢リンパ浮腫

〈原　因〉

　広汎子宮全摘出術で骨盤リンパ節や鼠径リンパ節を郭清した場合，リンパ管が切断されるため，タンパク質や水分や脂質を含むリンパ液が血管外の皮下組織に漏れ出して過剰に貯留し，下肢や陰部にリンパ浮腫が生じる．多くは片側性に発症し，郭清したリンパ節の周囲から始まり末梢側へと進行しやすい．

〈看　護〉

（1）下肢リンパ浮腫の有無・程度を把握する

・下肢や陰部周辺のむくみの程度，下肢のだるさ・疲れやすさの有無，皮膚の色の変化，痛みの有無などを観察する．

（2）下肢リンパ浮腫を早期発見するための知識を獲得する

・リンパ浮腫の早期発見のために，下肢や陰部の違和感，下肢のだるさ，皮膚の厚みの変化（皮膚は軟らかいが周囲よりも少し厚みを感じたら初期の段階）など，観察ポイントを説明する．

（3）下肢リンパ浮腫を予防するためのセルフケア方法を習得できるようにする

・リンパの流れを妨げないために，締めつけない衣類の選択，長時間の下肢屈曲や同一体位の回避，適度な運動の必要性を指導する．

・外傷や虫刺されによる感染（蜂窩織炎や皮膚炎）から，リンパ浮腫が悪化しないように，靴下を履く，傷ができたらすぐ消毒するなどの感染予防方法について説明する．

（4）下肢リンパ浮腫が発症した場合の対処行動がとれるようにする

・リンパ浮腫が発症したら，スキンケア，徒手リンパドレナージ，圧迫療法，排液効果を高める運動療法（圧迫下）を中心とした複合的治療を行うために，専門家を受診するよう説明する．

・自己リンパマッサージの方法を指導する．両下肢のリンパ液を腋窩リンパ節に流すイメージで行う．腋窩から始め，体幹，下肢へと順に行う．皮膚に手掌を密着させ，リンパの流れに沿って軽く皮膚を動かしていく．

〈Jさんへの看護の実際と評価〉

　術後から退院までは明らかな症状は出現していなかった．Jさんは指導により，リンパ浮腫予防のための知識を習得した．

＃4　両側卵巣摘出に伴う卵巣欠落症状

〈原　因〉

　広汎子宮全摘出術で両側卵巣を摘出したことにより，早期閉経の状態となる．エストロゲンが欠乏し，その急激な変化に伴う急性症状（ほてり，めまい，肩こり，不安，イライラ，しびれなど）と，長期慢性的低下による晩期性症状（腟粘膜の乾燥，カルシウム代謝の低下による骨粗鬆症，脂質代謝の低下による脂質異常症など）が引き起こされる．

〈看　護〉

(1) 卵巣欠落症状の有無・程度を把握する

・急性症状（顔面紅潮，心悸亢進，発汗，冷感などの血管運動神経障害や，肩こり，関節痛，腰痛などの運動器系障害，頭痛，不安，不眠などの精神神経障害）の有無・程度を観察する．

(2) 卵巣欠落症状の緩和を図る

・気分転換や規則的な生活，適度な運動など，症状の軽減に有効な方法を説明し，実施できそうな方法を探ることを助ける．

・症状が強いときは，漢方薬や向精神薬の内服治療や，内分泌療法が行われるので，外来時に医師に相談するよう説明する．

〈Jさんへの看護の実際と評価〉

　Jさんは術後2週目ごろから体のほてりを強く感じるようになったため，ホルモン補充療法が開始され，苦痛は軽減した．

4 ● 術後の心理・社会的問題と看護活動

看護問題

　＃1　子宮や妊孕性の喪失，下肢リンパ浮腫によるボディイメージの変容
　＃2　広汎子宮全摘出術・両側付属器摘出術後の性機能障害に対する不安
　＃3　社会復帰に伴う不安
　＃4　再発・転移への不安

看護活動

　ここでは，＃1，＃2について述べる．

＃1　子宮や妊孕性の喪失，下肢リンパ浮腫によるボディイメージの変容

〈原　因〉

　術後，痛みが和らぎ，身体的に回復してくると，子宮を喪失したことに改めて直面するようになる．子宮や卵巣は生殖という重要な機能をもっていると同時に，女性性の保持に大きな意味をもつ．年齢が若く，かつ子どもを産むことを強く希望していた患者にとって，子宮および卵巣の喪失は，女性らしさの喪失感や絶望感，子どもを産めない罪悪感や自己価値の低下をもたらし，ボディイメージを変化させる．また，下肢リンパ浮腫が出現した場合もボディイメージが変容する．

〈看 護〉

(1) 子宮喪失に対する気持ちの表出を促す

・頻回に訪室するなど，患者との信頼関係づくりに努め，患者の子宮喪失に対する思いを表出できるような場をつくる．

・あえて子宮喪失の悲しみを見せず，今までと同様に振る舞っていることがあるため，患者に関心を寄せ，患者の様子を敏感に感じ取る．

(2) 変化したボディイメージの受容を促す

・患者の反応から，悲嘆のプロセスのどの段階にいるかを見極め，段階に応じてかかわりながら，新たな自分らしさ，新たな価値観が構築できるよう支援する．

・患者が手術後の体に対して否定的なイメージを抱いていた場合，患者の苦悩に共感するとともに，子宮を喪失しても人としての価値は変わらないことや，治療し生存したことの価値を認めていく．

・下肢リンパ浮腫は，自宅でのセルフケアやリンパ浮腫外来のサポートによって症状を改善できることを伝える．

〈Jさんへの看護の実際と評価〉

　Jさんは，術後，もっと早くがんが見つかれば子宮を取らなくてすんだのに，と後悔した．しかし話を傾聴するなかで，次第に「子宮を取ってしまったけれど，しかたないことね」，「夫が，子宮がなくなったことは気にしていないと言ってくれたのでよかった」という，自己肯定感を伴った言葉が聞かれるようになり，「これからは夫と2人で猫を飼い，大切に育てていきたい」と新たなライフスタイルを思い描くようになった．

#2 広汎子宮全摘出術・両側付属器摘出術後の性機能障害に対する不安

〈原 因〉

　腟を一部切除することによる腟の短縮感，卵巣摘出による腟の潤いの低下など，機能的変化が生じることがある．また，身体が手術によってどのように変化したかが不明確であったり，痛みの出現や創部への影響を懸念したりすることによって，性生活が術前と同様にできるのだろうかという不安が生じる．

〈看 護〉

(1) 性生活に対する不安の有無を把握する

・術後の性生活をどのように捉えているか理解するために，患者の言動・表情を観察する．

・性に対する不安は患者から表出しにくいため，看護師のほうから性に関する話題を投げかけ，相談しやすい雰囲気をつくる．

(2) 術後の性生活をイメージできるようにする

・術後の身体的変化を図などでわかりやすく示しながら，術後約2ヵ月経過すれば創部も治癒し，性行為は再開できることを説明する．

・子宮を摘出しても，性欲や性感，性交による満足度は変わらないこと，性交によってがんの再発・転移は起こらないということを伝える．

(3) 退院後，性生活に変化が生じても，対処できるように支援する

・腟の短縮感があっても，十分な愛撫や性行為を続けることによって腟は伸展し，以前と同じような感覚を取り戻せること，腟の乾燥に対しては潤滑ゼリーなどの使用で対処で

きることなどを説明し，患者と一緒に対処方法について話し合う．

(4) パートナーが患者の身体的精神的変化について理解し，新たな関係性が構築できるよう支援する

・性生活の指導はパートナー同席で行う．必要に応じて看護師が個別に思いを聞く機会を設けたり，患者とパートナーが自分の考えを語り合えるような場を設ける．

・患者に生じた術後の身体的精神的変化について正しい情報を伝え，その人としての内面は変わりがないことを認識できるようにかかわる．

・退院後にいつでも見ることができるよう，パンフレットにまとめる．

・性行為の再開にあたってはあせる必要はないこと，また，性行為だけが性生活ではなく，触れ合いなど身体的な愛情表現やお互いを思いやる気持ちが性生活では大切であることを伝え，新しい生活，新しい価値観，新しい関係性をパートナーとともに受け入れていけるよう支援する．

〈Jさんへの看護の実際と評価〉

　Jさんの場合は年齢が若く，パートナー（夫）との関係を維持するためには性生活は重要な意味をもつため，不安は大きくなる可能性があった．性生活の話題をもちかけることで，Jさんからも質問が聞かれ，夫同席のもとで必要な情報提供をした．その結果，夫とともに気持ちを分かち合うことができ，退院後の性生活をイメージすることができた．

F. 退院オリエンテーション

1 ● 短期的経過と長期的経過

　手術後の身体的変化は，日常生活にも影響を及ぼし，患者はさまざまな苦悩を抱える．術後の合併症である排尿障害は術後1〜3週間で回復するといわれるが，残尿が多い場合や尿意が消失したままの場合は自己導尿が継続される．術後1〜2ヵ月後には創部の状態も落ち着き，日常生活に慣れ，術前のような活動もできるようになるが，Jさんのように排尿障害や卵巣欠落症状などの合併症がある場合は，術前と同じように生活できるのだろうかという不安が生じる．また，Jさんの疾患は悪性腫瘍であるため，病理結果によっては退院後も補助化学療法が継続される．その場合は，定期的な外来受診が必要となり，再発や転移の不安を常に抱き続けることが考えられる．

2 ● 退院オリエンテーションの実際

a. 内　容

〈収集すべき情報〉

　疾患や治療に対する受け止め，術後合併症の程度，ストレスや困難の対処方法，家族（とくにパートナー）との関係性，キーパーソンの有無・力量，退院後の仕事に対する思いなど．

〈退院指導〉

(1) 手術後の解剖学上の変化について

　子宮や卵巣を摘出したあとの空間は子宮を囲んでいた臓器で埋まること，腟は多少短く

なり腟断端は縫合されていること，性交時の精子は体内には入らないことなどを図に示して理解を促す．また，月経はなくなるが，腟粘膜からの分泌物があるので帯下がみられても異常ではないと説明する．

(2) 日常生活

手術により体力が低下しているため，徐々に活動範囲や運動量を増やしていくように説明する．入浴は，退院後の外来診察で創部の癒合確認後に開始となるので，それまでシャワー浴となることを説明する．

(3) 排泄管理

Ｊさんは残尿と尿意の感覚低下が生じたので自己導尿が必要となった．定期的な飲水・排尿の習慣をつけ，自己導尿の手技の確立を目指す．便秘を防ぐために，Ｊさんの生活習慣を考慮し，過飲食を避けバランスのとれた食事を摂取できる方法をともに考える．手術後は腸管の癒着により腸閉塞を起こすことがあるので，悪心・嘔吐，腹痛，腹部膨満感，排ガス・排便の停止などの症状が生じた場合は，外来受診を促す．腸閉塞を悪化させないために，食物繊維のとりすぎや消化のわるいものは控えるよう指導する．

(4) 下肢リンパ浮腫

現在自覚症状はないが，退院後の日常生活に戻ると立位や坐位でいる時間がどうしても長くなり，下肢リンパ浮腫が出現しやすくなる．軽度のリンパ浮腫であると気づきにくいため，リンパ浮腫の徴候を確認し，自宅でも早期発見できるようにする．また，リンパ浮腫の予防方法と発症したときの対処方法を確認する．

(5) 卵巣欠落症状

Ｊさんは入院中にホルモン補充療法が開始されたが，中止した場合は，晩期性症状が出現しやすくなる．食事はバランスよく摂取し，とくにカルシウム，ビタミンＤ・Ｃ・Ｅなどを多く含む食事をとるよう説明する．骨粗鬆症や脂質異常症の予防，気分転換のためにも，適度な運動を日常生活に取り入れるよう促す．ホルモン補充療法を受けた場合，定期的な乳がん検診や血液検査を受けるよう指導する．

(6) 性生活

前述したように，性行為の開始は術後２ヵ月が目安となる．性交時痛が出現した場合は，潤滑ゼリーの使用や体位を工夫してみるよう伝える．新しい性生活を再開するためには，お互いに言葉で気持ちや考えを伝えあうことが大切であることを伝える．困難や疑問が生じたときは，外来で医療者にいつでも相談するよう促す．必要時は，セックスセラピスト，メンタルヘルス専門医，性カウンセリングの専門機関などからサポートが受けられるよう，調整・連携する．

〈定期通院に向けて〉

Ｊさんは退院後，定期通院し，術後経過を確認しながら，追加の治療内容を話し合い選択することとなる．不快な症状や不安など，外来でも継続して対処・相談できること，定期通院の重要性を伝え，退院後の生活への不安軽減に努める．

また，Ｊさんの長期的な療養生活を見据えて，継続してかかわる必要がある内容については，Ｊさんが通院する外来部署の看護師にサマリーなどで情報共有し，看護を継続することも必要である．

b. 家族への援助

　Jさんが31歳という若さで子宮がんに罹患し，手術を受けたことにより，夫や両親（とくに実父母）は心理的に大きな影響を受ける．家族の情緒的側面を支えるとともに，妻として，家族の一員としての役割を持ち続けられるよう，家族の協力と理解を促すことが，Jさんが疾患と治療を受け入れ社会復帰していくためには必要である．家族が来院したときには積極的に声をかけ，共感的態度で家族の訴えに耳を傾けていく．また，患者の術後の身体的精神的変化について説明し，患者の状況に応じて家族が落ちついて接し，患者を支えていけるようにする．とくに，Jさんは早期に子宮がんを発見できず，子どもを産めなくなったことで夫に申し訳なさを感じている．夫が，Jさんが子どもを産めなくなったとしても大切なパートナーであることに変わりないと，Jさん自身を認めて温かく接することができるように促す．

練習問題

Q33 　広汎子宮全摘術後の性機能障害に対する看護で適切なのはどれか．

（第103回 看護師国家試験，2014）

　　1．性生活に関する指導はパートナーにも行う．
　　2．性行為は手術後約2週間で再開できると説明する．
　　3．腟が乾燥している場合は，性行為を避けるよう説明する．
　　4．性に対する不安を患者が表出するまで，性の話題を避ける．

［解答と解説 ▶ p.448］

引用文献

1) 国立がん研究センターがん情報サービス「がん統計」子宮頸部
　〔https://ganjoho.jp/reg_stat/statistics/stat/cancer/17_cervix_uteri.html#anchor1〕（最終確認：2023年1月31日）
2) 国立がん研究センターがん情報サービス「がん統計」子宮体部
　〔https://ganjoho.jp/reg_stat/statistics/stat/cancer/18_corpus_uteri.html〕（最終確認：2023年1月31日）
3) 日本産科婦人科学会，日本病理学会（編）：子宮頸癌取扱い規約 病理編，第4版，p.10，2017

11 排泄機能の再確立① ——低位前方切除術

この節で学ぶこと

排泄機能の再確立が必要となる手術として低位前方切除術を取り上げる．手術を受けるために入院した患者の事例を通じて，健康状態が急激に変化する人とその家族の特徴を理解し，術前・術後の看護を学ぶ

事例の概要① 入院〜術前

1）入院時の情報

- 患者はKさん，58歳の男性．建築会社の事務をしている．
- 3ヵ月前より便に血液が混ざっていることに気づいた．痔ではないかと思いしばらく様子をみたが，血便が続いていたため，2週間前にようやく自宅近くの肛門科を受診した．下部消化管内視鏡検査の結果，肛門から8cmの部位に腫瘍（しゅよう）が認められ，当院へ紹介され手術目的で入院となった．入院時の主訴は，便への血液の付着である．
- アルコールは付き合い程度でビールを飲む．喫煙は20歳からで，1日20本程度．これまで大きな病気をした経験も，健康診断で異常を指摘されたこともなく，生まれて初めての手術である．妻（57歳，パート勤務）と実母（80歳），次男（23歳，会社員）の4人暮らしである．長女（29歳）と長男（27歳）は独立しており，長女には娘（3歳）がいる．

2）入院時のバイタルサインと検査データ

- バイタルサイン：体温36.3℃，脈拍数74回/分，呼吸数15回/分，血圧132/70mmHg.
- 血液検査：WBC 6,300/μL，RBC 410万/μL，Hb 13.0g/dL，Ht 37.5%，Plt 21万/μL，TP 7.5g/dL，Alb 5.5g/dL，Na 138mEq/L，K 4.1mEq/L，Cl 0.9mg/dL，BUN 14.1mg/dL，Cr 0.9mg/dL，AST 15IU/L，ALT 20IU/L.
- 動脈血ガス分析：pH 7.40，PaO_2 90.2mmHg，$PaCO_2$ 38.0mmHg，HCO_3^- 23mEq/L，SaO_2 98%.
- 呼吸機能検査：%肺活量80%，1秒率85%.
- 心電図・胸部X線・尿検査：異常なし．
- 体格：身長166cm，体重63kg，BMI 22.9（普通体重）.

3）病気の受け止め方と理解

- 医師から「早期の直腸がんで，手術ではわるい部分を切除し周囲のリンパ節も部分的に取る．予定としてはわるい部分を切除したあと，口側の腸管と肛門側の腸管をそのままつなげる予定であるが，つなげる部分が肛門の近くになる場合には一時的な人工肛門を造る．一時的な人工肛門は通常，3〜6ヵ月程度で手術をしてふさぐ．

人工肛門をつくらずにつなげた場合，もしくは人工肛門をふさいだあとは，少しずつ頻回な排便となる．この症状は術後少しずつ回復し，1年くらいでだいぶ落ち着いてくる」と説明を受けた．
・「実父が30年ほど前に胃がんで手術したものの手遅れで，術後1年ほどで亡くなった．がんと言われたときは父親のことを思い出し，治らないのでは……」とショックを受けていたが，落ち着いて考えることができるようになってからは，「早く仕事に戻れるよう，がんばります」と前向きになった．

A. 直腸の位置・構造と機能

　排泄とは，体内で不要となった最終産物を身体の外に排出することであり，生物が生命を維持するためには必要不可欠である．全身をめぐる血液を介して最終的に生じる不要な産物が尿であり，食物を消化吸収したあとの残渣物と腸内細菌の死骸の集合物が便である．
　場や状況が整うまで排便を我慢できるように，便を排泄する最後の部分である肛門は，内肛門括約筋と外肛門括約筋という二重の「門」からできており，最終門になる外肛門括約筋は，自分の意識で収縮させることのできる随意筋となっている．
　したがって，手術によりこの部分にメスが入ることは，患者の生活全体やボディイメージや自尊心など自己知覚にも影響をすることを忘れてはならない．

直腸の位置・構造

　直腸は約1.5 mある大腸の最後の部分であり，かつ長い消化管の最終出口に位置する約15 cmの部分である．直腸は伸縮性に富んだ器官で，便を一時的にとどめておくことができる．直腸の下部で肛門のすぐ上の部分を肛門管という．肛門管は約4〜5 cmで，直腸の肛門側末端で肛門管の上部にあたる部分には，自律神経支配で不随意筋の内肛門括約筋があり，肛門近くには，随意筋である外肛門括約筋がある．直腸壁は内腔から順に粘膜，粘膜下層，固有筋層，漿膜（下部直腸は腹腔外にあるので漿膜はない）で構成される．
　第2仙椎下縁より口側を直腸S状部（Rs），それより下の腹膜反転部までを上部直腸（Ra），腹膜反転部より恥骨直腸筋付着上縁までを下部直腸（Rb），恥骨直腸筋付着上縁より肛門縁までを肛門管という[1]．肛門管のほぼ中央にある直腸上皮と皮膚上皮の境界を歯状線という（**図Ⅶ-11-1**）．

直腸の機能

　直腸には，口から摂取し胃や十二指腸，小腸を通過して栄養が消化吸収され，大腸では水分が吸収され，最終の残渣物となった「便」が送られ肛門より排泄される．排泄のメカニズムは以下のとおりである．
　まず，直腸に便が貯留し糞塊となり直腸壁が伸展され，直腸内圧が30〜50 mmHgくらいまで高まると，直腸壁に分布している骨盤神経を経て仙髄にある脊髄排便反射中枢に伝えられる．同時にその圧刺激は脊髄を介して大脳皮質へ伝えられ，便意が起こる．仙髄にある脊髄排便反射中枢に伝えられた刺激により反射性に直腸の蠕動亢進と内肛門括約筋の

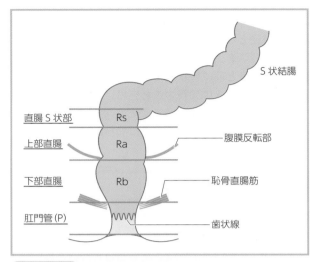

図Ⅶ-11-1　直腸の位置・構造

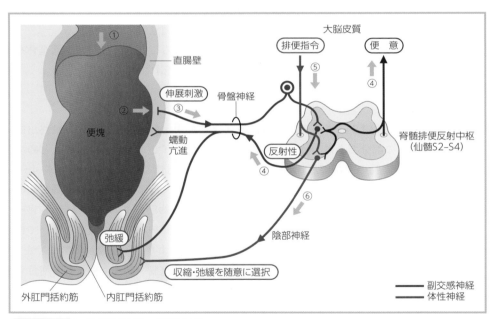

図Ⅶ-11-2　肛門括約筋の神経支配

[河原克雅, 佐々木克典：人体の正常構造と機能Ⅲ 消化管, p.68, 日本医事新報社, 2000 を参考に作成]

弛緩が起こる．しかし排便の環境が整うまでは陰部神経を介して随意的に外肛門括約筋を収縮させ，排便を我慢する．排便の環境と体勢が整うと大脳皮質より排便指令が出され，随意的に腹圧をかけ外肛門括約筋を弛緩させて，便が肛門から排泄される（**図Ⅶ-11-2**）．

B. 手術適応となる大腸疾患

1 ● 大腸がん

a. 疫 学

　国立がん研究センターがん情報サービス「がん統計」（全国がん登録）によると，2019年に新たにがんと診断されたのは999,075例であり，最も多かったのが大腸がんで，男女とも2番目に多かった．大腸を結腸と直腸に分けると，結腸は3位，直腸は6位であった．がん死亡者数における大腸がんの割合は，2020年では男女合わせると2位であり，男性では3位，女性は1位であった[2]．

b. 分 類

　大腸がんは病変の占居部位によって，結腸がんと直腸がんに分けられる．大腸がんの好発部位は直腸で，次いでS状結腸が多い．好発年齢は60歳代で，比較的男性に多い．

　大腸がんの進行度の分類として，世界的には国際対癌連合（Union for International Cancer Control：UICC）のTNM分類やDukes（デュークス）分類が用いられる．TNM分類は，原発腫瘍の浸潤の深さ（T）と，所属リンパ節への転移の状況（N），他臓器などへの遠隔転移の有無（M）で分類され，T1N1M0のように表記し，Stage 0〜Ⅳに分ける．Dukes（デュークス）分類はリンパ節転移，大腸壁への浸潤の深さからがんの進行度（Stage）を分類している（表Ⅶ-11-1）．

　日本でよく用いられるのは，「大腸癌取扱い規約」による肉眼型分類（表Ⅶ-11-2）とStage分類（図Ⅶ-11-3）である．

c. 症 状

　初期には症状がない場合も多いが，進行すると，下血や便に血液が付着する（血便），

表Ⅶ-11-1　大腸がんのDukes（デュークス）分類

デュークスA	がんが大腸壁内にとどまるもの
デュークスB	がんが大腸壁を貫くがリンパ節転移がないもの
デュークスC	リンパ節転移があるもの
デュークスD	肝，肺，腹膜など遠隔臓器へ転移があるもの

表Ⅶ-11-2　大腸がんの肉眼型分類

0型	表在型	病変の肉眼的形態が軽度な隆起や陥凹を示すにすぎないもの
1型	腫瘤型	明らかに隆起した形態を示し，周囲粘膜との境界が明瞭なもの
2型	潰瘍限局型	潰瘍を形成し，潰瘍をとりまく胃壁が肥厚し周堤を形成し，周堤と周囲粘膜との境界が比較的明瞭なもの
3型	潰瘍浸潤型	潰瘍を形成し，腫瘍をとりまく胃壁が肥厚し周堤を形成するが，周堤と周囲粘膜との境界が不明瞭なもの
4型	びまん浸潤型	著明な潰瘍形成も周堤もなく，胃壁の肥厚・硬化を特徴とし，病巣と周囲粘膜との境界が不明瞭なもの
5型	分類不能	上記分類に当てはまらないもの

［大腸癌研究会（編）：大腸癌取扱い規約，第9版，p.9，金原出版，2018年を参考に作成］

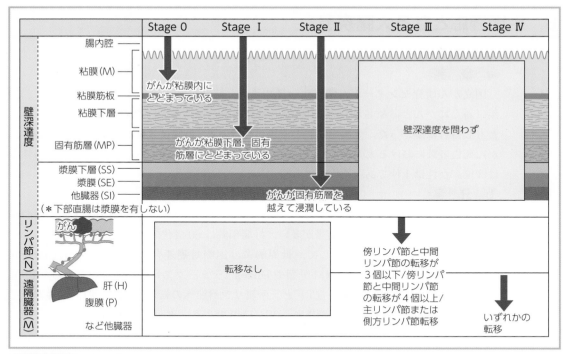

図Ⅶ-11-3　大腸がんの Stage 分類
［大腸癌研究会(編)：大腸癌取扱い規約, 第9版, p.10-19, 金原出版, 2018年を参考に作成］

便秘や便秘と下痢を繰り返す，便が細くなるなどの症状が出現する．便に血液が付着することから，痔核と勘違いしてしばらく放置しているケースも多くある．また，自覚症状はないものの血液検査の結果で貧血を指摘されることもある．

d. 治療方法

　大腸がんの治療は手術療法が中心であるが，そのほかに，がん薬物療法と放射線療法がある．病変が粘膜内にとどまり，リンパ節転移が認められない場合には，内視鏡的切除が選択される．外科的手術は腹腔鏡手術と開腹手術があり，病期や病変の大きさ，壁深達度，施術者の経験・技術により選択される．

　抗がん薬は分子標的治療薬を含めさまざまな種類があり，大腸がんでは，補助化学療法として術後の再発予防，切除不能や転移もしくは再発の治療に用いられる．分子標的治療薬が用いられるようになってから，進行大腸がんの生存期間が大きく延長された．また，切除不能肝転移には肝動脈注入化学療法（肝動注），ラジオ波焼灼療法が行われる場合もある．

　放射線療法は，切除可能な直腸がんに対して肛門温存術を行うためにがんを縮小する目的や，切除不能例や苦痛症状を緩和する目的で行われることがある．

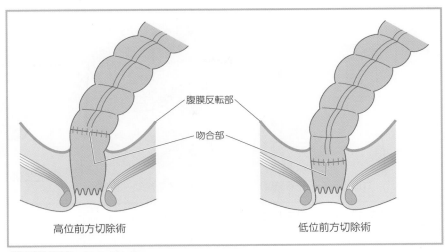

腹膜反転部

吻合部

高位前方切除術　　　　　　　　　低位前方切除術

図Ⅶ-11-4　前方切除術

C. 術式の種類

　直腸がんの代表的な術式は，前方切除術と直腸切断術がある.

a. 前方切除術

　前方切除術は主に Rs と Ra に病変がある場合に選択される手術で，病変部を切除術後，結腸と直腸を吻合する方法である.腹膜反転部より上方で吻合した場合を高位前方切除術，下方で吻合した場合を低位前方切除術という（**図Ⅶ-11-4**）.開腹手術で行われることが多いが，最近では腹腔鏡（補助）下で行われる場合もある.また吻合部をストレートに吻合する場合と，リザーバー（貯留）機能をもたせるために結腸嚢をつくる方法がある.

　また低位前方切除術は，吻合部の位置が骨盤内であり操作しにくいが，器械吻合器が用いられるようになってから多く行われるようになってきた.ある都立病院のデータでは，Rb の 7 割で，下記に示す人工肛門造設術ではなく，低位前方切除術が選択されている[3].また，術後機能をいかに温存するかに目が向けられ，QOL 向上に向けて自律神経温存手術が積極的に行われ普及した.

b. 直腸切断術

　直腸切断術は直腸とともに肛門・肛門括約筋を含めて切除するもので，下行結腸～S状結腸で永久的人工肛門が造設される.腹腔側と会陰側より術操作を行うため，腹会陰式直腸切断術（マイルズ手術）といわれている.

c. 人工肛門（ストーマ）

　吻合部が肛門に近い場合は，低位前方切除術後に縫合不全が生じやすく，それを予防するために一時的（3～6ヵ月程度）に人工肛門（ストーマ）をつくることもある.この一時的人工肛門をカバーリングストーマともいう.一時的といえども，人工肛門ができることは，生活への影響が大きいばかりではなく，学習しなければならないことも多く，また心理的にも大きな負担になる.

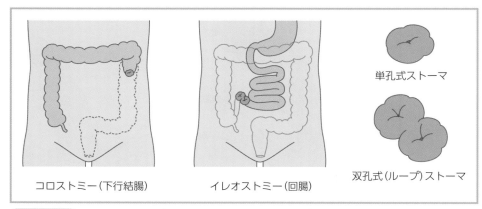

単孔式ストーマ

双孔式（ループ）ストーマ

コロストミー（下行結腸）　　　イレオストミー（回腸）

図Ⅶ-11-5　コロストミーとイレオストミー

　ストーマ造設術には以下のような種類がある（**図Ⅶ-11-5**）.

（1）コロストミー

　結腸（上行結腸，横行結腸，下行結腸，S状結腸）につくられたストーマである（コロストーマともいう）.永久的人工肛門として，下行結腸やS状結腸に単孔式ストーマとしてつくられることが多い.

（2）イレオストミー

　回腸につくられたストーマのことである.緊急手術や縫合不全の予防もしくは治療として，回腸末端に双孔式（ループ）ストーマとしてつくられることが多い.

D.　術前看護

1 ● 診断から手術までの経過

　まずはスクリーニングや鑑別診断を目的として，外来診察で直腸の触診（直腸指診）が行われる.肛門より約10 cm程度までの部位であれば，腫瘤に触れることができる.その後は注腸造影や大腸内視鏡が計画される.いずれにしても腸内容を排泄させてから行う検査であるため，前処置が必要とされ後日に予定される.大腸内視鏡検査では，生検のために病変部の組織を一部取り，検体として組織検査が行われる.生検組織診断分類でGroup 4，5の場合，他臓器への浸潤の有無やリンパ節腫大の有無を検索するために，骨盤CTやMRIの画像検査をする.さらに，肝臓超音波検査およびCT，さらに腫瘍マーカー検査が計画される.手術適応となると，全身麻酔を受けるために，そのほかの手術を受ける場合と同様に，呼吸機能や心電図，止血機能や腎機能，感染症などの検査も受ける.

2 ● 術前の看護方針，看護問題と看護活動

看護方針

・患者とその家族が心身ともに最良の状態で手術にのぞむことができる.

・術後の回復が促進されるよう，術前から身体的・心理的状態を整える．

情報収集とアセスメント

①現病歴，排便習慣と排便に伴う症状（排便困難，下血），便の性状と形状．
②検査値
・栄養状態：身長，体重，BMI，TP，Alb，血清電解質，BS．
・貧血状態：RBC，Hb，Ht．
・感染の有無：WBC，CRP．
③現疾患の状態と進行度：諸検査から腫瘍の部位，大きさ，転移の有無，狭窄の有無など．
④予定術式・麻酔方法と患者の理解．
⑤疾患あるいは症状に対してこれまで行われた処置や治療，今後行われる予定の処置や治療．
⑥既往歴と機能低下の有無：呼吸器系・循環器系・代謝系・運動器系疾患や精神科疾患の有無，ADL．
⑦不安内容と程度：術前説明の内容と受け止め，不安に思う事柄，表情や言動，コーピング様式．
⑧過去の手術体験など：過去の手術や侵襲のある検査の体験，疼痛に対する耐性，身近な人の手術体験．
⑨家族の状況：家族として過去に直面したストレス-コーピング体験．

　これらの情報を基に，患者の栄養状態，身体的・精神的状態，合併症発症の危険性など，患者および家族のもつ力についてアセスメントする．

看護問題

> ＃1　人工肛門造設の可能性に伴うボディイメージ混乱
> ＃2　疾患，手術，麻酔に対する不安
> ＃3　術後合併症が生じる可能性（縫合不全）
> ＃4　検査，処置に伴う苦痛

看護活動

　ここでは，低位前方切除術を受けるKさんに特徴的なこととして，＃1，＃3について述べる．

＃1　人工肛門造設の可能性に伴うボディイメージ混乱

〈原　因〉
　病巣部の状況で，場合によっては永久的人工肛門が必要となるケースもあるが，手術直前に人工肛門造設の可能性が説明されると，ボディイメージが混乱したまま手術に向かうことになりかねない．

〈看　護〉
　自分の身体として受け止める心の準備が整うことを目標として，手術が決まった時点で，

人工肛門造設そのものについて，および造設の可能性を説明することが必要となる．

　身体の準備としてはストーマサイトマーキングを行う．人工肛門の位置をマークするのと同時に，人工肛門を造設した自分自身の身体を具体的にイメージする大事な場面である．患者が正しくイメージできるように支援することが重要である．人工肛門を造設した生活に慣れるまで多少時間がかかっても，慣れることで十分に今までとほとんど変わらない社会生活が送れることを伝え，前向きに取り組めるよう支援することが大切である．さらに，人工肛門の知識を確認し，本人の受け止めの段階をみながら，イラストや写真などを用いて人工肛門について説明したり，人工肛門とともに暮らす生活についてオストメイト（人工肛門保有者）に話をしてもらうことも効果的である．

　ストーマサイトマーキングは，緊急手術を除いて，人工肛門（ストーマ）を造設する可能性がある場合（一時的人工肛門も含めて）には，必ず術前に実施する必要がある．患者本人が管理しやすく都合のよい位置にストーマが造設されるよう，患者と相談しながら術前に，主治医と看護師の両者でマーキングすることが望ましい．

　ケアしやすく装具の装着に都合のいいストーマの場所として，クリーブランドクリニックの基準が広く用いられている．

クリーブランドクリニックの基準

①臍窩（さいか）より低い位置
②腹部脂肪層の頂点
③腹直筋を貫く位置
④皮膚のくぼみ，しわ，瘢痕（はんこん），上前腸骨棘（きょく）から離れた位置
⑤本人が見ることができ，セルフケアしやすい位置

　また，このほかに「姿勢を変えても一定の平面で装具を密着できる位置」「放射線療法予定の場合は照射部位を避けた場所」「仕事や服装などで日常生活を妨げない位置」を考慮する必要がある．

　なお，ストーマサイトマーキングの実施の具体的な手順は，次のとおりである．水平仰臥位で臍下縁を通る横線を引き，下腹部の正中線を引き，腹直筋の両外縁に沿って線を引く．その次に，適当なマーキングディスクを使い安定した面が得られる位置に置き，立位になっても見える位置かどうかなどを確かめ，主治医も確認し印（マーク）をつける（**図Ⅶ-11-6**）．印（マーク）は手術の際の消毒で消えてしまわないように，油性ペンなどを使用する．

〈Kさんへの看護の実際と評価〉

　Kさんは，術前日に主治医と看護師，妻と一緒にストーマサイトマーキングを行った．Kさんは人工肛門という言葉を聞いたこともなかったため，イラストを用いて，また，実際のストーマ袋やストーマ装具を見せながら説明した．はじめはおそるおそるストーマ袋を触っていたが，徐々に質問もするようになった．肥満はなく皮膚の異常も見られず，マーキングのときには，仕事で履くズボンを着用したときのウエスト位置を確かめながら，立位になって見える位置かを確かめ，イレオストミーの可能性があるため右下腹部の腹直筋上にマーキングした．

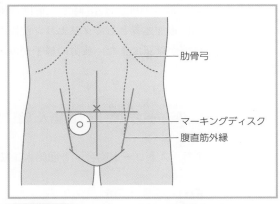

図Ⅶ-11-6　ストーマサイトマーキング

#3　術後合併症が生じる可能性（縫合不全）

〈原　因〉

　縫合不全は，大腸の手術では頻度の高い合併症である．機械的腸管前処置（後述）が不十分であると，術野が汚染して縫合不全が発症しやすい．また，ガスや腸液などによる吻合部の腸管内圧の上昇，吻合部の浮腫，直腸壁の血流不良によって縫合不全は発症する．

〈看　護〉

　大腸の手術では，術後縫合不全と創感染を予防するために，術前処置として機械的腸管前処置と予防抗菌薬投与が行われる．

　機械的腸管前処置とは，腸管内の便を排除して術中の汚染を最小限にするためのもので，通常，術前日に緩下薬を内服する．必ず，排泄された便や排液の量や色，その変化を観察して腸管内の便がすべて排泄されたか確認し，便が残存する可能性がある場合には，追加処置の有無について医師に相談することが必要である．

　予防抗菌薬投与とは，感染予防のために手術に先立って抗菌薬が投与されることであるが，切開時に血清および組織での抗菌薬による殺菌効果が期待できるタイミングで行われる．直腸切除術では，術前日に機械的腸管前処置を行い，その後に抗菌薬を内服する場合は，手術直前の経静脈的投与に加えて，術後24時間以内に抗菌薬を投与する．また，術前日に機械的腸管前処置のみ行う場合は，術後48〜72時間に抗菌薬を追加投与することが推奨されている．2017年に改訂されCDC（米国疾病予防管理センター）が発表した「手術部位感染防止のためのCDCガイドライン」や，2016年に日本化学療法学会と日本外科感染症学会が示した「術後感染予防抗菌薬適正使用のための実践ガイドライン」が参考になる．

　処方に沿った時間に確実な投与がされるよう注意する必要がある．とくに執刀時，薬剤の濃度を一定にするため，術前投与時間には注意が必要である．

〈Kさんへの看護の実際と評価〉

　Kさんは，術前々日から前日の朝食まで低残渣食で昼から絶食（スポーツドリンクなどで水分は積極的に摂る）となり，11時から緩下薬のニフレック®を2,000 mL服用し，就寝

までに3回排便があった．最後の排便は18時で，茶色の便汁がみられた．念のために担当医師より，術当日の朝に追加処置としてグリセリン浣腸が処方され実施した．グリセリン浣腸後は透明に近い排液が確認できた．疲労の様子がみられたが，血圧低下や気分不快なく無事終了した．

事例の概要❷ 術後（低位前方切除術と回腸人工肛門造設術）

1）手術の概要
・術式：低位前方切除術（ストレート吻合）と回腸人工肛門造設術（双孔式），下腹部正中切開15 cm.
・麻酔：全身麻酔（GOS）＋硬膜外麻酔.
・手術時間：4時間10分.
・手術中のin-outバランス：輸液量3,000 mL，出血量200 g，尿量720 mL.
・手術所見：Raの位置に3 cm×4 cmの潰瘍限局型の病変があり，腫瘍より肛門側3 cm，口側10 cmの部分で切除．腫瘍近くにあるリンパ節（腸管傍リンパ節）も切除．ストレート吻合し吻合部の位置は肛門縁より5 cmとなった．縫合不全を予防する目的で，術前にマーキングした右下腹部に一時的人工肛門（カバーリングストーマ）のイレオストミー（双孔式）を造設した.
・手術中の一般状態：血圧110～130/60～80 mmHg，脈拍数60～80回/分，体温36.0℃前後，SpO₂ 96～100％と大きな変動はなく，心電図上も異常波形はみられず経過した.
・挿入されたチューブ類：経鼻胃管（左鼻腔から50 cm挿入し固定），直腸膀胱窩に低圧持続吸引式の閉鎖式ドレーン，膀胱留置カテーテル，末梢静脈ライン，硬膜外カテーテル.

2）手術終了直後の様子
・帰室直後は声かけに対してゆっくりと開眼し返事をするが，すぐに閉眼する．直腸膀胱窩の閉鎖式ドレーンから血性の排液が流出しており，低圧持続吸引バッグ内には少量～中等量貯留していた．ストーマの装具内には極少量で淡血性の滲出液があった．酸素は手術直後よりマスクで3 L/分投与した.

3）術後の経過
・帰室して2時間ごろより覚醒し，創部痛を訴えた．硬膜外カテーテルから持続的に鎮痛薬が注入されていることを説明し，加えて，痛みがあるときは，術前に説明したPCAのボタンを押してよいことを伝えた．その後，PCAも使用して疼痛はコントロールされている．呼吸音は全肺野で減弱しているが副雑音は聴かれない.
・図Ⅶ-11-7に術後早期の時点でのKさんの状況を整理した情報の関連図を示す.

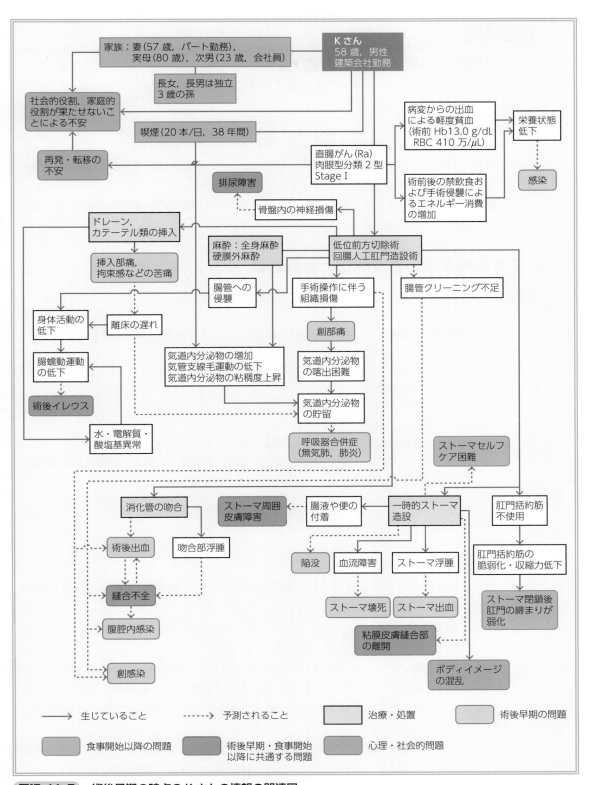

図Ⅶ-11-7　術後早期の時点のKさんの情報の関連図

E. 術後看護

1 ● 術後の一般的経過と看護方針

低位前方切除術後の一般的経過を**表Ⅶ-11-3**に示す.

看護方針

- ・術後合併症を予防し,異常の早期発見に努める.
- ・患者が心身ともに順調な回復過程をたどり,ストーマを造設したことを受け止め,ストーマケアの方法を習得できるよう支援する.
- ・患者が主体的に療養に取り組むことができ,ストーマ閉鎖術後の排便機能の改善を目指した準備について援助する.

2 ● 術後早期の看護問題と看護活動

看護問題

> ＃1　低位前方切除術,一時的人工肛門造設術および全身麻酔による術後合併症を生じる可能性
> 　＃1-1　術後出血
> 　＃1-2　呼吸器合併症
> 　＃1-3　縫合不全
> 　＃1-4　術後イレウス
> 　＃1-5　術後感染(正中創,ストーマ縫合部)
> 　＃1-6　ストーマ関連合併症(出血,壊死,陥没,皮膚障害,粘膜皮膚縫合部の離開)
> 　＃1-7　排尿障害
> ＃2　創部痛
> ＃3　カテーテル・ドレーン挿入による苦痛

看護活動

低位前方切除術を受けるKさんに特徴的なこととして,＃1-3,＃1-4,＃1-6,＃1-7について述べる.

＃1-3　縫合不全

〈原　因〉

低位前方切除術の縫合不全発症率は約10％と,ほかの大腸手術と比較しても高い.その理由には,骨盤内という部位の特性から術野が狭く直視下での操作がむずかしいこと,口側腸管の栄養血管からの距離が長く,血流がわるくなりがちであることが挙げられる.

〈看　護〉

ドレーンからの排液の量と性状の変化を注意深く観察する.術後2〜3日目ごろに排液が膿性や腸液性,便汁様,粘液様となったら,縫合不全や腹腔内感染を疑う.

表Ⅶ-11-3　低位前方切除術と回腸人工肛門造設術を受けた患者の一般的経過

		手術当日	術後1日目	2日目	3日目	4日目	5日目	6日目	7日目	8日目	9日目～
治療・処置	末梢静脈ライン（点滴）						抜去				
	酸素療法（酸素マスク）		朝まで								
	下肢の血栓予防	間欠的空気圧迫法	立位実施まで								
		弾性ストッキング着用	初回歩行まで								
	胃管		朝まで								
	心電図モニター		朝まで								
	硬膜外カテーテル				抜去						
	直腸膀胱窩ドレーン				抜去						
	創部の処置	ドレッシング材貼付							除去		
	ストーマの処置	造設	適宜ガス・便の排出		装具交換			装具交換			装具交換
薬剤	抗菌薬（点滴）										
	常用薬の内服	中止		再開							
検査			血液検査,胸部X線						血液検査		
日常生活援助	清潔	全身清拭			下半身シャワー浴	シャワー浴			入浴		
	食事・飲水	絶飲食		水分摂取可	5分粥	全粥	常食				
	排泄	膀胱留置カテーテル挿入			抜去 1回尿量測定			適宜終了			
	安静・活動	床上安静,側臥位可	ベッドサイドで立位,初回歩行								
説明・教育					排尿指導						退院指導

〈Kさんへの看護の実際と評価〉

　Kさんの場合には，術後の吻合部の安静を図り縫合不全を予防するため，一時的人工肛門が造設されている．可能性は低いものの，縫合不全への注意が必要であるため，観察を怠らないこととした．術後2日目はドレーンからの排液は250 mL/日で，性状は淡血性で徐々に色も薄くなり，ドレーン挿入部も異常は見られず，縫合不全は起きていないと考えられた．

#1-4　**術後イレウス**

〈原　因〉

　手術や麻酔の影響や開腹手術による侵襲から，術後は腸管の運動麻痺が起こり，これを生理的腸管麻痺という．生理的腸管麻痺は，術後72時間以内に回復するが，手術操作や腹腔内の炎症などにより腸管運動に関与する自律神経や平滑筋が影響を受けると，麻痺性イレウスへと移行する．水・電解質・酸塩基異常，身体活動性の低下は麻痺性イレウスの誘因となる．

〈看　護〉

　手術当日，麻酔から覚醒したあと，術前に練習した下肢の運動を促し，ドレーンに注意しながら体位変換をする．術後疼痛が持続していると，動くことが恐怖で必要以上に安静になるため，持続硬膜外麻酔により効果的に疼痛マネジメントできているかアセスメントしたあと，体位変換・早期離床を促す．清拭は爽快感を得られるとともに，身体活動を拡大するきっかけをつくれる場面となる．

〈Kさんへの看護の実際と評価〉

　手術当日は，Kさんは不安そうな様子であったため，痛みが強くならないように少しずつ身体を動かすこと，身体を動かすことは腸蠕動の回復を促進させることを伝え，体位変換を進めた．術後1日目の清拭は看護師が主体で行い，上半身の清拭はファウラー位から坐位となり，下半身は坐位から端坐位となり，パジャマのズボンを履くときにはベッドサイド立位となって行うことができた．電動ベッドをうまく使い，疼痛の増強もなく着替えまで終わったが，疲れた様子がみられた．がんばって動いたことをねぎらい，午後は腸管運動の回復へ向けて歩行練習を行う約束をして退室した．

　術後1日目の午後からKさんはファウラー位でいることが多くなり，術後2日目には腹部膨満もなく腸蠕動音も聴診できたため，飲水が可能となり，術後3日目には5分粥食が開始となった．輸液はまだ持続していたが，膀胱留置カテーテルもドレーンも抜去され，下半身のシャワーも可能となり，身体活動も拡大していった．

#1-6　ストーマ関連合併症（出血，壊死，陥没，皮膚障害，粘膜皮膚縫合部の離開）

〈原　因〉

　清潔創である正中創と，汚染創であるストーマ創部が近接してあること，傷つきやすい粘膜組織がストーマとして開口されていること，腸管は手術操作により浮腫が認められ傷つきやすく脆弱な状態であること，刺激のある腸液や便が付着することでストーマ周囲は皮膚障害を起こしやすい．また，腸間膜の過伸展や腹壁の圧迫などによる血流障害により壊死が起こる．さらに，ストーマの高さが不十分であったり，腸管と腹壁の固定が不足していると陥没が起こる．

〈看　護〉

　感染予防のため，ドレッシング材の交換や創部の観察はまず清潔創から行う．術直後の装具は，袋の上からストーマや排泄物を観察できる透明なもの，ストーマを傷つけないものを用いる．また，袋が長いと清潔創の位置から離して排泄処理が行いやすい．装具を貼る場合，ストーマや周辺の皮膚を傷つけないよう装具の穴をストーマの大きさよりも5mm程度余裕をもたせて大きめのサイズに開けて使用する．

　ストーマ縫合部の観察は毎日少なくとも1回は行う．ストーマ周囲に腸液や便が付着したままにならないよう注意して清潔を保ち，皮膚保護剤や創傷被覆材を用いて皮膚を保護する．

〈Kさんへの看護の実際と評価〉

　Kさんのストーマは，まだ浮腫が残っているものの出血や壊死は見られずきれいなピンク色をしている．ストーマ縫合部は常に湿潤している傾向にありやや赤みがあるが，悪化してきてはいない．ストーマ周囲の皮膚に今のところ異常は認められない．

#1-7　排尿障害

〈原　因〉

　手術操作による骨盤神経や下腹神経への侵襲により，従来あった尿意を感じにくくなったり，膀胱排尿筋の収縮が不十分で残尿を生じたりする場合がある．自律神経を全温存した場合には起こりにくく，自律神経を部分温存や非温存した場合に起こりやすい．この排尿障害はほとんどの場合，半年以内で回復することが多い．

〈看　護〉

　排尿時間や排尿量を記録する排尿日誌をつけるよう指導し，排尿リズムを自らもわかるようにする．排尿日誌を基に，膀胱訓練（時間を見計らって排尿する）や自己導尿の時間を生活に組み入れられるよう支援する．自己導尿の手技も教育する．一般的に残尿は，50 mL 未満では正常と判断する．

〈Kさんへの看護の実際と評価〉

　K さんは術後 3 日目に膀胱留置カテーテルを抜去したあと，尿意もあり 1 回量 400〜450 mL の排尿がみられた．2 回の排尿後にそれぞれ残尿測定したところ，残尿は 30 mL と 35 mL で排尿障害はないと判断された．

3 ● 食事開始以降の看護問題と看護活動

> 看護問題

#1　縫合不全が生じる可能性
#2　術後イレウスが生じる可能性
#3　ストーマ造設に伴う合併症が生じる可能性
　#3-1　ストーマ周囲の皮膚障害
　#3-2　ストーマと粘膜皮膚縫合部の離開
#4　ストーマセルフケア困難

> 看護活動

　食事の開始に伴い消化管の働きが再開し，手術後初めて，食物残渣を含む内容物が消化管を通って便がつくられる．コロストミーは術後 3〜5 日目から排便がみられ，イレオストミーは術後 1，2 日目より排便がみられる場合がある．ストーマ造設に伴う合併症に対するケアは前述したとおりである．ここでは#4 について，ストーマのセルフケア支援で重要な点を述べる．

#4　ストーマセルフケア困難

〈原　因〉

　一時的ストーマではあるものの，ストーマ閉鎖術を受けるまでは，ストーマとともに生活しなければならず，多くのことを学習することが必要となる．

〈看　護〉

　ストーマから排泄される便は，ストーマ装具で受け止められ，適宜トイレで処理される．ストーマ装具は，直接皮膚に貼用される皮膚保護剤でつくられている面板と，便を受け止める袋（ストーマ袋）からなり，面板とストーマ袋が一体になっているワンピース型と面板とストーマ袋が分かれているツーピース型がある（**図Ⅶ-11-8**）．

　ストーマ袋交換の基本的な手順は以下のとおりである．①皮膚を刺激しないよう静かに少しずつ装具をはがす．②ストーマ周囲の排泄物をティッシュなどで拭き取る．③石けんをよく泡立てストーマ周囲の皮膚を優しく洗い微温湯でていねいに泡を流す．④皮膚の余分な水分を拭き取る（皮膚への刺激が強いため，ドライヤーでの乾燥は行わない），⑤腹

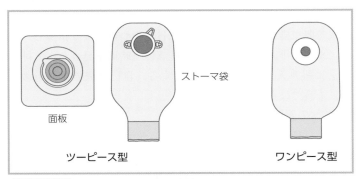

図Ⅶ-11-8　ストーマ装具の種類

部のしわやたるみを伸ばして装具を貼る，密着させるため装具を貼ったあとは2〜3分押さえる．

　ストーマのセルフケアへの支援は段階を踏んで進める．ストーマを見ることから始め，次はストーマに触れる．そしてストーマ袋の底の開閉や，貼り替える装具の穴をはさみでカットする作業，ガス抜き（貯留したガスを排出させること）などストーマ袋に触れる作業，新しい装具を貼る作業，最後に貼っている装具をはがしストーマ周囲の皮膚を洗う，というように進める．

〈Kさんへの看護の実際と評価〉

　Kさんは，術後4日目にストーマを見ることができストーマ袋のカットもできたため，翌日はストーマ袋内の便処理を一緒に行い，それが実施できたら次に妻も同席してもらい，ストーマ袋の貼り替えを計画した．Kさんは手術を受けたばかりで正中創もあるため，自分でストーマ周囲の皮膚を洗うことはむずかしいが，次回は妻とともに行ってみることとなった．

4 ● 術後の心理・社会的問題と看護活動

看護問題

　#1　ボディイメージの混乱
　#2　社会生活に伴う不安
　#3　再発・転移への不安

看護活動

#1　ボディイメージの混乱

〈原　因〉

　ストーマが造設された身体を自分の身体として受け入れにくい．

〈看　護〉

　たとえ外観上の変化があっても，今までと変わらない，世界でたった1人の存在である

ことに患者が気づけるように，キーパーソンとも協同して支援する．ストーマケアの場面は，手術により変化した身体や機能に，いやおうなく患者が直面する場面である．ストーマケアの場は，ストーマができた自分自身や病気を受け止める機会となる．したがって，ストーマケアを行う看護師の態度は，病気や変化した身体に対する患者の受け止めや姿勢，その後の生活に大きく影響する．

〈Kさんへの看護の実際と評価〉

Kさんは術前に不安な様子がみられたが，実際にストーマをもちながら仕事もしている人に話を聞き，ストーマを見せてもらえてから，イメージができ受け止められるようになったようである．術後初めてストーマを見て「痛そうだ」と驚いた表情だったが，看護師がストーマケアを行う際，Kさんがストーマを見る時間は徐々に増えていった．「なんとかやっていけそうだ．うまく付き合っていくよ」と明るい声が聞かれるようになった．

#2　社会生活に伴う不安

〈原　因〉

ストーマがあることで日常生活活動が制限されることはほとんどないが，ストーマがありながらの仕事復帰や仕事上の付き合いなど，今までどおりの社会生活を営めるのか不安がつのる場合が多い．

〈看　護〉

ストーマ周囲の皮膚トラブルの対処方法と日常生活で注意することを確認する．また，ストーマケアについて相談したい場合はストーマ外来への受診をすすめ，その方法と費用について説明する．ストーマ装具の種類も多くあること，入院中に使用したものは一部であるため，生活スタイルや皮膚の状況などにより，必要に応じてストーマ外来で相談できることを伝える．また，重い荷物をもつなど腹圧をかけることを避けるよう伝え，ストーマを圧迫する体勢を長時間とることがないよう指導する．

〈Kさんへの看護の実際と評価〉

Kさんは仕事復帰や趣味（囲碁）ができるか不安に思っている．退院後も相談できる場所があることで，ひとまず安心したようである．妻も同席のもと，不安に思う内容について話をする時間をとることとした．

#3　再発・転移への不安

〈原　因〉

術中に郭清したリンパ節の転移の有無に関して結果がまだ出ていないこと，悪性腫瘍であることから，転移・再発の可能性が考えられ，不安はぬぐえない．

〈看　護〉

不安な気持ちに苛（さいな）まれて日々を過ごすことがないよう，自分の体調変化に気をつけること，定期受診を欠かさないようにすること，また不安な気持ちが増強したときの対処の方法を考えておけるよう支援する．

〈Kさんへの看護の実際と評価〉

Kさんは，再発への不安をぬぐえないまでも，体調に関しては日誌を自らつけて管理していること，悩んだときは妻に何でも相談できることから，その方法が好ましいことを伝えた．今後，外来で継続した看護援助が必要と考える．

F. 退院オリエンテーション

1 ● 短期的経過と長期的経過

　まずは，全身麻酔による手術からの体力の回復に向けて，活動と休息のバランスをとりながら栄養を十分とることが重要である．また同時に，ストーマをもちながらの生活が安定するよう，生活を送りながら自分の生活に合ったストーマケア方法を確立することが課題となる．

　3～6ヵ月ほどでストーマを閉鎖する手術を受ける予定であるため，体力の回復とともに，健康を維持することが必要である．さらに，ストーマ閉鎖術後の排便障害（頻回で少量ずつの排便，便漏れ［soiling］など）を予防もしくは軽減するために，骨盤底筋運動（後述）を実施することが望ましい．そして再発や転移の早期発見のためにも，退院後の定期受診をすることは重要である．

2 ● 退院オリエンテーションの実際

a. 内　容

(1) 体力の回復に向けて

　無理のない程度に活動範囲を拡大し，適度な運動は効果的なことを伝える．食事に関しては，基本的に何でも食べてよいこと，バランスよく必要なエネルギーをとるよう指導する．今後予定される手術に向けて，風邪や虫歯などの感染症の予防，禁煙（節煙）が必要なことを伝える．

　Kさんは，退院後1ヵ月してから職場復帰の予定である．電車通勤で40分かかる．復帰はじめのころは，朝のラッシュや満員電車での通勤はつかれることが予想されるため，出勤時間を調整するとよいことを伝える．また昼食は外食が中心のため，外食でもバランスがとれる食べ方について話し合う．

(2) 予定手術後の排便障害の軽減に向けて

　今回の退院時は，自然肛門からは排便がない状態であり，自然肛門は休息中である．肛門は前述したように，不随意筋である内肛門括約筋と随意筋である外肛門括約筋で，通常は便がためられている．長期間休息状態にあることで筋力が低下し，肛門の締まりがわるくなる．骨盤底筋運動を実施することの効果は十分に証明されていないものの，効果が期待できることであるため，骨盤底筋運動の指導を実施すべきであろう．

骨盤底筋運動の方法

・全身の力を抜いてリラックスする．どんな姿勢でもよいが，布団の上で臥床し軽く膝を曲げた姿勢は効果的である
・息を吸いながら肛門を締める（肛門を身体の奥のほうに引きこむような感じで）
・肛門を締めたまま3～5秒我慢する
・ゆっくり息を吐きながら緩めて元に戻す
・これを10回繰り返す

> ・自分の生活のなかで取り入れやすい場面に組み入れて（たとえば，朝起床前，昼の休憩時，夜就寝前），1日3〜5セットくらい，毎日継続して行う

Kさんの場合，起床時と就寝時に布団の上で行うだけでなく，通勤電車の中と，会社のデスクに座っているときなど，毎日継続して実施しやすい場面を一緒に考える．

b. 家族への援助

患者への指導と同様の内容を家族にも伝えることで，患者本人および家族も安心して退院後の生活をスタートすることができる．また，家族は自分自身が病人ではないことから，患者本人の体調変化を感じることはできないが，外から察することは可能である．本人が気づかなかったり，隠そうとしたり見ないようにしたりするときでも察することができるよう，注意を要する症状や状況（便秘，下痢，食欲不振，暴飲暴食，生活リズムの乱れ，腹痛，ストーマ周囲の皮膚の発赤や疼痛，倦怠感など）を伝える．

Kさんの場合，キーパーソンでもある妻にこのことを伝え，退院後の生活で注意することの理解を促す．

練習問題

Q34 人工肛門を造設した患者へのストーマケアの指導内容で適切なのはどれか．2つ選べ．

（第108回 看護師国家試験, 2019）

1．装具の交換は便が漏れない限り不要である．
2．装具をはがした時は皮膚保護材の溶解の程度を観察する．
3．洗浄後のストーマはドライヤーで乾かす．
4．装具の穴はストーマと同じ大きさにする．
5．装具を貼る時は腹壁のしわを伸ばす．

Q35 次の文を読み問いに答えよ．

　Aさん（60歳，男性，会社員）は息子2人が独立して遠方で暮らしており，2年前に妻と死別して以来，1人暮らし．直腸癌と診断され，腹会陰式直腸切断術，人工肛門造設術を行うと外来で説明を受けた．Aさんは看護師に対して「人工肛門を作ると聞いています．便が出てくる場所がどこなのかよくわからなくてイメージできない」と話した．

　人体の前面と背面を図に示す．

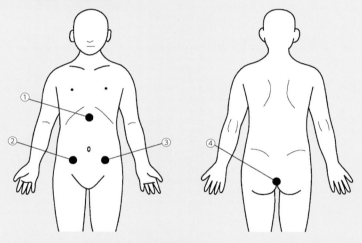

　Aさんの人工肛門が造設される位置はどれか．　（第111回 看護師国家試験, 2022）

1．①
2．②
3．③
4．④

[解答と解説 ▶ p.448]

▋引用文献▋

1）大腸癌研究会（編）：大腸癌取扱い規約，第9版，p.8，金原出版，2018
2）国立がん研究センターがん情報サービス「がん統計」（厚生労働省人口動態統計）
　〔https://ganjoho.jp/reg_stat/statistics/dl/index.html#mortality〕（最終確認：2022年12月14日）
3）森　武生：機能温存と根治．機能温存のための大腸外科治療（森　武生編），p.9-11，中山書店，2007

12 排泄機能の再確立②——経尿道的前立腺切除術

この節で学ぶこと

排泄機能の再確立が必要となる手術を受ける患者の看護として，経尿道的前立腺切除術を取り上げる．排泄行動は人間の基本的欲求の1つであり，排尿に関するトラブルは，患者の自尊心を低下させ，QOLへの影響も大きい．経尿道的前立腺切除術を受けるために入院した患者の事例を通じて，排尿に関する症状がある人の特徴を理解し，術前・術後の看護を学ぶ

事例の概要① 入院〜術前

1）入院時の情報

・患者はLさん，63歳の男性，妻（62歳，専業主婦）と2人暮らしである．会社を退職後，自治会活動に参加したり，野菜づくり，釣り，ゴルフなどの趣味を楽しんだりして過ごしている．

・5年ほど前から尿の回数が徐々に多くなり，1回の尿量が少なくなったことから，近所の泌尿器科のクリニックを受診した．問診，直腸診，排尿機能の検査を受け，前立腺肥大症と診断された．Lさんは医師から，悪性疾患ではないので手術を急ぐ必要がないこと，内服薬による症状の改善が期待されることを説明され，治療を開始することになった．その後，症状がやや改善したため，定期的に泌尿器科を受診しながら経過観察していた．

・1年くらい前から再び1日の排尿回数が増し，内服薬を変更したが効果がなく，最近では1日20回以上トイレに行くこともあった．また，排尿した直後にもかかわらず尿意を感じることがあった．夜間も尿意を感じてたびたびトイレに行くため，熟睡感がなく，睡眠不足のために日中居眠りすることが多くなった．

・Lさんと妻が医師に相談した結果，経尿道的前立腺切除術を受けることになった．既往歴はとくになく，前立腺肥大症の内服薬以外は服用していなかった．アルコール摂取量は缶ビール1日2本程度で，喫煙歴はなかった．

2）入院時のバイタルサインと検査データ

・バイタルサイン：体温36.2℃，脈拍数72回/分，呼吸数18回/分，血圧136/74 mmHg.

・血液検査：WBC 5,400/μL, RBC 481万/μL, Hb 15.5 g/dL, Ht 45.6%, Plt 19.4万/μL, TP 7.4 g/dL, Alb 4.2 g/dL, Na 138 mEq/L, K 4.0 mEq/L, Cl 102 mEq/L, BUN 12.2 mg/dL, Cr 0.95 mg/dL, AST 30 IU/L, ALT 38 IU/L, T-Bil 0.6 mg/dL, D-Bil 0.2 mg/dL.

・動脈血ガス分析：pH7.40, PaO_2 96 mmHg, $PaCO_2$ 40 mmHg, HCO_3^- 24 mEq/L, SaO_2 97%.

- 血清前立腺特異抗原（PSA）測定：1.6 ng/mL.
- 呼吸機能検査：％肺活量88％，1秒率81％.
- 心電図，尿検査，胸部X線検査：異常なし.
- 尿流測定：排尿時間16秒，排尿量73 mL，最大尿流率（Qmax）7 mL/秒，平均尿流率（Qave）4.6 mL/秒.
- 残尿測定（超音波検査）：残尿70 mL.
- 逆行性尿道膀胱造影：肥大した前立腺が膀胱を圧迫し，膀胱底が挙上している.
- 経直腸的超音波断層法：前立腺体積71 mL，移行領域体積39 mL，辺縁領域に低エコー領域なし.
- 直腸診：肥大した前立腺が触知され，硬結（こうけつ）はなし.
- 国際前立腺症状スコア（IPSS）：16点，QOLスコア：6点，過活動膀胱症状スコア（OABSS）＊：7点.
- 体格：身長169.0 cm，体重78.5 kg，BMI 27.5（肥満1度）.

3）病気の受け止め方と理解

- 医師から「前立腺肥大症は年齢によるものです．悪性の疾患ではありません．今まで内服薬で治療をしてきましたが，最近は尿の回数が増えてつらそうです．超音波検査では残尿量が多く認められ，造影検査では肥大した前立腺によって膀胱が圧迫されていることがわかりました．このまま放置しておくと，ますます生活に支障が出てくるでしょうし，腎臓の機能がわるくなる危険性があります．内視鏡を使った手術をお勧めします」と説明された.
- Lさんは，「1日に何度もトイレに行くのがつらいです．トイレに行っても尿が少ししか出ません．年齢的にこの病気にかかるのはしかたがないけれど，最近は睡眠不足にもなるし，ゴルフや長距離の車の運転ができなくなりました．薬の内服で治療を受けてきましたが，症状がひどくなってきたのでなんとかしたいです．先生にも手術をすすめられました．手術でトイレに行く回数が減ってくれたらいいと思います」と話した.

A. 前立腺の位置・構造と機能

前立腺の位置・構造

　前立腺は，男性の膀胱の下方に尿道を取り囲むように存在し，前面は恥骨結合（ちこつ）に，後面は肛門挙筋に接している．前立腺の近位側には内尿道括約筋があり，遠位側には外尿道括約筋がある．正常な前立腺はクルミ大の大きさで，横およそ3.5 cm，縦およそ2.5 cm，重さは20 g程度である．前立腺組織は，解剖学的に4つの領域（中心領域，辺縁領域，移行領域，前部線維筋性間質）に区分され，尿道を包み込むようにして豊富な腺組織がある部位を移行領域とよぶ．前立腺の平滑筋には交感神経性α_1受容体が多数分布している（図Ⅶ-12-1，図Ⅶ-12-2）.

＊過活動膀胱症状スコア（OABSS）：尿意切迫感があり頻尿を伴うものを過活動膀胱という．前立腺肥大症に合併していることが多い．週1回以上，尿意切迫感があることが診断の必須項目である．スコア3点以上が過活動膀胱と診断され，5点以下が軽症，6～11点が中等症，12点以上が重症である.

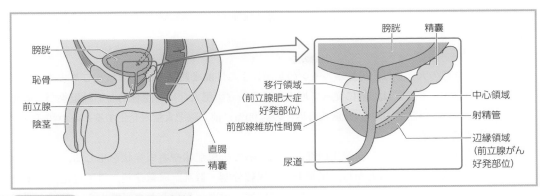

図Ⅶ-12-1　前立腺の位置と解剖

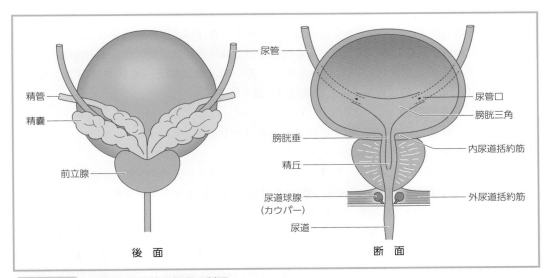

図Ⅶ-12-2　膀胱と前立腺の後面と断面

前立腺の機能

　前立腺は，前立腺液といわれる乳白色の液を分泌し，射精後の精液を液化して精子の運動を活発にする役割を果たしている．前立腺の形態および機能は，男性ホルモンにより維持・調節されている．

　前立腺の腺上皮からは前立腺特異抗原（prostate specific antigen：PSA）が血液中に分泌され，前立腺がんや前立腺肥大症の診断に有用である．

B. 手術適応となる前立腺疾患

1 ● 前立腺肥大症

　前立腺肥大症（benign prostatic hyperplasia：BPH）は，前立腺の良性の過形成（肥大）による下部尿路機能障害を呈する疾患である．前立腺の肥大結節の発生部位は，移行領域

と尿道周囲組織である．臨床的には，前立腺腫大，下部尿路症状，膀胱出口部閉塞の3要素から構成される．

a. 疫　学

前立腺の大きさは，男性ホルモンの刺激による性的成熟後には，40歳代ごろまでは横ばいであるが，その後は加齢に従って増大する．前立腺肥大症は，生理的な加齢現象だと考えられており，組織学的にも80歳代の男性の約90%に前立腺肥大症が発生するといわれている[1]．

b. 症　状

前立腺肥大症では，膀胱出口部閉塞によって排尿症状や蓄尿症状を生じる．排尿症状として，尿道抵抗の増大から，尿勢低下，尿線分割・散乱，尿線途絶，排尿遅延，終末滴下などが生じる．蓄尿症状として，膀胱の伸展・虚血・炎症などの影響から，頻尿，尿意切迫感，尿失禁などが生じる．これらの症状は重なって出現する場合が多い．

c. 検査・診断

脳血管障害，パーキンソン病などの神経疾患，糖尿病，尿路感染症など，過活動膀胱や神経因性膀胱などの原因となりうる既往歴や下部尿路症状に関連する薬剤内服の有無を確認する．前立腺肥大症が疑われる場合，基本的評価に加え，症状や質問票などによるQOLの評価，排尿機能や前立腺機能の評価を行う．

(1) 基本的評価

①既往歴：とくに尿路に関する疾患や，腹部の手術歴を把握する．

②尿検査：血尿や尿路感染症の有無を検査する．

③血清クレアチニン測定：腎機能の指標として血清クレアチニン測定を行う．

④血清前立腺特異抗原（PSA）測定：前立腺がんの腫瘍マーカーであるが，前立腺肥大症でもやや高い値を示すことがある．

⑤直腸診：仰臥位で膝を立てるか，膝を抱える体位で行う．示指または中指を直腸内に挿入して前立腺を触診し，大きさ，形状，硬さなどを調べる．前立腺肥大症の場合は硬いゴムのような感触，前立腺がんの場合は凹凸不整で石のような感触とされている．

(2) 症状，QOLの評価

前立腺肥大症の症状の多くは主観的なものであり，症状の程度を第三者が知ることはむずかしい．そこで国際前立腺症状スコア（International Prostate Symptom Score：IPSS）とQOLスコアが用いられている（**図Ⅶ-12-3**）．重症度診断，治療方針の選択，治療効果の評価に有用である．IPSSの合計点が0〜7点を軽症，8〜19点を中等症，20〜35点を重症としている．QOLスコアは現在の排尿状態に対する患者の満足度の指標で，0点から6点までの7段階で評価する．IPSSが同程度でも，患者によって満足度はそれぞれ異なるため，QOLスコアも同時に評価する必要がある．

(3) 排尿機能と前立腺形態の評価

①尿流測定：流量測定器を装着した尿器に向かって排尿し，1回排尿時間（T），排尿量（V），最大尿流率（Q_{max}［mL/秒］），平均尿流率（Q_{ave}［V/T］）などを調べる．正常では，排尿開始とともに尿流率（勢い）が上昇し，3〜5秒で最高に達し，ほぼ対称的に下降し，15〜25秒で排尿が終了する[2]．前立腺肥大症では，勢いが弱く，排尿が終わるのに時間がかかる．

どれくらいの割合で次のような症状がありましたか	全くない	5回に1回の割合より少ない	2回に1回の割合より少ない	2回に1回の割合くらい	2回に1回の割合より多い	ほとんどいつも
この1ヵ月の間に，尿をしたあとにまだ尿が残っている感じがありましたか	0	1	2	3	4	5
この1ヵ月の間に，尿をしてから2時間以内にもう一度しなくてはならないことがありましたか	0	1	2	3	4	5
この1ヵ月の間に，尿をしている間に尿が何度もとぎれることがありましたか	0	1	2	3	4	5
この1ヵ月の間に，尿を我慢するのが難しいことがありましたか	0	1	2	3	4	5
この1ヵ月の間に，尿の勢いが弱いことがありましたか	0	1	2	3	4	5
この1ヵ月の間に，尿をし始めるためにお腹に力を入れることがありましたか	0	1	2	3	4	5

	0回	1回	2回	3回	4回	5回以上
この1ヵ月の間に，夜寝てから朝起きるまでに，ふつう何回尿をするために起きましたか	0	1	2	3	4	5

IPSS ＿＿＿＿＿＿点

	とても満足	満足	ほぼ満足	なんともいえない	やや不満	いやだ	とてもいやだ
現在の尿の状態がこのまま変わらずに続くとしたら，どう思いますか	0	1	2	3	4	5	6

QOL スコア ＿＿＿＿＿＿点

IPSS 重症度 ：軽症（0～7点），中等症（8～19点），重症（20～35点）
QOL 重症度 ：軽症（0，1点），中等症（2，3，4点），重症（5，6点）

図Ⅶ-12-3　国際前立腺症状スコア（IPSS）とQOL スコア
［本間之夫，塚本泰司，安田耕作ほか：International Prostate Symptom Score と BPH Impact Index の日本語訳の言語的妥当性に関する研究. 日本泌尿器科学会雑誌93（6）：678, 2002 より許諾を得て転載］

②**残尿測定**：残尿とは排尿直後に残存する尿のことである．膀胱内にカテーテルを挿入して導尿する方法が正確に測定できるが，患者の不快感や痛みを伴うので，超音波による測定が多く行われている．残尿が50 mL 以上の場合は精査が必要となる．

③**超音波検査**：経腹的または経直腸的超音波検査により前立腺の形状や体積などを把握する．

d. 治療法

　　前立腺肥大症は高齢者に多い良性疾患であるので，症状が軽度の場合は経過観察することもあり，患者の症状の程度や本人の希望により，できるだけ侵襲の少ない治療法が選ばれる．一般に，軽症から中等症の前立腺肥大症の症状がある場合は経過観察や，生活習慣

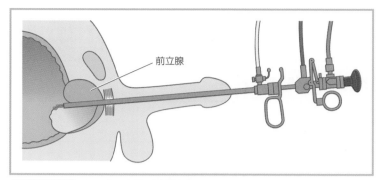

図Ⅶ-12-4　経尿道的前立腺切除術

改善などの行動療法，薬物療法が行われる．薬物療法としては，前立腺の平滑筋の過剰収縮を解除し，尿路閉塞の緩和を目的とした a_1 遮断薬，前立腺や尿道平滑筋の弛緩を促す一酸化窒素の作用を増強させる PDE5 阻害薬，肥大結節の縮小を目的とした抗アンドロゲン製剤などが使用される．過活動膀胱症状が残存する場合は，抗コリン薬の併用療法など，同じ疾患に対する作用機序の異なる薬剤を併用することもある．

C. 術式の種類

　　前立腺肥大症に対する手術は，薬物療法の効果が不十分な場合，中等度から重度の症状がある場合，尿閉・尿路感染症・血尿・膀胱結石などの合併症がある場合に検討される．標準的手術方法は，内視鏡を用いた経尿道的前立腺切除術（transurethral resection of prostate：TURP）である．ホルミウムレーザー前立腺核出術（HoLEP）* など，ホルミウムレーザーを使用した治療が増加している．内視鏡手術では対処できない前立腺肥大症には，被膜下前立腺腺腫核出術が行われる．前立腺への到達経路別に，前立腺前面で被膜を切開する恥骨後式，膀胱を開放して膀胱から腺腫を核出する恥骨上式がある．また，医療施設によって腹腔鏡手術やロボット支援手術も行われている．

〈経尿道的前立腺切除術（TURP）〉（図Ⅶ-12-4）

　　先端にループ状の電気メスのついた手術用内視鏡を尿道に挿入し，肥大した前立腺組織を前立腺部尿道ごと内側からくり抜くように切除していく．出血点は，電気凝固で止血する．手術中の患者の体位は砕石位で，麻酔方法は脊椎麻酔で行われることが多い．手術時間は 1～2 時間程度である．

　　前立腺は血流が豊富であり，手術中は出血により切除部分が見えにくくなる．視野を確保するため，内視鏡の注入口から灌流液を注入し，膀胱内を循環させて排出口から回収する．これを膀胱灌流という．灌流液には，電気メスによる通電を防止するために，非電解質液が用いられる．

---

*ホルミウムレーザー前立腺核出術（holmium laser nucleation of prostate：HoLEP）：経尿道的に内視鏡の先端からホルミウムレーザーを照射し，前立腺腫と外科的被膜との間を剥離・核出する．経尿道的前立腺切除術と比べ，膀胱留置カテーテルの挿入期間や入院期間が短い．

D. 術前看護

1 ● 診断から手術までの経過

　　前立腺肥大症は，診断から手術にいたるまでの期間が数年に及ぶ場合があり，必ずしもその間に症状が悪化し続けるわけではない．定期的に診察し，薬物療法を行ったうえで症状の改善が十分に得られない場合に，手術療法を行うかどうか患者と相談して決めることが多い．

2 ● 術前の看護方針，看護問題と看護活動

看護方針

・排尿困難による日常生活上の苦痛を最小限にし，二次障害を起こすことなく過ごすことができる．
・麻酔方法，手術方法，術後の経過を理解することによって，過度な不安を抱くことなく手術にのぞめるよう援助する．

情報収集とアセスメント

　　手術が決まったときから，退院後の生活を見据えて，入院前の生活（とくに水分摂取状況や頻尿，排尿困難，尿意切迫感などの下部尿路症状）についてあらかじめ情報収集しておく．
①現病歴：症状，経過，これまでの治療内容．
②疾患の状態：諸検査の結果から，排尿障害，前立腺肥大の程度（肥大の程度と排尿障害の程度は必ずしも一致しない），膀胱の圧迫，尿道の狭窄，腎機能などについて把握する．
③排尿に伴う症状：前立腺肥大症の症状は，頻尿，尿意切迫，排尿遅延，残尿感などさまざまである．患者にどのような症状があるのか，その症状によって日常生活にどのような支障をきたしているのか，またどのような対処方法をとってきたのかを把握する．入院による環境の変化の影響を考慮しながら具体的に情報収集する．高齢の患者の場合は，トイレの場所について，配慮が必要である．
④検査データ：全身麻酔同様の全身状態のアセスメントが必要である．経尿道的前立腺切除術では切除面からの出血が多いので，血液の凝固機能の確認が重要である．
⑤予定術式と麻酔内容：経尿道的前立腺切除術は脊椎麻酔で行われることが多いが，腰椎に障害がある場合や，患者が術中に意識があるのを拒んだ場合には，全身麻酔で行われることもある．麻酔方法は麻酔科医が判断するが，患者の疑問や不安をよく把握するように努める．
⑥既往歴：呼吸器系，循環器系の疾患の有無，使用している薬剤について情報収集する．これらの情報は高齢の患者の場合，とくに重要である．脊椎麻酔での手術は全身麻酔よりも呼吸器系，循環器系への影響は少ないが，手術中に全身麻酔に切り替わる可能性もあるため，十分なアセスメントが必要である．手術室では脊椎麻酔の穿刺のため背を丸める姿勢をとり，手術中は砕石位で体位を固定する．そのため，事前に手術体位を

とることができるか確認が必要である．また，術後は脊椎麻酔から回復するまで仰臥位で過ごすことから，同一体位による腰痛の出現の可能性について把握する必要がある．

⑦不安：経尿道的前立腺切除術は，開腹手術に比べると低侵襲手術とされているが，未知の体験への不安や羞恥心があると考えられる．脊椎麻酔は手術中に意識があるので恐怖感をもつ場合がある．また，術後は膀胱留置カテーテルを留置したまま過ごすため不安を抱きやすい．不安の程度や内容を把握する．

看護問題

#1　排尿困難による苦痛
#2　排尿障害による二次障害の可能性
#3　手術，麻酔に対する不安

看護活動

#1　排尿困難による苦痛

〈原　因〉

　排尿困難による症状はさまざまで，尿意切迫，残尿感，下腹部の不快感などの身体的症状は日常生活を営むうえで苦痛を伴う．個人差はあるが，頻尿により行動範囲が制限されたり，周囲の人々に対して負担感や羞恥心を抱いたり，夜間頻尿によって慢性的な睡眠不足に悩まされていることがある．これら排尿に関する問題は自尊心の低下に直結することが多い．

〈看　護〉

　患者の排尿困難の程度によってトイレに近い病室にしたり，ベッドサイドに尿器を設置するなど配慮する．また，夜間の排尿回数が多い場合には，日中に水分摂取し夕方以降はなるべく控えるよう指導し，安全に療養生活を送ることができるよう環境を整備する．

〈Lさんへの看護の実際と評価〉

　Lさんは1日20回以上トイレに行くことがあり，夜間も頻尿に悩まされていた．入院後は，休息が十分とれるよう睡眠導入薬に関する情報を提供した．また，ベッドサイドに尿器を設置した．結果的に睡眠導入薬の処方希望はなかったが，Lさんの希望に添いながら療養環境を整えることによって，排尿困難による苦痛が増強することなく過ごすことができた．

#2　排尿障害による二次障害の可能性

〈原　因〉

　残尿がある場合は，膀胱内に尿が停滞し尿路感染を起こしやすい．また，前立腺肥大が重度の場合は急性尿閉となり，水腎症となるリスクがある．

〈看　護〉

　バイタルサイン，検査結果，残尿の有無や程度といった尿路感染の徴候に関する情報を得るとともに，失禁がある場合には陰部の清潔が保てるように援助する．急な尿量減少や下腹部膨満感の有無など，異常の早期発見に努める．

〈Lさんへの看護の実際と評価〉

　Lさんは，排尿した直後にもかかわらず尿意を感じることがあったが，セルフケアは自立しており，バイタルサインや検査結果に異常はみられず，尿路感染などの二次障害は起こさず経過した．

#3　手術，麻酔に対する不安

〈原　因〉

　脊椎麻酔による手術は覚醒した状態で行われるため，手術中の様子が見えたり聞こえたりすることで不安を抱きやすい．また，術後に挿入される膀胱留置カテーテルに対する漠然とした不安もある．これは手術の過程をイメージできないことによる影響が大きい．

〈看　護〉

　経尿道的前立腺切除術を受ける患者には，術前の準備や脊椎麻酔時の体位，術中に医師や看護師と話ができることなどを説明して，手術室での様子を患者がイメージできるようにする．できれば担当する手術室看護師が術前訪問するのが望ましい．また，術前に，膀胱留置カテーテルを挿入する目的，術後の安静度，手術操作による血尿の可能性と持続膀胱洗浄，膀胱留置カテーテル留置中の過ごし方（歩行，シャワー浴）について説明することによって，手術に対する不安が軽減され，術後の協力も得やすくなる．高齢の患者が多いことから，看護師は温かみのある態度で接するよう心掛ける．

〈Lさんへの看護の実際と評価〉

　Lさんは，妻と一緒に手術室看護師の術前訪問を受けた．病棟看護師からも，手術前後の経過について説明を受けた．Lさんはパンフレットに重要と思われる言葉を熱心に書き込み，わからないことを看護師に質問することができていた．手術や麻酔についてイメージすることができたことで，手術に対する漠然とした不安は軽減したと判断した．

事例の概要❷ 術後（経尿道的前立腺切除術）

1）手術の概要

- 術式：経尿道的前立腺切除術.
- 麻酔：脊椎麻酔（L 3/4）.
- 手術時間：1時間10分.
- 手術中のin-outバランス：輸液量400 mL，灌流液10 L使用.
- 手術中の一般状態：血圧，体温，脈拍数，動脈血ガス分析，心電図上は問題となる所見はみられなかった.
- 挿入されたチューブ類：膀胱留置カテーテル（22Fr 3 way，固定水30 mL），末梢静脈ライン.

2）手術終了直後の様子

- 手術室で膀胱留置カテーテルの牽引固定を行い，持続膀胱洗浄を行いながら病室へ帰室した. 帰室直後から血尿の増強を認めたので，医師の指示で灌流液の速度を速めた.

3）術後の経過

- 帰室時には麻酔の影響で下腹部から下肢までの感覚がなかったが，術後3時間後には下肢の感覚が戻り，膝関節を屈曲することができた. Lさんからは苦痛の訴えはなく，床上での安静を守ることができた.
- 図Ⅶ-12-5に，術後早期の時点でのLさんの状況を整理した情報の関連図を示す.

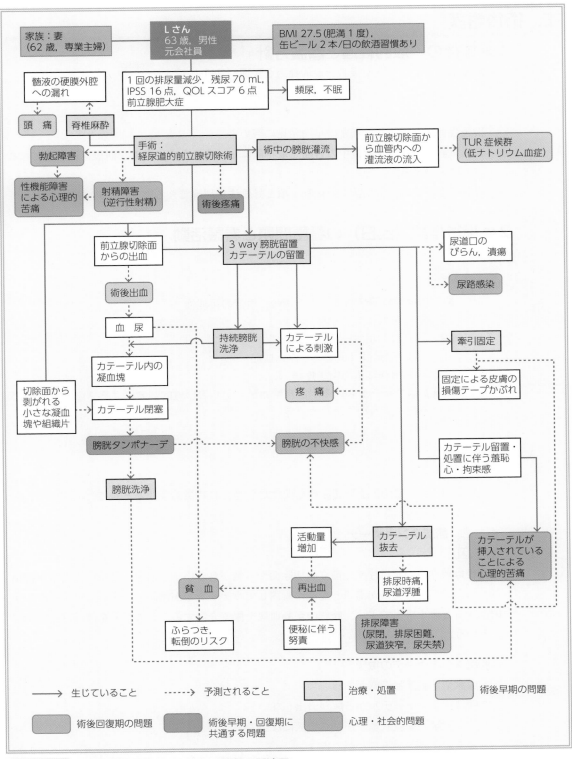

図Ⅶ-12-5　術後早期の時点のLさんの情報の関連図

E. 術後看護

1 ● 術後の一般的経過と看護方針

経尿道的前立腺切除術後の一般的経過を**表Ⅶ-12-1**に示す.

看護方針

・術後合併症を予防し，異常の早期発見に努める.
・膀胱留置カテーテル留置中の苦痛を最小限にし，心身ともに順調な回復経過をたどれるように援助する.
・患者が退院後の日常生活上の注意事項と対処法を理解できるように援助する.

2 ● 術後早期（当日）の看護問題と看護活動

看護問題

＃1　経尿道的前立腺切除術による術後合併症の可能性
　＃1-1　術後出血
　＃1-2　膀胱タンポナーデ
　＃1-3　TUR症候群（低ナトリウム血症）
　＃1-4　手術操作による術後疼痛
＃2　膀胱留置カテーテルの牽引固定やカテーテルの機械的刺激による疼痛
＃3　脊椎麻酔による副作用と合併症
　＃3-1　頭痛

看護活動

　ここでは，経尿道的前立腺切除術を受けたLさんに特徴的な問題として，＃1-2，＃1-3，＃3-1について述べる.

＃1-2　膀胱タンポナーデ

〈原　因〉

　術後は前立腺の組織片や，前立腺切除面から剝がれる小さな血塊などを含んだ尿が排出されるため，尿の流出が滞ると血液が凝固してカテーテルが閉塞しやすい．カテーテルが閉塞すると尿を排出できず，膀胱内が凝血塊や尿で充満する．この状態を膀胱タンポナーデという.

　　膀胱タンポナーデの徴候
　　①尿意や下腹部膨満感がある
　　②膀胱留置カテーテルから尿が流出しない
　　③「排液量－灌流液量」がマイナスになっている
　　④灌流液を滴下することができない
　　⑤膀胱留置カテーテルの挿入部から尿が漏れる

表Ⅶ-12-1　経尿道的前立腺切除術を受けた患者の一般的経過

		入院〜手術前日	手術当日	術後1日目	2日目	3〜7日目	8日目〜
治療・処置	末梢静脈ライン（点滴） 膀胱灌流 下肢の血栓予防		（術前より）開始　※術後は血尿の程度により止血薬追加 （術後）血尿の程度により灌流量調節 （術前より）弾性ストッキング着用 ——→	抜去 灌流量調節または中止 終了			
検査		尿検査，血液検査，尿流測定，残尿測定		血液検査			尿流測定，残尿測定，IPSS
日常生活援助	清潔	入浴		全身清拭，陰部洗浄	シャワー浴		
	食事・飲水	常食（または治療食），手術前日は21時〜絶飲食	（術後）夕食より常食または治療食開始	常食（または治療食） ——————————————→			
	排泄	尿量・排便状況の確認	（術前）必要時，便処置 （術後）尿量測定 （術後）膀胱留置カテーテル挿入 ——————→			抜去（抜去後，排尿の確認）	
	安静・活動	制限なし	（術後）床上安静	血尿の程度により病棟内歩行	血尿の程度により院内フリー		
説明・教育		術前オリエンテーション，主治医・麻酔科医の診察，手術室看護師による術前訪問	（術後）主治医による手術についての説明，看護師による安静度やナースコールについての説明	カテーテルの取り扱い，歩行時の注意点，飲水についての説明	シャワー浴・陰部洗浄方法の指導	退院指導	

〈看　護〉

　膀胱タンポナーデを予防するためには，その徴候を早期発見することが重要である．術直後より持続膀胱洗浄が開始されるため（図Ⅶ-12-6，図Ⅶ-12-7），血尿の程度，尿中の凝血塊の有無を注意深く観察する．観察の際は蓄尿バッグにたまった尿ではなく，ランニングチューブ内の尿（患者から排出された尿）の性状を観察することが重要である．血尿の観察には，血尿の程度を段階別に示したスケールを用いるとわかりやすい（図Ⅶ-12-8）．灌流液の注入速度は血尿の程度をみながら医師の指示に従い増減する．灌流中の尿量は，排液量から注入した灌流液量を引いて算出する．尿の流れを妨げないよう，カテーテルやランニングチューブが屈曲していないか管理する必要がある．カテーテルが閉塞した場合には，カテーテルの接続部にカテーテルチップを接続して凝血塊を吸引する方法がある．またランニングチューブをミルキングすることでカテーテルの閉塞を解除できる場合がある．膀胱タンポナーデが疑われる場合は医師に報告し，用手的に膀胱洗浄して膀胱内に貯留した凝血塊を体外に排出する必要がある．血尿の程度により，医師の指示で持続膀胱洗浄が中止，再開される．

　術直後は，切除面を圧迫する目的で，カテーテルを下肢の方向に牽引した状態で大腿に固定する（図Ⅶ-12-6）．固定に緩みがないか，テープがきちんと貼付されているか観察する．血尿の状況をみながら，医師の指示で数時間か遅くとも翌朝には牽引を止め，通常のカテーテルの管理方法とする．なお，術後は尿を十分に流出させるために，1日1,500 mL程度の水分摂取をすすめる．あまり水分を摂る習慣がない場合には，食事ごと，また食間

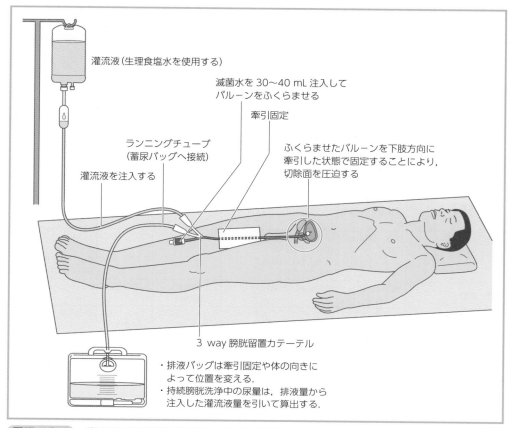

灌流液(生理食塩水を使用する)

滅菌水を 30〜40 mL 注入して
バルーンをふくらませる

牽引固定

ふくらませたバルーンを下肢方向に
牽引した状態で固定することにより,
切除面を圧迫する

ランニングチューブ
(蓄尿バッグへ接続)

灌流液を注入する

3 way 膀胱留置カテーテル

・排液バッグは牽引固定や体の向きに
　よって位置を変える.
・持続膀胱洗浄中の尿量は,排液量から
　注入した灌流液量を引いて算出する.

図Ⅶ-12-6　術直後の持続膀胱洗浄中の患者の状態

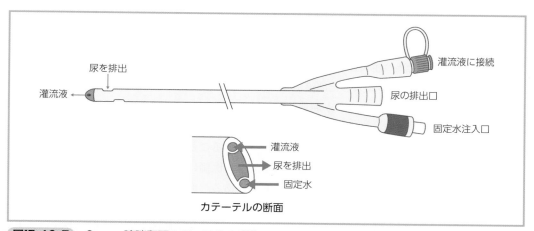

尿を排出

灌流液

灌流液に接続

尿の排出口

固定水注入口

灌流液

尿を排出

固定水

カテーテルの断面

図Ⅶ-12-7　3 way 膀胱留置カテーテルの構造

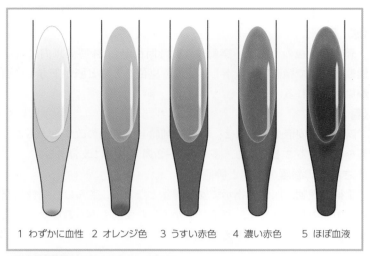

1 わずかに血性　2 オレンジ色　3 うすい赤色　4 濃い赤色　5 ほぼ血液

図Ⅶ-12-8　血尿スケールの例

に水や茶などをコップ1杯飲むといった具体的な目安を示すとよい.

〈Lさんへの看護の実際と評価〉

　Lさんには，術直後から持続膀胱洗浄が開始され，夜間も血尿スケールはおおむね2〜3で経過した. 翌朝，医師の指示で膀胱留置カテーテルの牽引固定は解除となった. Lさんは膀胱タンポナーデを起こさず経過したが，手術後は前立腺の組織片や前立腺切除面から剥がれる小さな凝血塊などでカテーテルが閉塞するおそれがあるため，引き続きLさんの尿の性状や流出状況，水分摂取状況を観察することとした.

#1-3　TUR症候群（低ナトリウム血症）

〈原　因〉

　手術中，灌流液の水圧により，切除された血管の断面から灌流液が血管内に吸収されると，血液が希釈され低ナトリウム血症が起こることがある. これをTUR症候群という. 誤って被膜穿孔するとTUR症候群を起こしやすい. TUR症候群は前立腺体積が45 mL以上，切除時間が90分以上で発生頻度が高くなるといわれており，重篤になると死にいたることがある. TUR症候群を回避するため，灌流液に生理食塩水を用い，バイポーラ（双極）の電気メスを使用する生理食塩水灌流経尿道的前立腺切除術（bipolar-TURP）を行う施設もある.

〈看　護〉

　異常を早期発見することが重要である. 症状には，あくび，冷汗，悪心，嘔吐，徐脈，脱力感，不穏がある. 血液検査で低ナトリウム血症と判明したら，医師の指示により点滴でナトリウムや利尿薬を投与する. 患者の苦痛症状が緩和できるよう援助する.

〈Lさんへの看護の実際と評価〉

　Lさんの手術中から手術後の経過，翌日の血液検査の結果から，とくに問題となる所見はなく，TUR症候群は起こしていないと考えられた.

#3-1　頭痛

〈原　因〉

　脊椎麻酔後の頭痛は，穿刺後，数時間後から24時間以内に発症する．穿刺による脳脊髄液の漏出で髄液圧が低下し，立位や座位をとると脳が下方に牽引され，圧迫されることが原因とされる．

〈看　護〉

　臥床して安静を保つこと，水分を補給して脱水の改善をすることが基本となるが，鎮痛薬を使用することもある．多くは1～2週間以内に改善する．

〈Lさんへの看護の実際と評価〉

　手術の翌朝，医師の指示で安静解除となり，Lさんは，病棟内を歩行した．立位となっても頭痛の自覚はなく，バイタルサインの変動もみられなかったため，脊髄麻酔による頭痛は起こしていないと考えられた．

3●術後回復期（術後1日目～）の看護問題と看護活動

【看護問題】

　#1　膀胱留置カテーテルによる尿路感染の可能性
　#2　術後出血の可能性
　　#2-1　再出血
　　#2-2　出血による貧血
　#3　組織片，血尿，血塊による膀胱タンポナーデが生じる可能性
　#4　術後疼痛
　#5　膀胱留置カテーテルによる膀胱の不快感
　#6　膀胱留置カテーテルの機械的刺激によるびらん・潰瘍の可能性
　#7　術後合併症の可能性
　　#7-1　排尿困難，尿道狭窄
　　#7-2　尿失禁

【看護活動】

　ここでは#2，#4，#6について述べる．

#2　術後出血の可能性

〈原　因〉

　手術は損傷した血管を止血しながら行うが，前立腺切除面の粘膜が修復されるまで出血による血尿が持続することが多い．また，手術直後の出血が軽減したあとも，身体を動かしたり，排便などで下腹部に力が加わると，その刺激によって創部が擦れて再出血することがある．出血量が多い場合は貧血となり，輸血や再手術（止血術）を行う場合がある．

〈看　護〉

　手術翌日から歩行が許可されるが，はじめは病棟内歩行とし，歩行によって血尿の増強

がないか観察する．体動によって血尿が増強する場合には，安静度を制限する場合がある．出血量が多い場合は，貧血によるふらつきも予測されるため，転倒に注意する．輸血や再手術が必要な場合は，患者の不安を軽減するようかかわる．

〈Lさんへの看護の実際と評価〉

　Lさんは，手術翌日から病棟を歩行し，術後2日目にシャワー浴をした．体動によって血尿スケールが時折3になることがあったが，1,500 mL/日程度の水分摂取を促すことで，時間経過とともに血尿は軽減した．検査データの結果からも，Lさんの術後の出血量は正常範囲内であった．

#4　術後疼痛

〈原　因〉

　術後は切除部を圧迫止血するために膀胱留置カテーテルを牽引固定するが，麻酔の効果が切れると切除部周辺に痛みを感じることがある．また，牽引固定を解除したあとも，カテーテルによる違和感が持続する場合がある．

〈看　護〉

　患者が臥床中には，尿の流出を妨げないように，ランニングチューブの走行を整える．膀胱留置カテーテルが動くことによって苦痛が増強するため，安静解除後は，患者にカテーテルの取り扱い方法を説明し，過度な圧力が挿入部に加わらないよう注意する．また，創部の痛みや膀胱の不快感に対しては医師の指示で鎮痛薬が処方されるため，患者と症状を相談しながら使用する．

〈Lさんへの看護の実際と評価〉

　Lさんの場合，シャワー浴や睡眠の際に痛みが増強する傾向があったため，鎮痛薬を使用しながら苦痛の軽減を図った．

#6　膀胱留置カテーテルの機械的刺激によるびらん・潰瘍の可能性

〈原　因〉

　手術に用いられる膀胱留置カテーテルは，通常20 Fr以上の径の太いものが用いられる．そのため，カテーテルの機械的刺激によって挿入部にびらんや潰瘍を生じるおそれがある．

〈看　護〉

　カテーテル挿入部の皮膚や疼痛の程度を観察し，同一部位に過度の圧力や刺激がかからないよう留意する．観察の際は，患者の羞恥心への配慮が必要である．

〈Lさんへの看護の実際と評価〉

　Lさんの場合，22 Frの膀胱留置カテーテルが挿入されている．尿道口が発赤していたため，カテーテルで必要以上に刺激しないよう，下着のゴムやクリップの活用，状況によっては下腹部にテープ固定することを考慮した．

4 ● 術後の心理・社会的問題と看護活動

看護問題

#1　膀胱留置カテーテルが挿入されていることによる心理的苦痛
#2　性機能障害による心理的苦痛
　#2-1　射精障害（主に逆行性射精）
　#2-2　勃起障害

看護活動

#1　膀胱留置カテーテルが挿入されていることによる心理的苦痛

〈原　因〉

　カテーテルを留置し，常に蓄尿用のバッグを携帯して行動しなければならない拘束感やわずらわしさ，他人に尿を見られることによる羞恥心がある．また，短期間ではあるが排尿行動が自立していないことにより，気分が落ち込んだり，活動意欲が減退することがある．

〈看　護〉

　患者にカテーテルを留置する必要性や尿を観察する重要性について説明する．患者は，点滴台に蓄尿用のバッグをかけて行動することが多いことから，食事前や面会前には尿を廃棄するよう配慮する．また，患者の希望によっては，蓄尿用のバッグにカバーをかけるなどの配慮をする．一時的とはいえ，このような患者の苦痛に対して看護師は共感的態度でかかわり，患者がカテーテル抜去の見通しをもつことができるように支援する．

〈Lさんへの看護の実際と評価〉

　Lさんのもとに友人が面会に来ることになった．Lさんは看護師に「おしっこのホースが入っているのを人に見られるのは恥ずかしい」と話した．看護師はバッグにたまった尿を捨て，カバーをかけた．また，Lさんにカテーテルを抜去する見通しを伝えたことで，心理的苦痛を軽減することができた．

#2　性機能障害による心理的苦痛

〈原　因〉

　経尿道的前立腺切除術を受けた場合，射精した精液が尿道からではなく膀胱内に流れる逆行性射精が65％程度，勃起障害が7〜21％程度の割合で起こる[3]．逆行性射精では精液は尿道から排出されないものの，多くの場合，射精感は保たれる．前立腺肥大症は中高齢以上の男性に発症するとはいえ，男性不妊の原因となるため，挙児を希望する場合には手術以外の治療法を考慮する必要がある．

〈看　護〉

　経尿道的前立腺切除術を受けると射精障害や勃起障害が起こる可能性があることから，治療法を選択する時点で，医師から治療の合併症に関する情報提供を十分に受けることができるよう配慮する必要がある．

　性機能障害は自尊心の低下につながることが多い．また，性機能障害が起こっても，その人本来の人間性が変わるものではない．性に関する問題は非常にデリケートな側面があ

るため，患者から医療者に相談することを躊躇するケースが多い．性に関する相談を受けることができるなど，患者に情報提供することで，相談しやすい環境を整えることも重要である．

〈Lさんへの看護の実際と評価〉

　Lさんは，手術前から現時点まで，性機能障害に対する不安言動は聞かれていない．性に関する問題は，身体的苦痛が軽減してから実感することが多いため，Lさんや妻が日常生活を送るうえで性に関する問題を抱えていないか，長期的に経過観察する必要がある．

F. 退院オリエンテーション

1● 短期的経過と長期的経過

　術後3〜7日くらいで血尿がなく，正常な尿に近い状態であれば，膀胱留置カテーテルが抜去される．抜去直後は，太いカテーテルが留置されていたことによる機械的刺激で尿道が炎症や浮腫を起こし，排尿時に痛みを伴ったり，排尿しにくいと感じたりすることがある．カテーテル抜去後2回程度は，排尿時痛の有無，尿の性状および尿量を把握する．排尿に異常がなければ退院となる．また，尿失禁がみられる場合や，血尿がいったん消失したあとも，小さな凝血塊が剥がれ出たり，術後2〜3週間くらいで再出血することがある．そのためカテーテルを抜去してからも，尿の性状や尿の流出状況などを観察する必要があることを患者に指導する．

　排尿困難や尿失禁の改善は，カテーテル抜去後すぐに感じられる場合もあるが，数日から数週間かかる場合もある．また，退院後の経過によって尿道狭窄，射精障害が起こる可能性がある．尿道狭窄の程度によっては再度手術を行う場合がある．さらに，重度の尿失禁に対して，人工尿道括約筋埋め込み術を行うケースもある．

2● 退院オリエンテーションの実際

a. 内　容

　排尿に関するトラブルは，患者の自尊心を低下させ，QOLに悪影響を与える．排尿パターンの変化に対処できるよう，尿とりパッドなどの取り扱い方法や陰部を清潔に保つ必要性について説明する．また，凝血塊による尿閉を予防するために，カテーテル留置時と同様の水分摂取を続けるよう指導する．膀胱の浄化作用により尿路感染の予防にもつながる．入浴は可能だが，出血を助長する可能性があるため，長時間の入浴は避ける．前立腺の外部からの圧迫を避けるために，重い荷物をもつ，自転車やオートバイに乗る，過度な運動をする，排便時に強くいきむなどの行動はとらないように説明する．

　もし血尿がみられたら，軽度であれば水分を多めにとり，なるべく安静に過ごすよう説明する．それでも血尿が軽減しない場合は，早めに医療機関に症状の相談をするよう指導する．

　これらの指導は，術前に収集した入院前の生活に関する情報（水分摂取状況，排尿状況のほか，食習慣，排泄状況，運動習慣，自転車やオートバイの使用の有無，アルコール摂取状況など）に基づいて行う．

　Lさんの場合は，野菜づくり，釣り，ゴルフなどの趣味があるため，医師の許可があるまでは長時間同じ姿勢をとったり，釣りに出かけて下半身を冷やしたり，激しい運動をしたりすることは避けるように指導する．また，入院前に毎日ビールを飲む習慣があったが，過度のアルコール摂取は血管を拡張させ，血流量を増加させることから再出血の誘因となる．医師の許可があるまでアルコール摂取は控えるよう指導する．

b.　家族への援助

　排泄に関する問題は日常生活への影響が大きいため，家族からの支援が得られるよう，家族にも患者と同様の説明を行う．とくに患者が高齢の場合には，家族が緊急時の対応を理解していることが重要である．

練習問題

Q36　前立腺肥大症で正しいのはどれか．2つ選べ．（第108回 看護師国家試験，2019）
1．進行すると水腎症となる．
2．外科治療は経尿道的前立腺切除術を行う．
3．直腸診で石の様な硬さの前立腺を触知する．
4．前立腺を縮小させるために男性ホルモン薬を用いる．
5．前立腺特異抗原〈PSA〉値が100 ng/mL以上となる．

Q37　Aさん（63歳，男性）．BMI 24．前立腺肥大症のため経尿道的前立腺切除術を受け，手術後3日で膀胱留置カテーテルが抜去された．数日後に退院する予定である．
　　Aさんへの退院指導で適切なのはどれか．2つ選べ．（第107回 看護師国家試験，2018）
1．散歩を控える．
2．水分摂取を促す．
3．長時間の座位を控える．
4．時間をかけて入浴する．
5．排便時に強くいきまないようにする．

［解答と解説 ▶ p.448］

引用文献
1）日本泌尿器科学会（編）：男性下部尿路症状・前立腺肥大症診療ガイドライン，p.53，リッチヒルメディカル，2017
2）市川智彦，久米春喜（編）：標準泌尿器科学，第10版（並木幹夫監），p.63, 64，医学書院，2021
3）前掲1），p.159

13 排泄機能の再確立③ ──腎移植

この節で学ぶこと

腎機能が慢性的・不可逆的に低下した末期腎不全の根治術である腎移植のうち，日本の約9割で実施されている生体腎移植を取り上げる．腎移植を受けるレシピエントと腎臓を提供するドナー，それぞれの事例を通して，対象の特徴を理解するとともに，双方に対する術前・術後の看護，意思決定支援やセルフマネジメントの支援を学ぶ．レシピエントやドナーの支援，および移植医療における多職種協働の調整を中心的に担う移植コーディネーターについても紹介する

まずはレシピエントの事例を基に，腎移植の周手術期看護について解説する．

事例の概要❶（レシピエントの場合）：入院〜術前

1）入院時の情報

・患者はMさん，28歳の女性，大学の事務員．15歳のときに扁桃炎に罹患．翌年，16歳のときに学校の検診で顕微鏡的血尿，タンパク尿を指摘された．18歳のとき，倦怠感が強く体調が悪化したため入院精査した．腎機能低下を認め，腎生検を実施した結果，IgA腎症による慢性糸球体腎炎と診断された．以降，食事療法を行い近医で経過観察していたが，24歳で末期腎不全と診断され，血液透析を導入した．普段は平日の夜19時から週3日の割合で自宅近くの病院で4時間半の血液透析を実施中．大学時代から交際していた男性と26歳で結婚．挙児希望があり，実母をドナーとした生体腎移植の目的で入院となった．

・既往症：24歳より高血圧（内服治療中），腎性貧血（透析時エリスロポエチン製剤投与）．

・手術歴：口蓋扁桃摘出（23歳），左前腕内シャント造設（24歳）．

・夫（28歳，会社員）と2人暮らし．車で15分の場所に，実父（60歳，会社員）と実母（58歳，パート勤務），姉（30歳，会社員）が住んでいる．義父母は他県に在住．

2）入院時のバイタルサインと検査データ

・バイタルサイン：体温36.5℃，脈拍数68回/分，呼吸数18回/分，血圧140/90 mmHg.

・透析前の血液検査（抜粋）：WBC 4,930/μL，RBC 322万/μL，Hb 12.7 g/dL，Ht 41.5 %，Plt 19.5 万/μL，TP 6.8 g/dL，Alb 3.6 g/dL，Na 138.3 mEq/L，K 4.6 mEq/L，Cl 103 mEq/L，BUN 46.4 mg/dL，Cr 12.7 mg/dL，eGFR 23 mL/分/1.73 m^2，AST 14 IU/L，ALT 10 IU/L，γ-GTP 24 IU/L，ALP 110 IU/L，BS 98 mg/dL，HbA1c 5.4%，T-Bil 0.4 mg/dL，血液型 Rh+A.

- 免疫学的検査：ABO血液型適合，組織適合性検査①HLAミスマッチ1，②リンパ球クロスマッチ陰性.
- 呼吸機能検査，心機能検査：異常なし.
- 排泄：無尿．排便1回/2日.
- 体格：身長158 cm，体重50 kg，BMI 20.0（普通体重）.

3）病気の受け止めと理解

- 移植にいたる経緯を尋ねると，Mさんは次のように話した.「血液透析をしていると妊娠・出産はむずかしいといわれていましたが，結婚したので無理だとわかっていても，子どもが欲しいと思っていました．そんな折に昨年，母のほうから腎移植のことを提案してくれたんです．母はどこもわるくないのに私のために腎臓が1つになってしまうのは申し訳ないし，本当に腎臓が1つになってしまっても大丈夫なのかって，母の体が心配だから最初は断ったんです．でも母とじっくり話し合って，母としては私が透析から解放され元気になること，子どもに恵まれることを心から望んでくれていることを知りました．その後，主人を含め，両親や姉と十分話し合いました．医師から家族全員で話を聞いて，全員が納得して決めました．夫の両親も応援してくれています.」
- 移植後の管理についても次のように正しく理解し，役割調整も行っている.「移植後に拒絶反応を抑えるために，免疫抑制薬をずっと飲み続けなければいけないことや，感染しやすくなることも伺いました．移植してから2年以上経って，体調が安定した時期になった時に，妊娠に向けた準備ができると聞いています．職場にも私が移植を受けることは話してあるので，今回の入院と退院後に，しばらくはお休みをもらいました．復帰後も時短勤務など協力してもらえます.」
- 不安について尋ねると，Mさんは「今一番心配なのは，母の手術（腎摘出術）のこと，母の手術後の体調です」と答えた.

A. 腎臓の位置・構造と機能

腎臓の位置・構造

　腎臓は，左右1対のソラマメ状の後腹膜器官であり，第12胸椎から第3腰椎の高さに位置する．右腎は，肝臓によって左腎よりやや下方に位置する（図Ⅶ-13-1）．長さ10 cm，重さは130 g程度である.

　構造としては，腎小体（主に毛細血管の塊である糸球体とボウマン嚢からなる）と，原尿を生成する尿細管から構成される．腎実質は表面に近い皮質と，内層の髄質とからなる（図Ⅶ-13-2）．最内側の腔所を腎盤（腎盂）という．髄質内の円錐状の部分を腎錐体，腎錐体と腎錐体の間を腎柱，腎錐体の腎盤側を腎乳頭という．腎盤の腎乳頭と接する部分は腎杯という．腎臓でつくられた尿は，腎乳頭から腎杯に排泄され，腎盤を経て尿管に流入する.

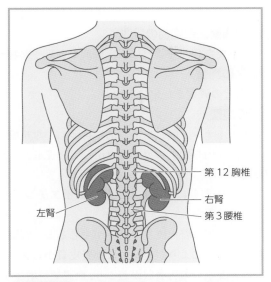

図Ⅶ-13-1　腎臓の位置（背面から見たところ）

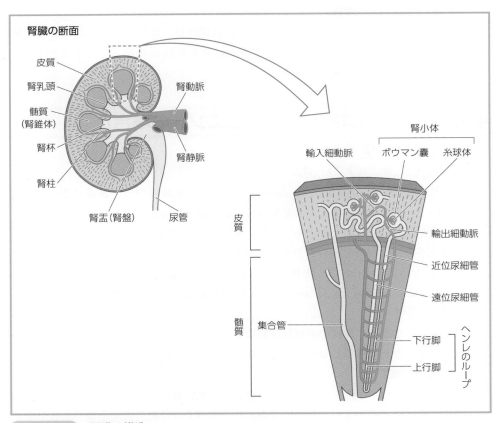

図Ⅶ-13-2　腎臓の構造

> 腎臓の機能

a. 水分バランスの調整，老廃物の排泄

尿の生成により，不要な代謝産物（尿素，尿酸など）や薬物，水分を体外に排出する．

b. 電解質バランスの調整

Na，Cl，K，Ca などの濃度を一定に保つ．

c. 酸・塩基平衡の調整

腎臓は尿細管で水素イオン（酸）を能動的に排泄し，重炭酸イオン（アルカリ）を再吸収する．これにより，体内を弱アルカリ性（pH 7.35〜7.45）に保つ．

d. ホルモンの分泌

腎臓は，レニン（血圧調整に働く）やエリスロポエチン（赤血球産生を促進する）といったホルモンを分泌する．

出血などによる血圧低下で腎血流量の低下が生じると，腎臓の傍糸球体細胞からレニンの分泌が促進される．これにより，最終的に副腎皮質からアルドステロンが分泌され，腎臓におけるナトリウムと水分の再吸収が起こり，血流量が増加することで血圧が上昇する．

低酸素血症時には，尿細管周囲の血管床の間質線維芽細胞からエリスロポエチンが分泌される．これが骨髄の分化途上幹細胞を増加させ，最終的に赤血球数が増加する．

e. ビタミン D の活性

紫外線によって皮膚で生じたビタミン D 前駆体は，肝臓で変換されたあと，最終的に腎臓の近位尿細管細胞で生理的活性のあるビタミン D に変わる．活性化されたビタミン D は，カルシウムの吸収を促進する．

B. 手術適応となる腎疾患（レシピエントの場合）

1 ● 末期腎不全

a. 慢性腎臓病（CKD）分類

慢性腎臓病（chronic kidney disease：CKD）の重症度分類（表Ⅶ-13-1）では，腎機能（GFR）区分の G5 以上が末期腎不全（end-stage kidney disease：ESKD）にあたり，血液透析などの血液浄化療法や腎移植が必要となる．近年では，透析を経ずに腎移植を行ったほうが，生着率（移植腎が機能して透析が必要のない状態である確率），生存率が良好であるという理由から，維持透析に移行する前に腎移植を実施する先行的腎移植（preemptive kidney transplantation：PEKT）が増加している．

b. 症　状

末期腎不全では，体内の老廃物が蓄積されることにより，尿毒症症状（図Ⅶ-13-3）を呈し，透析などを実施しないと 1 週間程度で死にいたるといわれている．

c. 治療方法

末期腎不全の治療選択肢として，血液透析，腹膜透析，腎移植がある．血液透析や腹膜透析は対処療法であるが，腎移植は失われたすべての腎臓の機能を補うことができる根治療法である．腎移植はドナーからの腎提供がなければ成り立たない治療であり，ドナーの種類により分類される（表Ⅶ-13-2）．脳死や心停止後のドナーからの献腎移植が望まし

表Ⅶ-13-1　CKD の重症度分類（2012 年）

原疾患	蛋白尿区分		A1	A2	A3
糖尿病	尿アルブミン定量（mg/日）尿アルブミン/Cr比（mg/gCr）		正常30未満	微量アルブミン尿30〜299	顕性アルブミン尿300以上
高血圧腎炎多発性嚢胞腎移植腎不明その他	尿蛋白定量（g/日）尿蛋白/Cr比（g/gCr）		正常	軽度蛋白尿	高度蛋白尿
			0.15未満	0.15〜0.49	0.50以上
GFR区分（mL/分/1.73 m²）	G1	正常または高値　　≧90			
	G2	正常または軽度低下　60〜89			
	G3a	軽度〜中等度低下　45〜59			
	G3b	中等度〜高度低下　30〜44			
	G4	高度低下　　　　　15〜29			
	G5	末期腎不全（ESKD）　<15			

重症度は原疾患・GFR区分・蛋白尿区分を合わせたステージにより評価する．CKDの重症度は死亡，末期腎不全，心血管死発症の
リスクを緑■のステージを基準に，黄■，オレンジ■，赤■の順にステージが上昇するほどリスクは上昇する．
（KDIGO CKD guideline 2012 を日本人用に改変）
［日本腎臓学会（編）：エビデンスに基づくCKD診療ガイドライン2018, p.3, 東京医学社, 2018 より許諾を得て転載］

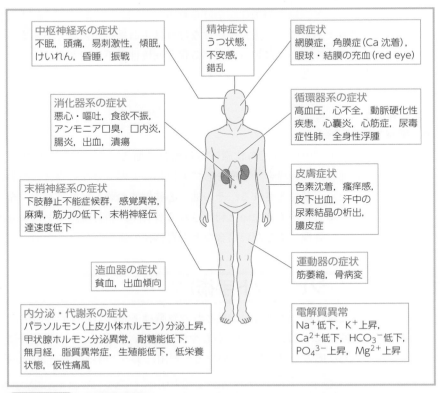

図Ⅶ-13-3　尿毒症症状

表Ⅶ-13-2　腎移植の種類

生体腎移植		生体ドナーからの腎提供による移植
献腎移植	心停止後腎移植	心停止したドナーからの腎提供による移植．摘出後48時間程度まで移植可能だが，時間の経過とともに生着率は低下するため，総阻血時間12時間以内が推奨される．
	脳死腎移植	脳死ドナーからの腎提供による移植

表Ⅶ-13-3　日本における腎移植症例数とその割合（2020年）

移植の種類	件数（全体に占める割合）
生体腎移植	1,570件（91.8%）
献腎移植（心停止後）	17件（1.0%）
献腎移植（脳死下）	124件（7.2%）
合計	1,711件

［日本臨床腎移植学会・日本移植学会：腎移植臨床登録集計報告(2021)―2020年実施症例の集計報告と追跡調査結果．移植56(3)：195, 2021を参考に作成］

いが，日本では脳死や心停止後の腎提供が少なく，献腎登録後待機期間も長期にわたる[*1]ため，生体ドナーからの腎提供による生体腎移植が約9割となっている（**表Ⅶ-13-3**）．

d. 腎移植の適応

腎移植の適応として，以下の条件が挙げられる．

①末期腎不全患者であること（透析を続けなければ生命維持が困難であるか，または近い将来に透析を導入する必要に迫られている保存期慢性腎不全である）

②全身感染症がないこと

③活動性肝炎がないこと

④悪性腫瘍がないこと

e. 腎移植の禁忌

「d. 腎移植の適応」の②〜④の状態にある場合に加え，リンパ球クロスマッチ検査においてドナー抗体強陽性の場合で治療をしても抗体除去ができない場合は超急性拒絶反応のリスクが高いため，禁忌とされる．その他，心肺機能の著しい低下など，全身麻酔下の手術を安全に受けることができないと判断される場合や，精神疾患などにより治療が理解できない，術後自己管理ができない場合なども腎移植の適応とはならない．

C. 術式の種類（レシピエント手術）

生体腎移植術では，多くの場合，提供された腎臓は下腹部の右腸骨窩の位置[*2]に移植される（**図Ⅶ-13-4**）．これは，手術操作がしやすいこと，皮膚の上から移植腎に触れることができるため拒絶反応の観察がしやすいなどの理由による．術創は15〜20 cm程度である．

[*1] 2019年12月31日までに国内で腎臓移植を受けた人の，2002年1月のレシピエント選択基準改正後の登録日から移植日までの平均待機期間（膵腎同時・肝腎同時移植を除く）は5,388.7日（約14年9ヵ月）[1]．

[*2] 左側と比べ腸骨動静脈が解剖学的に浅い場所に位置するため，手術操作が容易であるという理由から右腸骨窩が選択されることが多い．

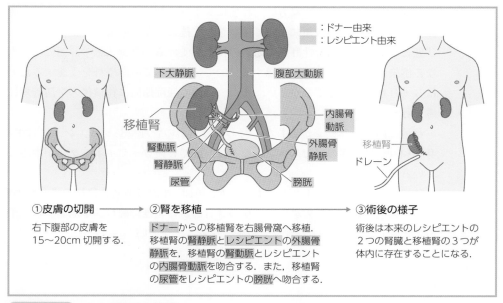

図Ⅶ-13-4　レシピエント手術

　成人の場合，レシピエントの腎臓は摘出しないことが多く，術後の体内には3つの腎臓が存在する．手術時間は約4〜5時間である．外腸骨静脈と移植腎静脈を端側吻合した後，内腸骨動脈に移植腎動脈を端端吻合し，移植腎尿管の粘膜下トンネル（尿の逆流防止機構）を作成して膀胱へ吻合するのが，最も標準的な方法である．血管吻合終了後，早ければ数〜10分程度で初尿を認める．

D. レシピエントに対する術前看護

1 ● 診断から手術までの経過

　移植を希望し，ドナー候補者とともに移植外来受診となる場合が多い．医師より末期腎不全の治療選択肢と，腎移植の種類，移植術後の管理や生体腎移植の場合のドナーのリスクなどについて説明を受ける．説明を受けたその場で決断をするのではなく，家族も含めて熟慮する期間を設けるために，後日再度外来を受診して意思確認をすることが推奨される．

　レシピエント自身が腎移植を受けることをどのようにとらえているかを把握することも重要である．なかにはドナーの強い希望に押され，レシピエント自身は移植に前向きでないまま受診するケースもある．移植後は拒絶反応を抑えるために免疫抑制薬の内服を継続すること，感染予防行動などの生活全般のセルフマネジメントが必要となるため，レシピエント自身が移植を受けることを自分の意思で選択していることは重要となる．これらをふまえ，レシピエントが移植後に主体的にセルフマネジメントできるかについて評価をする．

　レシピエント，ドナー双方の，移植に対する強制によらない自発的意思が確認され，親族であることが公的書類によって確認された後に，多くの場合，維持透析をしながら全身状態とドナーとの適合性評価のための検査を受ける．全身状態の評価では，術後に問題となる感染巣や疾患の有無を確認する目的でほぼすべての診療科を受診するため，通院期間は3ヵ月以上となることが多い．また，術前の通院期間に移植後の生活管理についての指導を行う．

　移植に向けた諸検査が滞りなく行われるための管理やレシピエントに対する教育指導，身体・心理・社会面のアセスメントなどは，臓器移植コーディネーターが中心となって行っている施設が多い．

　移植実施施設のプロトコルにもよるが，ABO血液型不適合移植の場合は手術の14日前から，血液型適合移植の場合は手術の3日前から免疫抑制療法を開始する．手術3日前ごろに入院し，移植後14日程度で退院となることが多い．

コラム

臓器移植コーディネーター

　臓器移植・組織移植・骨髄移植などにおいて，ドナーとレシピエントの支援や調整を行う専門職である．ドナーコーディネーターとレシピエント移植コーディネーターがある．

●ドナーコーディネーター

　ドナーコーディネーターは，亡くなったドナーからの臓器提供の調整や臓器移植に関する啓蒙活動を行う役割を担っており，公益社団法人「日本臓器移植ネットワーク」に所属する者と，同ネットワークから委託された都道府県コーディネーターからなる．

●レシピエント移植コーディネーター

　レシピエント移植コーディネーターは，移植を待つレシピエントやその家族のケアを担当し，移植実施病院に所属している．日本移植学会関連学会および研究会の認定合同委員会による認定レシピエント移植コーディネーター＊と，各病院内で認定され活動をしている院内認定レシピエント移植コーディネーターがある．学会認定レシピエント移植コーディネーターは，要件（臨床経験による実績や学会・研修会などの参加の条件）を満たし，書類審査，試験（筆記と面接）に合格すると認定される．

　レシピエント移植コーディネーターは，移植前のレシピエントやその家族への移植についての説明や，情報提供，移植に関する相談，登録の手配などを行い，待機期間中の体調管理や，移植準備への支援をしている．移植決定後は，移植手術時の各種手配，退院後の健康・生活指導などを行う．移植は多くの専門職が協働するチーム医療で展開されるため，移植コーディネーターは多職種との調整を中心的に担う．その他，院内スタッフの教育やコンサルテーション，研究なども行う．臓器の不足から生体移植の割合が多い日本では，生体臓器移植を受けるレシピエントと，生体ドナーの双方をレシピエント移植コーディネーターが担当していることが多い．

＊2011年に認定レシピエント移植コーディネーター制度が開始され，翌2012年の診療報酬改訂において，移植後患者指導管理料が適用された．移植後患者指導管理料は，所定の3日以上の研修を受けた常勤看護師が算定要件となり，臓器移植後または造血幹細胞移植後の外来患者に対して，当該保険医療機関の保険医，看護師，薬剤師などが共同して計画的な医学管理を継続して行った場合に，月1回に限り300点を算定することができることとなった．診療報酬加算によって，移植看護にかかわる看護師の勤務体制整備の基盤となることが期待される．

2 ● 術前の看護方針，看護問題と看護活動

看護方針

・移植手術に向け，維持透析により腎不全に伴う症状を改善し，全身状態を整える．
・前向きに手術にのぞめるよう，心理状態を整える．

情報収集とアセスメント

①移植に対する思いやドナーに対する思い．
②不安の内容や程度，コーピングなど．
③移植術と移植後の生活に関する理解度，自己管理能力，周囲の支援状況など．
④血液透析の実施状況．
⑤検査結果（心機能，肺機能，肝機能，腎機能，出血傾向，栄養状態など）．
⑥ドナーとの適合性検査の結果．
⑦既往歴，手術歴，輸血歴，感染巣の有無など．

　これらの情報を基に，移植術に耐えうる身体状況であるか，拒絶反応や合併症発生のリスク，心理社会的に移植後の生活をセルフマネジメントできるかなどについてアセスメントする．

看護問題

> ＃1　腎不全から生じる尿毒症症状
> ＃2　術後合併症が発生する可能性
> 　＃2-1　呼吸器合併症
> 　＃2-2　術後感染症
> 　＃2-3　術後イレウス・腸閉塞
> ＃3　自身の手術や麻酔，ドナーの手術に対する不安

看護活動

　ここでは，＃2-2と＃3に焦点を当てた支援について説明する．

＃2-2　術後感染症

〈原　因〉

　気管挿管，全身麻酔，開腹操作などの手術侵襲により，術後に呼吸器合併症や術後感染症，術後イレウス・腸閉塞などが生じる可能性がある．特に移植術では，移植後の拒絶反応を予防するために術前から術後にかけて免疫抑制薬を服用するため，易感染状態となっていることから，術後感染症の発生する可能性が高くなる．

〈看　護〉

　移植前日まで1日おきに血液透析が行われるため，透析実施日以外を中心にオリエンテーションや教育指導を行う．術後に生じうるリスク（呼吸器合併症や術後感染症など）に関するアセスメントに基づき，合併症予防のための呼吸訓練，感染予防行動の指導など

のリスクを最小限にする看護支援によって，身体を最善の状態に整える．

〈Mさんへの看護の実際と評価〉

　術前オリエンテーションを面談室で実施した．全身麻酔・開腹術によって生じやすい呼吸器合併症については，術後臥床した状態を想定した深呼吸・排痰・含嗽・歯みがきの練習を行った．免疫抑制薬服用のため，感染しやすくなっていることを説明し，手洗い・含嗽・マスクの着用を指導した．Mさんは時折質問するなど熱心に術前練習に取り組み，必要性についても十分理解した．

＃3　自身の手術や麻酔，ドナーの手術に対する不安

〈原　因〉

　術前のレシピエントは大きな手術を控えていることに対する不安や，移植に対する期待，ドナーへの感謝とともにドナーの手術や術後の体調に対する不安など，複雑な心理状態となっている．また術前から開始される免疫抑制薬の影響により，心理的に高揚している場合がある．

〈看　護〉

　手術や術後の状態がイメージできるよう，疑問に答えていく．またレシピエントの思いを捉えるために，ゆっくりと気持ちを表出できる機会をもち，気持ちに寄り添い，不安を軽減できるよう支援していく．不眠や，心理的混乱，移植に対する拒否感などの徴候を捉えたら，移植チーム（医師，看護師，精神科医，臓器移植コーディネーターなど）に情報を共有し，心理面の再評価につなげる．

〈Mさんへの看護の実施と評価〉

　術前オリエンテーション終了後に不安について尋ねたところ，「先ほど説明を受けてだいぶイメージがつきました．それに私は前にも扁桃炎やシャントの手術をしたことがありますから，私のほうは大丈夫です．でも，母は初めての手術ですし，やっぱりいくら先生から話をうかがっても母の手術後の体調のことは心配です．無事に終わってほしいです」と話した．

　手術前日の21時に麻酔科より処方された睡眠薬を内服し，朝まで熟睡できた様子であった．やや緊張した面持ちではあるが，「がんばってきます．母をよろしくお願いします」と話し，手術室へ入室した．

事例の概要❷（レシピエントの場合）：術後（生体腎移植術）

1）手術の概要

- 術式：生体腎移植術.
- 麻酔：全身麻酔（吸入麻酔，静脈麻酔），硬膜外麻酔（PCA併用タイプ）.
- 麻酔時間：4時間20分.
- 手術時間：3時間55分.
- 手術中のin-outバランス：輸液量2,800 mL，尿量480 mL，出血量85 g.
- 手術中の経過：血圧130〜140/75〜90 mmHg，その他バイタルサインや心電図の異常などなく経過した．総阻血時間*28分40秒（温阻血時間1分20秒）．移植腎血液灌流再開後1分40秒で初尿が確認された．膀胱に皮下トンネルを作成し尿管吻合.
- 挿入されたチューブ類：経鼻胃管，移植腎後面ドレーン，移植腎尿管ステント（体内留置），膀胱留置カテーテル，中心静脈ライン，動脈ライン，末梢静脈ライン，硬膜外カテーテル（PCA併用）.

2）手術終了直後の様子

- 全覚醒でICUに帰室した．酸素6 L/分マスク投与下SpO_2は98%，呼吸数22回/分，両肺野で肺の拡張良好，肺雑音なし．血圧148/88 mmHg，脈拍数78回/分，CVP 10 cm H_2O，心電図モニター上洞調律．膀胱留置カテーテルより尿の流出良好（total 550 mL，蓄尿保存，色調透明で浮遊物などなし）．悪心の訴えがあり，指示の制吐薬が静脈ラインより投与された.
- 「母は大丈夫でしょうか」とドナーを気遣う発言があった.

3）術後の経過

- 図Ⅶ-13-5に，術後早期の時点でのMさんの状況を整理した情報の関連図を示す.

E. レシピエントに対する術後看護

1 ● 術後の一般的経過と看護方針

腎移植術後の患者（レシピエント）の一般的経過を**表Ⅶ-13-4**に示す.

看護方針

- 継時的にin-outバランスを評価し，移植腎の機能が維持できるように指示された循環管理を行う.
- 指示された免疫抑制療法を確実に行う．また拒絶反応の徴候を早期に発見し，治療につなぐ.
- 手術創，ドレーン類挿入，床上安静に伴う身体的苦痛を積極的に緩和する．疼痛緩和により離床などの回復促進行動を促す.
- 感染徴候を早期に発見し，治療につなぐ.
- 免疫抑制療法に伴う免疫機能低下に対し，適切な予防行動がとれるように指導する.
- 効果的な除圧により安静に伴う褥瘡などの皮膚トラブルを予防する.

---

*「総阻血時間＝温阻血時間＋冷阻血時間」．温阻血時間とは，ドナーから摘出された腎臓内の血液が冷却した灌流液で洗い流される（wash out）までの時間を指し，温阻血時間の延長が移植後の急性尿細管壊死や無尿期間の長期化や無機能腎の要因になる．冷阻血時間とは，灌流液でwash outされてから移植腎に血液が再灌流されるまでの時間をいう.

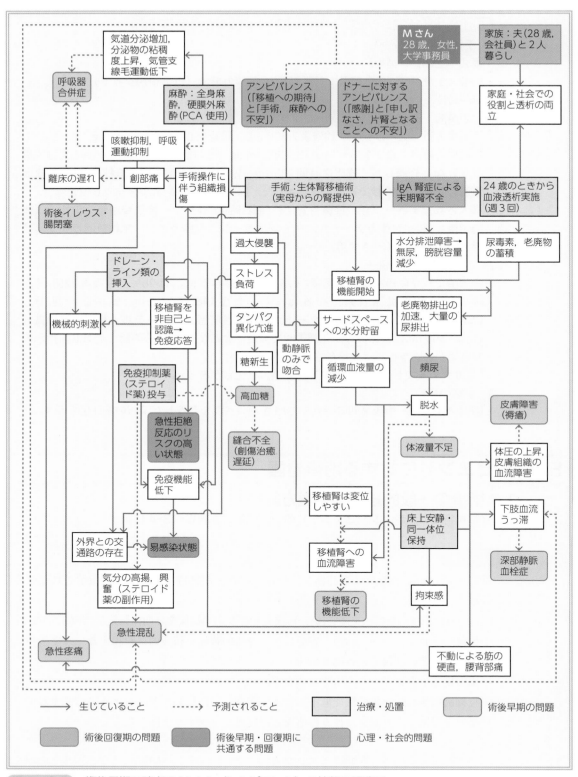

図Ⅶ-13-5　術後早期の時点のMさん（レシピエント）の情報の関連図

表Ⅶ-13-4　腎移植術を受けた患者（レシピエント）の一般的経過

		3〜2日前	手術前日	手術当日	術後1日目	2日目	3日目	4日目	5日目	6日目	7日目	8日目
病棟		病棟		術後ICUへ入室	病棟（個室管理）						一般病床大部屋へ	→
治療・処置	血液透析補正	実施	最終実施	（術後）尿量に対し全量補正（術前より）	全量〜2/3補正	2/3〜1/2補正	中止					
	末梢静脈ライン（点滴）			→						抜去		
	中心静脈ライン							抜去				
	動脈ライン				抜去							
	胃管				抜去							
	移植腎後面ドレーン					抜去						
	硬膜外カテーテル					抜去						
	酸素療法				終了							
	下肢の血栓予防			間欠的空気圧迫法（フットポンプ）		終了						
薬剤	免疫抑制薬*	①（または②）・③内服	⑦内服	術前まで／（術前）④・⑤静脈注射，（術後）⑤・⑥静脈注射	⑦・③・①内服			④静脈注射				
	抗菌薬			（術後）静脈注射		内服						
	鎮痛薬				内服							
検査				（術前・術後）血液検査	血液検査，胸・腹部X線	免疫抑制薬血中濃度測定		腎ドップラー検査　下肢静脈エコー				腎レノグラム
日常生活援助	清潔		シャワー浴		全身清拭	→	全身清拭，洗髪	シャワー浴可				
	食事・飲水	常食	夕方まで21時〜禁食	7時〜禁飲食	朝〜飲水可，昼〜流動食	5分粥	全粥	常食（加熱食）				→
	排泄		夜 緩下薬内服	（術前）浣腸（術後）膀胱留置カテーテル挿入　移植腎尿管ステント留置				抜去（抜去後，蓄尿）				
	安静・活動	制限なし	→	仰臥位＋ギャッチアップ15°まで可／個室入室	ギャッチアップ45°まで可，移植腎側を下に軽度ローリング30°まで可	端座位，立位，トイレ歩行	室内フリー				病棟内フリー（マスク着用）大部屋入室可	院内フリー（マスク着用）
説明・教育		術前オリエンテーションなど感染予防などの指導	医師による最終説明と意思確認			セルフモニタリングの指導						
その他				（術前）ドナーとの面会	ドナーとの室内面会							

*免疫抑制薬の種類（薬剤名）：①ネオーラル®，②プログラフ®，③セルセプト®，④シムレクト®，⑤ソル・メドロール®，⑥サンディミュン®，⑦メドロール®

※術後14日目で半抜鉤，翌日全抜鉤．術後16日目〜3週間前後で退院

2 ● 術後早期（術直後〜術後 3 日目）の看護問題と看護活動

看護問題

#1　移植腎の老廃物排泄機能促進および侵襲に対する生体反応による体液量不足の可能性
#2　免疫応答に伴う急性拒絶反応のリスクの高い状態
#3　手術操作に伴う組織損傷，侵襲的ライン挿入に伴う機械的刺激，術後安静による筋硬直・腰背部痛に関連した急性疼痛
#4　免疫抑制薬投与・手術侵襲による免疫機能低下，術後侵襲的ライン挿入による易感染状態
#5　術後安静に伴う皮膚障害（褥瘡）の可能性
#6　移植腎の機能低下の可能性

　そのほかに，全身麻酔開腹手術に伴う一般的合併症（呼吸器合併症，術後イレウス・腸閉塞，深部静脈血栓症など）や，免疫抑制薬としてステロイド薬が用いられることによる高血糖，縫合不全（創傷治癒遅延），急性混乱などの可能性がある．

看護活動

#1　**移植腎の老廃物排泄機能促進および侵襲に対する生体反応による体液量不足の可能性**

〈原　因〉

　術後早期は，侵襲によりサードスペースに水分が移行することで循環血液量が減少する．これに加え移植された腎臓が，レシピエントの体内に蓄積された老廃物を除去しようと機能するため多量の尿が生成される．術後数日は 10 L/日前後の尿量となり脱水に陥りやすい．脱水により移植腎への血流が減少すると腎機能低下が生じやすいため注意を要する．

〈看　護〉

　in-out バランスや中心静脈圧（CVP），血圧を継時的に観察し，循環動態をアセスメントする．異常があればすみやかに医師に報告する．腎血流量を保つべく血圧は高めに維持されることが望ましいため，血圧低下に注意する．指示された補正輸液を確実に実施する．

〈Mさんへの看護の実際と評価〉

　術直後から 1 時間ごとの in-out バランス，CVP を観察し，尿量に対する輸液投与の指示どおりに輸液管理を行った．術後 1 日目の排尿量は 11.5 L であり，十分な尿量が維持されたことから，腎血流量も十分に維持されていると判断された．

#2　**免疫応答に伴う急性拒絶反応のリスクの高い状態**

〈原　因〉

　近年は，移植前の適合性の判断と免疫抑制療法が進歩していることから，拒絶反応のリスクは少なくなっているが，発症すると移植腎の廃絶（移植腎が機能しなくなり透析などが必要な状態）となる場合もあるため注意を要する．

〈看　護〉

　拒絶反応の初発症状は，尿量の減少である場合が多いことから，時間尿量の観察は重要である．また移植腎部の腫脹をレシピエントが訴えることも多いため，腹部に手を当て移植腎部の変化（腫脹や熱感）を観察する．拒絶反応に対してはパルス療法（大量の免疫抑制薬を投与する）が有効であることが多いため，これらの徴候を捉えたらすみやかに医師に報告する．

〈Mさんへの看護の実際と評価〉

　指示された免疫抑制薬を確実に投与し，尿量の観察，移植部位の観察を行った．体温は37.3〜37.8℃で経過した．十分な尿量が確保され，術後1日目朝の血液検査の迅速結果でBUN 26.0 mg/dL，Cr 5.3 mg/dL，WBC 14,800/μL，CRP 1.56 mg/dL であったことから，拒絶反応は生じていないと判断された．

#3　手術操作に伴う組織損傷，侵襲的ライン挿入に伴う機械的刺激，術後安静による筋硬直・腰背部痛に関連した急性疼痛

〈原　因〉

　手術創の存在やドレーン類などの挿入に伴う機械的刺激による疼痛が生じる．また，移植腎は動静脈のみが吻合されており，移植直後の移植腎は腹腔内で不安定な状態である．このため術後早期の段階には，体位変換などによって，移植腎の位置のずれや血管捻転が生じやすく移植腎への血流が妨げられるリスクがある．このため床上安静期間が長く設定される．安静に伴う全身の筋肉の痛みや腰背部痛などが生じる．

〈看　護〉

　ペインスケールによる疼痛のモニタリングと薬剤を用いた適切な疼痛緩和を行う．術後はPCAが用いられることが一般的である．術前から「痛みを積極的に緩和することの必要性と効果」に加え，PCAの使用方法も指導しておく．

〈Mさんへの看護の実際と評価〉

　ペインスケールで痛みの状態を観察した．術後4時間に創部痛が増強（ペインスケール5/10）したためPCAを使用したところ，ペインスケール2/10となった．21時，腰背部痛が出現したため，背部に手を差し入れて体圧を分散するケアを実施した．22時，除痛・安眠目的で予防的に痛み止めの坐薬を使用し，翌朝まで熟眠できた．

#4　免疫抑制薬投与・手術侵襲による免疫機能低下，術後侵襲的ライン挿入による易感染状態

〈原　因〉

　素因として，原疾患の末期腎不全により免疫機能低下がある．これに加え拒絶反応を抑える目的で術前から免疫抑制療法が開始されるため，レシピエントの免疫機能は低下している．また，術後は創部やドレーンなどの挿入物によって外界との交通路が存在していることなどから，易感染状態となっている．手術関連感染症のほか，サイトメガロウイルスなどによる日和見感染症も発症しやすい．

〈看　護〉

　術後一定期間は個室管理となる．移植後バイタルサイン，感染徴候（発赤，熱感，腫脹，疼痛の有無），血液検査データ（WBCやCRPなど）の炎症反応データを観察する．免疫

抑制療法によりこれらのデータが低く出る傾向にあり，全身状態の観察と併せたアセスメントが必要となる．

　医療者や面会者の感染対策を徹底するほか，レシピエントには術前から指導した感染予防行動（手洗いや口腔ケア，清潔保持など）の励行を促す．

〈Mさんへの看護の実際と評価〉

　感染徴候の観察，口腔内，全身，陰部の保清ケアを実施した．感染徴候が見られなかったことから，術後の発熱およびWBC，CRP上昇（#2参照）は，手術侵襲に対する生体反応と判断された．

#5　術後安静に伴う皮膚障害（褥瘡）の可能性

〈原　因〉

　#2で解説したように，術後の安静期間が長いことにより，褥瘡発生の危険性が高まる．

〈看　護〉

　術後は体圧分散マットレスを使用するなどの適切な除圧や，全身の清潔保持により褥瘡予防に努める．

〈Mさんへの看護の実際と評価〉

　術後ベッドに体圧分散マットレスを使用し，適宜除圧を行った結果，皮膚トラブルなく経過している．

3 ● 術後回復期（術後4〜5日目以降）の看護問題と看護活動

看護問題

> #1　免疫抑制薬投与・手術侵襲による免疫機能低下，術後侵襲的ライン挿入による易感染状態
> #2　免疫応答に伴う急性拒絶反応のリスクの高い状態
> #3　長期間無尿（乏尿）による膀胱容量低下と多量の尿生成に伴う排尿障害：頻尿
> #4　自己管理や新たな生活構築に向けた健康管理促進の必要性

看護活動

　ここでは#3に対する看護活動について述べる．

#3　長期間無尿（乏尿）による膀胱容量低下と多量の尿生成に伴う排尿障害：頻尿

〈原　因〉

　レシピエントの多くは末期腎不全により長期間にわたり無尿や乏尿となっていることが多い．このことから，膀胱許容量の著しい低下により，わずかな尿量でも尿意を感じ頻尿となることがある．

〈看　護〉

　膀胱訓練は感染リスクや尿の逆流リスクなどから行われない傾向にある．膀胱許容量が増加するまでは頻尿が続くため，ベッドサイド尿器の使用などを検討する．頻尿による睡眠不足や皮膚トラブルなどにも注意する．

〈Mさんへの看護の実際と評価〉

　1回の排尿量は100〜150 mL程度であり，日中は1時間ごと，夜間は1.5〜2時間ごとに排尿を行っている．陰部の清潔保持について指導を行った．頻回の排尿がつらくないかを確認すると，「すぐにトイレに行きたくなるのが大変だけど，母からもらった腎臓が元気に働いている証拠だろうと思うから大丈夫」と笑顔で話した．

4 ● 術後の心理・社会的問題と看護活動

看護問題

＃1　ドナーの体調に対する不安・申し訳なさ
＃2　退院後の生活に対する不安

看護活動

　ここでは＃1に焦点を当てて説明する．

＃1　ドナーの体調に対する不安・申し訳なさ

〈原　因〉

　健康なドナーがレシピエントのために腎臓を提供する手術を受けることに対し，感謝とともに申し訳なさを感じるレシピエントが多い．また術後にはドナーの腎臓が1つになるため，ドナーの健康に対する不安をもつ傾向にある．

〈看　護〉

　適宜ドナーの回復過程について情報提供する．ドナーの歩行が可能となった際に，レシピエントとの面会などの機会を設けることも有効である．

〈Mさんへの看護の実際と評価〉

　術直後からドナーである母親の体調を気遣う発言が多くあり，そのつど，母親の経過について報告した．術後1日目にドナーの初回歩行の際に面会を行ったところ，がんばって歩行している母親の姿を実際に見ることで，安堵した様子であった．

F. レシピエントに対する退院オリエンテーション

1 ● 短期的経過と長期的経過

　短期的経過として，移植後3ヵ月ごろまでは，急性拒絶反応や感染症が発生しやすい時期であるため，自宅療養が推奨される．軽い運動や家事などを開始する．腎機能や全身状態の把握，免疫抑制薬の血中濃度などを管理する目的で，1〜2週間に1回のペースで外来を受診する．移植後4〜6ヵ月以降には，慢性拒絶反応が発生しやすい時期となるが，職場復帰やスポーツ，旅行などが可能となる．

　長期的経過としては，免疫抑制療法の進歩により生着期間が長期化しているが，移植腎は生涯にわたり機能するわけではないため，血液透析などに戻るか二次移植（2回目の移植）などが必要となる．

　移植後の腎機能が安定していれば，主治医の管理のもと，術後1〜2年程度で妊娠や出産が可能となる．免疫抑制薬の中には催奇形性のあるもの，母乳移行するものがあるため，主治医の指示に従う．

2 ● 退院オリエンテーションの実際

a. 免疫抑制薬の内服について

　拒絶反応を抑えるために，決められた時間に複数の免疫抑制薬を内服する必要がある．退院後の生活状況やサポート体制の情報収集を行い，生活の中で飲み忘れないタイミングや飲み忘れを防ぐ方法を，レシピエントと一緒に考えることが有効である．

　免疫抑制薬の効果に影響を及ぼす食品（グレープフルーツなど）の摂取や，市販薬の使用を控える必要がある．自然災害や不測の事態に備え，数日分の免疫抑制薬を常に携行し，自宅には2週間分程度のストックを常備しておくことが推奨される．

b. 日常生活上の留意点について

（1）食生活

　腎移植後には，尿毒症の改善やステロイド薬の内服により過食傾向となる．過食による肥満や塩分摂取過剰による高血圧などは，腎機能低下のリスクを増大させるため，バランスのよい食事を心がけ，標準体重の維持を指導する．

（2）感染予防行動

　免疫抑制薬の内服により易感染状態となっているため，手洗いと含嗽を励行し，外出時にはマスクを着用するなどの予防行動を指導する．移植後は生ワクチンの接種はできないが，不活化ワクチンの予防接種は可能である．ワクチン接種に関しては，主治医に相談する必要があることを指導する．

　ペットのうちウイルスを有している場合が多い鳥類は飼育を避けることを推奨する．犬や猫については，素手で汚物の処理をすることや口移しで餌を与えるなどをしないこと，接触後は手洗いを行うことを指導する．

（3）がん検診受診

　がん発生のごく初期の段階は，マクロファージやナチュラルキラー細胞などによるがん細胞の貪食により，がん化することを防御する作用があることが知られている．移植後患者は免疫抑制療法によってこの免疫機構の抑制のみならず，DNAの修復機構が障害されるため，移植後のがん腫の発生率が高い．このため，居住地や勤務先のがん検診を受ける必要性について指導する．

（4）セルフモニタリング

　体重，血圧，体温，尿量や移植腎部（下腹部）の状態などを日々モニタリングし，異常を感じた場合は受診することを指導する．

ここからは，ドナーの事例を基に，腎移植の周手術期看護について解説する.

事例の概要❶　（ドナーの場合）：入院～術前

1）入院時の情報

- 患者はNさん，58歳の女性．近所のスーパーマーケットでパートタイム勤務している．末期腎不全で血液透析中の次女（Mさん，レシピエント）に対し，腎臓を提供する目的で入院となった．
- 既往症：特になし．妊娠2回，出産2回（いずれも経腟自然分娩）．
- 1年前よりドナー検査のため外来通院していた．検査結果は全身状態良好であったが，BMI 25.6で軽度肥満を指摘されたため，食事内容の見直しと通勤手段の変更（自転車から徒歩へ）の結果，8ヵ月で7 kg減量した．3D-CT検査による解剖学的評価の結果，左腎臓*を提供する予定．

2）入院時のバイタルサインと検査データ

- バイタルサイン：体温36.1℃，脈拍数84回/分，呼吸数16回/分，血圧128/70 mmHg.
- 血液検査：WBC 6,800/μL，RBC 450万/μL，Hb 14.0 g/dL，Ht 40％，Plt 25万/μL，TP 7.1 g/dL，Alb 4.2 g/dL，Na 138.3 mEq/L，K 3.9 mEq/L，Cl 102 mEq/L，BUN 11.3 mg/dL，Cr 0.6 mg/dL，eGFR 104 mL/分/1.73 m²，BS 102 mg/dL，HbA1c 5.2％，血液型Rh＋A.
- 体格：身長157 cm，体重56 kg，BMI 22.7（普通体重）．

3）移植の受け止め方と理解

- 腎提供にいたった経緯をNさんに尋ねると，落ち着いた様子で次のように話した.「娘は長い間ずっと病気で苦しんできました．今は透析をしながら仕事もがんばっています．透析は週3回も通わなくてはいけないし，透析が終わった後は本当に疲れるみたいでぐったりしていました．食べ物だって本当に制限が多いし，水分もすごく制限されて……．そういった生活をずっと娘は続けてきたんです．だから娘が透析から解放されて，普通の生活を送れるようになることは，私の希望です．透析していると妊娠はむずかしいと聞きましたが，知り合いに移植をした人がいて，移植して体調がよくなったら子どもを産むことができることを知りました．だから娘に私の腎臓をあげるって話したんです．最初は断られましたけど，時間をかけて話し合って決めました.」
- 医師より外来で，「検査の結果，ドナーとして適応がある．術後は腎臓が1つになるのでその腎機能を維持するためにも適正体重を維持すること，退院後も継続して外来に通院し腎機能を診ていく必要性がある」などの説明を受け，必要性を理解し7 kg減量した．
- 手術に対する不安を聞くと，「今は不安というよりは，いよいよ移植ができるんだっていう期待のほうが大きいですよ．自分のことより，娘の手術がうまくいくかが心配です」と話した．

---

*右腎と比較して左腎のほうが腎静脈が長いため，血管吻合が容易であることから左腎が提供されることが多い．結石や囊胞の存在などにより，ドナーの腎機能に左右差があるなどの場合は，正常な腎臓をドナーに残すのが原則．

G. 生体腎移植ドナーの適応

　本来，生体ドナーからの臓器提供は避けるべきであるが，日本では心停止後あるいは脳死後の臓器提供が少なく，やむを得ず生体腎移植が行われている現状がある．生体ドナーからの臓器移植を行う場合には，WHOヒト臓器移植に関する指導指針（1991年，2010年改訂），国際移植学会指導指針（1994年），イスタンブール宣言（2008年），「臓器の移植に関する法律」の運用に関する指針（1997年，2009年改正），日本移植学会の倫理指針（1994年，2003年改正）などを遵守し，生体ドナー候補者の身体的，心理的，および社会的擁護に最大限努めなくてはならない．

　生体ドナーの適応として，以下の条件が挙げられる．

(1) 身体的条件

①以下の疾患または状態を伴わないこととする．
- ・全身性の活動性感染症
- ・HIV 抗体陽性
- ・クロイツフェルト・ヤコブ病
- ・悪性腫瘍（原発性脳腫瘍および治癒したと考えられるものを除く）

②以下の疾患または状態が存在する場合は，慎重に適応を決定する．
- ・器質的腎疾患の存在（疾患の治療上の必要から摘出されたものは移植の対象から除く）
- ・70 歳以上

③腎機能が良好であること．

(2) 心理・社会的条件

①親族（6 親等以内の血族と配偶者および 3 親等以内の姻族）であること．これを公的書類により確認する．

②強制によらない自発的意思に基づく提供であり，報酬を目的とするものではないこと．

③腎提供後の自己管理を良好に行うことが可能であること．

H. 術式の種類（ドナー手術）

1 ● 内視鏡下腎採取術

　近年，身体侵襲が少なく術後回復が比較的早い内視鏡手術が主流となっている．3ヵ所程度の内視鏡挿入部切開創と，腎臓を採取するための 5〜7 cm 程度の創ができる（**図Ⅶ-13-6**）．基本的な手技は腎臓がんの腎摘出術の場合と同様であるが，悪性腫瘍に対する手術ではがん細胞の広がりを防止するために腎動静脈の結紮が早期に行われる．腎移植用の腎臓採取術では腎機能温存のため，腎動脈の結紮は最後に行われ，血流遮断時間を最小限にする方法が用いられる点が異なる．手術時間は約 2〜3 時間である．

a. 腹腔鏡下移植用腎採取術

　完全鏡視下（すべての手術操作を内視鏡のモニター下で行う方法）の場合と，用手補助下（気腹を維持しながら，腹腔内に術者の手を挿入し，手術操作の補助を行う方法）の場合がある．

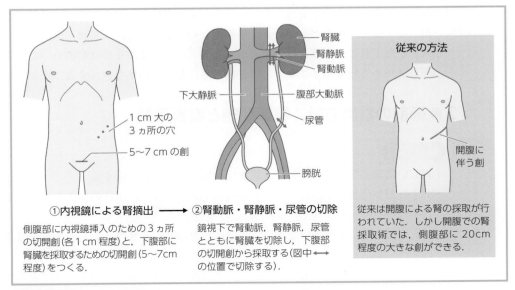

①内視鏡による腎摘出　──→　②腎動脈・腎静脈・尿管の切除

側腹部に内視鏡挿入のための3ヵ所の切開創(各1cm程度)と，下腹部に腎臓を採取するための切開創(5〜7cm程度)をつくる.

鏡視下で腎動脈，腎静脈，尿管とともに腎臓を切除し，下腹部の切開創から採取する(図中←→の位置で切除する).

従来の方法

従来は開腹による腎の採取が行われていた.しかし開腹での腎採取術では，側腹部に20cm程度の大きな創ができる.

図Ⅶ-13-6　ドナー手術

b. 後腹膜鏡下移植用腎採取術

　腎臓が後腹膜器官であることから，後腹膜鏡下の手術が行われる傾向にある.腹腔鏡下手術同様に，完全鏡視下の場合と，用手補助下の場合がある.後腹膜鏡下手術の利点は，従来の腹腔鏡下手術の利点に加え，小腸などの存在する腹腔内操作をしないため腸管損傷などのリスクが少なく，術後の機械性イレウスや機能性イレウスのリスクがほとんどないことである.

2 ● 開腹腎採取術

　腰部斜切開にて開腹し，腎臓を採取する.現在はほとんど用いられていない.

I.　ドナーに対する術前看護

1 ● 診断から手術までの経過

　移植の希望があり外来を受診する場合，レシピエントの治療選択肢およびレシピエントの受ける生体腎移植のメリット/リスクと，ドナー自身のリスクについて，医師より十分に説明を行う.とくにドナーはレシピエントを救いたいという気持ちが強く，リスクについて過小評価していることもある.正しい知識と熟慮に基づく提供の意思が確認されてから，ドナー自身の全身状態評価のための検査やレシピエントとの適合性評価のための検査が行われることが望ましい.

　提供後は腎臓が1つとなるため，生涯にわたる受診の必要性と，日常生活のセルフケアが求められる.退院後の生活管理について指導するとともに，それらが実際に可能かについての評価を行う.

　強制によらない自発的意思に基づく提供であるかについての評価は，移植にかかわらない第三者（精神科医など）が行う．手術前日の入院が多く，入院後に医師により最終の意思確認がなされる．看護師は，手術直前までドナーの意思を確認し，いつでも引き返すことが可能である旨を示すことで，自発的意思に基づく提供を保証する．

2●術前の看護方針，看護問題と看護活動

看護方針

・正しい情報と熟慮に基づいて意思決定ができるように支援する．
・ドナーが提供後の生活について具体的にイメージでき，主体的にセルフケアできるように指導を行う．
・ドナーの心理に寄り添いながら，自発的意思に基づく腎提供であることを確認・保証する．
・身体的状態を評価し，術後に予測される合併症に対する予防的介入（呼吸訓練など）を行うことで，合併症発生リスクを最小限にする．

情報収集とアセスメント

①提供に対する思い（提供までの経緯，提供の理由など）やレシピエントに対する思い．
②既往症や手術歴など．
③検査結果（腎機能，心機能，肺機能，肝機能，出血傾向，栄養状態など）．
④手術や麻酔の内容とリスクなどの理解度や受け止め．
⑤術後の自己管理が可能かどうかの評価．
⑥術後のサポート体制や社会的役割の調整状況：ドナーは，術前に引き続きレシピエントの家族としての役割を担おうとしていることが多い．ドナー自身の心身の順調な回復を促進するためにも術後一定期間の休養が必要とされる．このため術後のサポート体制や社会的役割の調整状況を把握する．
　これらの情報を基に，全体像の把握，合併症のリスクなどをアセスメントする．

看護問題

#1　意思決定における葛藤が生じる可能性
#2　術後合併症が発生する可能性

看護活動

　ここでは#1に焦点を当てて述べる．
#1　意思決定における葛藤が生じる可能性
〈原　因〉
　自身の健康状態には問題がないにもかかわらず手術で臓器を摘出することは，通常の医療では行われないきわめて特殊な状況である．複雑な状況下での意思決定には葛藤が生じ

やすい．また，レシピエントに対する気遣いから葛藤や不安があっても表出しにくい．提供を断ることはレシピエントが移植を受けられなくなることにつながるため，提供を断ることに対し罪悪感を持ちやすく，困難な状況にある．

〈看　護〉

腎提供にいたる経緯やレシピエントに対する思いなどの情報をていねいに複数回確認する．ドナー単独での面接が有効であるが，レシピエントを含む家族構成員と同時の面接により家族ダイナミクスがあらわれることがあるため，どちらの機会も設定することが望ましい．誤った知識や過剰な期待による決断とならないように，腎提供のリスクや提供後の生活管理など，正しい情報を伝えていく．移植が決定したら，原則として移植に関与しない第三者（精神科医など）が提供の意思の自発性について評価を行う．ドナー自身の決断が保証されることを繰り返し伝え，提供直前まで撤回が可能であることを示していく必要がある．意思は変化する可能性があるものとしてかかわり，提供に対する拒否感などの徴候をとらえた場合，すみやかに移植チームと情報を共有し，第三者評価の機会を再設定する．

〈Nさんへの看護の実際と評価〉

入院後も腎提供にいたる経緯，腎提供に対する思いをていねいに確認した．腎提供に対する迷いや葛藤はなく，腎提供のリスク，術後の健康管理についても正しく理解したうえで，自発的な意思決定がなされていることを確認できた．精神科医の診察でも同様の判断がなされている．術前オリエンテーションの際に再度「手術の直前まで取りやめることが可能であること」を説明し，疑問や不安などが生じた際にはいつでも連絡するよう伝えた．

事例の概要❷（ドナーの場合）：術後（用手補助下腹腔鏡下移植用腎採取術）

1）手術の概要

・術式：用手補助下腹腔鏡下移植用腎採取術．
・麻酔：全身麻酔（吸入麻酔，静脈麻酔），硬膜外麻酔（PCA併用タイプ）．
・麻酔時間：3時間00分．
・手術時間：2時間30分．
・手術中のin-outバランス：輸液量500 mL，尿量180 mL，出血量カウント不能．
・手術中の一般状態：血圧120〜136/60〜80 mmHg，その他バイタルサインや心電図には異常などなく経過した．
・挿入されたチューブ類：腎摘出部ドレーン，膀胱留置カテーテル，末梢静脈ライン，硬膜外カテーテル（PCA併用）．

2）手術終了直後の様子

・全覚醒で一般病棟に帰室した．酸素6 L/分マスク投与下SpO$_2$は99％，呼吸26回/分，両肺野の拡張良好，肺雑音なし．血圧128/72，脈拍88回/分，心電図モニター上洞調律．膀胱留置カテーテルより尿の流出良好（total 200 mL，蓄尿保存，色調淡黄色，浮遊物などなし）．
・「娘の手術は順調ですか」とレシピエントを気遣う発言があった．

3）術後の経過

・図Ⅶ-13-7に，手術終了の時点でのNさんの状況を整理した情報の関連図を示す．

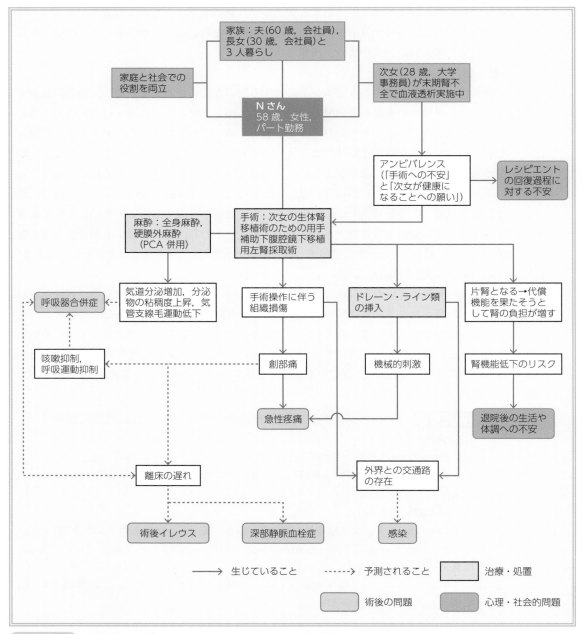

図Ⅶ-13-7　手術終了の時点のＮさん（ドナー）の情報の関連図

J. ドナーに対する術後看護

1 ● 術後の一般的経過と看護方針

腎移植のための生体腎採取術を受けた患者（ドナー）の一般的経過を**表Ⅶ-13-5**に示す.

表Ⅶ-13-5　生体腎採取術を受けた患者（ドナー）の一般的経過

		手術前日	手術当日	術後1日目	2日目	3日目	4～5日目
治療・処置	末梢静脈ライン（点滴） 腎摘出部ドレーン 硬膜外カテーテル 酸素療法 下肢の血栓予防		（術前より）———————— 間欠的空気圧迫法 （フットポンプ）	——————→抜去 ——————→抜去 ————————————→抜去 終了 終了			
薬剤				鎮痛薬内服	抗菌薬内服		———————→
検査			（術後）血液検査	血液検査，胸・腹部X線			
日常生活援助	清潔	シャワー浴		全身清拭	————→	シャワー浴可	————→
	食事・飲水	夕方まで注腸食 21時～禁食	7時～禁飲食	朝～飲水可，昼～全粥，夜～常食	常食		
	排泄	夜 緩下薬内服	（術前）浣腸 （術後）膀胱留置カテーテル挿入	抜去後，蓄尿			
	安静・活動	制限なし	（術後）床上安静	病棟内歩行可	院内歩行可	制限なし	退院
説明・教育		医師による最終説明と意思確認		飲水励行		退院指導	
その他			（術前）レシピエントとの面会	レシピエントとの室内面会			

看護方針

・積極的に苦痛を緩和する．
・異常の早期発見に努め，回復を促進する援助により，術後合併症を発生させない．

2●術後の看護問題と看護活動

看護問題

#1　手術操作に伴う組織損傷，侵襲的ライン挿入に伴う機械的刺激に関連した急性疼痛
#2　術後合併症が発生する可能性
　#2-1　呼吸器合併症
　#2-2　術後イレウス
　#2-3　深部静脈血栓症
　#2-4　感染

看護活動

　ここでは#1に焦点を当てて説明する．

#1　**手術操作に伴う組織損傷，侵襲的ライン挿入に伴う機械的刺激に関連した急性疼痛**

〈原　因〉

　手術創の存在やドレーン類などの挿入に伴う機械的刺激による疼痛が生じる．

〈看　護〉

　腎移植ドナーは自身の健康状態には問題がないにもかかわらず，レシピエントの健康回復のために手術を受けるという特殊な状況であるため，術後の痛みなどの不快症状を積極的に緩和し，順調な回復過程を経て以前の生活に戻るよう支援することが重要である．術後のドナーがレシピエントの介護を希望する場合もあるが，ドナー自身も手術を受けた患者であることを踏まえ，十分に休息できる環境を整える必要がある．

〈Nさんへの看護の実際と評価〉

　術前に指導したPCAの使い方を理解したうえで使用できており，ペインスケール3/10前後で経過した．離床前にもPCAを使用し，安全にレシピエントの病室まで歩行ができた．

3 ● 術後の心理・社会的問題と看護活動

看護問題

＃1　レシピエントの回復過程に対する不安

看護活動

＃1　**レシピエントの回復過程に対する不安**

〈原　因〉

　レシピエントの回復を願って腎臓を提供するため，ドナーは術直後から継続して，レシピエントの術後の体調に対する不安をもっていることが多い．

〈看　護〉

　術直後からレシピエントの状態について情報提供を行う．術翌日には歩行可能となる場合が多いため，レシピエントの病室前まで歩行し，面会するなどの援助がドナーの安心と満足につながることが多い．

　一般にレシピエントの回復過程が順調であるとドナーは安堵や喜びを感じるが，レシピエントの回復が順調でない場合にはドナーは強い不安を抱くことが多い．また自分の提供した腎臓が原因でレシピエントの体調が回復しないのではないかと自責の念を抱くドナーもいることから，レシピエントの回復過程が順調でない場合には，ドナーの心理過程も注意深く観察する必要がある．

〈Nさんへの看護の実際と評価〉

　術直後からレシピエントの体調を心配する様子があったため，術後3時間目に医師からレシピエントの状態を説明してもらった．経過が順調と知り，流涙しながら喜んでいた．レシピエントの病室に面会に行った際に，安堵した様子で次のように発言した．「実際に娘の顔を見るまで心配でした．でも本当によかったです．今まで腎臓がわるくて顔も真っ黒だったのに，本当にびっくりするくらい肌の色がきれいになっていますね！私のあげた腎臓がよかったんですねって，先生が話してくれました．本当に移植してよかったです．」

K.　ドナーに対する退院オリエンテーション

1 ● 短期的経過と長期的経過

短期的経過として，デスクワークなどの軽労働であれば退院直後から，重労働は退院後2週間程度で仕事復帰が可能となる．個人差はあるが，術後に倦怠感や易疲労感などを経験するドナーも多く，手術前と同等まで回復を実感するには1～2ヵ月程度を要する．術前にドナー自身をサポートする体制の確保や社会的役割の調整を指導しておくことが望ましい．日常生活の制限は特にないが，残った腎臓の負担となる生活習慣病の予防が重要である．

長期的には，腎提供後は残った腎臓が機能するため生涯にわたり支障なく生活することが可能である．しかし，片腎となるために腎提供後のドナーの腎機能は平均25～30％程度低下するため，生体腎移植ドナーの多くは，CKDの重症度分類のG3程度の腎機能となる．このため生涯にわたる長期的なフォローアップを要する．

2 ● 退院オリエンテーションの実際

a. 日常生活上の留意点

（1）十分な水分摂取

残された腎臓が老廃物を排泄するのを助けるために，1.5～2 L/日を目安に水分を十分に摂取することが重要である．

（2）食　事

バランスのよい食事を心がけ，生活習慣病を予防する．BMIを25未満に保つ．

（3）運　動

とくに制限はないが，腎臓を強打する可能性のある格闘技などは避ける．

（4）体調のセルフモニタリング

体重，血圧，尿量，尿の性状などを観察し，体調を把握する．逸脱があれば，早期受診につなげるよう指導しておく．

b. 生涯にわたるフォローアップの必要性

1～2回/年の定期受診で腎機能や全身状態の観察を行う．

引用文献

1) 日本臓器移植ネットワーク：臓器ごとの移植事情，腎臓，〔https://www.jotnw.or.jp/learn/about/circumstances/#anc04〕（最終確認：2022年12月28日）

練習問題　解答と解説

第1部

Q1　解答 **2**　[▷ p.27]
　心原性ショックはどのような機序で生じるかを考える．あわせて，各種のショック状態で呈する特徴的な症状を確認しておこう（p.14〜15参照）．

Q2　解答 **4**　[▷ p.28]
　皮膚が温かいショックは，末梢循環障害はなく末梢血管が拡張することで皮膚が温かくなるエンドトキシンショックの初期の段階である（p.15参照）．ただし，3，5も末梢血管が拡張するため皮膚が温かくなることがある．

Q3　解答 **4**　[▷ p.28]
　フィンクの危機モデルでは，①衝撃，②防衛的退行，③承認，④適応の4段階があるとされている（p.22参照）．

Q4　解答 **3，4**　[▷ p.28]
　健康状態が急激に変化（悪化）した状態にある時期を急性期とよぶ（p.2参照）．急性期ではホメオスタシスを乱す侵襲に対し，生命防御反応としてさまざまな生体反応が起こる（p.6〜14参照）．

Q5　解答 **1**　[▷ p.28]
　侵襲を受けた生体は，内部環境を一定にするために，さまざまな神経系・内分泌系反応によって，糖の新生，脂肪の分解，タンパク異化亢進が促進される（p.8〜11参照）．

第2部

第I章

Q6　解答 **2**　[▷ p.43]
　第1相の傷害期（異化期）では，筋肉のタンパク質や体脂肪が分解されることで糖新生が亢進し，血糖値が上昇する（p.41，図I-1-1参照）．

Q7　解答 **1**　[▷ p.50]
　手術の決定において重要な点は，患者がどのような状態にあっても，患者がおかれている状況に対して患者自身が真に何を望んでいるかということである（p.48，「周手術期医療における倫理」参照）．

第III章

Q8　解答 **1**　[▷ p.98]
　タイムアウトとは，ある時点で一時すべての作業を中止し，今回の手術について確認する作業である．患者の名前，術式，手術部位の左右などを確認する（p.95参照）．

第IV章

Q9　解答 **3**　[▷ p.109]
　意識レベルの評価に用いられるジャパン・コーマ・スケール（JCS）およびグラスゴー・コーマ・スケール（GCS）について，それぞれの評価項目を確認しておこう（p.107，「意識レベルのアセスメント」参照）．

Q10　解答 **2**　[▷ p.113]
　気道内に分泌物が貯留するのを防ぐため，手術直後は定期的に深呼吸を促し呼吸器系合併症の予防に努める．副雑音を認めた場合は吸引は行わず，分泌物の喀出の援助を行う．ネブライザー吸入中は口から吸息する．痰の喀出時は創痛をできるだけ抑え，効率的に排痰できるようにハフィングなどの呼吸理学療法を行う．深呼吸は1，2時間ごとと限定されるものではないが，1．3．4．が不適切であるので，2．が正解である（p.112〜113，「合併症予防，合併症発症時の看護」参照）．

Q11　解答 **4**　[▷ p.118]
　手術中の長時間にわたる同一体位は血栓形成のリスクを高め，深部静脈血栓症の要因となる．その発症予防として弾性ストッキングを着用する（p.116，「深部静脈血栓症の予防」参照）．

Q12　解答 **3**　[▷ p.131]
　創傷の治癒過程は一般的に炎症期，増殖期，成熟・再構築期の3期に分類される．炎症期には血液凝固・止血，異物の除去，好中球・単球・肥満細胞などの創内への滲出が起こる（p.123参照）．

Q13　解答 **1**　[▷ p.131]
　術後1日目は炎症期にあたる．創傷の治癒過程をおさえておこう（p.123参照）．

Q14　解答 **3**　[▷ p.136]
　改訂水飲みテスト（p.134参照）は摂食嚥下機能のスクリーニング検査として行われる．ベッドサイドで簡便に実施できる．誤嚥の可能性を考え，使用する水量，むせこみ，呼吸状態の変化のアセスメント方法をおさえておこう．

Q15　解答 **2**　[▷ p.142]
　イレウスは種類によって症状の出方が異なる．各イレウスについて，その発症機序と症状を確認しておこう（p.137参照）．

Q16 解答 2 [▶ p.145]
　術後せん妄の症状は一過性で，一日のなかでも変動しやすい．術後数日ごろに急性に発症する．若年者に比べて高齢者で起こりやすい（p.143，「術後せん妄とは」参照）．

Q17 解答 3 [▶ p.152]
　ブレーデン・スケールは褥瘡発生のリスクを予測するためのスケールである（p.150参照）．「知覚の認知」，「湿潤」，「活動性」，「可動性」，「栄養状態」，「摩擦とずれ」の6項目を点数化して評価する．点数が低いほど，褥瘡発生のリスクが高い状態と判断される．

Q18 解答 1 [▶ p.152]
　褥瘡は骨が突出し，体圧の集中する部位に好発する．体位によって褥瘡の好発部位は異なるので，おさえておこう（p.150，図Ⅳ-11-1参照）．

第Ⅴ章

Q19 解答 2 [▶ p.161]
　退院後，自分はどのように生活していく必要があるのかについての学習（退院指導）は，患者自身が学ぶ必要性を自覚し主体的に学ぶことで学習効果が高まる．そのため，看護師は，学習に対して患者を動機づける必要がある．患者が知りたいことから学習を開始することによって，患者の学ぶ意欲は高まるといえる（p.160，「退院指導・支援における重要点」参照）．

Q20 [▶ p.161]
[問1] 解答 3
　退院指導では，退院後に行う必要のあるセルフケア内容について，予想できる範囲で正しい情報を提供する必要がある．1．2．4．はそれぞれ不適切な情報である．一方，この患者は浣腸排便法の適応条件を満たしているため，退院に際して浣腸排便法の説明をすることは適切であると考えられる（p.157，「退院指導・支援の実際」参照）．

第Ⅶ章

Q21 解答 3 [▶ p.200]
　発熱，頸部の屈曲は静脈還流を阻害し，頭蓋内圧を上昇させる．徐脈は頭蓋内圧亢進に伴う症状の可能性があるため注意が必要である（p.186，「頭蓋内圧を亢進させる因子」参照）．

Q22 解答 3 [▶ p.220]
　SpO$_2$の低下，痰の貯留音が聴取されることから術後無気肺を生じる危険性が高いと判断される．創部を保護しながら気道内分泌物を喀出するよう促すことが必要である（p.214，「換気不全」参照）．

Q23 解答 4 [▶ p.239]
　開胸術後，心囊ドレーンからの排液量減少（心囊での血液貯留），血圧低下，脈圧の狭小化（収縮期血圧と拡張期血圧の差が小さくなる），息苦しさの自覚という情報から，心タンポナーデが最も考えられる．

Q24 解答 3，4 [▶ p.239]
　術後は心機能の低下や循環血液量の減少などから低心拍出症候群を起こす可能性があるため（p.233参照），足背動脈で下肢血流を確認する．また，抗凝固療法を行っているため，出血のリスクがある．

Q25 解答 4，5 [▶ p.259]
　食道がんは男性に多く，扁平上皮がんが多い．進行度によって内視鏡治療，手術，放射線療法，化学療法を，それぞれの特長を生かしながら単独または組み合わせて行う（p.241参照）．

Q26 解答 1 [▶ p.259]
　手術操作に伴う臓器・組織損傷から吻合部の血流障害および浮腫が生じ，吻合部が狭窄して通過障害を生じていると考えられる．

Q27 [▶ p.278]
[問1] 解答 2
　出血量は少ないため貧血ではなく，創部に熱感や発赤がなく排液も膿性ではないため感染も生じていない．心音・呼吸音に異常がなく，また頸静脈怒張も下肢浮腫もないことから，心不全の徴候もない．
[問2] 解答 4
　ダンピング症候群は，高張な食物が小腸内に一気に入ることでさまざまな症状を呈する症候群である．どのような症状があるのか，また，それに対する看護について確認しておこう（p.273，「ダンピング症候群」参照）．
[問3] 解答 4
　胃全摘術後であるため逆流性食道炎の発生リスクが高い．症状が生じないように食事の内容や食事時間について指導を行う（p.274，「逆流性食道炎」参照）．

Q28 解答 2 [▶ p.297]
　慢性肝炎→肝硬変→肝細胞がんへと進行する場合が多い．肝臓がもつ高い予備能によって，肝細胞が侵されていても代償期には症状が乏しく，症状を自覚しないままに徐々に病状が進行していく．予備能による代償がきかなくなる非代償期には，黄疸や出血傾向，腹水，食道静脈瘤などの症状が出現する（p.282，「肝臓の予備能」参照）．

Q29 [▶ p.315]
[問1] 解答 3
　気腹法では腹腔内に炭酸ガスを注入するため，横隔膜が押し上げられて呼吸運動が抑制され，換気が不十分となり無気肺が生じる危険性がある（p.309，「無気肺」参照）．

Q30 ▶ 解答 3 [▶ p.334]
　股関節置換術後は，関節の安静を保ちながらリハビリテーションを進めることが重要である．そのため関節に無理な力を加えたりするような体位や体動は禁忌となる．当該手術の関節の特性，術後の体位について確認しておこう（p.332参照）．

Q31 ▶ 解答 2 [▶ p.334]
　脱臼は股関節に過剰な負荷がかかることで生じる．股関節の内旋，内転，90°以上の屈曲や無理な体勢で体重がかかることが原因となる（p.331参照）．

Q32 ▶ 解答 2 [▶ p.354]
　リンパ還流の促進や運動機能の回復のため，術後は早期にリハビリテーションを開始するが，ドレーンが挿入されている間は，ドレーンからの排液量の増加や疼痛が生じる可能性があるため，ドレーン挿入部位に負荷がかからない軽い運動から行う（p.349参照）．

Q33 ▶ 解答 1 [▶ p.377]
　性行為の開始は術後2ヵ月が目安となる．腟の乾燥に対しては潤滑ゼリーなどの使用で対処できる．性に対する不安は患者から表出しにくいため，相談しやすい雰囲気をつくる（p.374参照）．

Q34 ▶ 解答 2，5 [▶ p.398]
　便の漏れを防ぐため，装具を剝がした時に皮膚保護剤の溶解状況を必ず確認するよう指導する．また，皮膚および粘膜への刺激が強いため，洗浄後のストーマはドライヤーで乾燥させない．ストーマケアについて確認しておこう（p.392～393参照）．

Q35 ▶ 解答 3 [▶ p.398]
　Aさんは腹会陰式直腸切除術を受けたため，人工肛門はコロストミーでS状結腸にストーマが作成されると考えられる．術式を確認しておこう（p.384参照）．

Q36 ▶ 解答 1，2 [▶ p.418]
　前立腺肥大症は直腸診で硬いゴムのような前立腺が触知される．PSA値は前立腺がんのマーカーであるが，前立腺肥大症でもやや高値を示すことがある．肥大結節の縮小には抗アンドロゲン製剤などが使用される（p.401～404参照）．

Q37 ▶ 解答 2，5 [▶ p.418]
　凝血塊による閉塞を予防するために，水分摂取を促す．前立腺部に外部からの圧迫が加わるような行動は避けるよう指導する（p.417参照）．

索　引

和文索引

あ
アギュララの危機モデル　23
悪液質　136
アドレナリン　9
アナフィラキシーショック　15
アルドステロン　10
アンジオテンシノーゲン　10
アンジオテンシンⅠ　10
アンジオテンシンⅡ　10
安心感　29

い
胃　261
胃潰瘍　262
異化期　41
怒り　18
胃がん　262
　　──の疫学　262
　　──の進行度（Stage）分類　264
　　──の転移例　264
　　──の肉眼型分類　263
易感染状態　102
意識障害　108, 143
意識レベル　107
意思決定　26, 49
胃疾患　262
異常呼吸音　311
移植腎の廃絶　432
イスタンブール宣言　438
胃切除（術）　260, 263, 271
　　──後の再建法　266
胃全摘術　263
　　──を受けた患者の一般的経過　272
痛みの閾値　121
一次治癒創　127
胃貯留能　255
胃内視鏡的粘膜下層剝離術（胃ESD）　167
胃粘液溶解除去剤　166
異物　6
医療倫理の原則　48
イレウス　137, 255
　　けいれん性──　137
　　術後──　102, 119, 253, 271
　　麻痺性──　137, 140
イレウス管　140
イレオストミー　384
インスリン　9

インターフェロン（IFN）　11
インターロイキン（IL）　11
インフォームド・コンセント　26

う
運動機能　316

え
エアリーク　173, 214
栄養サポートチーム（NST）　255
栄養状態　132, 267, 272
　　──の低下　247
エリスロポエチン　422
遠隔転移　207
遠隔部位感染（RI）　128
嚥下　256
嚥下訓練　249
嚥下障害　255
炎症期　123
炎症所見　119
炎症性サイトカイン　12
エンドトキシンショック　15, 140

お
横隔神経　312
横隔膜神経　172
嘔気　167
嘔吐　167
悪心　167

か
外呼吸　203
外傷　6
開頭腫瘍摘出術　177
開腹腎採取術　439
開放性損傷　123
下気道　203
覚醒遅延　166
喀痰細胞診　202
喀痰法　209
過剰輸液　132
ガス交換　204
家族のニーズ　29
合併症　7, 82, 89, 103
　　術後──　119, 247, 253, 267, 271
家庭内のダイナミクスの変化　44
感覚障害　184
冠危険因子　226
間欠的空気圧迫法　116
肝硬変　282
看護職の倫理綱領　48
肝細胞がん　282
　　──の進行度分類　284
肝障害度分類　285

関節温存手術　321
関節可動域　318
肝切除術　279
関節リウマチ　319
感染　253
　　術後──　123, 271, 328, 331
感染性合併症　133
肝臓　280
肝動脈　280, 299
冠動脈　223
冠動脈疾患集中治療室　3
冠動脈造影検査　221
冠動脈バイパス術（CABG）　221, 227
肝内胆管がん　283
間脳　179
冠攣縮　223

き
気管支鏡　203, 208
気管挿管　89
危機　22
危機状態　22
器械出し看護師　76
危機モデル　22
気胸　172, 216
危機理論　22
危険肢位　330
拮抗薬　168
気腹法　171, 309
逆流性食道炎　272
逆流防止機構　242
救急外来・救命救急センター　3
吸収　256
急性冠症候群（ACS）　225
急性期　2
急性期看護　3, 34
急性呼吸促迫症候群（ARDS）　14
急性疾患　2, 6
急性状態　2
急性心筋梗塞　6, 225
急性心不全　116
急性増悪　2, 7
急性肺炎　6
急性放射線障害　7
吸入麻酔　81
休薬　66
胸腔　203
胸腔鏡下手術（VATS）　172, 207
胸腔鏡下肺葉切除術　202
胸腔ドレーン　173, 209, 214, 218

鏡視下手術　45, 169
胸部X線　221
鏡面像　139
局所浸潤麻酔　82
局所麻酔　82, 95
虚血性心疾患　116
拒絶反応　432
禁煙　64
筋解離術　322
筋弛緩薬　88
禁酒　166
筋力回復期　42

く
偶発症（状）　166
苦痛　29, 247, 253, 267
　　――の緩和　30
グラスゴー・コーマ・スケール
　（GCS）　108
グラフト　227
グリコーゲン　10
グリセロール　12
クリティカルケア　5
グルカゴン　10
クロージングボリューム（CV）　90

け
経口摂取　133
警告反応期　10
経済的負担　44
経腸栄養　133
系統的肝切除　284
経尿道的前立腺切除術（TURP）
　399, 404
経鼻胃管　140
経皮的冠動脈インターベンション
　（PCI）　226
経皮的動脈血酸素飽和度（SpO2）　87
頸部骨折　320
けいれん発作　184
劇症肝炎　6
血圧　86
血液分布異常性ショック　15
血管内留置カテーテル関連血流感染
　症（CRBSI）　128
血胸　173, 213
血清アルブミン値　132
結腸膨起　140
血糖管理　134
血便　167
解毒　282
下痢　255, 272, 275
ケルクリング皺襞　139
献腎移植　422
倦怠感　168

肩痛　169, 171
原発性肝がん　282
原発性肺がん　205

こ
抗炎症性サイトカイン　12
抗凝固薬　166
抗血小板薬　166
光源装置　164, 169, 172
交差感染　128
鉱質コルチコイド　10
恒常性　2, 40
拘束感　253
高炭酸ガス血症　169
後腹膜鏡下移植用腎採取術　439
硬膜外カテーテル　119
硬膜外麻酔　83, 210
絞扼性腸閉塞　137, 140
抗利尿ホルモン（ADH）　9
誤嚥　255
コーピング　20
股関節機能判定基準　318
股関節固定術　323
呼気終末二酸化炭素分圧（ETCO2）
　87
呼吸器（系）合併症　112, 253, 271
呼吸器系の術後合併症　102
呼吸機能　202
呼吸訓練　203, 249
呼吸状態　110
呼吸理学療法　113, 217
国際前立腺症状スコア　403
個人的特性　21
骨切り術　321
骨脆弱化　272, 275
骨頭骨折　320
コロストミー　384

さ
サードスペース（第三腔）　40
臍処置　68
サイトカイン　11
坐骨神経麻痺　92
左室駆出率（LVEF）　224
三次治癒　123
残存肺の再膨張　173

し
自覚的運動強度　237
自我同一性　23
子宮がん　357
子宮筋腫　357
子宮頸がん　357
　　――の進行期分類　359
　　――の臨床進行期分類　360
子宮体がん　357

　　――の手術進行期分類　360
糸球体近接装置（傍糸球体装置）
　10
子宮摘出術　355
自己概念　23
自己決定能力　26
自己理想　24
自尊心　23
シバリング　104
脂肪蓄積期　42
死亡率　82
社会資源　157
尺骨神経麻痺　92
ジャパン・コーマ・スケール（JCS）
　107
縦隔炎　253
縦隔偏位　213, 217
周手術期　40, 45
周手術期看護　48
周術期管理センター　55, 68
重症発作　7
重層扁平上皮　241
集中治療室（ICU）　3, 203
手術看護記録　106
手術期　45
　　――の看護　74
手術後期　45
　　――の看護　102
手術室環境　77
手術室看護師　48, 68, 75
　　――への引き継ぎ　71
手術室への移送　71
手術侵襲　40
手術前期　45, 54
　　――における情報収集項目　59
　　――の看護　54
手術前日の看護　68
手術中の家族への援助　96
手術当日の看護　70
手術部位感染（SSI）　68, 102, 124
手術や麻酔に伴うリスク　61
手術用手袋　94
手術療法　7
出血　168
　　術後――　253, 271
出血性ショック　15
術後回復強化（ERAS）　141
術後合併症　119, 249, 253, 267, 271
術後感染症　123, 271, 328, 331
術後精神状態　143
術後せん妄　102, 143, 253
　　――の予防　66
術後早期の看護問題と看護活動　271

術後疼痛 119
術後訪問 98
術前オリエンテーション 62
術前検査 56
術前の絶飲食時間 69
術前訪問 68
術前練習 67
腫瘍 189
腫瘍壊死因子（TNF） 11
腫瘍性病変 177
腫瘍マーカー 202, 208
循環器合併症 114
循環器系の術後合併症 102
循環機能 221
循環血液量減少性ショック 15, 140
循環動態 114
準備因子 143
消化 256
傷害期 41
消化管潰瘍 137
消化管機能 137
消化管内ガス駆除剤 166
消化器系合併症 272
消化機能 279, 298
消化性潰瘍治療薬 167
上気道 203
上気道感染 219
状況（環境）特性 21
衝撃 22
小細胞がん 205
情動中心型コーピング 21
承認 23
小脳 178
情報的ドレナージ 126
静脈栄養 134
静脈全身麻酔 82
食事摂取量 255
食事の援助 149
褥瘡 91
　　──発生リスク 150
食道アカラシア 243
食道胃接合部 242
食道がん 243
　　──の進行度（Stage）分類 244
　　──の治療アルゴリズム 246
　　──の病型分類 243
食道再建術 245
食道再建法 248
食道静脈瘤 6
食道切除術 240, 245, 253
ショック 14
　　──のゴールデンアワー 16
　　──の5徴候 16

　　──の診断基準 17
ショック相 10
ジョンセン（Jonsen AR） 49
自律の尊重 48
腎移植 419
心エコー 221
心外閉塞・拘束性ショック 15
心胸郭比（CTR） 228
神経原性ショック 15
神経ブロック 83
神経麻痺 92
心原性ショック 14
人工関節の脱臼 329
人工肛門（ストーマ） 383
人工股関節全置換術（THA） 316,
　322, 326, 331
人工股関節置換 333
人工骨頭置換術 323
侵襲 7, 41
　　──に対する生体反応 8
浸潤性乳がん 340
腎小体 420
腎臓 420
心タンポナーデ 233
心停止 82
心電図 86, 221
浸透圧受容器 9
深部静脈血栓症 115, 169, 171, 328
　　──予防 89
心理社会的なニーズ 29
心理的援助 150
心理的回復過程 42, 150
心理的衝撃 17
心理的ストレス 20
心理反応 17

す

髄膜 179
頭蓋内圧 181
頭痛 168
ストーマサイトマーキング 387
ストレス 7
ストレス-コーピング過程 20
ストレス反応 20
ストレッサー 7

せ

正義 48
性機能障害 416
清潔域 77
清潔の援助 149
生検 208
成熟・再構築期 123
生殖機能 336, 355
生体腎移植 419, 424

生体反応 8
生着率 422
成長ホルモン（GH） 8
成長ホルモン放出ホルモン
　（GHRH） 8
生命の危機状態 3
生理的ニーズ 42
セカンドオピニオン 54
脊髄くも膜下麻酔（脊椎麻酔） 84
摂取機能 240, 260
摂食・嚥下機能
　　──の低下 102
　　──の評価 134
セルフケア能力の回復 4
腺がん 205
穿孔 137, 140, 166
善行 48
先行的腎移植 422
洗浄液 167
前処置 167
全身性炎症反応症候群（SIRS） 12
全人的アプローチ 48
全身麻酔 81, 88, 203, 210, 253, 271
センチネルリンパ節 341
疝痛発作 301
前方切除術 383
せん妄 19
　　過活動型── 143
　　混合型── 143
　　低活動型── 143
前立腺 400
前立腺肥大症 401

そ

臓器移植コーディネーター 426
早期離床 146
創傷 123
創傷治癒過程 123
創傷治癒（の）遅延 102, 133
増殖期 123
総阻血時間 429
総胆管 299, 302
創部感染 216
創部痛 102, 253, 271
外回り看護師 76
損傷 6

た

体位固定 74, 90
退院 154
退院支援スクリーニングシート
　155
退院指導・支援計画 157
退院調整看護師 155
体液喪失性ショック 15

体温 87
大細胞がん 205
代謝 282
代謝性アルカローシス 140
体重 132
体重減少 255
大十二指腸乳頭（ファーター乳頭）
 282, 299
代償性抗炎症反応症候群（CARS）
 13
大腿骨近位部骨折 320
大腿骨頭壊死症 320
大腸がん 381
 ——のDukes（デュークス）分類
 381
 ——のStage分類 382
 ——の肉眼型分類 381
大腸疾患 381
大脳 178
タイムアウト 95
多臓器機能不全症候群（MODS） 13
多臓器不全（MOF） 13
胆汁 281
単純性腸閉塞 137, 140
弾性ストッキング 70, 116
胆石症 301
胆道系疾患 300
胆嚢 281
胆嚢管 302
タンパク異化亢進 132
タンパク質の同化（タンパク合成）
 42
ダンピング症候群 255, 272

ち
地域連携室 155
チーム医療 75
チャイルド-ピュー分類 283, 286
中心静脈圧（CVP） 87
中心静脈カテーテル（CVC） 128
中性脂肪 12
中毒 6
腸管壊死 140
腸管洗浄液 167
腸内容物 255
腸閉塞 102, 119, 137
直腸 379
直腸切断術 383
治療的ドレナージ 126
鎮痙薬 167
鎮静薬 166
鎮痛薬 172

つ
通過障害 255

て
低圧持続吸引器 173
低位前方切除術 378
低栄養 102, 255, 272, 275
抵抗反応期 10
低残渣食 167
低心拍出症候群（LOS） 233
低ナトリウム血症 168, 410, 413
適応 23
デルマトーム 84
転移性肝がん 283
転移性肺腫瘍 207
転換期 42
橈骨神経麻痺 93
転子下骨折 320
転子部骨折 320

と
同一体位保持 119
頭蓋内圧 181
同化期 42
橈骨神経麻痺 93
糖質コルチコイド 8
糖新生 8
統制機能 177
動線管理 77
導尿カテーテル 94
糖尿病性昏睡 7
動脈血ガス分析 110
動脈血酸素分圧（PaO$_2$） 111
動脈血酸素飽和度（SaO$_2$） 110
動脈血二酸化炭素分圧（PaCO$_2$） 111
動脈硬化 223
ドナー 437
ドレーン 126
ドレナージ 126

な
内呼吸 203
内視鏡下腎採取術 438
内視鏡治療 45, 164, 265
内視鏡的粘膜下層剥離術（ESD）
 165
内視鏡的粘膜切除術（EMR） 165
内視鏡的ポリープ切除術（ポリペク
トミー） 165
内シャント 419

に
二次移植 435
二次治癒 123
日常生活の援助 149
ニボー像 139
乳がん検診 339
乳がんの好発部位 339
乳腺悪性腫瘍 338
入退院センター 155

乳房X線検査 339
乳房温存療法 340
乳房部分切除術 336
尿細管 420
尿毒症 422
尿路感染症（CAUTI） 129
認知的判断過程 20
認知的評価 21

ね
熱傷 6
捻髪音 311

の
脳幹 179
膿胸 213, 216, 253
脳梗塞 6
脳疾患 181
脳腫瘍 181
脳神経機能 177
脳脊髄液循環 179
脳脊髄膜 179
ノルアドレナリン 9

は
肺炎 112, 253
敗血症性ショック 15, 140
肺水腫 112
排泄 379
 ——の援助 149
肺切除術 172
バイタルサイン 176
肺動静脈損傷 172
肺動脈塞栓症 171
肺胞 203
廃用症候群 146
肺瘻 172
バクテリアルトランスロケーション
 133
播種巣 211
バソプレシン 9
パニック 19
パルスオキシメーター 110
反回神経 241
反回神経麻痺 253
瘢痕痛 119
反ショック相 10
汎適応症候群 10

ひ
皮下気腫 169, 213, 216
非機能的細胞外液 41
腓骨神経麻痺 328, 331
疲憊期 11
皮膚分節 84
病棟看護師 106
日和見感染症 433

疲労消耗期　11
貧血　272, 275

ふ

不安　17, 40, 57, 96, 247, 256, 267, 276
不安増強因子　96
不安定狭心症　225
フィンク（Fink SL）　22
——の危機モデル　22
フォレスター分類　225
腹腔鏡下移植用腎採取術　438
腹腔鏡下手術　169
腹腔鏡下胆嚢摘出術　298, 302
腹腔鏡カメラ　169
複雑性腸閉塞　137, 140
腹式呼吸　209
副腎皮質刺激ホルモン（ACTH）　8
副腎皮質刺激ホルモン放出ホルモン（CRH）　8
腹痛　167
腹部症状　276
腹部大動脈瘤　6
腹部膨満感　167
服薬の中断　66
不潔域　77
不整脈　116
部分切除術　263
ブレーデン・スケール　150
プロスタグランジン　12
吻合部狭窄　255, 272
吻合部通過障害　255, 272
吻合部浮腫　137
噴門側胃切除術　263
分離肺換気　172, 253

へ

閉鎖式吸引ドレーン　127
閉鎖性損傷　123
ペインスケール　120
変換期　42
変形性股関節症　317, 324
扁平上皮がん　205

ほ

防衛機制　20
防衛的退行　22
防衛反応　17
膀胱タンポナーデ　410
縫合不全　253, 271
　消化管吻合部の——　137
放射線療法　207
ポート　172
ホーマンズ徴候　116
ボディイメージ　23
ホメオスタシス　2, 7, 40

ボルグ（Borg）指数　237

ま

麻酔　74, 81
麻酔深度　88
麻酔導入　94
末期腎不全　422
慢性疾患　7
慢性腎臓病（CKD）　422
マンモグラフィ　339

む

ムーア（Moore FD）　41
無危害　48
無気肺　112, 169, 171, 217, 253

め

滅菌ガウン　79
免疫担当細胞　11
免疫抑制療法　433
免疫療法　207

も

問題解決型コーピング　21
問題解決型の危機介入　22
門脈　280, 299

や

役割行動　18

ゆ

誘発因子　143
幽門側胃切除術　263
遊離脂肪酸（FFA）　12
輸液管理　132

よ

予期的指導　63
予期的心配　63
予期的悲嘆　63
抑うつ状態　18
予備能　282
予備力の低下　7
予防的疼痛緩和　119
予防的ドレナージ　126

ら

ラザルス（Lazarus RS）　20
ラテックスアレルギー　94

り

離開率　169
離床の進め方　146
リフィリング　42
リラクセーション法　209
臨床判断　31
臨床判断モデル　32
リンパ節郭清　207, 245
リンパ浮腫　353
倫理　48

れ

レシピエント　419

レニン　422
レニン−アンジオテンシン−アルドステロン系　10
レニン−アンジオテンシン系　10

ろ

ロボット支援手術　46

わ

腕神経叢麻痺　92

欧文索引

A

ACS（acute coronary syndrome）　225
ACTH（adrenocorticotropic hormone）　8
ADH（antidiuretic hormone）　9
AOI　210
ARDS（acute respiratory distress syndrome）　14

C

CABG（coronary artery bypass grafting）　227
CARS（compensatory anti-inflammatory response syndrome）　13
CAUTI（catheter-associated urinary tract infection）　129
CDC（米国疾病予防管理センター）　126
CKD（chronic kidney disease）　422
——の重症度分類　423
CRBSI（catheter-related blood stream infection）　128
CRH（corticotropin releasing hormone）　8
CRP（C反応性タンパク）　12
CTR（cardiothoracic ratio）　228
CVC（central venous catheter）　128
CVP（central venous pressure）　87

E

EMR（endoscopic mucosal resection）　165
ERAS（Enhanced Recovery After Surgery）　141
ESD（endoscopic submucosal dissection）　165
ESSENSE（ESsential Strategy for Early Normalization After surgery with patient's excellent satisfaction）　142

F

FFA（free fatty acid）　12

G

GCS（Glasgow Coma Scale）　108
GH（growth hormone）　8

GHRH（growth hormone releasing hormone）　8

I

ICU（intensive care unit）　3
IFN（interferon）　11
IL（interleukin）　11

J

JCS（Japan Coma Scale）　107

L

LOS（low output syndrome）　233
LVEF（left ventricular ejection fraction）　224

M

MODS（multiple organ dysfunction syndrome）　13

MOF（multiple organ failure）　13

N

NST（nutrition support team）　255
NYHA 心機能分類　224

P

PCA システム　120
PCI（percutaneous coronary intervention）　226
PONV（postoperative nausea and vomiting）　134

R

RI（remote infection）　128

S

SIRS（systematic inflammatory response syndrome）　12

SSI（surgical site infection）　68，124

T

THA（total hip arthroplasty）　322
TNF（tumor necrotic factor）　11
TNM（tumor-nodes-metastasis）分類　205
TURP（transurethral resection of prostate）　404
TUR症候群　410，413

V

VATS（video-assisted thoracic surgery）　172，207

看護学テキスト NiCE

成人看護学　急性期看護I－概論・周手術期看護（改訂第4版）

2010 年 8 月 15 日	第1版第1刷発行	編集者 林　直子，佐藤まゆみ
2015 年 3 月 20 日	第2版第1刷発行	発行者 小立健太
2019 年 3 月 31 日	第3版第1刷発行	発行所 株式会社 南 江 堂
2021 年 9 月 5 日	第3版第4刷発行	〒113-8410 東京都文京区本郷三丁目 42 番 6 号
2023 年 3 月 10 日	第4版第1刷発行	☎(出版) 03-3811-7189 （営業) 03-3811-7239
2024 年 1 月 15 日	第4版第2刷発行	ホームページ https://www.nankodo.co.jp/
		印刷・製本　小宮山印刷工業

© Nankodo Co., Ltd., 2023